实用诊断学

张春阳等◎主编

吉林科学技术出版社

图书在版编目（CIP）数据

实用诊断学 / 张春阳，林琳主编. -- 长春 ：吉林
科学技术出版社，2017.5
ISBN 978-7-5578-2587-4

Ⅰ．①实… Ⅱ．①张… ②林… Ⅲ．①诊断学 Ⅳ．
①R44

中国版本图书馆CIP数据核字(2017)第118133号

实用诊断学
SHIYONG ZHENDUAN XUE

主　　编　张春阳等
出 版 人　李　梁
责任编辑　刘建民
封面设计　长春创意广告图文制作有限责任公司
制　　版　长春创意广告图文制作有限责任公司
开　　本　787mm×1092mm　1/16
字　　数　540千字
印　　张　25.5
印　　数　1—1000册
版　　次　2017年5月第1版
印　　次　2018年3月第1版第2次印刷

出　　版　吉林科学技术出版社
发　　行　吉林科学技术出版社
地　　址　长春市人民大街4646号
邮　　编　130021
发行部电话/传真　0431-85635177　85651759　85651628
　　　　　　　　　　　　　85652585　85635176

储运部电话　0431-86059116
编辑部电话　0431-86037565
网　　址　www.jlstp.net
印　　刷　永清县晔盛亚胶印有限公司

书　　号　ISBN 978-7-5578-2587-4
定　　价　78.00元

编者名单

主　编　　张春阳　林　琳　刘盈盈

副主编　　刘海杰　何青青　海晓欧

个人简介

张春阳，女，出生于1982年1月，籍贯：吉林省吉林市，汉族，2006年毕业于北华大学医学院医学，影像学与核医学专业，硕士学位，研究生学历。现工作单位：吉林省吉林市北华大学附属医院　超声诊断科，职称：主治医师，主要研究方向：心血管超声。北华大学附属医院为省属医院，吉林市三级甲等医院，本科室拥有彩超机器13台，每日检查患者人次可达400余人，在当 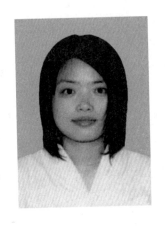 地医院中声誉良好。曾于2005年至2006年做为北华大学硕士研究生去往日本滋贺医科大学交流学习，主要研修心血管超声诊断，现拥有实用新型专利2项，著作1部，参与发表SCI期刊1篇，吉林省教育厅项目第二负责人一项。

林琳，女，出生于1980年9月，籍贯：吉林省吉林市，汉族，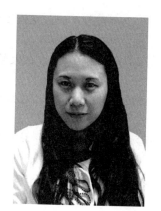

2010年毕业于北华大学医学院医学，影像学与核医学专业，硕士

学位，研究生学历。现工作单位：吉林省吉林市北华大学附属医院

超声诊断科，职称：主治医师，主要研究方向：心血管超声。北华

大学附属医院为省属医院，吉林市三级甲等医院，本科室拥有彩超

机器13台，每日检查患者人次可达400余人，在当地医院中声誉良

好。曾在《中国医学影像学杂志》《临床儿科医学》杂志发表核心期刊2篇，拥有专利3项，著

作1部，现已有吉林市科技局项目第一负责人一项，第二负责人两项，吉林省教育厅项目第六

负责人一项。

刘盈盈，女，主治医师，1980年2月出生，吉林省长春市人，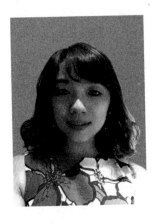
2007年7月毕业于吉林大学中日联谊医院并获硕士研究生学位。硕
士毕业后留院从事临床工作至今，2009年晋升为主治医师，一直在
临床从事一线工作，擅长肾脏病常见病、多发病的诊断及治疗，包
括原发、继发性肾小球疾病、肾病综合征、糖尿病肾病、高血压肾
损害等。

2015年9月至2016年3月于解放军总医院肾病内科进修学习，并于2016年12月获吉林大学
肾脏病博士学位，主要研究方向为肾间质纤维化的发病机制及治疗。

发表多篇论文及多部著作，承担或参与多项国家级、省级课题项目，并参与国家重大
科学研究计划课题："肾脏发育关键因子在分子诊断及修复再生中的作用"研究，项目编号
2011CB944004。

刘海杰，女，出生于1979年7月，籍贯：吉林省吉林市，汉族，2013年毕业于北华大学医学院医学，影像学与核医学专业，硕士学位，研究生学历。现工作单位：吉林省吉林市北华大学附属医院 超声诊断科，职称：主治医师，主要研究方向：妇产科常见疾病及产前疑难疾病超声诊断。北华大学附属医院为省属医院，吉林市三级甲等医院，本科室拥有彩超机器13台，每日检查患者人次可达600余人，在当地医院中声誉良好。曾在《中国医药指南》《中国医药生物学》《当代医学》等杂志发表国家期刊4篇，拥有实用新型专利1项，吉林市人民政府两癌筛查先进个人，吉林市团市委青年标兵等荣誉。

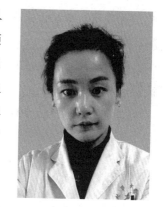

何青青，女，出生于1978年6月，籍贯：湖南，汉族，2002年毕业于武汉大学医学院临床医疗系本科，毕业后相继在长海医院、上海市长宁区光华中西医结合医院急诊、急诊ICU工作。2010年就读于上海同济大学临床硕士研究生，职称主治医师。上海市中西医结合学会急救医学专业委员会委员，上海市中西医结合学会委员，中国医促会医学专业委员会委员，上海市中医药学会青年委员。研究方向：老年患者常见心血管慢性病及急性发病的诊治。参与编写《急诊医学》本科教材，在核心期刊《中国中医急症》《临床急诊杂志》《中华急诊医学杂志》《中国临床内科杂志》《山西医药杂志》《中华风湿病学杂志》及专业期刊上发表论文十余篇，曾担上海中医药大学本科带教工作。

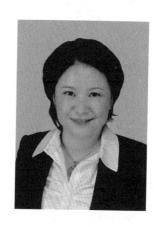

海晓欧，女，出生于1978年3月，硕士，工作单位：沈阳医学院，实验师。

研究方向：医学微生物学，医学微生物学检验，临床微生物学检验，人体微生态学等

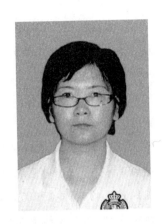

工作经历：1996-2006年　皇姑区中心医院检验科　主管检验师

2006-2009年　中国医科大学免疫学　硕士研究生

2009年-至今　沈阳医学院病原生物学教研室

实验师

发表论文多篇

参与的课题研究：

呼吸道微生态的实验研究及其益生菌制剂的研发

辽宁省科学技术厅　（编号：2011226008）

鲍曼不动杆菌噬菌体在耐药性传播中的作用

辽宁省科学技术厅　（编号：GY2013-A-014）

目 录

第一章 超声医学基础

第一节 超声的基本特性

一、超声波定义

声源振动并在介质内传播可产生声波。

声波为一种机械波，频率范围$10^4 \sim 10^{14}$次/s。振动1次/s为1Hz。振动频率为16~20000Hz的声波可以引起人类耳鼓膜的振动，经神经传给大脑听觉中枢，引起大脑的听觉反应，这就是声音，或称为可闻声波(audible sound)；振动频率小于16Hz或大于20000Hz时，超出了人耳能接收的频率范围，不能引起大脑的听觉反应。小于16Hz的声波称为次声波(subaudible sound)，大于20000Hz的声波称为超声波(ultrasonic wave)。医用诊断级超声波(简称超声)的频率范围一般是1~40MHz。临床常规超声检查中，最常用的频率范围是2~10MHz，部分高档彩超的探头可以采用10~15MHz频率。

在人体内，声波依靠介质内各质点在声束轴线上的前后移动，即依靠介质的疏密变化，以纵波(longitudinal wave)的方式向前传播。当质点的运动方向和波的传播方向垂直时称为横波(transverse wave)。

二、超声的产生和接收

超声仪器的探头(transducer)产生超声波。探头主要的构件是压电晶体(piezoelectric crystal)。压电晶体具有压电效应(piezoelectric effect)的特性。在压电晶体表面施加一定的压力或拉力时，其受力表面可出现异名电荷；反之，将压电晶体重于交变电场内，其将产生厚薄的变化。这种机械能与电能相互转换的现象称为压电效应，前者是将机械能转变为电能，称为正压电效应；后者是把电能转变为机械能，称为逆压电效应。

仪器内产生的高频交变电信号经过导线传给探头内的压电晶体时，根据逆压电效应的原理，压电晶体产生厚薄变化，即产生机械振动，推动与探头表面接触的介质(人体)振动，形成疏密波(声波)。当仪器发出的交变信号频率高达2MHZ，甚至高达20MHz、40MHz，便产生了2MHz以至20MHz、40MHz频率的超声。

探头发出的超声经过人体表面进入到人体内部、遇到由不同声阻抗的组织结构形成的声学界面时，部分声波在界面处被反射回来。反射声波对探头接触面又形成了一定的压力。根据正压电效应的原理，探头内的压电晶体将受到的压力转变为电信号，由导线传回仪器并经过处理、放大后以不同的方式显示于屏幕上，变成人们能够识别的信号。分析人体内不同器官和病变的回声(echo)信号，达到超声检查、诊断疾病的目的。

三、超声的基本物理量

(一)频率

一次振动从开始至结束的整个过程称为全振动。单位时间内完成全振动的次数称为频率(frequency，f)，单位即为Hz。每秒振动百万次时即为MHz。常规经胸心脏超声检查使用的超声频率多为2.5～5MHz，经食管心脏超声检查多使用5～7.5MHz的超声。在某些特殊的情况下，如经血管内的超声检查可使用10MHZ，甚至40MHz的超声。

(二)波长

完成一次全振动声波在介质内的传播距离称为波长(wave length，λ)。波长和频率有关。在某一特定的介质内，超声的频率越高，波长就越短。使用高频率的声波进行检查可以获得更好的显示和分辨能力。

(三)声速

振动源振动时，推动周围介质中的质点在各自的位置产生平衡位移，而振动状态则向一定的方向传播。声速(sound velocity，C)就是单位时间内声波在介质中传播的距离。

声速的大小与介质的弹性系数(K)和介质的密度(ρ)有关，而与声波的频率无关。

$$C=\sqrt{\frac{K}{\rho}}$$

在同一种介质中，不同频率声波的速度是一定的。因此，提高声波的频率可以获得较短的波长，并以此提高超声的分辨能力。

在弹性介质中，每完成一次振动波动就向前移动了一个波长的距离。假如振动f次/s，波动便向前推进了f个波长的距离，这就是声速。

当频率为f，波长为λ，声速为C时，上述三个物理量的关系是

$$C=f \cdot \lambda$$

声波在固体介质中的传播速度最快，在液体中次之，在气体中最慢。在人体内，各种器官的组织结构非常复杂，声波的速度也有一定的差异。例如，声波在正常羊水中传播的速度是1474m/s，而在成入颅骨内的传播速度可以达到3360m/s。正常人体组织器官的声波速度变化为1400～4000m/s。

声波在人体内的传播速度是超声距离测量的基础。

在现代超声检查仪器的设置中，采用人体软组织平均声速1500m/s作为声波在人体内传播速度的统一标准。实质上是假设了人体各种组织器官的声速是一致的。人体多数软组织的声速差异在5%以内，因此，在超声检查中进行距离测量时也产生了大约5%的差异。由于人体组织器官的组成不是均质的，所处的位置不同，人体功能状态和血流状况不同，以及由此引起的温度差异，引起了组织结构密度的差异和声速的变化。在超声检查中以同一标准检查这些组织结构，必然会引起距离测量的误差。当然，在临床超声检查应用中，这些距离测量的误差是可以接受的，但在回声显示上可出现一些假象。比如超声检查肝脏中富含脂肪成分的血管平滑肌脂肪瘤时。由于在肿瘤内脂肪组织声速小于肝组织，所以发射和接收的超声在其内传播的时间都比周边正常的肝组织长，这样就导致来自其后方组织结构的回波信号返回探头的时间比较长，因此所显示的深度也要大于其周边的组织结构。同样，通过肋骨的声波会提前到达其后方的肝脏表面，形成肝脏被膜的凸起假象。在检查

中要注意分析、辨认。

(四)周期

声波完成一次全振动所需要的时间称为周期(periodicity)。当周期为T时。

$$T=\frac{1}{f}$$

四、超声的基本物理特性

(一)超声的声场特性

探头发出的超声在人体内传播时,声波经过的区域内人体组织器官受到声波的明显影响,该区域称为声场(acoustic field)。离探头较近的声场为近场(near field),声速以与探头直径相近的圆柱状向前传播。当近场距离为L、探头半径为r时,

$$L=\frac{r^2 f}{c}$$

超过近场后的声场为远场(far field),声束呈圆锥状向前传播。探头直径为D时,声束的扩散角 θ 可以由下式计算:

$$\sin\theta=\frac{1.22\lambda}{D}$$

扩散角反映了声束散或集中的程度。利用物理透镜技术和电子聚焦技术可以延长超声的近场距离,减小声束扩散程度,改善超声的侧向分辨力。

在声场内,超声和人体组织器官相互作用,形成了人体内声场的复杂状况。

1. 声场分布的不均匀性 声场内声波能量分布是不均匀的,并且也不是仅有轴线上的声束(sound beam),还有许多侧声束。声束轴线上的声波能量最大,形成声束的主瓣(main lobe)。近场内主瓣的声波的束射性比较强,但强度起伏相对比较大。侧声束的声波能力较小,形成声束旁瓣(side lobe)。主瓣与第一旁瓣的轴线夹角即为扩散角(divergence angle)。探头在接收组织的回波信号时,可以同时接收来自于主瓣和旁瓣的回波信号,但是超声仪在处理并显示这些回波信号时,并不能够区分它们的来源,而是将其叠加后全部显示在主瓣的方向上,形成了超声旁瓣效应。如心脏瓣膜重复伪像、充盈胆囊和膀胱内的"披纱样"伪像等。通过降低声波的输出能量、变换患者体位、改变探头检查方向和位置等方法可以减少或消除这种伪像的干扰,以避免将其误认病理改变。

2. 声场的声能、声强和声压 声能、声强和声压主要用于描述超声在声场中的强弱。

超声检查时超声探头以脉冲波的方式发射一定频率的声波,在人体内以纵波的方式传播。介质中的质点由近及远顺序地产生疏密变化,声波的能量向一定的方向传播。在不同的时间、通过某个区域的声波能量不同,但通常以平均声能的概念来衡量探头发出声波的能量。由于探头发射超声脉冲的持续时间要明显小于脉冲间歇时间,组织中平均声能也比较低。

声音强度由振动幅度的大小决定,可以简单地理解为,以能量来计算称声强(I),以压力计算表示时称声压(p)。

声强是指通过垂直于声波传播方向单位面积上的声波能量。单位是W/m²，超声诊断级声强常以mW/cm²为单位。声强的大小与声速成正比，与声波的频率的平方、振幅的平方成正比。声压是指介质中有声波传播时的压强与没有声波传播时的压强之差。单位为N/m²或帕斯卡(Pa)。声强与声压之间满足如下关系式：

$$I = P^2 / 2\rho c$$

式中：ρ——介质密度，c——声速。

在临床超声检查仪器中，除连续波外，均采取脉冲式放射声波，但一般都采用时间平均声强的概念，其强度一般为10～20mW/cm²。采用超声多普勒和彩色多普勒进行检查时。探头处于发射超声状态的时间较灰阶超声检查要长。尤其是使用连续波多普勒检查时，声波持续发射；并且在这些检查方式下的声能更加集中于一个比较小的区域，因此超声多普勒检查时的时间平均声强一般为数百mW/cm²。为了降低超声对人体的作用，尤其是检查敏感的胚胎组织时，检查时需要遵循"最小剂量"原则。

(二)超声的传播特性

1. 超声的传播特点　如前所述，超声由探头产生，对与其直接接触的人体产生相应的压力和拉力，使声场内的人体组织各质点发生与声波轴线一致的疏密变化，即以纵波的方式向前传播。由于超声的频率较高、波长较短，发出后集中于一定的方向传播，在近场内波束成圆柱状，波的前面呈平面状，形成平面波(plane wave)；传播一定的距离、超过近场后声束发生扩散，呈圆锥状，波的前表面中心突出，形成球面波(spherical wave)。声波的频率越高，近场就越长。

正是由于超声具有方向性传播的特点，才使得超声检查时能够通过体表探查深部的心脏，显示心脏内部的结构。

2. 声阻抗　声阻抗(acoustic impedance)又称为声特性阻抗(Z_e)，是指声场中某处的声压与该处质点振动速度的比值，单位为Pa·S/m。当ρ为介质的密度、c为声速时

$$Z_e = \rho \cdot c$$

因为

$$c = \sqrt{\frac{K}{\rho}}$$

所以

$$Z_a = \rho c = \rho \sqrt{\frac{K}{\rho}} = \sqrt{\rho K}$$

介质的弹性系数K越大，介质越硬，声阻抗(Z_a)就越大。

3. 超声的反射和透射　超声在介质内传播、经过声阻抗不同的前后两种介质形成的界面(interface)时，如果界面足够大，部分声能(sound energy)可由界面处返回到第一介质中，此为反射(reflection)；另一部分声能则穿过界面，进入到深部介质中去，此为透射(transmission)。引超声波反射的界面称为声学界面(acoustic interface)形成声学界面的条件首先是界面两侧介质的声阻抗差异要超过0.1%，其次是界面直径大于1/2波长。

声束垂直于界面入射时，反射声波的多少仅与界面两侧介质声阻抗的差异程度有关：界面两侧介质声阻抗差异越大，声波反射越多；差异越小，反射越少；在同一种介质中，由于声阻抗无差异。则无反射发生。

当两种介质的特性声阻抗分别为Z_{c1}、Z_{c2}时。

界面处的声压反射系数R_p。

$$R_P = \frac{Z_{c1} - Z_{c2}}{Z_{c1} + Z_{c2}}$$

声强反射系数R_I

$$R_I = \frac{(Z_{c1} - Z_{c2})^2}{(Z_{c1} + Z_{c2})^2}$$

透射系数R_T

$$R_T = \frac{4Z_{c1}Z_{c2}}{(Z_{c1} + Z_{c2})^2}$$

从以上公式可以看出，两种介质之间的阻抗差异越大，界面的反射声波就越多，透过该界面的声波就越少。组织与空气间以及组织与骨骼间的阻抗差很大，通常超声几乎无法穿过这类界面，大部分甚至几乎全部声波能量被反射，无法观察其后部的结构；相反，超声在两种软组织间传播时，由于两者之间的阻抗差异比较小，反射系数也比较小，界面处回声波较弱，透过界面的超声就较多。经胸心脏超声检查时将探头放置在胸骨左缘第2～4肋间隙，就是为了避开胸骨和肺部气体的影响，利用此处作为透声窗来显示心脏及其内部的结构。

声束与界面存在一定的角度入射时，反射声波的多少除受限于界面两侧的声阻抗差异外，还与声束的入射角度有关。在界面处，部分声波返回第一介质内，发生反射，入射角＝反射角。

由于入射角的存在，透过界面进入到第二介质中的声波方向也发生改变，这种现象称为折射(refraction)。

当入射角为θ_1、反射角为θ_2、第一介质声速为c_1、第二介质声速为c_2时：

$$\frac{\sin\theta_1}{\sin\theta_2} = \frac{c_1}{c_2}$$

如果两种介质的声速相等，即$c_1 = c_2$，声波经由第一介质进入到第二介质内时就不会发生方向的偏移。人体软组织的声速多接近，这种方向的偏移基本可以不计，而把超声在人体内的传播认为是直线传播即可。但当两种介质由于声阻抗差异较大而引起较大的声速差异时，由折射引起的声波方向的偏移可以引起显示目标的变形。在临床检查时应当注意。

当入射角(incident angle)增加达到一定的角度时，声波不能透过界面进入到第二介质中去而被全部反射回第一介质中，这个角度称为全反射的临界角。

进行超声检查时，应选择正确的检查部位。为了获得最大的反射声波，要正确地选择探头位置，不断地调整探头角度，尽量使声束与界面或被检查器官表面垂直，以使探头能接收尽可能多的反射声波，并有利于声波透过界面进入到深部介质中去。在心脏超声检查时，由于心脏位置的要求以及心脏内部结构和病变的复杂性，正确地选择探头位置和理想地调整探头角度尤为重要。将探头放置于体表进行超声检查时，有时尽管探头与体表有一定的夹角，但由于皮肤有一定的变形能力，仍不会使入射角超过全反射的临界角。探查人体内器官或病变时，声波并不一定与探查的界面垂直。由于人体内没有绝对的平面，故仍会有部分反射声波被探头接收，使我们能够观察到人体内器官的结构，但同声强度会明下降低有时甚至会形成假性回声失落现象。例如，将探头放置在心尖部显示心脏四腔观时，纤薄的房间隔中部常常显示不清；将探头放置在剑突下检查时可以显示清晰的房间隔回声，就是一个典型的例子。

4.超声的散射　声波在介质中传播过程中遇到很小、一般认为接近或略小于波长、表面粗糙的障碍物时，除发生反射外，该障碍物还会吸收超声波的能量向四周发射声波。这种现象称为散射(scatter)。其中能被探头接收的这些散射信号称为背向散射(或反向散射)。

一般认为，超声仪接收反射声波主要是背向散射，也就是说，背向散射与超声成像关系最密切，尤其是基于血管内大量流动的红细胞的背向散射声波，在多普勒扭声的应用中体现得更加明显。

正是因为超声在传播过程中具有反射和透射的特性。我们才有可能利用超声探查人体内器官，显示器官内部的回声和结果，并对其病理变化做出判断。但超声反射过多会形成多层反射伪像，影响我们对图像的观察，如二尖瓣的多层反射会显示二尖瓣增厚，人工瓣的多层反射会显示为很强的回声，形成内部混响(reverberation)而影响对人工瓣的评价。

超声发生明显的折射时可形成超声检查中的棱镜效应伪像。当超声探查一个不平整的界面时，由于折射的存在，其深部的超声束方向发生变化，导致深部的结构不能正常显示，原本一个结构可以显示为两个或多个，原本应当清晰的回声变得不清晰。如心脏人工瓣的棱镜效应、宫内节育器的棱镜效应等。

5.超声的非线性传播　除以上论述的超声各种传播特性外，在人体内声的传播中还有一个不容忽视的问题，就是它的非线性传播的问题。在以上的叙述中都假设了超声在介质中呈线性传播，而实际的情况是。超声在介质中还会在界面的位移、变形等各种复杂的情况时，波形可能发生畸变、产生谐波等复杂的物理现象。常规超声检查中，超声的非线性信号被忽略；但利用先进的技术可以记录、分析超声在介质内传播可产生的非线性信号，达到诊断疾病的目的。

(三)超声的吸收与衰减特性

超声在体内传播时，声波能量会随着传播距离的增加而逐渐减小。器官使声波能量减小的作用称为吸收(absorption)，声能由大变小的过程称为衰减(attenuation)。引超声波能量减少的因素主要有以下几种：

1.声强分散　声波在传播过程中，随者传播距离的增加，反射、折射、散射也增多，由此引超声波能量由大变小的现象称为声强的分散。

2.吸收　声波在传播过程中付出能量克服质点间摩擦力而引起的能量减小称为吸收。吸收的多少与声波的频率、介质的弹性系数及密度、导热性和声波的传播距离等因素有关。在同一种器官中，频率高的声波引起质点位移的频率和速度比频率低的声波所引起质点位移的频率和速度要快得多，付出的能量也多。故衰减程度也增大。人体内不同器官、不同病变有不同的声波吸收特性，衰减程度不同。根据组织和病变的声波衰减程度差异，做出不同的临床诊断。

3.声束扩散　传播距离的增加声束逐渐扩散、波阵面(wave surface)逐渐扩大。由此导致声束截面单位面积内的声能减小，也是声波衰减的原因之一。

随距离增加而产生衰减的比率称为衰减系数(attenuation coefficient)，单位为dB/cm。衰减系数取决于组织类型和超声的频率。组织类型不同，衰减系数不相同；频率增加1MHz，同时深度增加1cm时，超声的能量大约会衰减1dB。临床超声检查时，对于浅表的组织(如甲状腺、乳腺等)，可以选用较高频率探头(5～10MHz)，提高轴向分辨力。对于成人心脏检查，可以选择频率较低探头(2.5～3.5MHz)，这种低频超声有着比较好的穿透力，有利于观察深部结构。

人们常用半值层(half-volue layer, HVL)来衡量声波衰减的程度。半值层是指超声衰减到原来能量的一半时传播的距离。不同的介质、不同的声波频率其半值层有很大的差异。表1列出了在实验条件下不同的声波频率在人体组织内的半值层。

表1　不同的声波频率在人体组织内的半值层

人体组织	声波频率(MHz)	半值层(cm)	人体组织	声波频率(MHz)	半值层(cm)
血浆	1.0	100	脑(固定标本)	0.87	2.5
血液	1.0	35	离体肝脏	1.0	2.4
脂肪	0.8	6.9	肾脏	2.4	1.3
腹壁	1.5	4.9	心肌	0.8	2.1
肌肉*	0.8	3.6	颅骨	0.8	0.23

*顺着肌纤维和垂直肌纤维扫查时其HVL可能有较大的差异

假设我们以1MHz声波检查人体肝脏右叶，由于肝脏的半值层仅有2.4cm当声波进入到12cm的肝脏深部时，在5倍于半值层的深度其具有的声波能量可能是相当低的。其他器官的检查同样存在类似的情况。因此，在超声仪器上除了增益控制外还设置了灵敏度时间补偿(sensitivity-time compensation, STC)或称为深度增益补偿(depth gain compensation, DGC)，用来弥补不同深度由于声波能量降低引起的回声过低的情况。

衰减是声波的重要特性。观察超声的衰减情况可以判断不同的器官和同一器官不同的病变。组织的密度越大，质点间的摩擦力越大，超声的衰减越严重。超声在通过诸如骨骼、人体内的结石等介质时，其深部常由于声波的严重衰减而形成一条相应的低回声带，称为声影伪像。在心脏的深部和某些病变或结构的后方出现同声增强现象，特别是在囊肿后出现的明显回声增强的现象也是声波的吸收和衰减特性的例子。因为与周围软组织相比，声束穿过液体过程中衰减轻小，进入其后方组织中的超声能量相对增多，故其后方组织的回波信号强度要高于其周围软组织的回波信号强度。

(四)超声的频率特性

超声的频率特性，即超声的多普勒效应(Doppler effect)，是超声的重要特性，尤其是在心脏超声检查中，超声的多普勒效应发挥了巨大的作用。多普勒效应是1842年由奥地利物理学家Christian Johan Doppler首先发现的。当时在观察天体运动时，人们发现星体会发生红色或蓝色的变化，进一步的研究表明这种变化是由于观察者看到的星体光波频率发生了改变之故。同样。当声源和声波接收器之间发生相对运动时，声源发出的声波频率和接收器接收的声波频率将出现变化。当接收器朝向声源运动时接收到的声波频率会增加。而接收器背向声源运动时接收到的声波频率会减低。这种物理学现象称为多普勒效应。声源发出声波的频率和接收器接收的声波频率之间的差值称为多普勒频移(Doppler frequency shift，f_D）。

五、超声的分辨能力

超声的分辨能力主要包括超声的显现力、纵向分辨力、横向分辨力和厚度分辨力等。

（一）显现力

超声显示最小界面直径的能力称为超声的显现力（discovery power）。

超声的显现力与波长有关。在理论上，超声可以探测到直径大于1/2波长的界面。频率越高，波长愈短，显现力越高。

（二）纵向分辨率

超声分辨其轴线上前后两个界面之间最小距离的能力称为超声的纵向分辨率（longitudinal resolution），又称为轴向分辨率。超声的纵向分辨率与脉冲持续时间（pulse duration）有关，当两个界面之间的距离大于脉冲宽度的1/2时，声波即可将其分别显示。现代超声仪器多选择声波的2～3个波长作为脉冲宽度，均具有良好的纵向分辨能力。进行超声检查时。在满足检查深度的条件下，应选择较高频率的探头，可以获得更好的轴向分辨率。

（三）横向分辨率

超声分辨声束轴线垂直面上两点间最小距离的能力称为超声的横向分辨率（transverse resolution），又称为侧向分辨率。超声的横向分辨率和声束直径有关。当两点间距离大于声束直径时，超声可将其分别显示。由于远场区声束扩散，横向分辨率会明显降低。与超声的纵向分辨率比较，超声的横向分辨率明显地影响着超声图像的质量。横向分辨率差者可将点状回声显示为线状回声，将小于声束直径的两点显示为一点，导致误诊或漏诊。使用高频率、聚焦声波时，可以获得较好的横向分辨率。

需要注意，在超声显像检查中还有一个与横向分辨率有关的问题。超声探头并排发出声束，进入介质遇到声学界面后发生反射，每一条声束线反射的声波以不同亮度的点显示出来。所有声束线上的回声共同组成反射回声图，即声像图。由此可见，超声检查获得的图像并不是人体某一部位的截面，而是一个与声束直径相近的断层上的叠加图像，这就是所谓的厚度分辨率，又称为空间分辨率，其实质就是横向分辨率的问题。声场的空间分布是三维的。只要是声场内的声学界面满足了可引起超声反射的条件就可以引超声波反射，将反射信息叠加，在显示屏上以断面的方式显示出来，这就造成了回声图像上的重叠，形成超声检查中的容积效应。这可解释为什么在一些体液或血液内会出现点状回声，以及在穿刺时在管腔外的针尖显示在管腔内的现象，此种现象又称为超声的部分容积效应。

（四）速度分辨率

进行超声多普勒检查超声能够探查的血流速度和超声的脉冲重复频率（pulse repeated frequency，PRF）有关。脉冲重复频率是指超声脉冲群发射次数每秒。超声多普勒检查时探头的脉冲频率为2～20kHz。在多普勒检查时，根据取样定理，脉冲重复频率必须大于多普勒频移的2倍才能准确地显示频移的方向和大小。即：$f_D > 1/2PRF$。如果多普勒频移超过这一极限，脉冲多普勒所检出的频率改变就会出现大小和方向的伪差，称为频率倒错或频率混叠（frequency aliasing）。表现为彩色多普勒超声现象检查时的色彩混叠、多普勒检查时的流速曲线图混叠。这一现象称为尼奎斯特频率极限（nyquist frequency limit)。如果PRF＞f_D＞(1/2)PRF，流速曲线表现为正负双向的单次折叠。称为单纯性频率混叠；f_D＞(1/2)PRF较多时，流速曲线可表现为正负方向上的多次混叠。利用连续多普勒检查可以检出由于血流速度过快、f_D过大引起的混叠。

（五）改善超声分辨能力的技术措施

可以明确，超声频率愈高、波长愈短，近场距离就越长，声束扩散就越轻，其显现力，纵向分辨率、横向分辨率、空间分辨率就越好，显示的组织结构及其病变就愈清晰；但随着声波频率的提高，衰减程度也增加，透入深度随之降低。因此，应根据检查部位及深度的不同选择不同频率声波的探头（单频探头），或使探头改变。工作频率（多频探头），或使用动态频率探头（宽频带探头），使声波既能达到要求的探测深度，又能获得理想的分辨能力。考虑到超声检查对分辨率和穿透深度的要求，成人心脏超声检查常选择2.5～3.5MHz的探头，小儿心脏超声检查可使用5～7.5MHz的探头。

此外，人们还采用了许多技术来改变超声的分辨能力，通过预处理可以提高超声的聚焦能力，减少声束的扩散；使用复合成像技术可以提高超声对界面的显示能力；通过对图像的后处理可以增加图像的灰阶或增加某一范围的灰阶显示，突出边缘回声，增强内部回声，其他如空同时间平滑运算、插补技术、三维重建等。随着科学技术的发展，将会有更多的先进技术用于超声检查和诊断。

六、超声在人体器官中的回声特点

（一）超声的回声类型

超声在人体内的回声类型主要受限于人体的组织结构类型，其中的水、蛋白质和脂肪等是影响超声回声的主要物质。各种人体器官和病变的含水量不同，蛋白质和脂肪的含量不同，声衰减程度不同，超声的回声强度势必不同。含水量或含水比例越多的器官越有利于超声的传播和显示。根据人体器官的不同同声，可以将超声在人体器官内的回声简单地分为四种不同类型。

1.无回声　超声通过含有液性物质的区域，如充满血液的心腔和大血管腔时，以及病变状况下的脓液、囊肿液、浆膜腔积液，如心包腔积液时，由于这些区域均为液体，无声阻差异及界面，超声束通过时无反射产生，在显示器上没有回声显示，显示黑色区域。这种回声称为无回声(echoless)，产生无回声的器官或病变称为无回声型器官或病变。

2.低回声　超声通过结构比较均匀的实质性器官时，如超声检查正常的心肌以及腹部大部分实质性器官，如肝、脾、肾实质等，或检查某些结构均匀的病变，如心房黏液瘤、心脏横纹肌瘤、血管内新鲜的血栓、早期的动脉粥样斑块等。因其内部声阻差异小，超声反射较少，在显示器上显示为细小均匀、中等或偏低的回声区域，这种回声称为低回声，产生低回声的器官或病变称为低回声(hypoechoic)型器官或病变。

3.强回声　超声通过结构复杂、致密的器官或结构时，如器官的被膜、心脏瓣膜、血管壁，肾窦内容物等，以及某些病变，如某些恶性肿瘤、肝硬化、畸胎瘤、陈旧的血栓、钙化的动脉粥样斑块等，声波可遇到较多而紊乱的界面，反射较多，在显示器上显示为较强的回声区域。这种回声称为强回声(strong echo)，产生强回声的器官或病变称为强回声型器官或病变。

4.全反射　超声束通过软组织－气体形成的声学界面时，界面两侧组织的声阻差异可达3000多倍，声能几乎全被反射而不能透过界面进入下一组织内，如心壁与肺的界面等，在显示器上显示为很亮的区域，由于回声太强而致其深部结构无法显示，这种回声称为全反射，产生全反射的器官或病变称为全反射(perfect reflection)型器官或病变。

在超声检查中使用偶合剂，除了偶合探头与皮肤间的声阻差异和便于移动探头外，主要是为了排除探头和皮肤间的气体，以利于超声进入人体内。

(二)超声在人体器官中回声的一般规律

相比而言，较瘦的人比较胖的人容易检查，年龄小一些的人图像显示的比较清楚，含水量越多的器官越有利于超声检查。

人体不同组织、器官回声强度：颅骨＞瓣膜＞肌肉＞肾窦＞胰腺＞肝脏＞脾＞肾皮质＞血液＞胆汁＞尿液。尽管超声经过血液、胆汁、尿液时都没有回声显示，在显示器上均显示为黑色的区域，但是后方回声增强的现象以尿液量为明显，胆汁次之，而在血液的后方回声增强的现象最不明显。

七、超声临床应用发展趋势

超声诊断技术首先是对反射回声显示技术的发展。①反射回声的显示技术从一维向二维、三维发展，从静态显示向动态显示发展，从双稳态图像向灰阶、彩色图像发展，从单一的显示方式向多种方式发展。在图像显示技术改进的同时，图像的分辨能力不断提高，早期仪器使用的声波频率低，声聚焦技术比较差，脉冲宽度较长，纵向分辨率及横向分辨率很低；而现代的仪器则可根据不同的检查部位选择超声频率，20~40MHz的超声已在血管内显像中得到了应用，不仅换能器直径很小，聚焦技术也使声束变得很窄，并缩短了脉冲时间。现代超声仪器的纵向分辨率及横向分辨率均达到了1mm或其以下。高质量和高分辨率的超声检查仪器相结合，已能检查出肝内0.5cm以上的占位性病变，对腹腔内实质器官及含液器官的检查可获得相当准确的诊断信息，在妇科和产科的应用解决了许多临床或其他检查难以解决的问题，在某些领域内超声检查并不逊于CT，甚至在某些方面还优于CT。②实时技术的应用，以往获得一幅图像需数秒或数十秒，只能静止地观察脏器的结构，而今，显示一幅图像仅需数微秒或数十微秒，可以使用高帧频进行组织多普勒显像。③新技术的应用，自超声检查开始应用以来，就伴随着不断的新技术的应用。多普勒血流和组织检查技术、经腔内超声检查技术、声学定。技术、彩色室壁运动分析技术、解剖Ⅲ型超声技术、实时三维技术、心脏功能测定评价技术、谐波成像技术、心腔及心肌造影技术、弹性成像技术等。每一项新技术的应用，都会带来诊断方法及技术、诊断标准革命性的变化。

专科超声仪器的应用和介入性超声技术的应用扩大了超声的检查范围，提高了其应用价值。如食管、胃、肠道探头和阴道、尿道探头、血管内探头等以及穿刺探头、手术探头等。一机多用和各种专用仪器的问世将不断地提高诊断水平。此外，脉冲多普勒和多普勒彩色血流显像的应用，为观察某一部位的血流状况提供了有效的手段，可以代替大部分心导管检查，对小血管的血流状况，包括血流量、血流方向、血流速度等均可进行检测。可以肯定，随着科学技术的发展，仪器不断的改进。诊断技术的不断提高，其应用价值及范围还会不断的提高和拓宽，一些原来认为并不适应超声检查的部位或病变，可能成为其检查的适应证。

当然，超声也有目前一段时间内难以克服的局限性，首先，穿透力弱。对由骨骼包围的部位如颅脑及含气器官如肺等仍难以探测。其次，超声的某些物理特性会影响图像的质量。再者。超声所显示的回声仅和器官或病变的声学特性有关而与病理性质无关。所以超声检查医师应结合其他影像学检查手段及临床、实验室检查资料等综合分析，以便为临床提供尽可能多的诊断信息。另外，实时显示和灵活的断面显示是超声检查的优势，但也影响了超声检查图像资料的临床医师共享性和重复性。超声检查的诊断形成于检查过程中，对检查者的操作、广泛的临床知识和综合分析能力依赖性很大。

八、超声的生物效应及应用的安全性

作为一种物理检查方法，超声检查会对人体产生一定的影响，引起人体细胞的功能或结构的变化，此即为超声生物效应(ultrasonic bio-effect)。

（一）超声生物效应的产生机制

超声生物效应的机制主要是热效应(thermal effect)、空化(cavitation)、机械效应(mechanical effect)。

1. 热效应　超声以纵波的方式通过引起组织介质的质点在声束轴线上的前后位移向前传播。传播过程中超声需要付出能量以克服质点的摩擦力，在此过程中部分声能被转换成热能，由此可能会对人体产生一定的影响。很明显，除了超声的因素外，致密的介质质点摩擦力大，声波阻力大，产生的热量也多；局部热的传播和血液灌流情况将影响热的散出。

实验表明，超声的热效应致组织内部温度上升0.5℃时可引起组织细胞的有丝分裂受到抑制；升高2.5℃时可导致动物胚胎流产、畸形。假设人体组织的密度与比热和蒸馏水相同，使用1MHz、1W/cm²的声波照射1min可使组织的温度上升0.7℃。因此，进行超声检查时要尽量缩短检查时间，不断地移动探头，以减少超声热效应的影响。

2. 空化　在超声传播过程中，组织内的质点产生高频的疏密变化和压力梯度的变化。这种变化可能引起组织内产生微小的气泡或与组织内业已存在的微小气泡产生变化，由此可能会对人体产生一定的影响。在形态学上可以表现为微气泡的形成、微气泡压力变化和微气泡的爆裂等不同的变化。由于这些微气泡的力学行为不同，超声的空化效应分为固定空化(stable cavitation)及瞬时空化(transient cavitation)两种。

介质中的微气泡随着超声的传播、组织内压力梯度的变化发生膨胀和压缩，气泡本身保持完整，称为固定空化。一般认为，固定空化不会对人体产生明显的影响，但微泡产生的辐射在实验条件下稳态腔化作用可以诱发生物学效应。

当介质中的微气泡在超声的传播过程中不能承受组织内压力梯度的变化而发生破裂时，会产生巨大的热量和压力。这种现象称为瞬时空化作用。介质中的空化作用依赖于组织中存有或随着承受的传播产生的微气泡。空化，尤其瞬时空化可能引起游离水的蒸发、自由基的产生等，对生物的遗传物质可能产生一定的影响。但研究者也在利用超声的瞬时空化诱导肿瘤细胞及肿瘤内血管内皮的损毁，可望成为肿瘤新的治疗手段。

3. 机械效应　超声由探头发出后在人体内传播。在传播过程中质点的位移、振动速度、声压等力学参数也可能对生物体产生影响。例如，当声频为1MHz、声能100W/cm²的平面波在人体内传播时，声场内质点位移为0.18μm，振动速度为120cm/s，在这种情况下也

可能会对组织，尤其是大分子物质的空间构象产生一定的影响。

(二)超声生物效应的影响

1.对生物大分子和细胞的效应　超声对生物大分子的影响已被证实，可能通过超声引起大分子物质的空化和去极化作用引起。可能引起碱基、DNA降解、酶被激活或失活等，可以引起分裂期细胞受损、胞膜的通透性异常、内质网、线粒体、溶酶体、微管和微丝的损伤等。

2.对组织、器官和各系统的影响　动物实验证明超声可以导致眼的损伤包括晶状体混浊、虹膜水肿、眼内压增高、玻璃体溶解、视网膜萎缩、视神经受损等；对肝脏的损伤包括肝脏细胞线粒体的损害、DNA的减少、RNA的增加、脂肪的降解、葡萄糖的损耗等；对肝脏的损伤包括肾小球和肾小管的功能改变、出血、水肿和肾脏体积缩小等；对血细胞的影响包括红细胞和血小板形态改变、水肿和聚集，红细胞胞膜的通透性发生改变、表面抗原的丢失和氧合血红蛋白离解曲线的位移，白细胞则表现为吞噬细菌、溶解细菌和氧的利用能力下降。

在中枢神经系统，动物实验表明诊断级超声即可引起血－脑屏障的通透性增加；胚胎的神经组织和白质较成年动物的神经组织和灰质易于受损。高声强的超声可以引起神经系统传导速度和动作电位的变化。

与实验研究结果不同，诊断级超声由于超声强度较小，尚未发现可以引起不可逆的不良反应，流行病学调查也未发现导致胎儿生长迟缓、流产、胎儿畸形(骨、脑和心脏)和行为异常等。

(三)超声检查的安全性　超声检查的安全阈值剂量主要是指超声检查胚胎和胎儿的安全阈值剂量问题。由于超声应用广泛，尤其是在产科的广泛应用范围，一般认为，对于局部的超声检查。即使有少量的细胞、组织的损伤也不会对人体带来不利的影响，但唯一例外的是涉及人体的生殖细胞。或处于发育敏感时期的胚胎或胎儿，哪怕是损伤几个细胞也是难以接受的。因此，超声暴露安全阈值剂量标准的建立，尤其是对生殖细胞、对胚胎和胎儿的超声暴露安全阈值剂量标准的建立还有待于进一步研究。

正是基于此，人们提出了最小剂量原则作为超声检查的通用原则，就是在保证获取必要诊断信息的前提下，在超声检查中应尽量降低超声的能量输出，尽量缩短检查时间，把超声的影响降低到最低。只有在具有明确的医学指征条件下，才可进行妊娠期的超声检查。而以商业或教学为目的的胎儿超声成像检查应严加杜绝。

第二节　超声诊断方法

一、B型超声

B型超声诊断法(brightness mode)是目前超声诊断的主要方法，也是其他超声检查方法的基础。正确理解灰阶超声检查的基础知识，对于正确解释正常声像图和病理性声像图有重要的意义。

(一)B型超声工作原理

B型超声诊断法以不同亮度的点状回声来反应界面回声强弱，并以图像显示出来，属亮度(brightness)调制型，简称为B型。所形成的图像称为声像图(sonogram)，反映了声场内器官断面回声情况。在B型超声检查中，探头内的振动源由单芯片或多个芯片组成的芯片组组成，可以顺序发出多条平行排列的声束；从不同界面上反射回来的不同强度的声波以不同亮度的点状回声在显示屏上以二维图像的方式显示，所以又称二维(two-dimension)或断面(section)超声显像及灰阶(gray scale)超声显像。由于在检查时显示的是检查时的器官的即时状态，故又称实时(real-time)超声显像。

1.灰阶　灰阶即灰色色调的数量级，表示图像上从最暗(无回声)到最亮的亮度等级。不同强度的回声在显示器上显示为不同的亮度。一般超声仪器的灰阶范围为128(27)～256(28)级。考虑到人的眼睛能够分辨的灰阶范围在16个灰阶左右，仪器的最低灰阶在16(24)级。采用较高的灰度级有利于图像的自动识别和计算机处理。超声仪器的灰度级由显示屏上的灰阶棒(gray scale bar)表示。

2.超声的发射和接收　超声的发射和接收都是通过超声探头的晶片根据压电效应的原理来实现的。但探头并不是以探头标定的频率发射连续的超声，而是以脉冲波的形式发射超声。每发射一束脉冲波所持续的时间称为脉冲持续时间(τ)，两次脉冲波之间间隔的时间称为脉冲间期(t)，脉冲持续时间与脉冲间期之和即为脉冲周期(T)，因此：

$$T = \tau + t$$

单位时间内发射脉冲波的次数称为脉冲重复频率(PRF)。它们之间存在如下关系：

$$PRF = \frac{1}{T} = \frac{1}{\tau \times t}$$

经胸成人心脏超声检查中使用探头频率多在3.5～5MHz，并不意味着探头以3.5～5MHz的频率持续地发射超声，实际上探头是在按一定的时间间隔(脉冲间期，t)顺序地发射一组组短促的声波(脉冲持续时间，τ)，一般以2次或3次振动为一组。

也就是说，每一个脉冲波包含了2次或3次振动。换言之，每一个脉冲波包含了2个或3个波长，每一个脉冲周期包含了2个或3个超声的周期(见超声的基本物理量)。3.5MHz或5MHz的超声探头系指晶体振动的频率，应注意区分其与脉冲重复频率的不同。目前临床使用的超声探头多数可以同时发出不同频率的超声，或可以根据检查的不同需求发出不同频率的超声，前者称为宽频探头，后者称为变频探头。

在脉冲间期内超声探头的芯片停止发出超声，但随时准备接收发射声波后不同的时间间隔返回探头的超声。反射声波返回探头的时间不同提示声波来自不同距离的反射界面。脉冲间期(T)决定了超声可以到达的界面的最大距离(D)。

D＝c·T

其中：c为声速，在人体软组织中，一般取1540m/s(也有仪器取1500m/s)为标准声速。

由于常规超声检查使用的是反射式超声，因此，超声检查能够探查的最大深度D是上述数值的1/2。即

$$D = \frac{c \cdot T}{2}$$

3.灰阶超声图像的形成　组成超声探头的晶体按照一定的方式顺序地发射脉冲声波并传向体内，在脉冲间期内接受每一条声束在不同深度反射回来的不同强度的反射波。

因此，每一条声束线上都可以接收到包含了在特定深度内全部反射声波信号的强度和深度等信息。一般将每条声束线分为512个取样点，每个点都有对应的反射声波信号的幅度和深度等信息。经过超声仪处理后就形成探头扫查方向上的超声信息线。在一个探头平面上可能有128条或更多的超声信息线，包含了扫查组织相应平面内全部的反射声波信息。超声仪将所有声束线全部取样点反射声波的强度信息转换成对应的灰阶（亮度），并根据反射声波传回的时间声波确定发生反射的深度，经过进一步的图像优化处理后，如图像插补、对数压缩、区域平均等技术，在显示屏上显示出与检查部位一致的灰阶图像。通过对灰阶图像显示的回声信息的分析，可以评价显示区域人体器官的结构，判断是否发生病理改变或功能变化。

组成一幅灰阶图像的反射声波信息线的数量越多、密度越大，反射声波的信息量就越大，图像显示的就越清晰。同时，仪器需要处理的信息量也会大量增加，形成图像的时间也要增加。

4. 实时灰阶超声成像　灰阶超声成像在临床应用中使用实时成像。之所以被称为实时灰阶超声成像，是因为超声检查时形成一帧(f)图像的时间很短，基本可以显示体内器官检查时的状态。图像的帧频(FR)是指超声仪每秒显示的图像数，单位为(f/s)帧/秒。常规检查时一般仪器的显示帧频都在16f/s以上，尤其是检查心脏时帧频会更高。当帧频超过22f/s时即可超过人眼的分辨能力，使我们可以观察到正常活动的图像，达到真正实时的效果。

二维灰阶图像的帧频主要与扫描线数(N，即形成一幅图像所需的超声信息线数量)、组织中的声速(c)以及检查的最大深度(D_{max})有关：

$$FR \leqslant \frac{c}{2ND_{max}}$$

提高帧频可以获得良好的实时效果，但由于图像的线密度就要降低，可以坚持的深度要减小。故在进行超声检查时要根据实际需要合理地调整帧频，以尽可能地获得高质量的超声图像。

(二)伪像的形成及识别

1. 多次反射　声束垂直投照两个界面时会在两个界面之间发生多次反射，在显示屏上可见等距离的渐弱的多层回声，这种现象称为多层反射，又称混响(reverberation)。

在近探头区域，声束可在探头皮肤界面与体内某一界面之间来回反射，每反射一次，探头接收一部分声波，这样便在声像图上显示为多层回声。

多层回声在检查膀胱、胆囊及接近腹壁的囊性病变中最为明显。在某一器官内的多次反射，如子宫黏膜和宫内金属节育器之间的多次反射、含气组织与相邻软组织间的反射等，可形成声尾(acoustic tail)，或称"彗星尾征"(comet tail sign)。这种现象又称为多次内部混响或振铃效应(ringing effect)，扫查时通过加压、侧动探头及多断而检查等可将其与正常结构及病变分辨出来。

2. 部分容积效应　由于声束有一定的宽度，超声显像所显示的图像并不是脏器的断面，而是与声束直径一致的组织厚度回声信息的叠加，由此引起的回声图像中的一些现象称为部分容积效应(partial volume effect)，又称切片厚度伪像。这种现象造成了有一定距离的两个结构在图像中显示为一个结构，或较小的异常通道不能显示，胆囊及膀胱内假性泥沙状回声的形成及二尖瓣等厚度判断的失误等。多个断面的重复检查可部分地消除这种伪像。

3. 旁瓣效应　在声束的远场区，声束开始发散，但在扩散角内声能的分布并不是均匀的，在主声束(主瓣)旁还有许多旁瓣。旁瓣在体内传播时也有反射发生并被探头接收。由于旁瓣声能较主瓣声能要小得多，故多被主瓣回声掩盖而不示。在某些情况下，如在液性暗区内，旁瓣效应(side—lobe effect)则可明显地显示出来。

4. 增强效应　当声束通过一低衰减系数的介质时，在介质的深部组织内所具有的声能较同一深度其他部位所具有的声能要高得多，在声像图上显示为较强的回声，这种现象称为增强效应(enhance effect)。正常情况下在胆囊、膀胱后方可有明显的增强效应；病理情况下囊肿及积液的深部回声也可见明显的增强效应。这种现象也常被描述为透声良好。

5. 侧缘声影　当声束照射到一界面且入射角达到或超过全反射临界角时，声束不能透过界面进入到下一介质中去，且由于入射角过大，反射声能不能被探头接收，使界面回声失落(消失)，其深部可显示为低回声带。这种现象称为侧缘声影(edge shadow)，又称侧壁效应。可见于与声束平行的球形病灶的侧缘，即与声束平行的病灶侧缘切线位置上。在胆囊的两侧缘、囊肿的两侧缘均可显示侧缘声影。

6. 声影　在声衰减系数很大的介质深部，由于声束不能穿过或穿过很少，使其后方声能消失或很小，显示为强回声后方的低回声带。称为声影(acoustic shadow)。如在结石、钙化及骨骼深部的声影。在某些肿瘤深部也可见到这种现象，常被描述为透声差。

7. 声速失真　在断面显像中，某一部分声束通过一段高声速的介质(如骨骼)较通过低声速的介质(如软组织)，到达某一深度时要提前，反射声波也提前由探头接收，而超声显像仪均是以1500m/s的设置速度处理图像的，对这种现象的发生无法辨认，使通过高声速介质的深部结构提前显示，造成图像的失真。如垂直于肋骨检查肝脏时常使肋骨深部的肝被膜向前膨出。这种现象即为声速失真。在这种情况下，不要误认为脏器的表面不光滑。

8. 镜面伪像　在声束投射到一强烈的界面(即界面两侧的声阻差异很大)时，在界面的两侧会发现有一相同的结构，呈镜面样，这种现象称镜面(mirror)伪像。其产生原因是由于声束投射到界面以后部分声能被反射到此结构上，此结构又将声波按原路反射，经界面后又反射回探头并被接收，这样在界面的另一侧便形成了这种结构的伪像。当我们将声束垂直照射这一结构或使声束垂直于界面时，便可消除这一伪像。

二、M型超声诊断法

以单声束探查器官，获得的回声信息按时间顺序由左向右展开显示，形成时间位置曲线，垂直方向即纵轴上代表界面的空间位置，反映了回声界面距探头的距离，横轴代表时间，这种方法称为M型超声(motion mode)诊断法。由于M型超声诊断法主要用于心脏检查，故称为M型超声心动图。自B型诊断法应用以来，单纯的M型超声诊断法已为B/M型超声诊断法代替，即在断面图像上选择M型超声取样线，大大地简化了操作方法，但M型超声诊断法在对心脏活动的观察中及心脏病的分析诊断上具有重要的价值。

三、多普勒诊断法

多普勒(Doppler)诊断法近年来发展很快，在临床上其作用愈来愈重要，尤其是多普勒彩色血流显像(Doppler color flow imaging, DCFI)的临床应用，为观察心血管内部的血流状态提供了直观的方法。因此，多普勒检查被誉为非侵入性心血管造影。多普勒诊断法用于心脏检查时称为多普勒超声心动图法(Doppler echocardiography)。

(一)工作原理

多普勒效应(Doppler effect)是自然界中普遍存在的一种效应。利用超声的多普勒效应诊断人体疾病的方法称为多普勒诊断法。

人们在生活中可以觉察到，同样的声音，当逐渐靠近时，声调由低变高，即由粗变尖；反之则由高变低，即由尖变粗，这就是多普勒效应的简单例子。

当声源以固定的频率(f_0)发生声波时，如果接收器静止不动，即接收器运动速度 $v=0$，或接收器和声源之间无相对运动，如垂直于声轴的运动，接收器接收到声波的频率(f)就是声源发出的频率，即

$f_0=f$

如果 $v\neq0$，且朝向声源运动，接收器每秒除了接收到 f_0 个振动外，还由于

$$f=f_0+\frac{v}{\lambda}$$

接收器向前移动了 v 的距离，因此还要多接收 v/λ 个振动。因此，接收器实际接收到的频率是

因为：

$$\lambda=\frac{C}{f}$$

$$f=f_0+\frac{v}{\frac{C}{f}}=f_0+\frac{vf_0}{C}$$

所以

$$f=f_0-\frac{vf_0}{C}$$

如果 $v\neq0$，且背离声源运动，则接收器接收到的声波频率要较声源发出的声波频率小。

接收器接收到的声波频率 f 与声源发出声波 f_0 的频率之间增加或减少了 $\frac{v}{\frac{C}{f}}$ 个振动，以 f_D 表示，即

$$f_D=\pm\frac{vf_0}{C}$$

这称为多普勒频移(Doppler shift)。

即：当声源与接收器发生相对运动时，接收器接收到的声波频率与声源发出声会发生变化，其间的差值即为多普勒频移。

如果接收器运动方向与声束方向存在夹角 θ，则接收器相对声源运动的速度要小于接收器实际运动的速度，为接收器实际运动速度 v 在声束方向上的投影 $v\times\cos\theta$：

$$f_D = \pm \frac{v\cos\theta f_0}{C}$$

式中："±"表示接收器运动的方向，"+"表示接收器朝向声源运动，"一"表示接收器背离声源运动。在临床应用中，声束探测的目标是界面，是界面相对声源运动，声波反射回来后被接收器接收，往返两次，故发生的多普勒频移是单程情况的两倍。

$$f_D = \pm \frac{2v\cos\theta f_0}{C}$$

所以当知道f_D时，就可以知道产生该f_D界面运动的速度v的大小，即

$$v = \frac{f_D C}{2\cos\theta f_0}$$

式中："+"、"一"意义同上。

(二)多普勒效应与血流运动

在人体血管内，多普勒效应的产生主要来自红细胞。红细胞为扁平的圆盘状，中心厚度较薄，为$(1.0 \pm 0.8)\mu m$，边缘稍厚，为$(2.4 \pm 0.1)\mu m$，直径$(8.5 \pm 0.4)\mu m$。如果声波频率是2.5MHz，则波长为0.6mm，是红细胞直径的75倍多，故红细胞是很好的散射源。部分散射即后向散射(backscattering)被探头接收，产生多普勒效应。一般认为，红细胞的移动速度与血流速度是一致的，但血管内截面上的血流速度并不是一致的，中心部位血流速度最快，越靠近管壁血流速度越慢。另外。血管壁，尤其是动脉血管壁，随着心脏的活动也在发生运动。心脏的收缩和舒张及人体的其他生理活动等都使血流除流动外，还有一个整体的运动，后者又可导致声束与血流方向的夹角发生变化，这些运动产生的多普勒频移甚低，可用滤波器滤除。心脏的血流更为复杂。因此，探头最后接收到的多普勒频移是所有这些效应的总和，用滤波器可选出所需的不同对象。

此外，血细胞比容、取样容积(sample volume)的大小对多普勒频移都产生影响。人体血管内血流速度一般每秒为数十厘米，最高达数米，使用的超声频率一般为0.5～5MHz，所产生的频移从数百赫到数千赫，这样频率的声波经仪器放大后送到扬声器，产生人耳可以听到的多普勒血流声，或经仪器将多普勒信号处理后以流速曲线或色彩的方式显示在屏幕上。

(三)多普勒诊断仪器类型

1.连续性多普勒诊断仪　探头连续地发出声波并在介质中传播时，遇到活动的界面即有多普勒频移的产生，反射回来的信号由另一接收器接收后送回主机分析、显示，这种仪器称为连续波多普勒(continuous wave Doppler；CW)诊断仪。其优点是速度分辨率强。可以检测速度很高的血流。但该仪器对整个声束经过的所有活动界面的多普勒信号不分部位、不分方向地接收下来，无法对某一界面的多普勒信号进行单独的分析，因而无法获得心脏及体内某一血管内的多普勒频移状况。临床上仅用于浅表血管的检查、胎盘定位、胎心监护等，使用方式有监听式和示波式。

2. 脉冲多普勒诊断仪　同超声显像仪一样，脉冲波多普勒(pulse wave Doppler；PW)诊断仪发射的是脉冲波，在单位时间内发射的脉冲个数称为脉冲的重复频率(PRF)。根据不同的需要选用不同的脉冲重复频率。为改善超声的纵向分辨率，现代脉冲多普勒诊断仪发射脉冲声波的宽度多为8~12λ，以探头频率2.5MHz、PRF4000Hz计算，每个脉冲持续时间3.2~4.8μs，而脉冲占的总时间为3.2~4.8μs，其余时间内探头不发射声波，处于接收声波状态。接收器接收来自人体内各个界面的反射信号，并进行快速傅立叶转换(fast Fourier transform；FFT)处理。在临床工作中，医师们感兴趣的是人体内某一部位的血流状况，如二尖瓣口、动脉导管两端等。为达到这一目的，人们只要控制接收器接收声波与声源脉冲波发射之间的时间即可获得距探头某一深度的同声信息。这就是现代人们应用的脉冲式测距选通多普勒(range-gate pulsed Doppler)技术。通过调整电子开关控制接收回声的时间，只在需要的时间(t)内返回的声波探头才接收，其余的回声信息去除掉，这样探头便接收到了与时间相对应深度(t×C=距离)的血流信息。

对一个患者而言，不同的结构距体表距离不同，不同的患者同一种结构距体表距离也不一样，这就需要将接收声波的时间根据需要进行调节，这个要求是通过取样区域即取样容积深度的调节来实现的。脉冲多普勒的最大取样深度D_{max}与脉冲发射间隔时间ti有关：

$$D_{max}=ti \cdot C$$

如果脉冲持续时间不计，则：

$$ti=1/PRF$$

因此：

$$D_{max}=C/PRF$$

由于使用的是反射式探头，故实际取样深度是$D_{max}/2$，故：

$$D_{max}=C/2PRF$$

通常取样容积在声场内占有一定的体积，其在声轴方向上的维度为长度，垂直于声束、平行于声场的维度为宽度，垂直于声场、声束的维度为厚度。取样容积宽度和厚度与声束直径有关，在声像图上不能显示，因此取样容积现多称为取样门长度。取样门长度与脉冲持续时间有关，在断面超声图像上可以看得到并且可以调整。当脉冲持续时间为1.2μs，则取样门长度约为1.85mm。不同的检查目的，取样门长度不同。为了观察心脏有无血液的分流并对分流部位进行准确定位，取样门长度小些好。为了获得某一血管内及心脏内一瓣口的血流信息，取样门长度大些好。为此，设置不同的脉冲持续时间可获得不同长度的取样门。

3. 多普勒彩色血流显像　脉冲多普勒获得的是一维声束上超声多普勒血流信息，尽管脉冲多普勒显示了取样容积内的血流变化，如果要了解某一区域的血流分布详细信息，则需要逐点测量，把来自每一点的多普勒频移情况全部记录下来，最后得到一个大致的血流分布信息。将多普勒频移的大小及界而移动的方向由流速线显示改变成为以不同的色彩及色彩的亮度表示，并叠加在与其相应的解剖断面图上，形成了多普勒彩色血流显像。

当探头发射的脉冲超声进入人体后产生一系列回声信号，由探头接收传给仪器，其中振幅(强度)信号经检波后输入数字扫描转换器，经灰阶编码后在显示屏上显示为断面图像。频率信号输入正交电路检波器，与来自探头的两个具有90°相位差的脉冲信号分别相乘后分别输入距离选通电路，经快速傅里叶转换分析后进入数字扫描转换器，以流速曲线的方式显示在显示屏上，和自相关处理电路。计算出速度方向、速度方差和平均速度，输入数字扫描转换器和彩色编码器，以不同的色彩显示上述血流信息。通常以红色代表朝向探头的血流，蓝色代表背离探头的血流，绿色代表湍流。速度快的色彩鲜亮，速度慢的色彩暗淡。经过上述处理后，形成灰阶声像图上叠加的彩色血流图像，成为既能观察解剖部位和腔室形态大小，又能观察其内血流活动状态的多普勒彩色血流显像。

（四）多普勒频移的显示方式

1. 音频输出　超声仪器发出数百万赫的声波，由人体内血流产生的频移为数百赫至数千赫。这样的频率正落在声波的范围内，被仪器处理放大后经扬声器输出，产生能够听到的音频信号。音调的高低、强弱反映频移的大小和幅度。高音调尖锐的声音表示高速的血流；低音调沉闷的声音表示低速的血流；嘈杂、粗糙的声音表示流速不均和湍流。由于其记录及分析困难。音频输出仅作为一个辅助的方法应用。

2. 流速曲线显示　在流速曲线显示中，纵轴代表频移的大小，横轴代表时间，随时间的延续，流速曲线从左向右依次显示。同时，横轴又是零位线或称基线的标志。

（1）流速曲线出现的时间　借助于心电图或M型超声心动图，观察不同流速曲线出现的时间，相对于心动周期中的时相，以了解血流动力学变化，判明血流性质，鉴别正常血流和异常血流。

（2）流速曲线方向　流速曲线以基线为中心向上、下显示，向上者为正，表示频移值是增加的，血流朝向探头；向下者为负，表示频移值是降低的，血流背离探头；无流速曲线产生，说明局部无界面活动或活动方向与声束垂直。

（3）流速曲线幅度　表示血流速度的快慢。流速曲线峰值或某一点距基线越远，则表示速度越快；距离基线越近，速度越慢。

（4）流速曲线形态　随着血流速度和方向的改变，流速曲线形态也在变化。如正常二尖瓣口血流于收缩期基本静止，舒张早期心室快速充盈形成较高的流速曲线，而舒张晚期由于心房收缩血流再次流向左心室形成较低的流速曲线，两者呈双峰样。其他的血流图形有三角形、抛物线状等。由此了解血管内血流速度变化的情况。

（5）流速曲线宽度　即流速曲线在垂直方向上的宽度。反映了取样容积内红细胞活动速度的分布情况，层流者取样容积内红细胞向同一方向流动，速度基本一致，离散幅度很小，随着心脏的搏动，产生很窄的流速曲线；而血流紊乱时，取样容积内红细胞运动速度相差甚远，离散幅度很大，产生很宽的流速曲线。由于紊乱的血流，红细胞移动速度及方向不一，在流速曲线之间的基线上下亦充填有杂乱的图形，即所谓"实填"的流速曲线图。借此，可以推断该处有紊乱的血流存在。

3. 色彩显示　色彩显示即彩色多普勒血流显像。以色彩显示多普勒频移的情况，和显示解剖结构的灰阶图像重叠，可以实时而又直观地判断出血流的方向、快慢、流经范围及有无异常。

（1）部位　首先清晰地显示不同解剖结构的断面图像，然后启动彩色显示装置，观察各部位的血流情况。探头放置的部位应尽量靠近检测中心，减少血流与声束的夹角。注意多切面全面地观察血流变化，以准确地了解血流状况。

（2）时相　单纯多普勒彩色血流显像很难准确地选择心动周期的某一时相。现代多普勒显像仪都有和心电图或M型超声心动图同步显示的功能。当图像冻结后，心电图或M型超声心动图终点的位置即是多普勒彩色血流显像成像的心动周期时相。尤其是在图像回放时，借此了解心动周期中任一时相上的心腔内血流状况。

（3）色彩　多普勒彩色血流显像是以色彩表示多普勒频移值的。一般以红色表示朝向探头的血流，即当频移值是增大值可以红色显示；以蓝色表示背向探头的血流，即当频移值是减小值可以蓝色表示。如有涡流形成，则形成五彩镶嵌的特殊图像。借此来观察心脏某一平面的血流状况。

（4）辉度　即色彩的鲜艳程度。色彩鲜亮者血流速度快。暗淡者血流速度慢。但如果血流速度过快，频移值超过了脉冲重复频率的1/2时则出现色彩混叠现象，当提高脉冲重复频率时混叠现象可以消失或减弱，借此和涡流产生的五彩镶嵌图像区别。

（5）范围　多普勒彩色血流通像的一个重要特点是能够观察血流的范围，即起、止点和宽度等，据此可以对许多病变的程度进行估计。

（五）超声多普勒超声心动图检查的注意事项

1. 检查部位及时相　为获得最大的多普勒频移，应尽量使声束与血流方向夹角减小。在不同的部位、不同的时相，由于血流的方向不同可获得不同的血流频移图，即流速曲线。同一个部位、同一时相，如果移动探头改变声束的方向，所获得的流速曲线也不同。只有与时相、部位特征相符时采集到的血流流速曲线才有意义。

在实际操作中。可能有一些因素会影响切面和取样部位的选择，使流速曲线发生变化。

首先是切面的改变。在心脏较大时常发生位置的改变。此时，应注意调整扫查方向及检查部位，直到显示满意的流速曲线为止。二是时相的变化，在病理情况下，同一种疾病，其血流流速曲线的出现和消失的时间可以不同，如果其他指标明确，其对临床意义的影响并不大。三是流速曲线特征不同。流速曲线的变化随着血流动力学而改变，如早期的室间隔缺损是左向右分流，而晚期则可以出现右向左的分流；先天性二尖瓣狭窄和二尖瓣关闭不全的血流常是偏心的，由此显示的流速曲线也会有较大的变化。四是取样门的影响。人的心脏内血流状况较大们估计的要复杂得多，心壁的收缩活动、瓣膜的启闭等都会影响流速曲线的显示，取样门愈大，受到的影响愈大。在常规检查中，杂乱的血流及心壁运动可以产生1kHz的频移，在诊断疾病时要排除由此造成的影响。

2. 检查仪器的选择

（1）入射声波的频率　考虑到组织的声衰减和红细胞散射的要求，理论和实验都表明获得最佳多普勒信息的频率

$$f = 30MHz/D_{max}$$

注：D_{max}为最大取样深度。

如二尖瓣在心脏超声检查中距前胸壁的距离多在7cm以内，故二尖瓣血流的心前区检查最佳发射声波频率为4.29MHz。在其他切面检查时，二尖瓣的深度也多在10cm以内，故心脏的多普勒检查可选择2.5～3.0MHz的入射声波。

（2）取样门的选择　要了解某一段血管内血流状况时，取样容积可大一些，以获得血管内综合的血流信息。当需要对一分流进行精确的定位时，取样容积应小一些。高频率、聚焦声波直径小取样容积小；反之则大。所以根据不同的检查部位和目的选用不同的探头，如浅表血管检查，最好选择5MHz以上频率的探头；深部血管及心脏的检查最好选择3MHz的探头，以减少由于取样容积所造成的某些假象。

(3)取样深度的选择$D_{max}=C/2PRF$。

取样深度与脉冲重复频率(PRF)有关，要获得较深部的血流，就要降低PRF，但当探测的血流速度太快，多普勒频移值超过了PRF/2超过的频移值将要在相反的方向出现，如正向的血流超过的频移值会在基线的下方出现，造成"混叠"现象，给临床诊断及血流定量带来了一定的困难。

能显示的最大频移值即奈奎斯特极限频率(Nyquist frequency limit)。f_{Dmax}表示

$$f_{Dmax}=PRF/2=C/4D_{max}$$

所以一般将选择D_{max}稍大于取样深度即可。

(4)连续多普勒的选择　连续多普勒记录到的流速曲线是声通道上多普勒变化的混合信息，当检查一个声束通道上认为最快的界面多普勒流速曲线时，可以使用连续多普勒解决高速血流的定量分析问题，因为此时需要的是最大的血流速度、血流量，流速曲线上低速的信息则无任何意义。

(5)多普勒彩色血流显像　在需要全面地了解心脏或某一血管内血流状况时可以选择多普勒彩色血流显像。其优点是全面地在二维图像上观察血流情况，形象直观，一目了然，漏误较小。但要获得定量的资料，仍需要脉冲多普勒及连续多普勒检查。

（张春阳）

第二章 心脏疾病超声诊断

一、心脏的形态和位置

心脏是中空的肌性器官，分为左、右心房和左、右心室四个腔。分别被房间隔和室间隔相分开，左右互不相通。

心脏的外形近似前后略扁的圆锥体，分为心底、心尖、胸肋面、膈面及左缘和右缘。近心底处有一环状的心底沟，是心房和心室分界的标志，内有冠状窦和冠状动脉。前室间沟和后室间沟是左、右心室的表面分界标志。沟分别容纳冠状动脉的前降支和后降支。在心脏后面冠状沟与后室间沟相会处称为交叉点，左冠状动脉在此处作一转折并发出一小支至房室结；在心脏的内部室间隔与房间隔于此处相连。心底由心房和大血管组成，朝向脊柱。心尖游离.朝向左下面，平左侧第5肋间隙，居锁骨中线内侧约1cm处；超过该线被认为是心脏肥大的征象。由于在胚胎发生时心管曾有一逆时针方向的旋转，故心脏的长轴斜向左侧，与身体正中线呈45°，因而使心脏的右分转向前面。右心房构成心的右缘，在前面显著；左心房则位于后方。右心室大部分位于前面，小部分向下；左心室则构成左缘，大部分位于下面，只有小部分在前面。

心脏位于胸腔纵隔内，为壁层和脏层心包构成的心包腔所包绕。脏层心包紧贴于心肌，即心外膜。心脏约有2/3位于身体中线左侧，1/3在右侧。下方为膈，两侧膈心包及胸膜与肺相邻。心脏前面，即胸肋面，大部分被肺及胸膜所覆盖，只有下部一个小区域与胸骨体下部左半及左侧第4～5肋软骨相贴，故临床行心内注射均在第4肋间隙靠胸骨左缘进针，以免伤及肺和胸膜。

心脏在胸前壁的体表投影，可用下列4点连线表示。

1. 左上点，在左侧第2肋下缘，距胸骨左缘1～2cm。

2. 右上点，在右侧第3肋软骨上缘，距胸骨右缘约1cm。

3. 右下点在右侧第6(或第7)胸肋关节处。

4. 左下点，在左侧第5肋间隙锁骨中线内侧1～2cm处，此点约相当于心尖。

此4点相连即可定出心脏的上、下界和左、右缘。左侧第3胸肋关节与右侧第6胸肋关节的连线表示心房和心室的分界。心脏的动脉口和房室口的体表投影如下：肺动脉口(肺动脉瓣)在左侧第3胸肋关节处；左心房室口(二尖瓣)位于左侧第4胸肋关节处，右心房室口(三尖瓣)则在胸骨正中线上，平对第4肋间隙。

心脏的形状与位置也可因年龄、性别、体型、营养和体位而有差异，一般分为3型。

①斜位，亦称正常型，最常见，多数青年人属于此型。

②水平位，心血管阴影成横位，矮胖的人和女性多属此型。

③垂直位、心血管阴影窄长垂直，瘦长的人多属此型。

新生儿的心脏几乎位于中间，相对较大；老年人由于心脏变宽，膈位置较高，故趋向横位。呼吸和体位改变时，膈的位置移动，心脏的位置也随之上下移动和变位。成年人心脏重量为250～300g。

二、心壁和心内结构

(一)心壁

心壁由心内膜、心肌和心内膜组成，其中以心肌层最厚。

心外膜被覆于心肌层的表面，为透明而光滑的浆膜，是浆膜心包的脏层，由单层扁平上皮(间皮)构成。其深面有心壁的血管、神经及脂肪组织。心外膜与心包壁层在心基底大血管的根部相连续。心肌层由结缔组织支架及心肌构成。心内膜是一层光滑的薄膜，由内皮细胞构成，被覆在心壁的内面并与血管的内膜相续。心房的心内膜较厚，心室的较薄。正常成年人心房壁厚为1～2mm。左心室壁，男性平均厚13.7mm，女性平均厚12.7mm；右心室壁，男性平均厚4.8mm，女性厚4.2mm。左心室壁厚约为右心室壁的3倍。

(二)心内结构

心腔借房间隔分隔为左、右心房；以室间隔分隔开左、右心室。左、右心房分别经左右心房室口与左右心室相通。

1. 右心房　略呈四边形。向前的耳状突起紧贴肺动脉的右缘，称为右心耳。右心房表面纵行的沟界(腔面为界嵴)将右心房腔划分为前后两部：后部腔壁光滑，由胚胎时期的静脉窦的右角演变形成，上方有上腔静脉开口，下方有下腔静脉开口。在下腔静脉与右心房室口之间有冠状窦。下腔静脉与冠状窦口的前缘都有半月形的瓣膜，称为下腔静脉瓣和冠状窦瓣。前部由胚胎时期的原始心房演变形成。腔面有许多隆起的梳状肌梳状肌之间的房壁很薄，呈半透明状，梳状肌的基部连于界嵴。心耳内的梳状肌呈网状。右心房的后内壁即房间隔。隔上有一长圆形的凹陷，称为卵圆窝，它是胚胎时期卵圆孔的遗迹。卵圆窝的边缘稍隆起，称为卵圆窝缘，是胚胎时第二隔的遗迹。窝底则由第一隔演化而来。有20%～25%的人出生后卵圆孔虽然已闭合，但在卵圆窝的前上方仍存在小的潜在性解剖通道，沟通左右心房而无生理或病理意义。

2. 右心室　占据心前部的右2/3。右心室的流入通道为右心房室口，可容纳3～4个指尖。口的周缘有三尖瓣：前瓣、后瓣和隔瓣。各瓣略呈三角形，瓣基部附于房室口的纤维环，瓣尖向下，各瓣借许多细的腱锁连于右心室的乳头肌或后心室壁。心室壁的腔面有纵横交错的肌性隆起，称为肌柱。肉柱有3种类型：嵴状，附于室壁；索状，两端固定，中部游离，如连接室间隔与前乳头肌根部的隔缘束(或称节制带)；锥状，如乳头肌。右心室的乳头肌可分为前、后和内侧(隔)三组：前乳头肌较大，后乳头肌有时可有2～3个。内侧乳头肌最小，有时缺如。每组乳头肌的尖端都借腱索分别连于相邻的两个尖瓣。乳头肌与腱索在心室收缩时有防止瓣膜反张入房的作用。右心室的流出通道为动脉圆锥(亦称漏斗部)，室壁光滑。在动脉圆锥与房室口之间有一肌性隆起，称为室上嵴。此嵴肥大时可引起漏斗部狭窄。动脉圆锥向上通至流出通道的出口，即肺动脉口。此口直径约3cm。肺动脉口有左、右前3个半月瓣。瓣游离缘的中央有半月瓣小结，该小结在心室舒张，瓣膜关闭时相互紧贴，防止血液逆流。

3. 左心房　位于心脏的后部，组成心底的大部分。左心房向前内的锥状突出为左心耳。除心耳外，左心房内壁光滑，其后部左右两侧各有两个肺静脉的开口。左心房的前下部有左房室口，通左心室。

4. 左心室　位于右心室的左方和后面，构成心尖。因室间隔凸向右心室，故左心室呈圆锥形。左心室的流入通道为左房室口，可容纳2~3个指尖。口缘附有二尖瓣。前瓣较大，位于右前方。二尖瓣借腱索与左心室的乳头肌相连。左心室的乳头肌分为前、后两组，较右心室者强大。左心室的流出通道为主动脉前庭，内壁光滑。流出通道的出口为主动脉口，位于左房室口的右前方。直径约为2.5cm。主动脉口上附有左、右、后3个半月瓣，比肺动脉瓣大而强，半月瓣小结亦明显。分隔左右心室的室间隔大部分为肌性组织，称室间隔肌部。在隔的上部，主动脉的右瓣和后瓣之间的下方，有一薄的膜性区域，称为室间隔膜部。该部的右侧因有三尖瓣附着，故将其分为前、后两部。前部分隔左右心室。先天性室间隔缺损常见于此。后部分隔主动脉前庭与右心房。

5. 心的纤维支架　心瓣膜及心肌附着于心壁的纤维支架。人的纤维支架由7个部分组成，它们是一个整体，称为心的纤维支架，主要由胶原纤维和弹性纤维组织构成，供心肌附着。

(1)主动脉瓣环，是心纤维支架的中心，在左心室流出通道的远端，呈3个半月形的环状。该环有左、右、后3个半月瓣附着；肉眼观察呈灰白色软骨样组织。

(2)肺动脉环，位于主动脉环的左前方，右心室的流出道的远端的纤维组织与其相连。该环有前、左、右3个半月瓣膜附着，外形与主动脉瓣环相同。

(3)右纤维三角(又称纤维中心体)，位于主动脉环的右后方，与有房室环相连，含有纤维软骨。其房面有房间膈肌附着；室面主要有室间膈肌附着。右纤维三角的厚度约为2mm。

(4)左纤维三角，位于中动脉环的左后方与左房室环相连，含有纤维软骨。面积较小，约为右纤维三角的1/2。有左心房、左心室肌的附着。厚度约为2mm。

(5)左房室环(又称二尖瓣环)，主要由胶原纤维组成。厚约1mm，宽2~3mm。心房肌与心室肌被左房室环分隔，彼此互补相连。

(6)右房室环(又称三尖瓣环)，宽2~3mm，厚约1mm。因隔瓣前段附着于室间隔的膜部与肌部，故此处三尖瓣环与右房室口位置并不一致。

(7)室间隔膜部，位于右纤维三角的前上方，主动脉后瓣与右瓣之间的下方，是略呈卵圆形的胶原纤维膜。成年人厚约1mm。其左侧面对左心室腔，右侧面因三尖瓣隔瓣附着于膜部的前段，分成面对右心房与右心室的两部分，故室间隔膜部的缺损可使左、右心室相通，也可使左心室与右心房相通。

6. 心肌　心肌分为心房肌和心室肌，两者不相连续。

心房肌分为浅深两层：浅层肌从心房的横向包绕左、右心房，部分肌纤维深入房间隔。深层肌为各心房固有，分别包绕左、右心房，有纵行肌纤维与环行肌纤维。纵行肌纤维由心房前、后纵向走行，两端都止于纤维环。环行肌纤维围绕于心耳、腔静脉、肺静脉及冠状窦等开口部。

心室肌由以下4种不同走行的心肌纤维组成。

(1)球螺旋浅肌构成部分左、右心室壁的浅肌层，肌纤维主要起自二尖瓣环。肌束下行，经心室膈面并绕向心尖区，形成心涡(vortex)。在此处肌束转向心腔，主要构成左、右心室的后乳头肌及部分右心室的前乳头肌或肉柱，借腱索经过瓣膜附着于二尖瓣环及三尖瓣环。

(2)窦螺旋浅肌与浅层球螺旋肌对称，主要起自三尖瓣环。肌束行经右心室膈面的基部，右心室胸肋面及心尖的左侧，形成心涡，由此转向心腔，到达左、右心室的前乳头肌或肉柱，借腱索瓣膜附着于二尖瓣环及三尖瓣环。

（3）球螺旋深肌位于上述两层浅肌的深面，环绕左心室的基部及主动脉口、左房室口。

（4）窦螺旋深肌位于浅层肌的深面，环绕左、右心室，部分肌纤维终止于室间隔。

心肌纤维的排列是相互交错的。心肌纤维收缩可缩小心腔，增加心腔压力，驱使血流流向血管；乳头肌与心室肌的同步收缩，腱索紧张，防止房室瓣被冲开翻向心房。

三、心脏的瓣膜

心脏的瓣膜分为两类：一类是保证血液定向流动的左、右房室瓣，肺动脉瓣和主动脉瓣。另一类是胚胎时期曾起过导血作用的下腔静脉及冠状窦瓣。后者是胚胎发生时由静脉窦右侧瓣膜的下分形成。下腔静脉瓣可呈网状，有时不显著或缺如。房室瓣在形态上和功能上与纤维环、腱索、乳头肌不可分割，故总称为瓣膜装置。

（一）房室瓣

1. 左心房室瓣　位于左心房室口，附着于二尖瓣环，由前、后两个近似三角形的瓣膜组成，又称二尖瓣。前瓣位于主动脉口的后方，瓣游离缘的中分略呈水平状，两侧则斜行；瓣膜平均高为20～22.4mm平均宽为42.5mm；后瓣平均高为12.8～15.1mm，平均宽为51.2mm。后瓣约为前瓣高的2/3，但后瓣的宽度多数大于前瓣的宽度。因前瓣位于前内侧、后瓣位于后外侧，故瓣膜口呈右后至左前方的斜位。心室收缩，瓣膜关闭时，瓣膜间的裂隙呈凹向前内侧的半月状。瓣膜是双层折叠双层心内膜，其间充以结缔组织纤维。靠近心房面的纤维多是弹性纤维；靠近心室面的多是胶原纤维，用以增强瓣膜的强度和韧性。相邻两瓣膜近二尖瓣环处，其游离缘相互融合，称为连合：一个位于前外侧，称前外侧连合，约对向左腋前线；一个位于后内侧，称后内侧连合，约对向脊正常成年人连合的平均高度为7～8mm，超过10mm多是病理现象。连合下方是乳头肌，起自乳头肌的腱索附着于相邻两个瓣膜的游离缘及瓣膜的心室面。前瓣心室面的腱索靠近周缘，瓣膜的中间部呈光滑的三角区。当心室收缩时这一活动性较大的三角区可凸向心房侧，有利于瓣膜的关闭。由于连合的存在，使二尖瓣的近端呈漏斗形，因此左房室口的周径虽有91.27mm左右，但二尖瓣的实际有效口则小于左房室口。肉眼观察，人心瓣膜通常并无肌和血管，但在二尖瓣前瓣偶尔可见心房肌明显越过瓣环到达瓣膜基部，在炎症的瓣膜也可出现血管。

2. 右房室瓣　位于右房室口，基部附着于三尖瓣环，由3个瓣膜组成，称为三尖瓣，即前瓣、后瓣、隔瓣。各瓣的心房面光滑；心室面因腱索的附着而粗糙，较细的腱索附着于瓣膜的游离缘，较粗的腱索附着于距游离缘3～6mm处。在前瓣与后瓣的基部，偶尔可见腱索呈肌性。这是由于腱索在胚胎发生时来源于原始心肌的肌梁系统，以后退变形成胶原组织的关系。瓣尖的腱索先形成，瓣基部的腱索形成较晚，任何退变过程的停滞都会使瓣膜基部的腱索呈现肌性的特点。

（二）副瓣

有时在膜交界的连合处出现副瓣。识别副瓣的标准尚未一致。国内资料认为副瓣是指位于主瓣之间的小的瓣状突起，实际上它是主瓣的一个小分裂瓣。通常副瓣突出连接缘下方3mm左右。右房室瓣以4个主瓣为多见（约55.67%）。副瓣出现率约为50%。左房室瓣则由2个主瓣构成，副瓣出现率为36%。

（三）半月瓣

1. 肺动脉瓣 由3个半月瓣组成。一前二后，附着于肺动脉瓣环。半月瓣是折叠的双层心内膜，其间含有少量的纤维组织，瓣的游离缘与附着缘皆有腱性纤维加强，游离缘正中有一纤维成分增厚的小结，称半月瓣小结，一些腱性纤维从此小结放射至瓣膜的附着缘。结的两侧靠近游离缘处有一瓣膜狭窄区，则无腱性纤维，称为半月瓣。半月瓣与肺动脉壁之间的间隙，称为肺动脉窦。

2. 主动脉瓣 亦包括3个半月瓣，一后二前，附着于主动脉环。主动脉瓣的形态、附着及组织结构与肺动脉瓣相似。但比肺动脉瓣大、厚、强。主动脉半月瓣的深度：后半月瓣平均为15.96mm，右前半月瓣为14.44mm，左前半月瓣为13.58mm。主动脉半月瓣游离缘的平均长度：右前半月瓣长31.94mm，后半月瓣30.82mm，左前半月瓣29.34mm。主动脉3个半月瓣的大小并不一致。

四、心脏的血液供给

心脏的血液供给来自左、右冠状动脉。左冠状动脉起自升主动脉的左后窦，右冠状动脉起自升主动脉的前窦。左、右冠状动脉的开口部位纵向看以窦内型占多数，横向看以位于窦中1/3者多见。

（一）左冠状动脉

左冠状动脉较右冠状动脉粗。总干在肺动脉根部和左心耳之间前行一短距离，分为前室间支和旋支。总干长度为1~30mm，多数为5~10mm，偶尔可无总干的两分支而直接起始于主动脉左、右窦。

（二）前室间支

前室间支又称前降支，在前室间沟内行向心尖，多绕过心尖到达后纵沟的下1/3。其分支如下。

1. 右心室前支 有3~4支，较细小，分布于右心室前壁的一部分。其中第一分支又称为圆锥动脉，分布于肺动脉圆锥附近，与起自右冠状动脉的同名支吻合，构成动脉吻合环。

2. 左心室前支 以3~5支者多见，分布到左心心室前壁。

3. 室间隔前支（或穿隔支） 有10~20支，分布于室间隔前2/3区域。

4. 斜角支 从前室间支和旋支起点的分叉处出发，斜向左下方分布到左心室前外侧壁。

（三）旋支

旋支在冠状沟内左行，多数终止于心左缘与房室交叉点之间的左心室膈面，少数可达右心室后壁。旋支的分支如下。

1. 左心室前支 起自旋支的起始段，分布在左心室前壁外上部，一般为1~2支。

2. 左缘支 较恒定，沿心左缘下行，供给左缘区。

3. 左心室后支 数目不定，视左旋支长短而异，一般可有1~6支，分布于左心室膈面。

4. 左心房支 是起自旋支的一些细小分支，可分前、中、后3组，分布于左心房。约

40%的窦房结动脉发自旋支的起始段，经左心房与肺动脉、主动脉之间行向右，分布于窦房结及左心房的广泛区域。

(四)右冠状动脉

右冠状动脉在肺动脉根和右心耳之间入冠状沟右行，绕心右缘过右心室膈面，多数向左可达房室交叉点和心左缘之间，与左心室后支吻合。右冠状动脉的分支如下。

1. 右心室前支 数目不定，可2～6支，第一支是右动脉圆锥支，若该动脉直接起自主动脉前窦，则成为副冠状动脉，属于常见的副冠状动脉类型。副冠状动脉是指冠状动脉的分支与主干分离，而独自起于主动脉窦的分支。绝大多数副冠状动脉起自右冠状动脉口的附近，左侧副冠状动脉很少见。

2. 右缘支 较恒定，沿心右缘行，分布心右缘附近。

3. 右心室后支 起自右冠状动脉的膈段，常是2～3个细支，分布在右心室膈面。

4. 右心室间支 又称后降支，沿后室间沟向心尖下行，可与前室间支末端吻合。分支至左、右心室膈面的一部分。此支还向深面发出室间隔后支，有7～12支，分布于室间隔的后1/3。

5. 房室结支 在房室交叉点处起自右冠状动脉(93.1%)，少数可起自左冠状动脉(6.9%)，它分布于房室结区。

6. 右心房支 是一些较细的分支，分布在右心房。右心房前支约有60%分出窦房结动脉。

左、右冠状动脉在隔面的分布可分为三型：①左优势型：除左心室膈面主要有左冠状动脉分布外，还发出后室间支分布到右心室膈面的一部分，占5.6%。②均势型：左、右心室膈面分别有左、右冠状动脉分支分布，互不越过房室交会点，占28.7%。③右优势型：右冠状动脉除发出后室间支以外，并分支供给整个右心室膈面和左心室膈面的一部分，因此心脏的膈面主要由右冠状动脉供给。

综上所述，右冠状动脉主要分布于右心房、右心室前壁及右心室后壁、部分左心室后壁、室间隔后1/4～1/3、房室结区、房室束及部分束支近侧部，窦房结血供亦多数来自右冠状动脉。左冠状动脉主要分布于左心房、左心室前壁、右心室前壁近前纵沟部分、部分左心室后壁、室间隔前3/4～2/3及右心室内的节制带。

(五)冠状动脉的变异

常见冠状动脉开口位置的变异。如开口位置偏移，左、右冠状动脉同起自一个主动脉窦，或左右冠状动脉之一起自主动脉右后窦等。冠状动脉畸形较少见，如冠状动脉与心腔、肺动脉或冠状窦之间有异常交通、冠状动脉直接起自肺动脉。

(六)心脏的静脉

心脏的静脉主要经冠状窦汇入右心房。冠状窦位于冠状沟后部，开口于右心房。

心脏的静脉属支如下。

1. 心大静脉 起于心尖，与左冠状动脉的前室间支伴行，沿冠状沟左行汇入冠状窦，沿途收集左心室壁、左心房壁、右心室前壁小部分及室间隔前部的静脉血。

2. 心中静脉 与右冠状动脉的室间支伴行，在房室交叉点附近汇入冠状窦，收集左、右心室后壁和室间隔后部的静脉血。

3. 心小静脉 行于右冠状沟之后部，与右冠状动脉伴行，向左汇入冠状窦，收集右房室壁的静脉血。

4. 心最小静脉 位于心壁肌层内，可直接注入心腔，此种静脉在房间隔右侧多见。起自右心室前壁的心前静脉及起自心右缘的右缘静脉也都可以直接注入右心房或汇入心小静脉。

5. 左心房斜静脉 自左心房后面斜行向下汇入冠状窦的左侧，此静脉常缺如。

(七)冠状动脉吻合

正常的冠状动脉具有广泛的动脉分支间的吻合，这种吻合多见于室间隔、房间隔、心尖部、右心室前壁及窦房结动脉及其他心房支的吻合等。

吻合可有以下几种类型。

(1)心外膜内吻合：动脉分之间的吻合位于心外膜下。

(2)心内膜下吻合：心外膜下的动脉分支呈直角穿进心肌立即分成两组血管，一组分成网状，分布至心肌层的外3/4或4/5；另一组分支少而口径较大，行向心内膜，在心内膜下分支形成弓状吻合形成心内膜下丛，分布至乳头肌及靠近心内膜的心肌。

(3)心腔吻合：心最小静脉是心静脉系直接通向心腔的血管，可开口于心脏各腔；动脉心腔血管可把心肌内的动脉分支直接通向心腔；心肌窦状隙是心肌内的小动脉，分支为毛细血管样的血管，行径曲折并直接开口于心腔。

五、心脏的常见变异和畸形

心脏在发育过程中可发生一些变异和畸形，常见的类型如下。

1. 右位心 心脏的位置完全反转，所以右位心很少单独发生，常与内脏异位同时并存。这种右位心，一般不伴有心血管系统功能或器质上的缺损。不伴有内脏异位的右位心，常出现其他的心脏畸形，如室间隔不发育或主动脉和肺动脉异位等。

2. 左位心 腹部内脏发生异位，但心脏仍为左位心，这种异常多伴有大血管异位，即主动脉自右心室发出，肺动脉从左心室发出等。

3. 体外心 由于胸壁未能左右长合，心脏由裂缝中突出。

4. 心尖分裂或二分心尖 心尖切迹发育很深，有的该切迹可深达2cm。

5. 心瓣膜数目异常 主动脉瓣或肺动脉瓣的数目可减少为2个或增多至4个。

6. 房间隔缺损 为最常见的先天畸形，可占先天性心血管疾病的21.7%，国外资料统计占18%。由于缺损的部位不同，可分为卵圆孔未闭、第一孔未闭、第二孔未闭、高位缺损以及房间隔完全缺如等5种类型。卵圆孔未闭型一般不致引起右、左心房间的血液分流，因此无临床意义。第一孔未闭型，缺损位于房间隔的下部，其下缘即为室间隔的上部。此种畸形为心内膜垫缺损中的最轻类型。第二孔未闭型，缺损位于房间隔中部的卵圆窝处，其直径可达1~3cm，是最常见的类型。高位缺损位于房间隔的上部，恰在上腔静脉开口之下。房间隔完全缺如的畸形极少见，若室间隔发育完好，则形成一房二室的三心腔畸形，后果甚为不良。

7. 室间隔缺损 可分为膜部缺损和肌性部缺损。后者位置低，较少见。膜部缺损，位置高，较多见，称为高位室间隔缺损，约占全部室间隔缺损的90%。缺损大小不等一般直径为0.2~3.0cm，膜部缺损较大，肌性部者较小。

8. 动脉导管未闭 较为常见，据国内资料统计可占先天性心血管疾病的16.3%。动脉导管未闭可有3种类型：管型动脉导管、窗型动脉导管(肺动脉与主动脉紧贴，它们之间的沟通似瘘管)、漏斗形动脉导管(与管型相似，近主动脉处粗大，近肺动脉处狭小，有时可形成动脉瘤的形状)。

9. 动脉球未分隔成主动脉和肺动脉而保持单一管道　这种畸形一定伴有室间隔膜部缺损，由于两心室血液射入同一管道，不能分流，胎儿出生后很快死亡。

10. 主动脉和肺动脉异位　这是由于动脉球内螺旋纵隔旋转方向与正常者相反而造成的，结果是肺动脉与左心室相通，主动脉与右心室相通，这种异常，往往伴有室间隔膜部缺损。

11. 主动脉(或肺动脉)狭窄　是由动脉球分隔不平均造成的，即动脉球被分为大小不同的两个血管，如果肺动脉过分粗大则发生主动脉狭窄；反之则发生肺动脉狭窄。

12. Fallot四联症　如果同时存在肺动脉狭窄和主动脉扩大、室间隔缺损、主动脉骑跨在室间隔缺损处以及右心室肥大，则成为Fallot四联症。由于动脉球分隔不平均，造成了肺动脉狭窄和主动脉粗大；室间隔发育不全，粗大的主动脉必然向右移位而骑跨在室间隔缺损处；由于肺动脉狭窄，右心室排血受阻，故右心室肥厚。

六、心包

心包是个纤维浆膜囊，包绕心和大血管根部，分为纤维性心包和浆膜性心包。纤维性心包是致密的结缔组织囊，囊壁与心脏的大血管根部的外膜以及气管前筋膜相延续；底与膈的中心腱融合；向前借上、下胸骨心包韧带与胸骨体的上下端相接；后面与左、右支气管、食管和胸主动脉等邻接；两侧与纵隔胸膜相接，并有膈神经和心包膈动脉经过。浆膜性心包分为脏层和壁层。脏层被覆在心及大血管的表面，称为心外膜。壁层贴附在纤维性心包的内面。脏壁两层在出入心的大血管根部互相移行，两层之间的间隙称为心包腔，内含少量浆液。

浆膜性心包壁层和脏层在大血管根部移行反折，形成两个管状鞘。一个包绕肺动脉和主动脉根部，另一个包绕左、右肺静脉和上、下腔静脉。在左心房后方，左、右肺静脉根部和下腔静脉之间的一部分心包腔称为心包斜窦，可用手指从心尖的下后方向右上探知。此窦积液不易引流。此外，在前为主动脉和肺动脉，后为心房上分之间的心包腔称为心包横窦，可以通过手指探知。

心包的动脉来源如下。

1. 胸廓内动脉的心包膈动脉：其分支营养心包的大部分。

2. 膈下动脉的心包支：分布于心包的下部。

3. 支气管动脉、食管动脉以及胸主动脉的纵隔支：分支都分布至心包后部。心包的静脉一般与动脉伴行，注入奇静脉、半奇静脉、胸廓内静脉以及膈下静脉等。心包的淋巴引流至心底部的淋巴结。心包的神经来自迷走神经、膈神经及交感神经等。

七、心脏切面解剖

心脏的切面解剖是心脏的三维结构在二维空间的显示，为心脏超声显像的解剖基础。反映心脏三维结构的切面是心脏的3个正交切面：即心脏长轴水平切面、心脏长轴前后位切面即心脏短轴切面。其他的二维切面是以上3个标准切面的演绎和补充。

心脏的方位：在人体胸腔内心脏的上方为心底部；心脏的下方为心尖部；心脏的左右即与心脏膈面平行的短轴线为心脏的左右方位而与心脏膈面垂直的短轴线为心脏的前后方位。

心脏的轴心：心脏是一个圆锥体其有两个轴心—心脏的长轴与心脏的短轴。心脏长轴为心尖部与心底部中央之间的连线。在胸腔中心脏长轴的心底部方向朝向胸腔的右后上方；心脏长轴的心尖部方向朝向胸腔的左前下方。故心脏长轴与胸腔长轴有45°的夹角。与心脏长轴成直角相交的心脏短轴与胸腔长轴亦呈45°相交。

心脏基本切面：心脏长轴(左右位)切面：在此切面中，切面的纵轴与心脏的长轴相平行；切面的横轴与心脏的膈面相平行，而切面的短轴则与心脏的膈面垂直。心脏前后位切面：在此切面中，切面的纵轴与心脏的长轴相平行；切面的横轴与心脏膈面垂直，而切面的短轴则与膈面平行。心脏的短轴切面：在此切面中切面的纵轴与心脏长轴垂直；切面的横轴与心脏长轴垂直，而切面的短轴则与心脏垂直平行。

(一)心脏水平长轴切面

心脏水平长轴切面除四腔切面外还包括五腔切面(四心腔加主动脉根部)与冠状窦切面。

1.心脏四心腔切面　此切面体表定位：以心尖部切面的起始点使切面的纵轴与心脏的长轴相平行；使切面的横轴与心脏的左右方向平行。沿心脏左右缘的前上方1~2cm处，向心底部方向，从右心房的中部与左心房的肺静脉入口附近做超声束入射心脏。

切面的体表投影：切面的纵轴投影与体表的心尖区至右腋窝中部的连线上。切面的横轴投影于左肩胛下角与右胸肋角的连线上。

切面解剖特征：本切面为标准的左、右心室与左、右心房四腔心切面。切面上右心房位于右上方，右心室位于右下方，左心房位于左上方，左心室位于左下方，室间隔、房间隔位于左、右心室及左、右心房之间。

切面中各心腔关系如下。

(1)右心房：位于心脏左后上方，由前壁、后壁、上壁、下壁与左右侧壁组成，四腔心中的右心房为右心房中部切面。其二维特征如下。

①上缘：切面中右心房的上缘为上、下腔静脉后壁的中部，即右心房的窦部，内壁光滑。其右缘右一肌组织为界嵴的横切面，界嵴为上、下腔静脉右侧的一条纵行肌柱。

②右缘：切面的右缘为右心房的右侧壁，内膜面粗糙不平。右心房的右缘向下与有心室的右缘连接处为心脏的右房室沟，沟中有右冠状血管的横切面。

③左缘：即房室隔。右心房的左缘为房室隔的右侧面，前面通过卵圆窝的中部，卵圆窝位于房间隔的中下部，为一陷窝，前缘为一马蹄形隆起的边缘即Vieussens代环，环的上缘为上缘支，其肌纤维通过上腔静脉前肌束与界嵴相延续。此环的下缘为下缘支，向后下方行走于下腔静脉瓣相延续。房间隔下缘的左侧面与右纤维三角以及二尖瓣前叶相连，右侧面与室间隔的房室部以及三尖瓣的隔瓣相连。故切面上显示的三尖瓣隔叶的附着点较二尖瓣前叶的附着点位置为低。此为鉴别左、右房室瓣的标记。

④下缘：为右心房的下壁。右心房下壁位于房间隔的下缘与三尖瓣隔叶根部之间呈三角形斜坡，其前尖端为室间隔膜部，后基部为冠状静脉窦口。

(2)右心室：位于心脏右下方。四腔切面中的右心室为右心室的后1/3处其二维结构如下。

①上缘，为右房室环，在房室环的周围有三尖瓣附着。在心脏收缩可以三尖瓣与右心房分隔，在心脏舒张时为右心的房室通道。

②右缘：为右心室右侧壁，位于右心室锐缘之前约1cm。该处可作为右心室厚度的测量区。右心室壁肌层厚度仅为左心室肌层厚度的1/2。其内膜面因为心肌小梁而粗糙不平。

③左缘：即房室隔。房室隔呈三角形，其基部为心脏的瓣膜区，三角形的尖端相当于心脏的心尖部。室间隔可分为膜性和肌性两个部分。室间隔膜部位于主动脉右冠状动脉瓣与无冠状动脉瓣之间的下方。其右侧面位于心室漏斗褶后上方。三尖瓣隔叶根部的前1/4自后下至前上斜跨室间隔膜部，其划分为三尖瓣根部以上的左心室和右心房之间的房室区，以及三尖瓣根部以下的左、右心室之间的室间区。室间隔膜部为室间隔缺损的高发部位。室间隔基部又分为3个区域即光滑区(室间隔窦部)为右心室血液流入道，其上界为三尖瓣瓣环，下界为三尖瓣隔叶的游离缘。在四腔心切面上(相当于室间隔后1/3处)为粗糙区。中间间隔与三尖瓣隔叶区，其根部与房间隔之间为中间间隔，由于三尖瓣瓣叶之根部并不直接附着于房间隔与室间隔的连接处，所以三尖瓣隔叶在室间隔上的附着点低于二尖瓣的附着点。

④下缘：即右心室心尖部，右心室壁内膜面与室间隔内膜均有丰富小梁，且相互交织使右心室心尖部的心腔呈窦隙状。

⑤三尖瓣结构：三尖瓣结构包括三尖瓣瓣环、瓣叶、腱索及乳头肌：三尖瓣瓣环略呈三角形，三尖瓣瓣环低于二尖瓣瓣环，在三尖瓣的隔侧联合处，三尖瓣隔叶与中心纤维体及二尖瓣叶相互连接。三尖瓣瓣叶为三个瓣叶组成即前叶、隔叶、后叶。三尖瓣前叶在三个瓣叶中最大，附着于瓣环的前缘，后叶最小，附着于瓣环的后缘，而隔叶附着于室间隔的右心室面，其前1/4横跨室间隔膜部。前一隔叶交接处于室间隔膜部相邻与主动脉的右一后瓣叶的交界处，是先天畸形的好发部位。前一后叶交界处位于右心室的右侧缘。后一隔叶交界处位于右心室后壁与室间隔相连处。在右心室压力增高时常在此处先发生反流。腱索与乳头肌：三尖瓣结构中包括三组乳头肌和三组腱索。前乳头肌附着于右心室前壁的前下部，其腱索主要附着于前叶部分与后叶相连。后乳头肌较小常为单个或双个，其发出的腱索主要与后叶相连＜圆锥乳头肌位于室上嵴下缘为右心室流出道下缘的标识。圆锥乳头肌常随年龄曾长缩小。在心脏四腔切面上为三尖瓣结构的纵切面，切面的右侧为三尖瓣前叶，左侧为三尖瓣隔叶。

(3)左心房：其位于左心室上方，分心房、心耳两部分。心房由前、后、上、右及左5个侧壁组成。左心房位于心脏的左上方，左心房的切面相当于左心房的中部，其结构如下。

①上缘：左心房的上缘为左心房的上壁。左心房的上后壁有左、右肺静脉的入口，即为左心房的前厅。左心房前厅后上方紧贴食管，右肺静脉上支在左心房的右上角其开口紧靠房间隔的左心房面。左肺静脉的开口于左心房的左上角，左心耳的后上方，左、右两侧肺静脉的下支则在左心房的下方。左心房后壁有一自左上至后下的斜韧带为斜静脉退化而形成，如退化不全则成左上腔静脉，此时可在左心房上缘看到这一扩张的左上腔静脉的横切面。

②左缘：左缘为左心房的左侧壁（游离壁）。其位于左心房上壁左肺静脉开口之下与房室沟之间。

③右缘：左心房右缘为房间隔的左心房面属第Ⅰ房间隔组织。在卵圆窝的底部其厚度仅为1mm左右。在房间隔的前方有一半月形邹壁，这是第Ⅱ房间孔闭合的痕迹。

④下口：左心房下口即左侧房室环的左右位切面，环的两侧有二尖瓣附着。

（4）左心室：左心室位于心脏的左后下方，呈圆锥形。分为流入道与流出道。室壁分为前壁、左侧壁与后壁，右侧壁为室间隔组成。四腔心切面中左心室位于左下方。左心室的切面相当于左心室的中部偏后方。其结构如下。

①上口：上口为左心室口。左心室口的右1/3为室间隔的上缘。其余2/3为左侧房室沟。左心室口被二尖瓣前叶分割成两部分。右前部为左心室流出道，与主动脉口相连。左后部为左心室流入道，即二尖瓣瓣口。本切面位于左心室口的流入道部。切面的左缘为左心室口的左缘，在房室沟中有左侧冠状血管的横切面。环口有二尖瓣后叶附着。切面的右缘为室间隔、右纤维三角及二尖瓣前叶的纵切面。

②左缘：左缘为左心室的外侧壁。外侧壁位于冠状动脉的前降支与左心室的钝缘支之间，本切面相当于左心室钝缘的中部。上自左心室口下至心尖区，左心室外侧壁的厚度与左心室后壁的厚度相当，约10mm。在左缘的上2/3与下1/3交界处有乳头肌附着，后内组乳头肌在切面的后方。

③右缘：为室间隔的左心室面。室间隔的左心室面也分为光滑区（窦部或流入道）、小梁区与漏斗区。室间隔左心室面的小梁区内膜较为光滑。漏斗区位于主动脉的前下方，内膜光滑。左心室内的附加索带（假腱索）即从室间隔的内膜面发出连接于乳头肌或左心室游离壁的内膜面。

④下缘：为左心室的心尖部。内膜面有许多纤细的心肌小梁，正常时小梁紧贴于内膜面，当左心室肥大扩张时，小梁也发生肥大，变长，分支交错使心尖部心腔呈窦隙状。心尖部室壁较薄。

⑤心腔：左心室的心腔呈圆锥形，自左心室口至心腔的下1/3处。心腔为圆柱形，心室的下1/3为圆锥形。

⑥二尖瓣：结构包括二尖瓣瓣环、瓣叶、腱索及乳头肌。

A.二尖瓣瓣环：是位于左心房与左心室之间的一个纤维性环状结构，是左侧房室孔的边缘，呈圆形或长圆形。环的前缘固定于主动脉根部后壁与无冠状动脉瓣、左冠状动脉连续。环后缘固定于左侧房室沟处。左心室收缩时瓣环向前下方移动。舒张时移向后上方。收缩期瓣环可缩小20%～40%。

B.二尖瓣瓣叶：分前、后两个瓣叶，附着于瓣环前缘者为前叶，附着于瓣环后缘者为后叶。

二尖瓣前叶呈半月形或长方形，高22mm，共分5个区，如下。

a.粗糙区：位于瓣叶远端，高(14±1.1)mm，厚3～4mm。心房面光滑，心室面有腱索附着面，表面粗糙，边缘游离于心腔，称游离缘。

b.基底区：位于瓣叶根部，与瓣环相连，组织坚韧牢固，其心房面甚光滑。

c.透明区：位于基底区与粗糙区之间，面积最大，高14mm，厚仅1mm左右，因此薄而透明。透明区与粗糙区交界处为前后瓣叶在关闭时接触之处，称闭锁缘。

d. 联合区：为前后两个瓣叶联合的部位，高8mm左右。联合区瓣叶的游离缘称交界处。

二尖瓣后叶位于二尖瓣瓣环的后缘，高度为前叶的1/2（12mm）左右。后叶也分粗糙、基底与透明区三个部分。后叶组织结构与前叶基本相同，后叶的基底区心室面也有腱索附着。腱索直接从左心室壁发出，或从体积极小的乳头肌发出，因而超声显像或M型超声图上，二尖瓣后叶与左心室后壁之间往往有多数线样回声。二尖瓣后叶被其游离缘上的裂凹分为三部分，即后中瓣叶、后内联合瓣叶与前外联合瓣叶。

在四心腔切面上，为二尖瓣的纵切面，左心室口的左缘为二尖瓣后叶，右缘为二尖瓣前叶的后内联合区。两个瓣叶根部的连线代表二尖瓣瓣环的水平面。

C. 腱索：为纤维状条索组织，从乳头肌发出，附着于前后瓣叶左心室面的粗糙区，后叶左心室面的基底区也有腱索附着。从乳头肌发出的腱索最后分为三支。其中一支附着于瓣叶的游离缘，一支附着于闭锁缘的左心室面，另一支附着于上两支中间。90%正常人在前叶左心室面的粗糙区有两支特别粗壮的腱索附着，称干索。此种腱索的断裂可造成严重的二尖瓣脱垂。后叶基底区的腱索较为纤细，可直接与左心室后壁相连。腱索为纤维性组织，无肌纤维成分，因此腱索没有主动的收缩功能，其对瓣叶的牵拉作用由两组乳头肌的收缩来完成。在四腔心切面中主要显示后内组乳头肌发出的腱索。

D. 乳头肌：分为前外与后内两组，每组均有1～2个肌腹。有时后内组乳头肌的肌腹为2个以上。乳头肌可分为基部、肌腹与尖端3个部分。

乳头肌的正常变异可有以下3个不同类型。

a. 指状游离型：为乳头肌肌腹的1/3以上完全游离于心壁之外深入心腔，其周围极少或无肉柱附着。

b. 完全附着型：乳头肌肌腹完全黏附在心室壁上，仅有一小部分伸入心腔之中，周围有多数肉柱附着。

c. 混合型：为前两型的混合形式，仅有少部分肌腹伸入心腔，周围有少数肉柱附着。

在四心腔的切面上主要显示后内组乳头肌的纵切面。

2. 心脏的四心腔及主动脉切面　在四心腔切面基础上，将切面纵轴（Z）抬起10°～15°的仰角，即可从四心腔切面上移至主动脉乏氏窦区。乏氏窦是三个主动脉瓣相对应部位的主动脉管壁向外膨出所组成的窦状结构。窦口向上，窦下界为主动脉瓣环，上界与主动脉瓣的上缘齐平。窦高15mm左右，与左冠状动脉瓣相应者为左乏氏窦，与右冠状动脉瓣相应者为右乏氏窦，与无冠状动脉相应者为后乏氏窦。在切面上主要显示主动脉的后乏氏窦与无冠状动脉瓣的斜切面。后乏氏窦的右侧为主动脉右侧壁的斜切面。切面上主动脉右侧壁依次与室间隔的膜部、肌部相连。本切面位于室间隔膜部的中央。室间隔膜部缺损常发生于膜部的心室区。

3. 冠状静脉窦切面　在四心腔切面的基础上，将切面的纵轴（Z）下倾10°～15°的俯角，即可显示冠状静脉窦的纵切面。冠状静脉窦位于左房室沟的后缘，汇集左侧的心大静脉、左心房后静脉与右侧心中静脉后，在房间隔的后下方进入右心房。切面上显示冠状静脉窦的纵切面，在肺静脉异位引流时，冠状静脉窦常扩张。

（二）心脏的前后位长轴切面

心脏长轴的前后位切面包括心脏长轴切面、左心长轴切面及右心长轴切面。

1. 左心室流出道长轴切面　切面线在心脏表面自上腔静脉向下跨越升主动脉、肺动脉圆锥与前纵沟而直达心尖，使切面的纵轴（Z）指向心脏的正后方。切面的横轴（Y）投影于右肩至左季肋部的连线上。切面的纵轴（Z）投影于距胸骨左缘1~2cm，第3~4肋间与脊柱左侧缘的连线上，即相当心脏的正后方偏左约30°。左心室流出道于前后位的长轴切面，心底部中央为主动脉根部的纵切面。主动脉的前下方为右心室流出道。主动脉的后上方为左心房的前后位切面。右心室流出道长轴切面还有以下结构。

(1) 右心室流出道：右心室流出道为右上至左下的斜切面，其上下径不是右心室流出道的长轴，而其前径则是流出道的短轴。肺动脉瓣在切面的左上方。室上嵴与三尖瓣在切面的右下方。肺疾病、原发性肺动脉高压时流出道扩张，前后径增大。在法洛四联症及右心室流出道发育不良时，前后径变小。

(2) 升主动脉根部：为心包内的升主动脉段。其上与主动脉弓连续，下接乏氏窦。本切面中升主动脉根部呈前后位的长轴切面。主动脉弓在切面的高位方向。

(3) 主动脉窦(乏氏窦)：在心脏长轴前后位切面中显示右乏氏窦与后乏氏窦。右乏氏窦骑跨于圆锥间隔上端，故右窦壁的一部分为圆锥隔。本切面右窦在室间隔左心室内膜面的右侧。后乏氏窦在主动脉根部后壁的后方。后乏氏窦骑跨于房间隔的前缘，故后乏氏窦的右侧1/2与右心房前壁相邻左1/2与左心房前壁相邻。左心房前壁位于主动脉后乏氏窦的左1/2与左乏氏窦的右1/2后方。心脏长轴切面上后乏氏窦的左1/2处与左房前壁相邻。后乏氏窦向下通过主动脉瓣的瓣环、冠状动脉瓣、右纤维三角与二尖瓣前叶相连。

(4) 主动脉瓣环：主动脉瓣叶基底部的附着缘为致密的纤维组织。此种索带纤维就是主动脉瓣环。主动脉瓣环不是在一个平面上的连续性纤维环，只是3个半圆形弧的顶端位于一个平面上，即为主动脉的下口。本切面主动脉右冠状动脉瓣与无冠状动脉瓣根部间的距离代表主动脉下口。在风湿性心瓣膜时，主动脉瓣环常因纤维化而缩小。在马方综合征中乏氏窦扩张，瓣环也被扩大而瓣叶相对变短，造成关闭不全。

(5) 主动脉瓣瓣叶：主动脉瓣叶为纤维性薄片，其厚度不足1mm，呈半月形，分3叶。基底部分别附着于三个半椭圆形的瓣环上，与三个瓣叶的高度相等，约为13mm。瓣叶的上缘为游离缘。游离缘中部各有一纤维性结节称为游离缘结节(Morgagni 结节)。3个结节在瓣叶关闭时相互接触，造成超声图像上的回声增强点。瓣叶游离缘的下方2mm处为瓣叶关闭接触处，称为关闭线。关闭线与游离缘之间为关闭区。在炎症时，此区常因纤维化而变窄，影响闭合的严密性。在心脏长轴切面上，主动脉瓣呈纵切面，位于前方者为右冠状动脉瓣，位于后方者为左冠状动脉瓣。左冠状动脉瓣在切面之外的左侧。

(6) 二尖瓣的前后向纵切面：纵切面上二尖瓣呈前后向，二尖瓣瓣环呈前后位的短轴切面。二尖瓣前叶为主动脉后壁的延伸，其根部与主动脉瓣的无冠状动脉瓣之间通过右纤维三角相连。二尖瓣后叶附着于左房室沟处，其整个心室面均可有腱索附着，故在超声图像上，二尖瓣后叶与左心室后壁间分界不清。二尖瓣后叶向心尖部延伸，与二尖瓣前叶构成三角形的二尖瓣漏斗。二尖瓣漏斗是二尖瓣瓣环的连线与前后瓣叶关闭时形成的三角形区域。

(7) 乳头肌的前后向纵切面：本切面上常有后内组乳头肌，指状游离型乳头肌大部分肌腹游离于左心室中。黏附型乳头肌无明显肌腹。本切面上，从乳头肌发出的腱索与二尖瓣瓣叶连成一体。乳头肌肥大或上移、腱索的粘连与缩短均能在这一切面上扫查。前外组乳头肌在这一切面之外的左侧。在这两组乳头肌中间通过的切面是二尖瓣中线的纵切面，是二尖瓣的功能活跃区。

(8)左心室的前后向长轴切面：显示左心室的前壁、后壁与心尖及前后向切面的心底部结构。左心室心底部包括流入道与流出道两个开口。

(9)左心房的前后向切面：左心房呈卵圆形，横置于左心室之上。心脏长轴切面上的左心房为前后向的短轴切面。心脏前后向长轴切面上可显示左心房的前、上与后侧壁。左心房前壁位于主动脉根部及左、后两个乏氏窦之后。左心房前壁与主动脉根部之间为心包横窦。左心房前壁的后上方为左心房上壁，其上有肺动脉支气管的分支及左右肺静脉的入口。在心脏长轴切面上显示左心房右1/3处的前后向横切面，可观察右肺动脉的横切面与右肺静脉的纵切面。左心房后壁在左心房上壁的后下方，在房室沟的上方。房室沟中有冠状静脉窦的横切面。

2.左心室流入道长轴切面　在心脏长轴切面，以心尖部为支点，将切面的横轴（Y）做顺时针方向转动30°，切面的纵轴（Z）按前后方位切开左心则为左心室流入道长轴切面。

(1)左心房前后向切面：为左心房的中部切面，可观察左心房上壁、后壁与左心耳。左心耳位于左心房的左前方，呈指状，与左房间的开口处口径较小。心耳腔内富于肌小梁而成窦状隙。切面上左心耳呈长轴切面。

(2)左心室流入道前后位切面：为左心室的中部切面，可观察左心室的前壁、后壁与心尖部。在左心室上口是二尖瓣环的前后位切面，其前缘为二尖瓣前叶的长轴切面，后缘为二尖瓣后叶的长轴切面。二尖瓣环口至心尖部为左心室流入道。

3.右心室流入道长轴切面　在心脏长轴切面，以心尖部为支点，将切面的横轴（Y）做逆时针方向转动30°，切面的纵轴（Z）按前后方位切开心脏即为右心室流入道长轴切面。

(1)右心房前后位切面：右心房位于切面的上方。右心房的前上角为上腔静脉入口处，后下方为下腔静脉的入口处。下腔静脉瓣介于下腔静脉入口与三尖瓣之间。切面的上缘为上、下腔静脉的汇合处，即右心房的窦部，此处内膜面光滑。右心房的前下方是右心耳。右心耳呈三角形，基底宽广，表面不甚光滑。

(2)右心室流入道前后位切面：右心室位于图像的下方，为前后位长轴切面。切面显示右心室前壁、后壁与心尖部。右心室前壁相当于室间隔与心脏右缘间的中部。其下1/3处的内膜面有前乳头肌。前乳头肌为三尖瓣中最大的一个乳头肌，该乳头肌为调节束的延伸。前乳头肌发出的腱索主要附着于三尖瓣前叶，部分腱索附着于三尖瓣后叶。右心室后壁在图像的后下方。后壁位于膈肌上，平坦而无明显弧形。其内膜面粗糙不平。后乳头肌位于后壁的上部，体积较小，多为单个。后乳头肌上发出的腱索主要附着于三尖瓣后叶，右心室上口为右心房室环，至右心室心尖部为右心室流入道。右心室流出道与右心室流入道间存在夹角，60°左右，不能在长轴前后位切面上同时显示。

4.右心室流出道长轴切面　右心室流出道的长轴指向心脏的左后上方，在本切面中右心室流出道呈右上至左下的斜切面。

切面的心表定位：使切面的横轴（Y）与肺动脉总干及右心室流出道平行，即将平行于房室沟的横轴（Y）做逆时针方向转动20°。切面的纵轴（Z）指向心底部后上方的下腔静脉入口处。切面的横轴（Y）投影于胸骨左侧1～2cm的第2～3肋间，与胸骨中线呈25°，即相当于剑突至左颈根部的连线上。切面的纵轴（Z）投影于胸骨左缘与脊柱右侧的方位线上。

图像中切面上右心室流出道位于右前方，呈纵切面。主动脉位于图像中央。主动脉的左上方为肺动脉总干及左心房。右心室流入道在主动脉的右后方。

（1）右心室流出道：为肺动脉瓣下缘至室上嵴下缘之间的圆锥状肌性结构，故称肺动脉圆锥部或漏斗部。流出道的后壁即室间隔肌部的漏斗区，其左心室面为左心室流出道。

（2）室上嵴：为右心室流出道下口向表面突起的肌束，位于漏斗区室间隔表面的肌束称为隔束，隔束向下延伸游离于右心室腔内而成调节束。另一向右心室前侧壁延伸的肌束称为室上嵴的壁束，相当于心室漏斗褶（ventriculoinfundibular fold）。室间隔膜部即位于此褶的右后方。此处为室间隔缺损的高发部位。肺动脉瓣至室上嵴下缘的连线为右心室流出道的长轴。室间隔至流出道前壁之间的连线为右心室流出道的短轴。肺源性心脏病时，肺动脉圆锥肥大扩大。

（3）肺动脉瓣前后位纵切面：肺动脉瓣分为前叶、左叶与右叶3个半月瓣。肺动脉左、右瓣的交界处正与主动脉瓣右叶与左叶的交界处相接壤。肺动脉瓣前叶附着于右心室壁上。图像中肺动脉口呈前后位纵切面，肺动脉瓣前叶位于前壁，左叶与漏斗部相连。

（4）肺动脉总干前后位长轴切面：肺动脉总干起自肺动脉瓣，终止于左、右肺动脉分支，斜向左、后、上方，呈螺旋状。从主动脉的右前方绕至主动脉的左后方。全长约50mm，内径为20～30mm。图像上肺动脉总干呈前后位的长轴切面。

（三）心脏短轴切面

心脏的短轴切面在心室的瓣膜区，与长轴切面呈直角相交。临床常用的还有心室乳头肌水平的短轴切面与心尖部的短轴切面。

1. 房室瓣区短轴切面　从左心室前壁房室沟下约1cm处，使切面的横轴（Y）与房室沟的走向平行。切面的纵轴（Z）对着心脏的正后方，可扫查到房室瓣区的短轴切面。瓣膜区短轴切面的横轴（Y）投影于左肩至右肋的连线。切面的纵轴（Z）投影于左胸壁第3～4肋间胸骨旁1～2cm处与左第11～12肋中部的连线上，即与胸壁前后径垂直线间呈40°下倾角的方位上。

心脏瓣膜区短轴切面上可扫查左、右心室的短轴形态与左、右房室瓣的短轴形态。

（1）左心室瓣膜区短轴切面。心脏瓣膜区短轴切面位于二尖瓣前后叶的中部。左心室腔呈圆形，室间隔呈弧形，其凸面向右。室间隔厚度约11mm，左心室游离壁厚10mm左右。二尖瓣为瓣叶中部的横切面，前后瓣叶的两个交界处分别位于后内与前外方向。二尖瓣口为左心室流入道。二尖瓣前叶与室间隔之间为左心室流出道。

（2）右心室流入道短轴切面：本切面位于圆锥乳头肌的下缘，右心室腔呈半月形环抱左心室，前角为右心室流出道的下口，后角为右心室流入道的左侧缘。三尖瓣瓣叶呈短轴切面，隔叶紧贴室间隔，前叶与后叶分别位于右心室前壁的后方及右心室后壁的前方。心室舒张三尖瓣开放，瓣口略呈三角形。心室收缩瓣叶关闭，显示"Y"形的关闭线。三尖瓣的隔叶与前叶间的关闭线正对着主动脉瓣右叶与后叶的关闭线。

2. 乳头肌区短轴切面　本切面位于房室瓣区水平以下，约在左心室的中1/2处。切面与房室瓣区切面平行。左心室位于左侧，右心室位于右侧。

（1）左心室乳头肌短轴切面：乳头肌短轴切面为圆形，左心室乳头肌分前外与后内两组。前外组乳头肌位于图像时钟位的3点处，常为单个肌腹。后内组乳头肌位于8点处，常有两个或两个以上肌腹。若为完全黏附型乳头肌，在两组乳头肌相应附着处见室壁向心腔凸起。

（2）右心室乳头肌短轴切面：呈三角形，包绕左心室。右心室乳头分三组，前壁内膜下有右心室的前乳头肌附着，调节束位于图像的左侧近室间隔处。后壁内膜面有较细小的后外组乳头肌附着。右心室右侧壁与右心室后壁交界处为心脏的锐缘。冠状动脉前降支位于左、右心室前壁连接处。后降支位于左、右心室后壁连接处（后纵沟）下。

3. 心尖区短轴切面　本切面位于乳头肌短轴切面以下，位于左心室的下1/3处与乳头肌短轴切面平行。切面中左心室心尖部呈圆形，内膜下有较多纤细的心肌小梁。紧靠心尖部时，因小梁较多使心腔呈窦隙状。右心室心尖部呈半月形，心腔呈窦隙状。

（四）肺动脉分支的长轴切面

肺动脉分支从肺动脉总干发出，分为左、右肺动脉，分别至左肺及右肺。肺动脉总干左、右位的长轴切面可扫查到左、右肺动脉的分支。

使切面的横轴（Y）与肺动脉总干及左、右肺动脉的左、右方位平行，切面的纵轴（Z）自肺动脉总干的根部指向左、右肺动脉的分支。

切面的横轴（Y）投影于胸骨左缘1～2cm处的第2～3肋间，与胸腔的左右方位平行。切面的纵轴（Z）投影于胸壁第2～3肋间至左肩胛骨上角处的连线上。

图像特征显示肺动脉总干为左、右方位的长轴切面，肺动脉瓣靠近胸前部，肺动脉的左、右分支在后上方。肺动脉瓣的右侧为升主动脉的横切面，左、右肺动脉分叉的后方为降主动脉的横切面。右肺动脉与总干间以＞135°的夹角与右肺相连。左肺动脉与总干间以＜135°的夹角与左肺相连。左肺动脉根部的上方为动脉导管的开口。

（五）主动脉弓的二维切面显像

1. 主动脉弓的长轴切面　使切面的横轴（Y）与主动脉弓的长轴相平行，切面的纵轴（Z）指向左心房的上壁。

切面的横轴（Y）投影于胸骨上凹与左肩部的连线上，与胸腔中线呈约45°夹角。切面的纵轴（Z）投影于胸骨上凹与脊柱左缘的连线上。

图像显示升主动脉、主动脉弓与降主动脉近端均为长轴切面。头臂动脉发自主动脉弓的上缘，自右前至左后依次为无名动脉、左颈总动脉与左锁骨下动脉。在主动脉弓的后下方为肺动脉总干的远端与左肺动脉的分支主动脉根部的后下方为左心室流出道，在主动脉瓣环处为主动脉左冠瓣与右冠瓣的纵切面。左、右乏氏窦的上口为左、右冠状动脉的开口。左心耳呈横断面，位于左心房室环的前上方。左心房、右心房与右心耳均在图像的右后方。

2. 主动脉弓的短轴切面　使切面的横轴（Y）与主动脉弓的长轴做90°相交，切面的纵轴（Z）为无名动脉根部至肺动脉分支处。切面的横轴（Y）投影于胸骨上凹的右颈根部至左乳头连线上的方位上。切面的纵轴（Z）投影于胸骨上凹与左肩胛下角的连线上。

主动脉弓呈横断面，后下方为右肺动脉分支的长轴切面及左心房与左心室的联合切面。上腔静脉呈纵切面，位于主动脉横切面的右侧。

（六）冠状动脉的二维切面显像

冠状动脉左右两支分别开口于左、右乏氏窦的上口，在主动脉根部的横切面上可观察左、右冠状动脉总干的长轴切面。使切面的横轴（Y）与主动脉根部的横轴平行，切取左冠状动脉主干时，使横轴（Y）略向左下倾斜。切取右冠状动脉主干时，使横轴（Y）略向右下倾斜。切面的纵轴（Z）定位于右心室流出道中部与左、右心房后壁的方位线上。

切面的横轴（Y）投影于胸骨左缘1～2cm处的第2～3肋间，与胸骨中线呈向左偏转25°左右的夹角。切面的纵轴（Z）投影于胸骨左缘与脊柱右侧的连线上。

图像显示主动脉呈横切面，位于心底部中央。左冠状动脉自左乏氏窦上口发出，斜向左前下方，行走于肺动脉根部与左心房之间。右冠状动脉自右乏氏窦上口发出，斜向右前下方，行走于右房室沟中。切面上主动脉瓣关闭线呈"Y"形时，左冠状动脉位于时钟4：00时位置，而右冠状动脉位于时钟11：00时的位置上。两者均为冠状动脉主干的长轴切面，横径为4～5mm。

八、心脏超声诊断的内容及顺序

（一）诊断内容

完整的心脏超声诊断应反映患者心脏及大血管或与之相关的疾病，内容包括血流动力学诊断、病因诊断、病理解剖诊断和心脏功能估测或诊断。根据疾病的特征性超声表现，提示某些病理诊断，如狭窄、黏液瘤、血栓及瓣膜病变等。

（二）诊断顺序

主要诊断在前，次要诊断则根据其重要性依序在后。肯定的诊断在前，不肯定的诊断在后。与主病有关的病称为并发症，列于主病之后。与主病无关，但同时存在的病称为伴发症，并列在最后。

1.血流动力学诊断　指根据因血流动力学改变所引起的心腔大小、大血管增宽或狭窄及心壁厚薄等心脏组织结构的改变，而作出心腔增大、心肌增厚（包括程度）的诊断。

在超声诊断过程中，医生首先看得到是心脏血流动力学的改变，然后据此进行病理解剖的诊断，因此应将血流动力学诊断放在前面。若病因或病理解剖已较明确时，血流动力学诊断可省略。

2.病因诊断　根据疾病所显示的特异性超声征象，指明致病原因及其所引起的疾病名称，如风湿性心脏瓣膜病、感染性心内膜炎等。

3.病理解剖诊断　心脏解剖部位分为心肌、心内膜、心包、间隔、瓣膜和大血管等。病理解剖诊断就是根据声像图所显示的异常部位、范围、性质等作出的诊断，如"二尖瓣和（或）主动脉瓣赘生物""二尖瓣前叶穿孔""室间隔缺损""心肌局部增厚"等。

4.心脏功能估测或诊断　即表明对疾病引起的心脏功能（病理生理）改变的估测或诊断，如"肺动脉高压""三尖瓣反流""左、右心室舒缩功能减退（程度）"等。

5.病理诊断　某些情况下，根据超声征象、相关病史资料，并结合检查者的经验，可作出提示性或符合性病理诊断，如"符合左心房黏液瘤""心肌炎后遗症"等。

在超声工作中，并非对一切疾病都能作出完整诊断。有的疾病，既不能明确原因，也难以判断在解剖结构方面的改变。这时可根据其血流动力学改变或主要声像图表现进行描述、会诊或择日复查。

九、心脏瓣膜病

(一)二尖瓣狭窄

二尖瓣狭窄是心脏瓣膜病中最常见的病变，常见于风湿性心脏病、先天畸形和老年瓣膜病。慢性风湿性心脏瓣膜病中二尖瓣病变占绝大多数(95％左右)。单纯二尖瓣狭窄约占慢性风湿性心脏病的25％。心脏超声是诊断二尖瓣狭窄的最常用检查方法，不仅可以判断心腔大小，并可直接观察瓣膜形态学变化和功能异常。也可通过多普勒超声对其所导致的血流动力学改变进行分析，进而对心脏疾病进行全面诊断。

风湿性二尖瓣狭窄较早期病理改变是瓣膜前、后叶交界处及根部发生水肿及炎症，以后发生相互粘连、融合，并逐渐产生瓣膜增厚、粗糙、硬化，以致瓣膜口变窄。当狭窄程度达正常的1/2时，便产生二尖瓣狭窄的临床症状。根据二尖瓣病变形态，可分为隔膜型：瓣叶交界处相互粘连呈隔膜状，二尖瓣狭窄的瓣口变窄，瓣叶病变较轻；漏斗形：瓣叶交界处相互粘连。瓣体、腱索、乳头肌可发生粘连、增厚、纤维化，并且有腱索、乳头肌缩短、变硬、牵拉瓣膜，使整个瓣膜形成漏斗状，导致瓣膜活动严重受限，并常伴有二尖瓣关闭不全。

二尖瓣狭窄使左心房血液进入左心室发生困难，部分血液淤滞于左心房，以致左心房压升高，左心房扩张，久之可产生左心房代偿性肥厚。由于血流缓慢，于左心耳及左心房易发生血栓。左心房压升高导致肺静脉和肺毛细血管压升高，并使后者扩张、淤血。肺内淤血导致肺循环阻力增加，肺动脉压逐渐升高，使右心室负荷增加、右心室代偿性肥厚和扩大，最终右心房扩张，发生右心房衰减。左心室因充盈不足，可正常或缩小，左心房压增高及左心房与左心室压差增大。

正常瓣口面积约4cm²，舒张期跨二尖瓣口的平均压差为0.667kPa(5mmHg)左右。临床认为轻度二尖瓣狭窄，跨二尖瓣口的平均压差为1.336kPa(10mmHg)左右，瓣口面积1.5～2.0cm²；中度二尖瓣狭窄，平均压差为1.336～2.67kPa(10～20mmHg)，瓣口面积1.0～1.5cm²；重度二尖瓣狭窄，平均压差＞2.67kPa(10～20mmHg)，瓣口面积＜1.0cm²。

一般当二尖瓣口中度狭窄(＜1.5cm²)时，开始出现劳力性呼吸困难伴咳嗽，可发生咯血。随着病情加重，出现休息时呼吸困难，甚至急性肺水肿。肺水肿时则咳大量浆液性粉红色泡沫血痰。

重度二尖瓣狭窄呈"二尖瓣面容"，双颧绀红色。在心尖区可闻及舒张中晚期低调、降隆隆样，先递减后递增型杂音，常伴舒张期震颤。心尖区第一心音亢进及二尖瓣开放拍击音，提示二尖瓣前叶的弹性及活动度良好，仅见于隔膜型。

X线检查显示左心房增大，重者右心缘有双房影。肺动脉总干、左心耳及右心室增大时，心影如梨形，为"二尖瓣型心脏"。

【超声显像】检查时患者平卧或左侧卧位，主要检查左心室长轴切面、心尖四腔切面和二尖瓣水平短轴切面，观察瓣膜形态及功能改变、房室大小。采用多普勒超声观测二尖瓣狭窄所致血流动力学改变，计算通过二尖瓣口的血流速度、压差及二尖瓣口面积等。在M型超声心动图上，主要观察二尖瓣波群及心底波群的改变。

1. 二维超声显像

(1)左心室长轴切面及四腔切面：可见二尖瓣前后叶增厚，瓣膜粘连，瓣尖部活动幅度减低，瓣口变小。二尖瓣前叶于舒张期呈气球样向左心室突出，呈圆顶状运动，常见于隔膜型狭窄，是实施二尖瓣狭窄成形术的指征。病变严重时，瓣体也可增厚、纤维化、钙化、活动减小或消失、腱索增粗，相当于漏斗形狭窄。二尖瓣后叶活动度明显减小，后叶与前叶同向运动。左心房增大，较晚则见右心室及右心房扩大。

(2)二尖瓣水平短轴切面：可见二尖瓣前后交界明显粘连、瓣膜增厚、二尖瓣开放幅度减小。舒张期失去正常鱼嘴形，边缘不规整。

2. M型超声心动图

(1)二尖瓣波群：二尖瓣狭窄时，二尖瓣曲线显示二尖瓣前叶于舒张期呈"城墙样"改变，EF斜率(EF slope)减低，A波消失。正常人EF斜率为162.1mm/s，二尖瓣狭窄平均为16.6mm/s。在冠心病、高血压、心肌病，左心室顺应性减低，EF斜率也减慢，但无二尖瓣叶增厚，前后叶呈镜像运动。

(2)E峰下降幅度：正常人E峰后下降幅度指EF间垂直距离，平均为16.1mm，二尖瓣狭窄者F点凹陷消失，故E峰下降至A峰间距离平均为6.1mm。

(3)二尖瓣前后叶曲线：正常二尖瓣舒张期开放时，前后叶的EA峰相反呈镜像运动，收缩期关闭时，形成CD段。重度二尖瓣狭窄时，因前后叶粘连，舒张期前后叶运动曲线可呈同向运动。但少数本人因粘连较轻，也可呈镜像运动。

(4)由于二尖瓣纤维化及钙化，二尖瓣增厚，二尖瓣活动曲线增粗，回声增高，心底波群显示左心房增大。

3. 多普勒心脏超声

(1)彩色多普勒血流显像：二尖瓣狭窄时，由于舒张期经过二尖瓣口的血流受阻，左心房压增高，通过二尖瓣口血流速度加快。彩色多普勒显示左心室流入道血流经过二尖瓣口时变细，形成射流。射流束主要显示为红色，色泽明亮，在离开二尖瓣瓣尖后，直径迅速增大，在左心室内可形成五彩镶嵌血流。

(2)脉冲多普勒检查：左心房内血流速度减低，二尖瓣口流速增高当二尖瓣狭窄的射流速度超过脉冲式多普勒的测量范围时，在曲线图中会出现混叠效应(aliasing)。当心房纤颤时，则A峰消失，频谱曲线呈单峰状。

(3)连续多普勒检查：可记录到二尖瓣口的舒张期射流频谱曲线，E波上升速度增加，峰值高于正常，E波下降速度明显减慢。A波峰值高于正常，下降速度增加。在二尖瓣狭窄时，E波多高于A波。根据二尖瓣口的血流速度可以计算出舒张期左心房、左心室间最大瞬时压差和平均压差。

(4)二尖瓣口面积的测量：利用多普勒超声测量二尖瓣口面积时，常采用压差半降时间法和连续方程法。压差半降时间法是经验公式，左心房-左心室舒张早期最大压差下降1/2时所需要时间称压差半降时间(pressure half time, PHT)，PHT与二尖瓣狭窄的程度成正比，即二尖瓣口面积(MVA)=220/PHT。当存在重度主动脉瓣反流及重度二尖瓣关闭不全时，应用此公式误差较大。连续方程法是根据连续性方程的原理，在无瓣膜反流和心内分流情况下，通过二尖瓣口的血流量应该等于主动脉瓣口的血流量，将此血流量除以二尖瓣口的面积(AOA)和流水积分(SVI)，就可以求出主动脉瓣口的血流量，将此血流量除以二尖瓣口的血流速度积分(DVI)时，就可以得出二尖瓣口的面积。计算公式：MVA=AOA·SVI/DVI。在二尖瓣狭窄合并反流时，通过主动脉瓣口的血流量低于舒张期二尖瓣口的血流量。连续性方程不再适用，可用二尖瓣环处的舒张期血流量代替主动脉瓣口的血流量代入上述公式，计算二尖瓣口的面积。

【诊断要点】

1. 左心房增大，肺静脉增宽。

2. 二尖瓣增厚，回声增高，瓣叶活动受限，瓣口明显减小，舒张期瓣体呈气球样向左心室流出道膨出。

3. 彩色多普勒血流显像显示舒张期二尖瓣口五彩射流束。脉冲波和连续波多普勒检查二尖瓣口血流速度明显增快。连续波多普勒测量跨二尖瓣口压差增大，二尖瓣口面积减小。

【鉴别诊断】

1. 应注意与二尖瓣血流量增多的疾病鉴别　如动脉导管未闭、室间隔缺损、二尖瓣关闭不全等。这些疾病均可因二尖瓣口血流量增多而出现二尖瓣血流速度高于正常。在多普勒血流频谱曲线上，E波明显升高，彩色多普勒显示色泽明亮和多色镶嵌的二尖瓣血流，易与二尖瓣狭窄混淆。但流速增高并不局限于二尖瓣口，脉冲多普勒检查可发现流速增高贯穿于整个流入道。另外，室间隔缺损可见心室水平左向右分流信号。室间隔连续中断及动脉导管未闭则可见降主动脉起始端与肺动脉有未闭的动脉导管，并有左向右分流血流。

2. 二尖瓣口面积减小的疾患　当主动脉瓣关闭不全，有时反流束指向二尖瓣前叶，可造成二尖瓣口舒张期开放受限，使二尖瓣血流速度增高。彩色多普勒超声显示，二尖瓣血流明亮和彩色逆转。多普勒频谱曲线上显示E峰和A峰增高，但E波下降速度正常，血流速度仅轻度升高。二维心脏超声显示二尖瓣结构正常。

（二）二尖瓣关闭不全

二尖瓣关闭不全最常见于风湿性心脏病，且多合并二尖瓣狭窄。另外，二尖瓣脱垂、腱索断裂、乳头肌功能不全、二尖瓣瓣环和环下部钙化、感染性心内膜炎、左心室显著扩大、心肌病变及先天畸形等也可发生二尖瓣关闭不全。

收缩期二尖瓣关闭取决于瓣环、瓣叶、腱索、乳头肌及左心室的结构和功能的完整性。以上结构的任一异常均可导致二尖瓣关闭不全。二尖瓣的钙化和继发于左心室扩大的二尖瓣环扩张造成瓣叶不能完全关闭瓣口，风湿性炎症使瓣叶增厚、纤维化、僵硬、挛缩，瓣叶不能紧密对合，腱索断裂和乳头肌功能障碍可使瓣叶收缩期脱入左心房，造成二尖瓣反流。

在二尖瓣关闭不全时，收缩期一部分血液从左心室排入升主动脉，另一部分血液可反流至左心房，故二尖瓣反流造成左心房血容量增加，但心室舒张期左心房血流迅速排入左心室，左心房容量负荷即缓解。左心房可以逐渐扩大，压力升高。左心室舒张时，反流至左心房的血液连同肺静脉回流至左心房的血液一同流入左心室，使二尖瓣口血流量增加，血流速度加快，左心室前负荷增加，左心室扩大。室壁运动则代偿性增强。另外，由于收缩期左心室血液同时射向主动脉和左心房，故左心室后负荷减轻，总的左心室心搏量增加，左心室射血分数超过正常，有利于左心室代偿。长期严重的左心室容量负荷增重，可使左心室心肌功能衰竭，发生左心功能不全。严重二尖瓣关闭不全时，左心房和肺静脉压明显升高，导致肺淤血。慢性二尖瓣关闭不全时，左心房、左心室可显著扩大，而左侧心力衰竭发生较晚。二尖瓣关闭不全反流严重时，由于有效心搏量减少，常出现软弱、乏力，晚期发生呼吸困难。主要体征是心尖区出现全收缩期吹风样、音调高或粗糙的杂音，强度在3级以上。杂音一般向左腋下和左肩胛下区传导，吸气期极强。二尖瓣脱垂可闻及喀喇音后的收缩晚期杂音。

【超声显像】选用左心室长轴切面，二尖二腔切面及心尖四腔切面，观察房室腔大小、二尖瓣叶、腱索及乳头肌情况。胸骨旁心底短轴切面可观察二尖瓣关闭对合是否良好。利用彩色多普勒可观察左心房内异常反流束。脉冲和连续多普勒可探测二尖瓣反流频谱曲线。

1. 二维切面超声

(1)可显示瓣叶、腱索和乳头肌形态及功能状态轻、中度二尖瓣关闭不全时二尖瓣形态改变并不明显，若合并二尖瓣狭窄，则显示二尖瓣形态改变。

(2)二尖瓣关闭不全时，两瓣叶不能合拢。在胸骨旁左心室长轴切面和四腔切面可显示二尖瓣关闭时对合不全，二尖瓣口短轴切面可显示瓣叶收缩期关闭有缝隙，开放幅度增大，但在风湿性心脏瓣膜病，则舒张期瓣口开放变小。二尖瓣脱垂时，可显示二尖瓣前叶和(或)后叶收缩期脱入左心房。腱索断裂时，左心室腔内可见活动的飘带样回声，二尖瓣呈连枷样改变，收缩期显示脱入左心房的带状二尖瓣回声，舒张期则消失。

(3)左心房、左心室扩大。代偿期时室间隔、左心室壁、左心房壁运动增强，表现为左心室容量负荷过度，肺静脉增宽。

2. M型超声心动图 一般选择二尖瓣波群和心底波群。风湿性二尖瓣关闭不全多数与二尖瓣狭窄并存。二尖瓣曲线表现为二尖瓣活动增强，EF斜率增快。室间隔运动增强，左心室舒张末期内径增大，收缩末期减小，左心室射血分数增高。二尖瓣脱垂时可见CD段呈吊床样改变。吊床与CD段距离一般＞3mm，或大于DE距离1/5。风湿性二尖瓣狭窄合并关闭不全时，可见二尖瓣活动受限及CD段呈双线。心底波群可见左心房增大，左心房内可见反流血液冲击左心房扩张形成的C凹。

3. 多普勒心脏超声

(1)彩色多普勒血流显像：诊断二尖瓣反流直接、可靠的依据是测及收缩期起自二尖瓣口至左心房的异常反流束。反流束一般为蓝色或五彩镶嵌的血流，其方向可指向左心房中部或朝向心房侧壁。二尖瓣脱垂时，前叶脱垂反流束朝向左心房后方。后叶脱垂时，反流束朝向前方。根据反流束面积和左心房面积的比值可半定量估价二尖瓣关闭不全的程度。当比值＜20%时为轻度反流，20%～40%时为中度反流，＞40%为重度反流。

(2)脉冲多普勒检查：将取样容积置于二尖瓣环，可测及收缩期高速的异常血流信号，记录到收缩期向下的反流频谱曲线。由于二尖瓣反流速度均超过脉冲多普勒测量范围，因而出现混叠效应，记录到充满整个流速显示范围的双向充填的方块形频谱曲线。左心房内出现湍流信号。在明显二尖瓣反流时，肺静脉血流频谱曲线中出现收缩期负向的波形，而正向S波消失，D波峰值增大。在二尖瓣反流时，由于左心房压低于主动脉内压，收缩中晚期左心室压迅速下降。左心室一主动脉压力阶差也随之减低，主动脉血流频谱曲线峰值前移，流速减低，减速支的下降速度增快。由于舒张期二尖瓣血流量增多，故E波峰值升高，但E波下降速度正常或轻度延长。

(3)连续多普勒检查：利用连续多普勒在左心室流入道内取样，可记录到收缩期反流频谱曲线，占据全收缩期，呈负向陡直单峰波形。在左心室收缩功能正常时，最大反流速度一般＞4m/s。另外，中度以上二尖瓣反流舒张期血流量和E波峰值升高，主动脉血流量和峰值降低。

(4)二尖瓣关闭不全的定量分析：即计算二尖瓣反流量和反流分数。二尖瓣反流量可根据下列公式计算：二尖瓣反流量(MRV)＝二尖瓣口流量(TSV)－主动脉瓣口流量(ESV)。在单纯二尖瓣反流时，主动脉瓣口流量代表了有效心搏量，二尖瓣血流量代表了全部心搏量之和。主动脉瓣口流量＝主动脉瓣环面积(AOA)×主动脉收缩期流速积分(SVI)。二尖瓣口流量(TSV)＝二尖瓣口面积(MVA)×二尖瓣血流速度积分(DVI)。二尖瓣反流分数可由下式得出：RF＝(TSV－ESV)/TSV＝1－ESV/TSW。二尖瓣反流量的多少主要取决于二尖瓣反流的面积、收缩期房室压差和反流时间。

【诊断要点】

1. 左心房、左心室扩大，室壁运动增强。

2. 二尖瓣活动幅度增大：二尖瓣脱垂时可见收缩期瓣叶脱入左心房，CD段呈吊床样改变。严重二尖瓣病变所致关闭不全时，CD段可呈水平状双线结构。

3. 多普勒超声可在左心房侧测及起自二尖瓣口的反流信号。

【鉴别诊断】应与左心房、左心室增大疾病相鉴别，如并发房颤的冠心病可见左心房、左心室增大，但室壁活动不强，二尖瓣活动幅度不大。舒张期二尖瓣反流可见心房纤颤R－R间期较长时，房室传导阻滞所致P－R间期明显延长。原发性心肌病和重度主动脉反流所致左心室舒张期压明显增高。以上情况可分别由于舒张期左心房－左心室压差逆转和二尖瓣不完全闭合导致舒张期二尖瓣反流。一般于舒张中晚期出现。血流速度小于前向流速值，反流量小，故反流范围局限于二尖瓣口附近。

临床心脏多普勒超声的应用，大大提高了二尖瓣关闭不全超声诊断的准确性。并且可对反流程度进行定量诊断。

(三)主动脉瓣狭窄

主动脉瓣狭窄可分为先天性和后天性。先天性主动脉瓣狭窄占先天性心脏病的3%～6%，可为主动脉瓣、瓣上及瓣下狭窄。主动脉瓣畸形可为单叶主动脉瓣、二叶、三叶或四叶主动脉瓣畸形，以二叶主动脉瓣多见。后天主动脉瓣狭窄常见，多为风湿性主动脉瓣病变和退行性主动脉瓣钙化。前者多合并二尖瓣狭窄，后者一般由老年退行性病变引起。

风湿性主动脉瓣狭窄由于瓣膜交界处粘连、增厚，瓣口变小，开放受限。老年性主动脉瓣狭窄常见于高脂血症、糖尿病及动脉粥样硬化患者。退行性病变及钙化常见于瓣膜根部，其后逐渐向瓣尖发展，并有二尖瓣环的退行性病变及钙化。先天性主动脉瓣狭窄常见于瓣膜发育畸形。由于功能异常的瓣膜长期受血流的冲击，而发生退行性病变。另外表面也可附着血栓、纤维化、钙化。增厚的瓣膜也可融合，使瓣口变小，形成狭窄。此种瓣膜易发生感染性心内膜炎。正常成年人主动脉瓣口面积为3.0cm²。病变瓣口面积可≤1.0cm²，左心室收缩压明显升高。当瓣口面积＜0.75cm²时，则产生严重狭窄。由于主动脉瓣口狭窄，左心室排血受阻，左心室收缩力增强，以维持正常心排血量。主动脉瓣狭窄可逐渐发生左心室代偿性肥厚，导致左心室舒张期顺应性下降，左心室舒张末期压力增加。早期可因收缩代偿性增强，保证左心室舒张期充盈量，以维持正常心搏量。当出现严重主动脉瓣狭窄时，正常静息状态下，心脏不能排出足够血量，产生心脏缺氧，同时，由于心脏代偿性肥厚，心肌耗氧量增加，加重心肌缺血、缺氧。心排血量减少，脉压差下降，脑组织出现缺氧症状。左心室排血量下降，左心室收缩末期容量增加，舒张期左心室充盈减少，继而可导致左心房压升高，左心房及肺静脉淤血时，则发生呼吸困难。

当主动脉瓣口面积缩小至正常的1/4以下时，可出现呼吸困难、晕厥、心绞痛。早期通常于活动后出现上述症状，轻者可只表现为黑矇。典型体征为在胸骨左缘听到粗糙而响亮、喷射性收缩期杂音。一般在Ⅲ级以上，可伴有收缩期震颤。杂音向左颈动脉及胸骨上切迹传导。杂音性质为递增－递减型(菱形)。脉搏细而弱。重度狭窄者脉压变小，晚期出现左心室增大。

【超声显像】二维心脏超声主要采用胸骨旁左侧长轴切面及心底短轴切面和心尖五腔切面。M型超声心动图可观察心底波群和左心室波群。多普勒超声主要探测左心室长轴切面和心脏五腔切面。另外，胸骨上凹、胸骨右缘第2肋间探测，可进一步观察主动脉瓣狭窄的彩色多普勒血流和连续多普勒及脉冲多普勒的血流频谱曲线。

1.M型超声心动图

(1)主动脉瓣常失去正常六边形盒子样改变，幅度变小、瓣叶增厚、反射增强。

(2)主动脉根部活动曲线，因主动脉血流减少，主动脉壁增厚，故重搏波消失。

(3)左心室壁增厚，晚期左心室腔可以扩大，室间隔增厚＞13mm，且活动幅度减小＜3mm。

2.心脏切面超声

(1)瓣膜病变形态：超声图像显示瓣叶增厚、回声增强、主动脉瓣形态发生改变，瓣叶活动度小，瓣口变小。左心室长轴切面可显示先天性主动脉瓣单瓣叶于收缩期呈帐篷样突向主动脉腔，舒张期突向左心室流出道。二叶主动脉瓣可为前后或左右排列，两瓣叶开放间距离变小，舒张期关闭线正常或偏离中心。心底短轴切面可见三个主动脉瓣叶不同程度增厚、纤维化或钙化、回声增强、瓣叶交界处粘连及瓣口开放受限。关闭线"Y"字形结构消失，二叶式主动脉瓣可显示增粗关闭线位于前后方向或水平方向。

(2)早期左心室室壁可见肥厚，晚期左心室腔可扩大。

(3)升主动脉可出现狭窄后扩张。

3.心脏多普勒超声

(1)彩色多普勒血流显像：收缩期可见起自主动脉瓣口的五彩射流束，射入主动脉内。胸骨上窝探测射流显示为红色，心尖五腔切面或剑突下探测时，射流显示为蓝色。由于射流速度超过彩色多普勒的显示范围而出现混叠效应，呈多彩镶嵌血流。彩色血流起始的直径大致与瓣口大小成正比。通常主动脉瓣狭窄的血流为中心性，在二叶式主动脉瓣时，主动脉的射流为偏心性。左心室流出道排血受阻，故血流速度缓慢，左心室流出道血流色彩较暗。

(2)脉冲多普勒检查：在主动脉瓣狭窄时，由于左心室流出道血流在主动脉瓣口受阻，因此，狭窄口上游的流速减慢，将脉冲多普勒的取样容积置于左心室流出道内，可记录到最大流速降低，峰值后移的窄带频谱曲线。由于主动脉瓣口压差的增大，主动脉瓣口处最大射流速度通常超过脉冲波多普勒的测量范围，发生混叠效应。将取样容积置于主动脉瓣口时，可记录到双向充填的方块形血流频谱曲线，此时需要应用连续波多普勒测量主动脉瓣狭窄的最大速度。

（3）连续多普勒检查：主动脉瓣狭窄时，利用连续多普勒可记录到主动脉瓣口为单峰曲线高速血流，在胸骨上窝探测时频移为正向。在心尖区和剑突下探测时，频移为负向，最大流速高于正常。频谱曲线上升、速度缓慢、峰值后移、射血时间延长、窗口充填，这些改变与狭窄程度成正比。轻度主动脉瓣狭窄，曲线轮廓近似于非对称三角形。重度主动脉瓣狭窄时，曲线轮廓近似于对称的钝圆曲线。

根据连续多普勒频谱曲线，可准确测定主动脉瓣口的跨瓣压差，估测主动脉瓣狭窄的严重程度。轻度狭窄时，主动脉瓣口面积 $<1.5cm^2$，但 $\geqslant1.0cm^2$，平均压差 $\leqslant3.33kPa(25mmHg)$。中度狭窄时，瓣口面积 $<1.0cm^2$，但 $>0.7cm^2$，平均压差 $>3.33kPa(25mmHg)$，但 $\leqslant6.67kPa(50mmHg)$。重度狭窄时，瓣口面积 $<0.70cm^2$，平均压差 $>9.35kPa(70mmHg)$。

【诊断要点】

1. M型和心脏切面超声　显示主动脉增厚，瓣口开放幅度减小，左心室壁增厚。

2. 心脏多普勒超声

（1）定性诊断：彩色多普勒显示主动脉瓣口出现收缩期多彩镶嵌的射流束，进入升主动脉后明显增宽。脉冲多普勒和连续多普勒显示主动脉瓣口的高速射流频谱曲线。

（2）定量诊断：主要包括主动脉瓣跨瓣压差和瓣口面积的估测。

【鉴别诊断】需要与主动脉瓣狭窄鉴别的有肥厚型梗阻性心肌病、膜性主动脉瓣下狭窄或瓣上狭窄、主动脉窦瘤破裂、主动脉导管未闭、二尖瓣反流和重度主动脉瓣反流等疾病。

（四）主动脉瓣关闭不全

主动脉瓣关闭不全可因主动脉瓣和主动脉根部病或主动脉瓣环扩张所致。常见的有风湿性心脏病、先天畸形、感染性心内膜炎、马方综合征、严重高血压或升主动脉粥样硬化、主动脉夹层分离及梅毒性心脏病等。风湿性心脏病是引起主动脉瓣病变最常见的病因，在所有风湿性心脏病中，单纯性主动脉瓣关闭不全少见，关闭不全多同时伴有狭窄，且关闭不全的发生早于狭窄，男多于女（2：1）。根据发病情况分为急性和慢性两种，临床以慢性主动脉瓣关闭不全多见。

风湿性心脏病可发生主动脉瓣叶的纤维化、增厚、缩短和变形。舒张期瓣叶不能充分闭合，升主动脉的血液反流入左心室，因此，舒张期左心室将同时接受左心房血液和主动脉瓣口的异常反流血液，使左心室前负荷增加，左心室舒张期容量逐渐增大、左心室扩张。如果左心室扩张与左心室扩大相适应，左心室舒张末压不增高。由于左心室代偿性收缩力，左心室搏出量增加，左心室发生离心性肥厚。由于左心室壁厚度与心腔半径的比例和正常一致，因此，室壁张力得以维持正常。长期的容量负荷过重，可导致左心室收缩功能降低。心排血量减少，收缩末期和舒张末期容量增加，左心室舒张末压升高，发生左心室衰竭。此外，严重主动脉瓣关闭不全时，主动脉舒张压下降，冠状动脉血流减少，引起心肌缺血，促进左心室功能恶化。正常情况下，舒张期二尖瓣口血流量、左心室心排血量和舒张期主动脉血流量三者是完全相等的。在主动脉瓣关闭不全时，前者代表有效心搏量，后二者代表全部心搏量。全部心搏量与有效心搏量之差为主动脉瓣反流量。

主动脉瓣关闭不全患者可多年无症状，早期症状多为心悸、心前区不适、头部强烈搏动感。严重者出现心绞痛、头晕、左心功能不全等症状。主动脉瓣关闭不全主要体征为主动脉瓣区舒张期高调哈气样递减型杂音。杂音可传导至心尖区，瓣膜活动差或反流严重者主动脉瓣第二心音减弱或消失。由于动脉收缩压升高，舒张压减低，脉压增大，常出现周围血管征，如水冲脉、枪击音、毛细血管搏动、股动脉双重杂音及随心脏搏动的点头征。

【超声显像】选用胸骨旁左心室长轴切面或心尖二腔切面、心底短轴切面和心尖五腔切面，可从不同角度观察主动脉瓣病变及反流。M型超声心动图主要检查心底波群、二尖瓣波群和心室波群。彩色多普勒检查应注意左心室流出道有无舒张期主动脉瓣反流，并观察其方向和范围。连续波多普勒检查应选用心尖五腔切面，尽量减少取样线与反流束的夹角，以获取满意的血流频谱曲线。脉冲多普勒检查应将取样容积置于主动脉瓣下左心室流出道，探测反流信号并进行多点探测，以标测反流信号的范围。另外，严重主动脉瓣关闭不全时，也可选用剑下腹主动脉长轴切面，观察周期中主动脉内血流方向改变。

1. 心脏切面超声

(1) 风湿性主动脉瓣膜病变所致主动脉瓣关闭不全时，可见主动脉瓣增厚、回声增强、活动受限。舒张期主动脉瓣关闭时，瓣膜间可见到裂隙。心底短轴切面可清楚观察3个瓣叶的病变情况，关闭线变形，显示瓣膜关闭不全的部位，其间可看到有裂隙。单纯主动脉瓣关闭不全时，主动脉瓣开放幅度增大，主动脉搏动明显。主动脉瓣脱垂时，舒张期瓣膜超过主动脉瓣关闭点之连线，突向左心室流出道。

(2) 左心室增大、心室壁活动增强，具有左心室容量负荷过度的表现。

(3) 主动脉瓣关闭不全时，舒张期主动脉瓣反流血液可冲击二尖瓣前叶，导致二尖瓣前叶开放受限，开口呈半月形改变。

2. M型超声心动图

(1) 主动脉瓣开放速度增快、开放幅度增大，一般可达20mm以上。

(2) 主动脉瓣关闭时不能合拢，显示主动脉瓣关闭线裂隙＞1mm时，可对主动脉关闭不全作出诊断。

(3) 二尖瓣前叶可因受主动脉反流血液的冲击，造成二尖瓣前叶振动，振幅为2～3mm。起始于二尖瓣前叶最大开放时，心室收缩期消失。二尖瓣叶舒张期振动运动的诊断意义大于瓣叶的不能合拢。急性主动脉瓣关闭不全时，左心室衰竭，可见二尖瓣提前关闭，此时，C点在心室收缩前出现，A峰消失。

(4) 主动脉增宽、主波增高、重搏波低平或消失，主动脉壁下降速度明显增快或消失，左心室扩张，左心室收缩增强。

3. 心脏多普勒超声

(1) 彩色多普勒血流显像：显示舒张期起源于主动脉瓣环的红色反流束反流入左心室流出道。彩色多普勒可进一步确定关闭不全的程度。根据反流束在左心室流出道内的最大宽度和左心室流出道宽度的比值，可将关闭不全分为三度。轻度关闭不全者，两者间比值＜25％，中度为25％～65％，重度＞65％。

(2) 脉冲多普勒检查：将取样容积置于主动脉瓣环下，测及起源于主动脉瓣的高速反流，并向左心室流出道延伸。反流速度出现混叠效应。

(3) 连续多普勒检查：在左心室流出道可记录到舒张期反流频谱，持续全舒张期，频谱曲线呈正向梯形状。最大反流速度一般＞4m/s。

【诊断要点】

1. 主动脉瓣开放幅度增大，开放速度增快，关闭时可见双线。

2. 左心室增大，左心室流出道增宽，心室壁活动幅度增大。

3. 主动脉增宽，主波增高，重搏波减低或消失。

4. 二尖瓣舒张期开放时可呈半月形，M型超声心动图可见舒张期扑动。

5. 彩色多普勒超声检查在左心室流出道内侧及起自主动脉瓣的舒张期反流束。脉冲或连续多普勒可见正向的反流频谱曲线。

【鉴别诊断】

1. 主动脉瓣关闭不全常合并主动脉瓣狭窄，或联合瓣膜病变。

2. 生理性主动脉瓣反流：心脏、瓣膜及大动脉形态正常，反流面积局限，＜1.5cm^2，最大反流速度＜1.5m/s。

3. 二尖瓣狭窄：二尖瓣狭窄时，左心室内可测及舒张期射流，射流方向与主动脉瓣反流束方向相似。两者鉴别要点，见表2。

表2 二尖瓣狭窄与主动脉瓣反流的鉴别

鉴别点	二尖瓣	主动脉瓣
射流起源	二尖瓣口	主动脉瓣口
起始时间	E峰后	E峰前
	（快速充盈期）	（等容舒张期）
血流速度	较慢，＜3m/s	较快，＞4m/s
音频信号	高	低

4. 主动脉瓣关闭不全时，反流束冲击二尖瓣前叶，二尖瓣出现扑动时，亦应与二尖瓣狭窄区别。在主动脉瓣关闭不全时，二尖瓣出现快速扑动，二尖瓣前叶舒张期下降速度在120mm/s以上。二尖瓣关闭点C，常在心电图QRS波之前，二尖瓣无增厚现象。

（五）三尖瓣关闭不全

三尖瓣关闭不全可由三尖瓣的器质性或功能性改变所致。功能性三尖瓣关闭不全常见，由于右心室扩张致瓣环扩大，引起收缩时瓣叶不能合拢。多见于右心室收缩压增高或肺动脉高压的心脏病，如二尖瓣狭窄、肺源性心脏病及先天性心脏病等。器质性三尖瓣关闭不全少见，如风湿性三尖瓣病、三尖瓣下移畸形(Ebstein畸形)、三尖瓣发育不全、感染性心内膜炎等。继发性三尖瓣关闭不全多因右心室扩大、三尖瓣扩张而导致三尖瓣不能很好闭合，引起关闭不全。在三尖瓣反流时，收缩期血液由右心室同时射向肺动脉和右心房。由于压力明显低于肺动脉压力，右心室收缩时，后负荷减轻，而右心房因血量增加而增大。此外，明显三尖瓣关闭不全使收缩期进入肺动脉的血流量减少，肺动脉压下降。因此，尽管肺动脉高压可致三尖瓣反流，但三尖瓣反流可缓解肺动脉压。在舒张期，右心房内反流的血液及上下腔静脉回流的血液一同进入右心室，使右心室前负荷增加，导致右心室扩大。严重三尖瓣关闭不全发生右侧心力衰竭，可使右心房和腔静脉的压力升高，导致体循环淤血。

风湿性三尖瓣病可见三尖瓣叶增厚、纤维化、粘连、关闭时接合不全。Ebstein畸形则有三尖瓣隔叶与后叶远离房室环，附着于环下近心尖部的右心室壁与室间隔。三尖瓣前叶增宽变长，三尖瓣畸形使关闭与开放均受限制，产生狭窄与关闭不全。

三尖瓣关闭不全合并肺动脉高压时，可发生疲乏、腹水、水肿等右侧心力衰竭症状。查体发现胸骨右下缘或剑下区闻及全收缩期的高调吹风样杂音，杂音随吸气增强及颈静脉怒张。

【超声显像】检查三尖瓣关闭不全时采用四腔切面、右心室流入道长轴切面及下腔静脉长轴切面，观察房室大小及上下腔静脉的宽度、三尖瓣有无畸形、瓣叶增厚、下移、瓣环有无扩张等。使用彩色多普勒显示三尖瓣反流束，脉冲波多普勒将取样容积置于三尖瓣环的右心房侧、下腔静脉及肝静脉内，提取反流信号。连续波多普勒测量三尖瓣最大反流速度。

1. 心脏切面超声

(1)风湿性心脏瓣膜病可见三尖瓣增厚、反射增强、活动受限，关闭时不能合拢。Ebstein畸形时，隔叶与后叶远离房室环，附着于环下近心尖部的右心室壁与室间隔，将右心室分为房化右心室与功能右心室。因三尖瓣反流右心房容积扩大，与房化右心室相连，形成巨大的右心房腔，真正的功能右心室则萎缩变小。三尖瓣脱垂时，三尖瓣在收缩期向左心房膨出，超过二尖瓣附着点连续之上。继发性三尖瓣关闭不全时，三尖瓣环扩大形态并无异常，瓣叶活动略增大。因血液反流至下腔静脉，致下腔静脉增宽，超过20mm，并可见收缩期扩张现象。

(2)三尖瓣关闭不全时，右心房及右心室增大，室间隔通常向左突出。

(3)声学造影：经周围静脉行声学造影，可显示造影剂回声穿梭来回于三尖瓣口。在下腔静脉内可观察到收缩期或全收缩期反流回声。

2. 心脏多普勒超声

(1)彩色多普勒血流显像：右心房内检测到收缩期蓝色血流，并起自于三尖瓣口时，可确诊为三尖瓣反流。若反流量较大，在右心房内形成涡流，则见五彩镶嵌的射流。下腔静脉内也可见蓝色反流。严重三尖瓣关闭不全时，收缩末期肝静脉内也可见到红色的反流信号。

(2)脉冲多普勒检查：将取样容积置于三尖瓣环的右心房侧可测到起自三尖瓣环的收缩期高速射流信号，为单峰圆顶形，最大速度>2m/s。在大多数三尖瓣反流中，反流速度超过脉冲式多普勒测量范围，反流速度出现混叠效应。三尖瓣关闭不全较重时，由于右心房内反流血液的影响，肝静脉反流曲线的负向S波消失，代之以正向S波形。而D波仍为负向。

(3)连续多普勒检查：在右心房内可记录到收缩期负向单峰波形，收缩期右心房压迅速升高患者，曲线减速提前顶峰变尖前移、峰值升高。在右心室压力显著升高时，最大反流速度可达4m/s以上。三尖瓣关闭不全时，根据连续多普勒可测量右心室收缩末压(RVSP)，$RVSP=\triangle PTR+RAP$。$\triangle PTR$为三尖瓣反流最大跨瓣压差，RAP为右心房压。轻度三尖瓣反流时，$RAP=0.667kPa(5mmHg)$。中度时$RAP=1.333kPa(10mmHg)$。重度为$2.00kPa(15mmHg)$。

(4)三尖瓣反流程度

Ⅰ级：反流束占据部分右心房。

Ⅱ级：反流束抵达右心房后壁。

Ⅲ级：反流束进入腔静脉。

【诊断要点】

(1)右心房内发现起自三尖瓣上的收缩期射流。

(2)在三尖瓣口可见造影剂收缩期反流至右心房及下腔静脉。

(3)右心房、右心室增大。

【鉴别诊断】三尖瓣关闭不全和右心房、右心室增大的疾病鉴别，如房间隔缺损、冠状动脉窦瘤破入右心房、肝静脉畸形引流等。但以上各种疾病均无三尖瓣反流，而有各自的临床表现。生理性三尖瓣反流信号微弱，难以记录到完整频谱曲线轮廓；占时短暂，反流时间小于全收缩期；分布局限，反流束长度<1cm。

(六)肺动脉瓣狭窄

最常见的病因为先天畸形，约占先天性心脏病的3.1%。可分为瓣上狭窄、瓣膜狭窄及瓣下狭窄，但大多数为瓣膜狭窄。肺动脉瓣狭窄时，三个瓣叶融合成圆顶状的纤维隔膜，瓣叶不能充分开放。瓣下狭窄可因右心室漏斗部肌肉肥厚或一纤维隔膜将这个漏斗部或其中一部分与右心室隔开形成右心室双腔。肺动脉瓣上狭窄最为少见。主动脉或左、右肺动脉均可见狭窄。

正常肺动脉瓣口面积为3.0cm^2。当瓣口面积小到正常瓣口面积的1/2时，出现右心室血液排出障碍，收缩期右心室压力代偿性增加，右心室和肺动脉之间才出现明显压力阶差。肺血减少，由于右心室后负荷过重，室壁代偿性肥厚。一般右心室收缩压<10kPa(75mmHg)时，为轻度狭窄，介于10kPa(75mmHg)和13.3kPa(100mmHg)之间为中度狭窄，>13.3kPa(100mmHg)为重度狭窄。

轻度临床表现无症状，重度时出现心悸、胸闷、气喘、乏力。听诊在胸骨左缘第2肋间可闻及响亮的粗糙喷射性收缩期杂音，第二心音减弱，可有收缩期震颤。

【超声显像】主要观察心底短轴切面，将探头置于胸骨左缘第2、3肋间，顺时针方向旋转探头，使超声束扫查与左心室长轴切面垂直，显示右心室流出道、肺静脉瓣、肺动脉及左右肺动脉等结构。利用彩色多普勒显示肺动脉瓣口的异常射流束。脉冲多普勒检查可将取样容积置于右心室流出道内并逐渐移向肺动脉瓣、主肺动脉或左右肺动脉内检查射流信号。应用连续多普勒测量最大速度及压差。在儿童也可取剑突下右心室流出道长轴，可获得较胸骨旁切面更理想的多普勒血流信号。

(1)心脏切面超声：可见肺动脉瓣瓣叶增厚、开口变小。肺动脉可有狭窄后扩张，肺动脉瓣环也变小。肺动脉瓣下狭窄时，右心室流出道出口部肥厚，可形成长而狭窄的通道。右心室漏斗部也可见一纤维隔膜将漏斗部或其一部分与右心室隔开。近端右心室壁明显肥厚，心室腔变小，而远端的右心室流出道可扩大，形成右心室双腔。肺动脉瓣正常，主动脉无扩张现象。肺动脉瓣上狭窄时，可见主动脉或左、右肺动脉变细。室间隔增厚，>12mm，右心室前壁也增厚，>5mm。

(2)M型超声心动图：可见肺动脉曲线a波变深。正常a波深度为(4.4±0.46)mm，轻度狭窄时，一般>4mm，中度狭窄时为6～9mm，重度狭窄时则>9mm。肺动脉瓣狭窄时，在收缩期可见高频扑动。肺动脉瓣关闭时间较主动脉瓣关闭延迟，其时间差一般>0.11s。

(3)心脏多普勒超声

①彩色多普勒血流显像：可显示起自肺动脉瓣口的收缩期五彩镶嵌的射流，射流束入肺动脉并明显增宽，形成喷泉状。

②脉冲多普勒检查：肺动脉瓣狭窄时，将取样容积置于右心室流出道并向肺动脉瓣口移动时，肺动脉瓣口流速突然上升，可见负向充填的多普勒频谱曲线。在大多数肺动脉瓣狭窄时，因最大射流速度超过脉冲多普勒的测量范围，记录到正负双向充填的方块形血流频谱曲线(混叠效应)。右心室流出道狭窄时，在右心室流出道内侧及收缩期血流速度，缓慢加速后突然加速，频谱曲线峰值后移，形态不对称，形状为特征性的上首状。一般流速在1.5m/s以上。

③连续多普勒检查：可记录到肺动脉瓣口的收缩期高速血流频谱曲线，形态呈负向单峰，形态较对称，射血时间延长。当合并右心室流出道狭窄时，可记录到包含于肺动脉口的射流中的右心室流出道血流频谱曲线，流速较低。

【诊断要点】

1.肺动脉瓣狭窄：肺动脉瓣增厚、开放时瓣口变小。瓣下狭窄时，右心室流出道可见增厚、变窄，而肺动脉瓣无明显改变。

2.多普勒超声检出起自肺动脉瓣口的收缩期射流信号。

3.肺动脉瓣狭窄M型超声心动图可见a波变深。肺动脉瓣下狭窄可见收缩期肺动脉瓣扑动，关闭时间比主动脉瓣延迟0.11s。

4.肺动脉瓣狭窄后肺动脉扩张，肺动脉瓣下狭窄则肺动脉正常。

5.右心室前壁增厚。

【鉴别诊断】

1.主要和肺动脉高压所致心肌肥厚相鉴别：肺动脉高压时，肺动脉瓣曲线上，a波变浅或消失，而肺动脉瓣狭窄时则变深。多普勒超声检查肺动脉瓣口无异常高速射流。肺动脉瓣口血流频谱曲线峰值前移，流速正常。

2.肺动脉瓣反流、房间隔缺损、室间隔缺损、主动脉窦瘤破入右心室等疾病时，通过肺动脉瓣口的血流量增多，流速高于正常，易误诊为肺动脉瓣狭窄。多普勒超声检查无起自肺动脉瓣口的射流束，肺动脉瓣两端无明显压差。

(七)肺动脉瓣关闭不全

多见于继发于肺动脉高压，致使肺动脉干的根部扩张，引起瓣环扩大，瓣膜不能很好关闭，如风湿性二尖瓣病变、先天性心脏病、肺源性心脏病等，少见为特发性或马方综合征的肺动脉扩张所致功能性肺动脉瓣关闭不全。原发性肺动脉瓣损害所致关闭不全甚少见，可由风湿病、感染性心内膜炎、肺动脉瓣脱垂等引起。

原发性肺动脉瓣损害多为肺动脉瓣脱垂，舒张期肺动脉瓣突向右心室流出道。风湿性肺动脉瓣关闭不全常合并其他瓣膜病变。瓣膜可增厚、纤维化，但一般程度较轻。细菌性心内膜炎肺动脉瓣可见赘生物。肺动脉高压或肺动脉扩张引起者，一般肺动脉瓣正常，可见肺动脉扩张。肺动脉瓣关闭不全时，右心室舒张期同时接受来自右心房血液和肺动脉瓣瓣口的异常反流血液，使右心室前负荷明显增加，右心室因而扩大。肺动脉血流量亦增大。当肺动脉关闭不全合并肺动脉高压时，反流血液可增加右心室射血时的室壁张力，造成右心室后负荷增加，因而加重右心室扩张和肥厚。

肺动脉瓣关闭不全时，多数患者仅有原发病表现，大多掩盖肺动脉瓣关闭不全的表现。查体在胸骨左缘第2～4肋间闻及舒张早期叹气性高调递减性杂音，吸气时增强。肺动脉高压时，肺动脉瓣区第二心音增强，由于肺动脉扩大和右心搏量增加，可闻及收缩期喷射样杂音。

【超声显像】检查肺动脉瓣关闭不全宜选用心底短轴切面，观察肺动脉有无增宽，多普勒检查肺动脉瓣有无反流，测量反流速度。另外可检查四腔切面或左心室长轴切面，观察右心室大小。M型超声心动图检查要注意有无三尖瓣舒张期扑动。

1. 心脏切面超声

（1）肺动脉瓣可有增厚、回声增强，活动轻度受限或正常，开放幅度增大。舒张期瓣叶不能合拢。

（2）右心室及肺动脉可增大、扩张。肺动脉高压时，右心室壁可增厚及活动增强。

2. M型超声心动图 可见右心室内径扩大，右心室前壁和心室间隔活动增强。

3. 心脏多普勒超声

（1）彩色多普勒血流量显像：于右心室流出道内可显示舒张期肺动脉瓣红色反流束，反流束起自肺动脉瓣环，但由于最大反流速度一般明显增高，可呈蓝色斑点或多色镶嵌的信号。反流信号长度多＞1.5cm。

（2）脉冲多普勒检查：肺动脉瓣下出现舒张期射流信号。肺动脉瓣反流速度一般超过脉冲多普勒测量范围，发生混叠效应，表现为双向充填的方形频谱曲线。

（3）连续多普勒检查：可记录到舒张期肺动脉瓣反流频谱曲线，一般呈正向单峰形。反流程度较轻时，形态似梯形。反流较重时，形态似三角形，峰值速度升高。最大反流速度＞1.5m/s。利用连续多普勒可以测量肺动脉瓣反流量及肺动脉舒张压。

【诊断要点】

1. 肺动脉增宽，肺动脉瓣口增大，有时可见瓣叶关闭欠佳。

2. 右心室增大，心室壁活动增强。

3. 多普勒检查右心室流出道测及起自肺动脉瓣的舒张期反流信号。

【鉴别诊断】

1. 主要需要和有心室增大的疾病鉴别，如肺动脉高压患者右心室可以增大，但肺动脉反流不明显，且心室壁增厚。

2. 有大约1/3正常人有肺动脉瓣反流，其特点为于舒张中期开始出现，流速较低，最大流速均低于1.2m/s，范围局限，最大长度小于肺动脉瓣下1.0cm。

3. 主动脉瓣瘤破入右心室流出道：常显示持续整个心动周期的分流束。射流起源部位不同于肺动脉瓣反流。

（八）老年性瓣膜病

老年性瓣膜病是一种发生在老年的退行性疾病，一般多见于50岁以上患者，女性发病为男性的2倍，以糖尿病和高血压患者多见。现已成为65岁以上老年人单纯性主动脉瓣狭窄的常见病因。

病理为钙盐沉积在瓣环。主动脉瓣叶钙化主要发生在瓣叶主动脉面，钙化赘生物限制瓣叶活动。二尖瓣钙化多发生在二尖瓣环、后叶与左心室后壁之间。二尖瓣瓣膜可以无病变。病变也可发生在前叶的纤维层或瓣叶下面，而造成瓣叶基底部钙化。由于瓣环活动受限，收缩期瓣叶不能缩小，可造成二尖瓣关闭不全，舒张期不能充分扩张，可产生功能性二尖瓣狭窄。另外，乳头肌退行性病变导致收缩期牵拉二尖瓣的力量不足，也可造成二尖瓣脱垂和关闭不全。

【超声显像】

1. 心脏切面超声

(1)二尖瓣后缘和后叶基底部斑块钙化，严重者显示大块强回声光团。后叶与瓣环连接处不易区分，钙化可向左心室体部扩展。二尖瓣环前部钙化，主动脉根部与二尖瓣前叶基底部回声增强。随着病情进展，严重者可累及主动脉瓣叶或二尖瓣前叶。

(2)左心房、左心室可扩大。

2. 彩色多普勒血流显像　可显示二尖瓣反流，部分病例连续多普勒检查可测及主动脉瓣狭窄的血流频谱曲线。二尖瓣环钙化可伴功能性二尖瓣狭窄，瓣口面积缩小。

【鉴别诊断】主要应与风湿性心脏瓣膜病及瓣叶赘生物相鉴别。

十、先天性心脏病

(一)房间隔缺损

先天性心脏病中，心房间隔缺损(ASD)较为常见，发病率约占各类先心病的18%，女性较男性多见。其病理为胚胎期原始心房间隔的发生、吸收及融合异常，导致左、右心房之间未闭。房间隔缺损可单独存在亦可与其他心血管畸形合并存在。

房间隔缺损分原发孔型和继发孔型，一般房缺是指继发孔型。根据缺损部位不同，房缺分为以下4型。

1. 中央型又称卵圆孔型(ostium secundum type)　位于房间隔中部，相当于卵圆窝位置。此型最常见，约占房缺的76%。

2. 下腔型(ostium primum defect)　缺损位于房间隔后下方，与下腔静脉入口相延续，此型约占12%。

3. 上腔型又称静脉窦型(sinus venosus type)　位于房间隔后上方，缺损与上腔静脉入口无明显界限，约占3.5%。

4. 混合型(mixed type)　兼有上述2种以上的巨大房间隔缺损，约占8.5%。

房间隔缺损的血流动力学改变是心房水平的左向右分流，分流量取决于缺损大小和两房间压力差，导致右心容量过重，右心房、室扩大。严重病例后期可发生肺动脉高压。

患者多无明显症状，伴有肺动脉高压者，可于活动后出现心慌、气短等症状。体检胸骨左缘第2、第3肋间可听到Ⅱ～Ⅲ吹风样收缩期杂音，肺动脉瓣区第二心音分裂。当肺动脉显著扩大，可伴有肺动脉瓣关闭不全的舒张早期杂音。X线检查可见右心房室、肺动脉主干及主要分支均扩大，肺血多。右心导管检查发现房水平血氧含量高于上、下腔静脉平均血氧含量的1.9%。部分病例心导管可直接进入左心房。

【心脏超声显像】常规检查心前区、心尖、剑突下各长轴、短轴及四腔切面，测量腔室大小，并观察瓣叶间隔连续活动等。切面超声有4个主要切面可显示房间隔缺损：①剑突下四腔切面；②主动脉根部短轴切面；③胸骨旁四腔切面；④心尖四腔切面。

剑突下四腔切面是显示房间隔缺损的最佳切面，可清楚地显示房间隔。检查时探头置于剑突下，声束指向上偏后与皮肤呈15°～30°。显示房间隔后探头前后摆动扫查，房间隔呈细线状回声带，前起于主动脉根部后方，向后逐渐向左至房间隔消失为止。上自房间隔顶部下至室间隔交界处，完整地显示房间隔。房间隔中部呈菲薄的低回声光带为卵圆孔。在其他切面图上亦可扫查房间隔，但在心尖及胸骨旁四腔、主动脉根部短轴切面上，卵圆窝处易出现假性回声失落,应予以注意。

1. 心脏切面超声

(1)房间隔局部回声中断:为诊断房间隔缺损的直接征象。房间隔回声带上出现局部回声中断。继发孔型房间隔缺损回声中断多位于房间隔中部。静脉窦型则回声中断位于房间隔顶部。原发孔型缺损则房间隔下部回声中断。

辨认房间隔回声中断的真伪应注意以下要点。

①间隔中部出现可疑回声中断时,应提高仪器灵敏度,房间隔回声增强,卵圆窝处出现细回声为正常。若仍无回声则为缺损存在。

②为避免一个切面的假阳性,应在多个切面上均显示同一中断部位回声。

③缺损处断端回声略增强、增宽。

④缺损处断端在心动周期中左右摆动幅度较明显。

⑤小缺损可做彩色多普勒检测。

缺损口的大小在剑突下四腔或双心房切面测量,缺损口多数在1cm以上,大的可达4~5cm。

(2)右心容量负荷过重

①右心室扩大:四腔切面显示右心房大于左心房,房室间隔呈弧形向左侧房室腔膨出。分流量大者,心室短轴显示正常右心腔新月形或三角形消失而呈半月形。室间隔正常弧度变小甚至呈平直,伴心脏顺时针转位,致右心室完全覆盖在左心室前方。

②三尖瓣环扩大,幅度增强,三尖瓣叶活动幅度大。

③右心室流出道及肺动脉瓣环增宽、搏动增强。肺动脉高压时,可显示肺动脉瓣瓣叶提前关闭,开放时间短。

④室间隔平坦,右心容量负荷严重者,室间隔呈反向运动,与左心室后壁运动同向。

2. M型超声心动图

(1)房间隔回声连续中断:探头置于第3~4肋间显示二尖瓣瓣群后,转动探头使声束逐渐向右下方扫查,显示三尖瓣瓣群,在三尖瓣回声后方为房间隔曲线,>1cm的房缺可能显示回声中断。

(2)室间隔运动异常:左心室长轴或短轴切面显示室间隔曲线呈两种类型:运动平坦,幅度小,或反向运动(左心室后壁同向运动)。

(3)肺动脉高压者,肺动脉瓣曲线EF段平坦。A波消失,伴收缩期瓣叶提前关闭呈V形或W形。

3. 声学造影检查 房间隔缺损时,心房水平左向右分流时,于缺损口右侧出现造影剂缺损区,即负性造影,由于左心房内无造影剂的血液进入右心房所致。若伴有肺动脉高压,右心房压升高,可见造影剂经过缺损口进入左心房。少数无肺动脉高压病人,在心动周期中有极少量造影剂进入左心房。

4. 心脏多普勒超声

(1)脉冲多普勒:心房水平分流取样容积置于房间隔缺损处,或缺损口右心房侧偏右下,显示左向右分流(正向)湍流频谱,始于收缩早、中期,持续至舒张末期。收缩末期达最大分流速度,分流速度达40mm/s以上有诊断意义。肺动脉内收缩期血流速度快。伴肺动脉高压者,多有肺动脉瓣反流。三尖瓣流速增快及流量增大。

(2)彩色多普勒显像：可显示过隔血流，即于四腔切面显示红色(左向右分流)血流穿越房间隔进入右心房，并指向三尖瓣，于收缩中晚期及舒张早期，流速最大，色彩明亮。肺动脉内及三尖瓣口可出现折返色彩血流。

【诊断标准】

1.心脏切面超声多个切面显示房间隔局部回声中断。

2.心脏多普勒超声显示心房水平由左向右分流。

3.常伴有右心容量负荷过重表现，亦可不伴有。

【鉴别诊断】

1.卵圆孔未闭　右心房压力增高先天性心脏病常合并卵圆孔未闭，一般不引起两心房间分流。心脏切面超声显示卵圆窝薄膜样回声，上部回声中断或错位，边缘摆动幅度较大。多普勒超声及声学造影无异常发现。

2.肺动脉畸形引流　分为部分型和完全型，常合并房间隔缺损。临床症状较单纯房间隔缺损重。完全型者常有发绀与杵状指。超声检查右心容量负荷过重的表现较单纯房间隔缺损重，并与缺损口的大小不相符合。应于四腔切面显示并观察四条肺静脉开口。部分型者常为右上和(或)右下肺静脉开口于右心房或上腔静脉，只有左侧肺静脉开口于左心房。完全型无肺静脉开口于左心房，于左心房后方发现肺总静脉干。

房间隔缺损一般缺损口较大，常伴有右心容量负荷过重。心脏切面超声对1.0cm以上缺损有确诊价值，检出率可达100%。<1.0cm的缺损，右心房、心室扩大不明显者，或因仪器分辨力受限，回声显示不清楚者，可做多普勒超声检查。

(二)室间隔缺损

室间隔缺损(VSD)是由于胚胎期室间隔发育不全，心室间形成异常通道，产生室水平是血流分流，可单独存在，亦可同时并存复杂性心血管畸形。其发病率约占先天性心脏病的23%。

室间隔缺损常见为3种类型：膜部、漏斗部及肌部间隔缺损。其中以膜部间隔缺损为最多见，肌部缺损最少见。各型又分若干亚型。

1.膜部缺损

(1)嵴下型：位于室上嵴下方，紧邻主动脉瓣右叶的右侧部分，缺损常较大，多累及部分室上嵴和膜部。

(2)单纯膜部缺损：局限于膜部间隔的小缺损，四周为纤维组织。

(3)隔瓣下缺损：大部分位于三尖瓣隔瓣下方，其前缘常有部分膜样间隔组织。

2.漏斗部缺损

(1)干下型：又称肺动脉下型，缺损上缘由肺动脉瓣环构成无肌性组织。缺损位于主动脉右冠瓣的左侧缘。部分病例主动脉瓣可能坠入缺损而导致主动脉瓣关闭不全。缺损位置高，由左心室分流入右心室的血液可直接射入主动脉。

(2)嵴内型：位于室上嵴结构内，四周均为肌组织，分流血液射入右心室流入道。

3.肌部缺损　位于肌部室间隔的光滑部或小梁化部，位置低，周围均有肌性边缘，可为单发或多发。

室间隔缺损心室水平产生左向右分流。分流量大小及分流方向取决于缺损的大小及两心室的压力差。

小的室间隔缺损，缺损口面积<0.5cm²/m²，左向右分流量小，左心室负荷轻度增高，临床无症状。

缺损口面积为0.5~1.0cm²/m²的室间隔缺损，左向右分流量大，肺血流量超过正常2~3倍。左心负荷明显增加，肺小动脉痉挛，肺血管阻力增高，伴有内膜和中层增厚，右心室负荷增大。此为低中阻力，大分流状态。

缺损口达1.0cm²/m²以上为巨大室间隔缺损。左向右分流量更大，肺血管内膜及中层增厚、硬化、部分阻塞、阻力增高、肺动脉高压、右心室压力增高，左向右分流量逐渐减少，为高阻力、小分流状态。随着病情发展，右心室压力明显升高，接近或超过左心室压力，心室水平出现双向分流，甚至右向左分流，称艾森曼格(Eisenmenger)综合征。

主要症状为劳力性心慌、气短，易患呼吸道感染，严重肺动脉高压时，可有发绀和咯血。可有发育障碍和心前区隆起，胸骨左缘第3~4肋间有Ⅲ~Ⅳ级全收缩期杂音伴细震颤。反流量大者，在心尖区有舒张期杂音、肺动脉瓣区第二心音亢进。严重肺动脉高压时，杂音和细颤减弱，肺动脉瓣区有舒张早期杂音。

【超声显像】室间隔缺损类型多，可发生在室间隔任何部位。心脏超声应采用多个切面、全面扫查室间隔各部分，重点在于寻找室间隔有无回声失落及异常血流。小缺损腔室大小均正常。常见的膜部间隔与漏斗间隔各型缺损均分布在自肺动脉瓣环至三尖瓣隔瓣下，与主动脉右冠瓣有密切关系。心脏超声检查应重点观察以上部位，常用切面为左心室长轴切面、心前区各短轴切面四腔及五腔切面。扫查中应注意识别回声失落伪像。脉冲多普勒应在缺损处或可疑缺损的右心室面取样。彩色多普勒应观察各个切面，以便发现小的缺损。

1. 心脏切面超声

(1)室间隔回声中断：二维超声显示缺损处回声连续中断，是诊断室间隔缺损的直接征象，可确定诊断并分类。

各型缺损的显示切面及部位：由于室间隔缺损部位不同，应选用不同切面进行检查。

①漏斗部缺损位置高，偏左上方。在右心室流出道长轴切面及主动脉根部短轴切面偏下方显示。其中干下型缺损在肺动脉瓣环下方、主动脉右冠瓣与左冠瓣交界处。嵴内型缺损位于主动脉短轴切面右冠瓣下方、室上嵴(位于主动脉根部短轴切面)的左侧。

②膜部间隔缺损中嵴下型缺损在左心室长轴切面上，于主动脉右冠瓣下方、主动脉前壁与室间隔连续中断。主动脉根部短轴切面上位于主动脉右冠瓣前下方偏右、室上嵴的右侧。单纯膜部缺损多为小缺损，显示切面同嵴下型缺损，位置略偏右后方，主动脉根部短轴切面上，位于主动脉右冠瓣与无冠瓣交界处，恰在三尖瓣隔叶根部旁、胸骨旁、心尖及剑突下五腔切面，可显示室间隔与主动脉根部右前壁连续中断。隔瓣下型缺损更偏右后方，在靠近主动脉根部后方的四腔切面显示室间隔上部回声与房间隔连续中断。

③肌部间隔缺损在左心室长轴切面、四腔和五腔切面，以及各短轴均可显示不同部位的肌部间隔缺损。

④室间隔缺损口在收缩末期较舒张末期缩小20%~50%。同一缺损在不同切面上收缩期缩小程度不一。舒张末期测缺损口的长径与术中测值较为接近。一部位的缺损，应在两个以上切面的相应解剖部位显示回声失落。若更换切面在相应部位无回声失落，多为假阳性。

（2）膜部间隔瘤：采用主动脉根部短轴切面、四腔和五腔切面显示。少数可在左心室长轴切面显示。瘤呈漏斗状、薄壁。基底切面位于室间隔膜部，顶部突入右心室腔，位于三尖瓣隔叶下方。收缩期瘤体膨大，舒张期缩小。

（3）左、右心室容量负荷过重：中等以上室间隔缺损左心室扩大，左心房轻度扩大。在左心室长轴、短轴及四腔切面均可显示左心室扩大室间隔向右膨出、心室壁搏动增强、二尖瓣活动增大，右心室及肺动脉径扩大。

（4）肺动脉高压：肺动脉显著扩大，肺动脉瓣开放时间缩短及瓣叶于收缩中期振动。

2. M型超声心动图　肺动脉高压表现为M型显示肺动脉左叶曲线呈a波消失，EF段平坦，收缩期提前关闭，呈W形或V形。

3. 声学造影　心室水平右向左分流出现于右心室压力增高，收缩压达左心室压的2/3时，与舒张早期有少量造影剂经缺损口进入左心室流出道。右心室压达左心室压的3/4时，于舒张早、中期显示心室水平中等量右向左分流。右心室压与左心室压相当或高于左心室压时，全舒张期和(或)收缩期均有右向左分流，大量造影剂进入左心室。心室水平左向右负造影直接观察不易发现，需录像后逐帧回放视察，才能发现。

4. 心脏多普勒超声检查

（1）脉冲多普勒：取样容积置于切面超声图回声中断处或其右心室面，可显示收缩期高速正向或双向湍流频谱曲线。小缺损未显示明确回声中断者，取样容积沿室间隔右心室面移动，高速湍流频谱曲线所在部位即为室缺损口。

（2）心脏连续多普勒检查：由于左、右心室收缩期压力差大，室间隔缺损的收缩期左向右分流通常为高速血流，于收缩中期达最高峰。最大血流速度可达3～5m/s。频谱曲线呈正向或双向单峰形。

肺动脉压力测定：应在缺损口左向右射流的最大速度(V)按简化的伯努利方程计算跨隔压差(△P)：$\triangle P=4V$，$\triangle P=LVSP-RVSP$。其中，LVSP与RVSP分别为左心室收缩压与右心室收缩压。在无右心室流出道狭窄时，肺动脉收缩压与右心室收缩压一致。无左心室流出道狭窄时，动脉收缩压(BASP)与左心室收缩压近似，动脉收缩压可以代替左心室收缩压。右心室收缩压$RVSP=BASP-4V$。

（3）心脏彩色多普勒检查：显示红色血流束穿越室间隔缺损口进入右心室或右心室流出道，有助于小的室间隔缺损及多发性室间隔缺损的检出及分型。过室间隔异常血流束的起始宽度与缺损口大小近似。伴肺动脉高压者，可显示水平左向右分流为红色，舒张期右向左分流为蓝色。

【诊断标准】

1. 心脏切面超声　明确显示室间隔局部回声中断。可伴有左、右心室容量负荷过重及肺动脉高压表现。

2. 心脏切面超声　显示可疑回声中断处，彩色多普勒显示红色。越过室间隔的血流束，或于室间隔右心室面局部显示高速正向湍流频谱曲线。

【鉴别诊断】动脉导管未闭较干下型室间隔缺损的杂音位置高。伴肺动脉高压者，可能只有收缩期杂音。心脏切面超声表现为左心室容量负荷过重，伴肺动脉主干显著扩大及运动幅度大，可能有较大缺损，同时也可合并动脉导管未闭，检查中注意鉴别。

心脏切面超声检查可显示3～4mm或以上的室间隔缺损，可以确定室间隔缺损的类型。对于可疑回声中断的小缺损，彩色多普勒可以迅速、准确地检出。

（三）动脉导管未闭

动脉导管未闭为常见的先天性心脏病之一，发病率占先心病的10％～15％，可单独存在，亦可与其他畸形合并存在。动脉导管为胚胎期主动脉与肺动脉通道，位于主动脉峡部和左肺动脉根部之间。胎儿期动脉导管是正常通道，出生后导管应自动闭合。7个月的婴儿95％以上的导管闭合成动脉韧带。若出生后持续开放，则成为动脉导管未闭。

动脉导管一端起于主动脉峡部小弯侧，与左锁骨下动脉相对。另一端位于左肺动脉根部左上方，接近主动脉分叉处。形态可分为管型、漏斗形与窗形。导管直径差异很大，多数为5～15mm，长度为3～5mm。体循环血液经未闭的动脉导管向肺循环分流形成肺动脉水平左向右分流，分流量的大小取决于导管的粗细与肺循环阻力。左向右分流致肺循环及回心血流增多、肺循环及左心容量负荷过重，血管及心腔扩大。长期的主动脉血流射向肺动脉，致使肺动脉压升高、右心室排血受阻，压力负荷增加使右心室肥厚、扩大。当肺动脉压接近主动脉压时，产生双向分流(收缩期左向右分流，舒张期右向左分流)或右向左分流。

动脉导管未闭者，仅在较剧烈活动后有心悸、气短。如有右向左分流，则可出现发绀。查体在胸骨左侧第2～3肋间听到连续性机器样粗糙杂音，并可扪及细震颤。伴有肺动脉高压者仅有收缩期杂音，肺动脉瓣区第二心音亢进。导管较粗者，血管脉压差增大，甲床下毛细血管搏动，股动脉根部可闻及枪击音。X线可见肺动脉搏动增强，或伴有肺门舞蹈、肺纹理增多、左心室扩大，可伴有右心室扩大。心导管肺动脉水平血氧含量>0.5容积以上。若心导管经未闭导管进入降主动脉可确诊。

【超声显像】

1. 心脏切面超声操作方法

（1）心脏切面超声：常规检查心前区及心尖区各切面，观察并测量心腔及大血管内径。检出未闭动脉导管及观察分流可采用两个切面。

①胸骨旁心底部短轴切面：显示主动脉长轴左、右肺动脉分叉处及其后方的胸主动脉，观察左肺动脉根部内侧后壁有无回声中断，与后方的胸主动脉有无交通。探头可在原部位转动，左右扫查，便于发现较小的导管。

②小儿可在胸骨上显示主动脉弓长轴切面。转动探头使声束略向左扫查，显示主肺动脉远侧端短轴及主动脉峡部，在左锁骨下动脉开口的对侧略下方寻找有无回声中断及异常通道。

（2）脉冲多普勒取样应置于回声中断处肺动脉侧。彩色血流显像时，探头应在原部位左右扫查，便于发现小导管的细分流束。

（3）伴肺动脉高压时，可采用声学造影，显示左向右分流。

2. 超声表现

（1）心脏切面超声表现

①直接显示未闭动脉导管：于主动脉根部短轴显示左右肺动脉分叉处或肺动脉根部有回声中断，并与其后方的胸主动脉相通，可显示导管并对其长度进行测量。

胸骨上主动脉弓长轴切面于左锁骨下动脉对侧(即主动脉峡部小弯侧)或略下方管壁回声中断，并与主动脉远端相通。

②于主肺动脉长轴切面显示主肺动脉扩大，有时呈瘤样扩张，左、右肺动脉均有扩张伴搏动明显增强。

③左心容量负荷增大：左心房、左心室长轴及四腔切面显示房室间隔向左侧膨出，室壁及二尖瓣运动幅度增大。

（2）M型超声心动图：伴肺动脉高压时，可显示肺动脉瓣曲线呈W形或V形，左心室壁运动幅度明显增大。

（3）多普勒超声

①脉冲多普勒：取样容积置于动脉导管开口处，可显示收缩期、舒张期连续性双向湍流频谱曲线，或全舒张期湍流频谱曲线，表示为小导管或肺动脉高压。一般分流血流多位于主肺动脉外侧部分。肺动脉高压者可能仅显示收缩期湍流频谱曲线，舒张期分流时间缩短。

②彩色多普勒：显示经导管进入主肺动脉的红色血流束沿主肺动脉外侧上行，同时，主肺动脉内侧部分为蓝色血流。若主、肺动脉压差大，则出现以舒张期为主的双期、多彩色镶嵌血流伴折返（混叠）血流，直达肺静脉瓣。

（4）声学造影：肺动脉压显著升高者，外周静脉注入造影剂于肺动脉显影后，可经未闭动脉导管进入降主动脉。

【诊断标准】

1. 心脏切面超声显示未闭动脉导管为确诊征象，并可伴有不同程度左心容量负荷增加。

2. 彩色多普勒显示左向右分流血流，伴有或不伴有左心容量负荷过重表现。

【鉴别诊断】动脉导管未闭的临床表现、杂音特点及血流动力学改变与以下几种病有相似处，应注意鉴别以下几项。

1. 主动脉窦瘤破裂　多为突然发病，病程进展快。胸骨左缘可及双期粗糙杂音。临床有时误诊为动脉导管未闭。心脏超声检查易发现扩大的主动脉窦突入某心腔，并有破口。脉冲多普勒显示双期湍流频谱曲线。彩色多普勒显示双期多彩血流自瘤口进入某心腔，但不见动脉导管未闭。

2. 室间隔缺损合并主动脉瓣关闭不全　室间隔缺损干下型及嵴下型常合并主动脉瓣脱垂，主动脉瓣进入缺损口合并主动脉瓣关闭不全。心脏切面超声显示室间隔缺损及主动脉瓣脱垂。多普勒超声显示收缩期室水平左向右分流及舒张期主动脉瓣反流。

3. 主－肺间隔缺损　为罕见病，即主动脉与肺动脉根部间隔缺损，多伴有严重肺动脉高压，症状重，常有发绀。心脏切面超声可显示主－肺动脉根部间隔缺损，肺动脉搏动显著增强。彩色多普勒可见肺动脉内有多彩的分流血流。

4. 冠状动脉心腔瘘　即冠状动脉与心腔交通。心脏切面超声显示冠状动脉扩张明显。彩色多普勒于分流心腔内可显示瘘口处喷射多彩镶嵌血流。

（四）法洛四联症

法洛四联症在发绀型先天性心脏病中占首位，发病率约占先心病的12%。其基本病变为肺动脉狭窄、室间隔缺损、主动脉骑跨及右心室肥厚。

1. 肺动脉狭窄　可表现为单纯肺动脉瓣狭窄或右心室漏斗部狭窄，但多数病例为漏斗部与肺动脉瓣联合狭窄，或伴有肺动脉主干狭窄或闭锁。瓣膜狭窄大多数为二瓣化畸形、交界融合、瓣口狭窄，或为隔膜样瓣叶，中央有小孔。漏斗部狭窄可有两种表现，一为局限型肌肥厚型，即室上嵴、隔束及壁束肌肥厚，构成肌性狭窄。另一为长管型，即右心室漏斗部广泛肌肥厚，呈长管状狭窄。

2. 室间隔缺损　多为嵴下型缺损，较单纯室间隔缺损大，位置靠前。少数为干下型缺损。

3. 主动脉骑跨　为主动脉瓣顺时针向右转，并骑跨于室间隔上，圆锥室间隔向右前移位，致主动脉起始于两心室。

4. 右心室肥厚　为继发性病变。

患儿多自幼发绀，活动或哭闹后加重。喜蹲踞、生长发育缓慢、杵状指（趾）。胸骨左缘第3、第4肋间可闻及收缩期射血性杂音，部分伴有收缩期细震颤。右心导管检查右心室压升高，右心室－肺动脉有压差及移行区，血氧饱和度降低。右心室造影升主动脉早期显影，并有骑跨及肺动脉狭窄。

【超声显像】取左侧卧位，常规切面观察心腔。重点注意探测主动脉骑跨时，探头垂直于第3肋间，声束垂直入射，显示左心室长轴切面。略调整探头位置，使主动脉根部及室间隔交界处位于图像中心，并测量主动脉骑跨率及室间隔缺损大小。

肺动脉狭窄探测漏斗部狭窄时，应在胸骨左缘第3肋间主动脉根部短轴切面，观察并测量前壁及隔束厚度。于室上嵴前方分别测量右心室流出道收缩期与舒张末期径线。若为隔膜型狭窄，应测量膜中心孔大小。若伴有第三心室，应测量舒张末期径。肺动脉及肺动脉瓣狭窄时，需左侧90°卧位或＞90°卧位，探头紧贴胸骨缘，声束略向右上倾斜，才能显示肺动脉瓣及主动脉主干及分支。或于剑突下右心室流出道长轴（左心室短轴）切面显示肺动脉瓣。干下型室间隔缺损者，左心室长轴切面不能显示主动脉骑跨时，应先在心底短轴切面找到室缺部位，用通过室缺口的长轴或五腔切面显示骑跨。

1. 心脏切面超声

(1) 主动脉增宽伴骑跨：左心室长轴切面显示主动脉径明显增宽、前移，右心室流出道变窄、主动脉前壁与室间隔连续中断。室间隔断端位于主动脉前、后壁之间，即主动脉骑跨。于主动脉根部短轴切面显示主动脉径增宽，主、肺动脉关系正常。干下型室间隔缺损者，切面需向左上方移动，或于心尖五腔切面声束向前扫查，可显示骑跨及室间隔缺损。

(2) 室间隔缺损：嵴下型缺损在左心室长轴切面显示位于主动脉瓣下，缺损多较大，易于显示。干下型缺损需在主动脉根部短轴切面或右心室流出道长轴切面上显示缺损位于肺动脉瓣下。

(3) 右心室肥厚：右心室前壁及游离壁均可有增厚，伴有室腔扩大，在左心室长轴及各短轴切面、四腔面均可显示。

(4) 肺动脉狭窄

①漏斗部狭窄：于主动脉根部短轴切面显示如下三型。

局限肌肥厚型：显示室上嵴、隔束、壁束均有肌肥厚。通常在主动脉短轴切面上12点处狭窄最明显。狭窄近侧右心室壁、肌束及室间隔普遍肥厚。狭窄处远侧与肺动脉瓣间扩大形成第三心室。

隔膜型：多于漏斗部显示，一端连于前壁，另一端连接室上嵴附近的线装回声。中央回声中断处为小孔，使漏斗部狭窄，常伴第三心室。

长管型：显示起自肺动脉瓣下整个右心室漏斗部肌肥厚，形成管状狭窄。

②肺动脉瓣叶和（或）瓣环狭窄：于主肺动脉长轴显示肺动脉瓣环变小（成年人＜1.6cm，儿童＜1.3cm），收缩期瓣叶开放不能贴近血管壁。由于瓣叶开放受限，舒张期与收缩期沿血管长轴方向上、下运动，常伴有瓣叶短小、回声增强。可有主肺动脉狭窄后扩张。

③肺动脉主干及左右分支近侧段可能有局限性或普遍狭窄。

④左心房及左心室腔径可变小。二尖瓣形态多正常、幅度小，左心室功能常偏低。

2. M型超声心动图　M型超声心动图在心前区沿左心室长轴扫查可显示如下。

(1)主动脉前移，右心室流出道变窄。

(2)主动脉前壁与室间隔连续中断。室间隔起于主动脉前后壁之间。

(3)右心室壁增厚及右心室腔大，室间隔增厚。

(4)二尖瓣幅度减小，曲线形态正常。

(5)左心房、左心室腔小，室壁运动幅度小。

3. 声学造影

(1)收缩期造影剂自右心室进入主动脉根部。若静息时无造影剂自右心室进入主动脉，可做运动。运动后由右向左分流有助于轻型法洛四联症的诊断。

(2)舒张期有少量造影剂引入左心室流出道。

(3)肺动脉内有造影剂有助于与假性动脉干的鉴别。

4. 心脏多普勒超声

(1)脉冲多普勒：取样容积置于室间隔缺损近室间隔断端处显示收缩早期低速左向右分流。收缩中晚期右向左分流频谱曲线。

(2)彩色多普勒

①心尖五腔切面于收缩期显示来自左、右心室的蓝色血流射向主动脉根部。

②左心室长轴切面显示室水平有收缩期左向右红色血流及舒张期右向左蓝色血流。

③肺动脉狭窄经狭窄处血流束变细及其远端多彩湍流。

④若为肺动脉瓣和（或）肺动脉主干闭锁，则其远端无彩色血流。

【诊断标准】

1. 主动脉增宽、前移、骑跨。主、肺动脉关系正常。

2. 室间隔缺损。

3. 肺动脉狭窄、右心室漏斗部狭窄、肺动脉瓣狭窄或两者并存的混合性狭窄。

4. 右心室肥厚伴扩大。

【鉴别诊断】

1. 永存动脉干　为发绀型先天性心脏病。狭窄切面超声左心室长轴切面显示主动脉明显增厚、骑跨。大血管短轴切面显示大血管前方及左侧无右心室流出道及肺动脉。大血管常有3个以上瓣叶。

2. 右心室双出口　心脏切面超声左心室长轴切面显示两大血管发自右心室，或后方血管骑跨。鉴别点为两大血管并列失去正常关系，心底部短轴切面可显示两大血管根部短轴图像。主动脉与二尖瓣之间正常的纤细回声消失，由高回声团块状取代，后者为肌性连续。

(五)心内膜垫缺损

心内膜垫是胚胎的结缔组织,参与形成心房间隔、心室间隔的膜部,以及二尖瓣好三尖瓣的瓣叶和腱索。严重的(完全性)心内膜垫缺损(endocardial, cusion defect)形成房室共道永存(persistent common atrioventricular canal)。最轻的(不完全性)心内膜垫缺损为第一孔未闭型心房间隔缺损伴二尖瓣裂缺,此两者间有一些中间类型。

房室共道永存的患者心房间隔和心室间隔的膜部均有缺损,故形成大缺损。二尖瓣前瓣叶和三尖瓣叶畸形,或二尖瓣与三尖瓣共同形成一个房室瓣,并有房室瓣关闭不全及左心室流出道狭窄。因此,患者不仅由左向右分流,而且还有房室间的反流,甚至造成心房和心室间的交叉分流,如心室舒张期左心房血液流向右心室,收缩期左心室血液流向右心房。缺损甚大或伴有肺循环阻力增高时,可发生双向分流。本病还常有其他畸形,如双侧上腔静脉、肺动脉口狭窄等。临床表现有乏力、发育不良易患呼吸道感染、心力衰竭等,且常伴有先天性痴呆。有肺动脉高压或合并肺动脉口狭窄者尚有发绀。心尖区可有全收缩期响亮而粗糙的吹风样反流型杂音。X线片示心脏普遍增大,以左心室增大为主。如有肺动脉高压,则右心室增大显著。其他变化类似心房间隔缺损。

二维超声心动图显示心脏四腔切面的十字交叉消失,4个心腔均增大,房室瓣呈蓬帆状或分裂状在心室间隔上穿过,或二尖瓣有裂缺并前移,进入左心室流出道,使其狭窄。

【超声显像】由于心内膜垫发育不全,二尖瓣环的右侧及室间隔向心尖移位。二尖瓣前叶向左心室流出道移位。左心室长轴切面可显示二尖瓣口前移,二尖瓣环与心脏短轴不平行。切面几乎与胸骨长轴平行才能显示二尖瓣短轴切面及二尖瓣前叶裂。胸骨及剑突下四腔切面均可显示房间隔下部及室间隔膜部缺损、二尖瓣和三尖瓣前叶及其附件结构类型特点。M型超声于沿左心室短轴扫查可显示异常曲线。彩色多普勒可显示缺损口的分流及房室瓣反流情况。

1.心脏切面超声

(1)部分型心内膜垫缺损

①四腔切面显示房间隔下部回声中断。一般在剑突下四腔切面测定其断端间距离。

②二尖瓣水平短轴切面显示二尖瓣前叶于舒张期瓣叶断裂成两部分,断端指向左心室流出道。

③左心室流出道狭窄。

④右心房、右心室、肺动脉扩大。

⑤二尖瓣裂伴有反流者,可有左心房、左心室增大。

(2)完全型心内膜垫缺损:除有上述部分型的表现外,尚有室间隔膜部缺损。3个亚型的表现如下。

①A型:在四腔切面显示二尖瓣前叶与三尖瓣隔叶分开,各有腱索附着在缺损的室间隔上端。

②B型:四腔切面显示二尖瓣前叶与三尖瓣隔叶分开,二尖瓣前叶部分腱索越过室间隔缺损入右心室,附着在右心室异常腱索。

③C型:二尖瓣前叶及三尖瓣隔叶未分开,即共同房室瓣未分化,呈现背侧与腹侧共同后叶及共同前叶,无腱索相连,在正常心脏十字交叉处(房室间隔与房室瓣形成),结构缺损,4个心腔互相交通。

2. M型超声心动图

(1)部分型心内膜垫缺损：M型心动图扫查可显示如下。

①二尖瓣前叶靠近室间隔。

②舒张期E峰贴与室间隔左心室面呈平顶型，尖端消失。

③三尖瓣隔叶E峰小，似与二尖瓣曲线相连续。

(2)完全型心内膜垫缺损：M型沿横轴扫查可显示二尖瓣曲线逐渐前移，越过室间隔缺损进入右心室。

3. 声学造影　右心房显影后有造影剂越过房间隔下部进入左心房下部及左心室。完全型心内膜垫缺损则右心房显影后，舒张期4个心腔均有造影剂。

4. 多普勒超声　部分型者于四腔切面显示红色血流越过房间隔下部缺损进入右心房下部直指三尖瓣口。伴有二尖瓣裂隙反流者，收缩期起自二尖瓣叶的以蓝色血流进入左心房。完全型心内膜垫缺损者，则分别显示房、室水平的分流血流及房、室瓣的反流束。

【诊断标准】

1. 部分型心内膜垫缺损　房间隔下部回声失落，伴有(或不伴有)二尖瓣前叶裂隙，常伴右心房、右心室扩大。

2. 完全型心内膜垫缺损　房间隔下部、室间隔膜部缺损及二、三尖瓣分化不全(根据瓣叶分化的表现可分为A、B、C亚型)。

【鉴别诊断】继发孔型房间隔缺损临床表现与部分型心内膜垫缺损相似，心脏切面超声易于区分。继发型者回声中断在中、上部。原发型者房间隔下部缺损，后者较为少见，常伴二尖瓣前叶裂。

十一、缺血性心脏病

缺血性心脏病(IHD)指因冠状动脉循环改变导致的血流与心肌需求不平衡而产生的心肌损害，分急性暂时性与慢性情况，可由功能性改变或器质性变化引起。非冠状动脉性血流动力学改变引起的缺血，如主动脉瓣狭窄则不包括在内。此病变绝大多数(95%~99%)是因冠状动脉粥样硬化引起，故而又称冠状动脉粥样硬化性心脏病(CHD)，简称冠状动脉性心脏病或冠心病(CAD)。

IHD的主要病因为动脉粥样硬化。易患因素或危险因素众多，其中最重要的是血压长期处于异常水平。血脂增高及糖尿病患者发病率高。

轻度冠状动脉管腔狭窄(<50%)时，心肌血供尚维持正常，临床症状不明显。各种心肌负荷试验显示不出心肌缺血的表现。当冠状动脉管腔狭窄到一定程度时(>50%~75%)，其对心肌供血能力大减，导致心肌缺血缺氧，心电图及超声心动图则可有异常表现。缺血范围大小取决于病变动脉支的大小和多少，缺血程度则与管腔狭窄程度及病变发展速度相关。狭窄发展缓慢者，因冠状动脉各分支间的吻合支增粗代偿，心肌缺血可得以改善。此时，即使血管病变严重，辅助检查有心肌缺血表现，但缺血却不明显。患者可无临床症状(资料显示侧支循环>28%，可无明显缺血症状)，称之隐匿型冠心病。当至少有一支管腔狭窄达75%以上(有侧支循环时，狭窄程度更重)，时，才会发生心绞痛。当狭窄发展快、粥样硬化斑块破裂、病变动脉内血栓形成，或因正常冠状动脉痉挛等急性变化，以致管腔迅速且严重狭窄或堵塞血流急性或暂时性减少，可引起心肌急性缺血或坏死。其中血栓形成是主要原因。临床可出现不稳定型心绞痛、急性心肌梗死(AMI，多为透壁性心肌梗死。非透壁性心肌梗死严重狭窄但仍有血供的冠状动脉内)或猝死，称为急性冠状动脉综合征。在严重但比较短暂(一般不超过20min)的心肌缺血后，心肌不会发生永久性损害，表现为节段性运动障碍，经再灌注治疗后，收缩期功能经一段时间后，可以恢复到正常水平。

对于冠状动脉闭塞引起心肌梗死(MI)，发病2个月内为急性心肌梗死，2个月以上为陈旧性心肌梗死(OMI)或愈合性心肌梗死。本病男性多于女性【（1.9～5）：1】。40岁以上占87%～96.5%。男性发病高峰为51－60岁，女性为61－70岁。大多数病人患有高血压，近50%以上有心绞痛史，以脑力劳动者居多。

急性心肌梗死后，左心室形态及功能发生变化，称为左心室重构。梗死周围的心肌出现新的梗死区，致正常心肌比例降低，心室功能减退，称为梗死的延展(extension)。梗死区变薄扩张致心功能进一步降低，但梗死范围不变，称为梗死的扩展或伸展(expension)。此种情况多发生在大面积透壁心肌梗死并将伴发心力衰竭、室壁瘤或心脏破裂时。

当3～4支冠状动脉均为严重粥样硬化，管腔明显狭窄时，心肌可因长期供血不足，导致萎缩、变性，或反复发生局部或弥漫的坏死和愈合，以致纤维组织增生、变长、心室壁增厚及心腔扩大，使心脏收缩和舒张功能受损，即为缺血性心肌病(ICM)。超声心动图表现似"扩张型心肌病"改变。当心脏尚未扩大时，称之慢性缺血性心脏病，超声提示为"慢性心肌缺血"。

【超声显像】心脏超声对典型的节段性室壁运动障碍、冠心病心力衰竭合并心腔内血栓、陈旧性心肌梗死、室壁瘤、室间隔穿孔等诊断具有特异性，在冠心病的诊断与鉴别诊断中起到重要作用。

1. 心脏切面超声和M型超声心动图

(1)心脏型态

①心绞痛患者左心室多无扩大和变形，也有表现为心尖圆钝，少数心室扩大。心房多轻度扩大。

②急性心肌梗死患者，左心室扩大。

③陈旧性心肌梗死患者，左心室腔显著扩大，且形态发生变化。

④广泛前壁梗死并有室壁瘤时，左心室中下部高度扩张，心尖圆钝。

⑤右心室梗死时，右心室增大但较左心室恢复快。

⑥慢性心肌缺血时，心腔正常或增大。心尖多圆钝。伴有进行性心力衰竭者，显示心脏收缩期与舒张期均明显扩大，并可见右心室增大。

⑦少部分限制性缺血性心肌病患者心腔大小可正常。

⑧形成室壁瘤者，心脏形态有改变。心尖部室壁瘤心底部径(收缩期心底部最小径)对手术预后的预测比导管造影测得的EF更有价值。测量应重点在心腔内径。

(2)室壁运动：是不稳定型心绞痛、再次梗死及需要进行冠状动脉旁路移植或成形术的重要预测指标。

①心绞痛发作时，心肌收缩不协调及节段性运动减弱。发作后室壁运动恢复正常。一般心绞痛发作时间极短，故超声检查几乎无机会观测到异常的室壁运动。超声心脏负荷

试验(药物或运动)，通过诱发心肌暂时缺血，可提高对冠心病的诊断。超声心动图对心肌缺血的检出率高于心电图试验。

②急性透壁性梗死常在心肌受累数秒内出现节段性室壁运动障碍(RWMA)，出现运动减弱或消失。

③非透壁性心肌梗死包括内膜下心肌梗死和局灶性心肌梗死。前者因有足量的正常心肌维持室壁收缩运动，因此无RWMA。后者引起RWMA的程度较轻，可仅为增厚，但有位移，与单纯心肌缺血难以鉴别。

④陈旧性心肌梗死时，透壁性心肌梗死大多有病变心肌节段运动减弱或消失，有僵硬感等，常终身存在。尚应注重对非梗死区心肌运动的观察。邻近梗死区的心肌收缩运动减弱。而非梗死区正常心肌代偿性运动增强。但有多支血管病变者，无有效代偿。故当非梗死区心肌未出现运动代偿增强时，提示多支冠状动脉病变，可提示预后。

⑤合并室壁瘤者应测量变薄心肌的范围(通常心脏切面超声测量范围大于实际梗死范围。也有认为高估情况多见于急性期患者)。

⑥慢性心肌缺血时，室壁运动呈节段性、多节段或弥漫性减弱，运动不协调。收缩期增厚率减低或消失。

⑦缺血性心肌病室壁运动多普遍减弱，收缩期增厚率减低或消失，应与扩张型心肌病鉴别。

⑧心肌梗死合并室间隔穿孔或急性二尖瓣关闭不全时，因左心室负荷过重，致室壁运动异常节段显示为"运动正常化"。由于此时左心室收缩期负荷明显减轻，可部分或全部抵消心肌缺血，或心肌梗死产生的RWMA，应仔细观察。

(3)心肌厚度：透壁性梗死壁厚度显著变薄。

①内膜下梗死壁厚度变薄不明显。

②急性心肌缺血常可见心肌变薄。

③急性心肌梗死时，收缩期室壁向外突出并变薄，舒张期恢复。也有认为心肌梗死早期。梗死区心肌增厚，且较RWMA更为敏感。

④陈旧性心肌梗死，梗死区主要为瘢痕组织，表现为失去存活性的心肌舒张末期较正常心肌组织明显变薄，通常<7.0mm。变薄的心肌与正常心肌厚度差4～5mm或以上，且界限明显。随病程延长，非梗死区健康心肌(多为对侧)代偿性增厚，甚至于舒张期也增厚，看作为心肌梗死的佐证。测量变薄心肌(梗死区)范围与曲率半径变化，有助于判定梗死扩展。

⑤慢性心肌缺血及缺血性心肌病者，心肌多变薄。多支血管病变无有效代偿性增厚。

(4)心肌回声：心绞痛者，部分显示心内膜回声增强，心肌回声多正常。少数可见内膜下心肌回声增强。

①急性期回声密度降低或变化不明显。3～6个月或以后，心肌回声逐渐接近正常。6个月后心肌回声逐渐增强。

②以瘢痕组织为主者失去正常心肌的颗粒状细回声，心肌组织回声慢性增强呈线状或条索状。心肌三层结构消失，各层无法区分。

③慢性心肌缺血者，心肌内外膜失去正常光滑特征，代之以回声增强及凹凸不平的

僵直状态。

（5）冠状动脉：有时可见病变的左右主干管壁回声不规则、不均匀及回声增强。管腔内可见斑块状回声，重者腔隙减小，甚至出现腔隙回声中断。因冠状动脉病变多为弥漫性，故而若冠状动脉未见异常，多可排除缺血性心脏病。但检查准确性依赖于所用仪器及检查者经验。

（6）心功能测定：左心室功能是估测心肌梗死后病死率的最佳指标。

①心绞痛者主要是弛张障碍。当E＞1时，不能排除假正常情况。左心室收缩力也可降低，致使SV、CO及EF轻度降低。

②急性心肌梗死者，主要是左侧心力衰竭，占20％～48％。SV、CO可降至原来的60％～80％。有休克者，可降至30％～50％。EF降低并可导致右侧心力衰竭。舒张功能也减退，并发生于收缩功能减退之前。右心室梗死者早期即可出现右侧心力衰竭。

③急性心肌梗死后，大部分患者舒张功能恢复。但梗死范围大者，异常可持续存在。有认为急性心肌梗死早期，左心室舒张早期充盈减速时间缩短（≤130m/s），为预示心肌梗死恢复期左心室扩大和左心功能不全的特异性指标。而收缩功能则差异较大，梗死区收缩功能显著低于非梗死区。整体收缩功能则因非梗死区的代偿而定。若心室腔扩大合并非梗死区收缩功能降低，则表明失代偿。小面积心肌梗死时，EF值正常或稍降低，SV、CI及EF均正常，大面积梗死时则下降，并形成恶性循环。

④恢复期心脏收缩功能较梗死早期有改变，但也可能无明显变化。一般下壁与后壁较小范围的心肌梗死，左心室整体收缩功能常有不同程度改善，而前壁较大范围心肌梗死时，左心室功能会因梗死的延展和扩展，致使心功能进一步恶化。

⑤陈旧性心肌梗死者，收缩功能明显受损，且前壁梗死较下壁梗死者更为显著。广泛前壁梗死并有室壁瘤者，左心功能严重受损，平均LVEF仅为正常人的50％。

⑥右心室梗死者右心室先出现功能衰竭，在恢复期右心室收缩功能逐渐增强，EF增加，其恢复速度较左心室快。

⑦缺血性心肌病，弛张障碍甚于顺应性下降。收缩功能常中度以上降低，LVEF多＜35％。

2. 多普勒超声

（1）二尖瓣血流：心肌梗死使乳头肌功能不全或断裂、心功能降低及左心室扩大导致瓣膜关闭不全时，可引起二尖瓣反流，提示预后不良。

（2）二尖瓣血流频谱：急性心肌梗死时，二尖瓣血流频谱可表现为两种充盈模式：松弛型异常和限制性异常。前者VE/VA降低，IVRT延长。后者VE/VA升高，IVRT缩短，若两者同时存在，相互掩盖，可表现为假正常图形。动物实验显示冠状动脉血流量降低20％～30％时，心肌松弛功能首先降低。降低40％，心肌顺应性下降，左心室舒张末压升高，舒张功能减退，故心肌松弛性对缺血反应最敏感。

（3）其他血流信号

①过隔血流信号：急性心肌梗死并发室间隔穿孔，多发生在心尖段。心尖四腔切面最易显

②冠状动脉血流：PW可探及湍流血流频谱。CDF多见为节段充盈缺损。

十二、高血压心脏病

高血压心脏病是因动脉血压【收缩压和(或)舒张压】升高，导致心脏结构改变的病变。高血压初期全身小动脉收缩，周围血管阻力增加。进而左心室逐渐肥厚，心肌弛张性降低，硬度增加，舒张功能减退。心肌失代偿后，心室逐渐扩张。高血压可加速粥样硬化的形成，其中冠状动脉、脑动脉、主动脉及肾动脉管壁中层肥厚和透明变性，以及周围动脉粥样硬化较常见，并由此引起冠心病、脑血管病及肾功能减退。高血压是引起卒中最重要的危险因素，也是导致冠状动脉粥样硬化的危险因素之一。

【超声显像】心脏超声是诊断左心室肥厚最敏感、最可靠的手段。在心电图出现左心室肥厚之前多已能显示。因此，对早期检出高血压心脏病及其合并症，以及判断预后有重要作用。

1. 心脏切面超声和M型超声心动图

(1)本病可先后发生左心室阻力负荷增加、左心房阻力负荷增加、肺动脉高压及右心室阻力负荷增加。早期左心室内径多正常，当心腔内径增大时，则提示心功能不正常，或已合并二尖瓣或主动脉反流。

左心室舒张功能减退(LVDF)常出现在左心室肥厚之前，使左心房增大。右心室也出现舒张功能减退(RVDF)，其主要原因为右心室壁和室间隔增厚。

右侧心力衰竭时，右心室腔增大。

(2)大多出现对称性室间隔与左心室壁向心性肥厚，少数为非对称性室间隔上段肥厚(多见于合并冠心病时)。一般认为是由于部分心肌运动障碍，致使室间隔基底段过度代偿。但IVS/LVPW<1.3，需与肥厚型心肌病相鉴别。

高血压心脏病合并冠心病时，常出现节段性室壁运动异常。

(3)50%以上高血压心脏病升主动脉内径增宽、管壁增厚、回声增强、主动脉搏动增强。伴有管壁粥样硬化时，升主动脉搏动降低。M超显示管壁运动重搏波，波幅降低或消失。常伴有主动脉瓣和(或)瓣环钙化，回声增强。

部分高血压心脏病患者可见二尖瓣环钙化、回声增强。

2. 心脏多普勒超声

(1)二尖瓣血流频谱与肺静脉血流频谱：当左心室舒张功能减退时，左心室内压升高，左心房-左心室压差减小，E波流速降低。但当左心房压力升高时，E波流速反而上升。

心房收缩期肺静脉血流反流速度(AR)：正常情况下，左心室收缩时，左心房内有少量血流反流入肺静脉，但速度较低，左心室僵硬度增高时，肺静脉反流速度增大。

轻度左心室舒张功能异常(心肌松弛性减低)时，左心房大小正常，EV降低，AV升高，E/A<1。IVRT延长，EDT延长(>200ms)，AR轻度增大。多见于冠心病、高血压和肥厚型心肌病患者。

中度左心室舒张功能异常(心肌松弛性降低及心肌顺应性下降)时，左心房增大，EV与AV正常，EV/AV正常，IVRT正常或延长，EDT正常，AR增高(>35cm/s)。

重度左心室舒张功能异常(心肌顺应性严重降低)时，左心房明显增大，EV明显升高，AV减小，EV/AV>2，IVRT和EDT均缩短(EDT<150cm/s)，AR显著升高。

（2）主动脉瓣正向血流速度峰值增大。失代偿期时，主动脉瓣正向血流速度峰值减小。

（3）主动脉瓣左心室腔增大，或左心室壁肥厚明显时，多有二尖瓣反流。

十三、肺源性心脏病

肺源性心脏病（肺心病）是指因支气管、肺、胸廓或肺动脉的慢性病变引起的肺循环阻力增高，使右心压力负荷增加、右心室肥厚扩大，最终导致右心功能不全的一类心脏病。慢性阴囊性肺疾病是肺心病最常见的原因，其中以慢性支气管炎最多见（占70%～80%）。支气管哮喘、支气管扩张、阻塞性肺气肿及限制性肺疾病，如肺实质性和间质性病变亦可引发肺心病。肺心病的基本病理是肺动脉压升高。其升高程度也是肺心病严重程度和预后的指标。

先天性心脏病、左心室衰竭、后天获得性瓣膜病变引起的肺动脉高压（PAH）称为继发性肺动脉高压，占肺动脉高压的大多数。

继发性PAH分为如下类型。

（1）高动力性PAH：此时肺血流量增加，最常见于左向右分流的先天性心脏病，如房间隔缺损、室间隔缺损及动脉导管未闭等。长期左向右分流可导致肺小动脉阻力增大，肺动脉压力升高。

（2）高阻力性PAH：表现为肺周围血管阻力增加，包括由高动力性PAH发展而来涉及双侧肺部长期、广泛病变引起的。

（3）肺静脉高压性PAH，为毛细血管后性PAH，常见于二尖瓣狭窄、左侧心力衰竭及左心房黏液瘤等病变。

原发性肺动脉高压是一种不明原因的，以肺中等或小动脉痉挛、硬化、狭窄引起血管床阻力增加、肺动脉压升高、右侧心力衰竭和低功能状态为特点的进行性加重的少见疾病。若不治疗，致死率甚高。

【超声显像】

1. 心脏切面超声及M型超声心动图

（1）血流动力学改变及左心室功能测定：肺心病患者右心室前壁及室间隔对称性肥厚、右心室乳头肌增粗、运动增强。右心腔径饱满，室间隔仍突向右心室腔。室间隔与左心室后壁呈反向运动。

伴有容量负荷过重时，右心室腔增大，房室间隔膨向左心侧，左心腔因受压变小。LV/RV<2。RA/LA增大，右心室流出道≥30mm。

原发性肺动脉高压时，多有功能不全、右心腔增大。

急性肺动脉栓塞时，右心室壁无明显增厚。右心系统往往增大或增宽，房室间隔膨向左心腔，短轴切面可见左心室呈D形。

肺动脉及其分支均增宽。主动脉内径正常。

当右心室代偿失调时，右心室腔进一步扩大，下腔静脉及肝静脉内径增宽。

（2）一般室间隔仍与左心室后壁呈反向运动，幅度增加。失代偿后，运动幅度低平。肺栓塞时，多可见右心室壁节段性运动异常。

（3）房间隔缺损引起继发性肺动脉高压的程度较低且较晚。大的室间隔缺损或动脉导管未闭早期便可引起继发性肺动脉高压。

(4)凡可引起肺血流量增加或肺静脉高压的疾病，均可导致继发性肺动脉高压，如三尖瓣关闭不全、肺动脉瓣关闭不全、乏氏窦破入右心室、二尖瓣狭窄、三房心、左心房黏液瘤及左心功能不全等。

(5)肺动脉瓣活动曲线：M型a波变浅或消失。严重者，肺动脉瓣出现收缩中期关闭现象，使瓣膜运动曲线呈特异性很强的W波形。

(6)下腔静脉萎缩指数：当肺动脉高压导致右心功能不全时，下腔静脉萎缩指数<50%（正常应>50%）。

2. 心脏多普勒超声

(1)肺动脉血流频谱：原发性肺动脉高压和严重继发性肺动脉高压时，收缩期肺动脉血流频谱曲线呈狭窄的倒三角形，随肺动脉压力增高，峰值降低并显著前移。峰值流速前移至收缩早期，然后提前减速。有时于收缩晚期再次加速，出现第二个较低的峰。慢性肺源性心脏病患者则极少出现收缩中期切迹。急性肺动脉栓塞的多普勒曲线特点为收缩早期急速短暂充盈后，进而缓慢低速灌注。

CDFI显示肺动脉内血流暗淡且局限。

右心室射血时间和加速时间缩短，减速时间大于加速时间。射血前期/射血期>0.33。

(2)三尖瓣与肺动脉瓣反流及程度：PW于右心室流出道和右心房内看分别探及肺动脉瓣反流信号和三尖瓣反流信号。利用CW测量三尖瓣或肺动脉瓣最大反流速度，可估测肺动脉收缩压及舒张压。

正常人群三尖瓣也可存在反流。

(3)下腔静脉、肝静脉反流：下腔静脉与肝静脉内可见反流信号者，提示三尖瓣反流量大。

(4)肺动脉压：存在三尖瓣反流及肺动脉瓣反流时，应用CW记录收缩期三尖瓣最大反流速度及舒张期肺动脉瓣反流速度，可估测出肺动脉收缩压及舒张压。对可疑原发性PAH者，利用肺动脉瓣血流频谱估测肺动脉平均压力，对预测其存活期有很大价值。

(5)确定是否存在心内分流，如VSD、PDA、ASD、乏氏窦破入右心室等左向右分流的先天性心脏病等。心房、心室、大动脉水平的异常交通部位是否存在右向左的分流信号。

十四、心脏黏液瘤

心脏黏液瘤是成年人最常见的心内肿瘤，占心脏良性肿瘤的30%～50%。任何年龄均可发生，无性别差异。

一般认为黏液瘤起源于心内膜下间叶组织，长大后向心腔突出。最常见于左心房，约占75%；其次为右心房，约占20%；位于右、左心室者约占5%。黏液瘤绝大部分为单发性，发生于一个心腔。但也可为多发性，同时存在于心房和心室腔内。心房黏液瘤常附着于心房间隔卵圆窝处，亦可位于心房的其他部位，偶可起源于房室瓣。多数肿瘤有蒂，瘤体可随心脏舒缩而活动。黏液瘤外观似胶冻样，常为分叶状或葡萄串状。直径1～15cm，平均4～8cm。肿瘤组织非常松脆，容易破碎，脱落后引起周围动脉或脑血管栓塞。极少数黏液瘤可恶变为黏液肉瘤。黏液瘤多属良性，但如手术切除不彻底，局部可以复发。脱落的肿瘤组织可在脑血管和周围血管上皮继续生长，破坏血管壁形成血管瘤。尽管大部分黏液瘤是散发性的，但在某些患者呈家族型常染色体显性遗传，或为一种复杂异常综合征的一部分，包括色斑、黑色素瘤、原发性结节性肾上腺皮质病伴有或不伴有库欣综合征、黏液瘤样纤维腺瘤、睾丸肿瘤和(或)垂体腺瘤伴有巨人症或肢端肥大症。其中某些发现的组合被称为NAME综合征(痣、心房黏液瘤、黏液瘤样神经纤维瘤、雀斑)或LAMB综合征(色斑、心房黏液瘤和蓝痣)。约7%心脏黏液瘤为家族性或综合征黏液瘤的一部分。倾向于在较年轻个体发现，常呈多发性。

临床表现可概括为局部阻塞、动脉栓塞及全身表现三部分。最常见表现为肿瘤阻塞二尖瓣或三尖瓣口，引起该瓣膜狭窄的症状和体征。少数可引起二尖瓣或三尖瓣关闭不全。肿瘤阻塞特点为间歇性发作，体征不恒定，可随体位变动而改变。可有一过性晕厥、甚或猝死。猝死率约为5%。

1/3患者可引起体、肺循环血管栓塞，包括伴发脑血管意外、肺动脉栓塞、肺动脉高压等表现。

左心房黏液瘤的X线、心电图和右心导管检查表现可类似风湿性二尖瓣狭窄。超声心动图是诊断各部位黏液瘤的简便而可靠的方法。二维超声心动图可显示肿瘤部位、大小及范围，并可见其随心脏舒缩而移动。多普勒超声可显示肿瘤引起瓣膜狭窄和关闭不全的程度、心腔和大血管压力变化及心功能状态。放射性核素血池显像可显示充盈缺损。MRI、CT诊断价值也很高。

黏液瘤手术切除效果良好，1%~5%患者术后10~15年复发或出现第2个心脏黏液瘤，故对术后患者应定期随访。

十五、心脏内血栓

心脏内血栓最多见为左心房内血栓，常并发于二尖瓣疾病或心房纤颤。心室内血栓为急性心肌梗死或梗死后室壁瘤的伴发症。

人体心脏、血管内血液成分析出、黏集、凝固成固体称血栓。血栓形成后3~4d，新生肉芽组织逐渐替代血栓则为血栓的机化。心脏内血液淤滞，血流缓慢或发生旋涡，促进血小板的沉淀和凝集形成血栓。左心房内血栓多附着于左心房后壁及肺静脉入口处附近。血栓亦可发生于扩大的左心耳。若大块血栓脱落，在心房内受血流冲击后，多呈圆形。左心室血栓常见于急性心肌梗死或梗死后室壁瘤部位室壁病变及血流缓慢时，促使血液在此部位形成血栓，血栓脱落随血流至身体各部位引起动脉栓塞。

本病临床多有二尖瓣病变或急性心肌梗死、室壁瘤断端表现。一旦血栓脱落，引起栓塞，则出现因栓塞部位不同而异的相应表现。

【超声显像】检查左心房血栓常用左心室长轴切面、心肌四腔切面。左心耳血栓用主动脉根部短轴切面，显示肺动脉瓣及主动脉近侧段之后，依次检查房室沟、左心耳及左心房。检查时探头做上下摆动，可以扫查左心耳。于胸骨旁左心室长轴切面观察左心房后壁附壁血栓时，注意回声伪像。改变切面即可鉴别左心房内有无血栓。左心室血栓位于室壁运动异常处，多见于心尖部。除常规切面外，应采用心尖四腔及心尖二腔切面，充分显示心尖部。

心脏切面超声：于左心室长轴切面显示左心房后壁之前有厚度及范围不一的回声

区，回声强弱不一。新鲜血栓回声甚低，有时难以确认。机化血栓回声增高。钙盐沉积的血栓回声强度近似纤维化。血栓形成时间不同、机化程度不一，则可显示不同回声分层分布。血栓表面可不规则，四腔切面可显示血栓多以肺静脉入口处为中心。左心耳血栓于主动脉根部短轴切面显示主动脉根部左后方即左心房的前外侧，有强度不一的片状回声。心房游离血栓多呈圆形，单个或多个，游离在心房内，移动迅速，时而撞击房壁，时而撞击瓣叶。听诊可及撞击音。心室附壁血栓都位于心室壁运动异常部位。

【诊断标准】左心房后壁前和(或)左心耳内有异常回声区，或左心房内有游离回声团块，在左心房内各部位游动，伴有二尖瓣疾病及心房纤颤。左心室血栓多位于心尖部，有局部室壁运动异常和(或)室壁瘤形成。

【鉴别诊断】主要有左心房黏液瘤和二尖瓣后叶赘生物。前者有蒂，多附着于房间隔中部。心动周期中有规律的、较大幅度的活动。通常不难鉴别。后者通常赘生物随瓣叶活动，但对于大块的、活动不良的赘生物，有时与血栓难以鉴别。

十六、感染性心内膜炎

感染性心内膜炎(IE)指因受病原微生物感染，经血液循环直接侵犯心室内膜、大血管内膜或心瓣膜及腱索所引起的感染性炎症。病灶常局限于瓣膜的表层。通常将感染性心内膜炎分为急性和亚急性两种。临床多见为后者。此病多发生在已有器质性病变的心脏和人工瓣膜置换后等。近年来发生于无心脏病者日渐增多，尤其见于长时间经静脉治疗者。感染性心内膜炎中最多见的内膜损害是二尖瓣与主动脉瓣，以二尖瓣左心房侧游离面与主动脉瓣左心室面(低压腔面)最常见。瓣膜赘生物是本病特征性的病理变化，尚可有瓣膜组织破坏，穿孔及撕裂。也可由瓣膜延伸至邻近的心内膜及腱索，导致腱索断裂。此外，室间隔缺损和未闭导管的血流冲击处亦可受累。主动脉瓣常易侵及右叶，达90%以上。约有70%以上发生穿孔。人工瓣膜的感染性心内膜炎主要发生在主动脉瓣置换术后。

感染性心内膜炎产生的赘生物较风湿性心内膜炎产生的大而脆，易碎落成感染因子，随大循环血流播散到身体各部位产生栓塞。

对于血培养阴性的感染性心内膜炎，超声心动图对其诊断有着特别重要的作用，是诊断该病最理想的方法。

【超声显像】

1. 心脏切面超声及M型超声心动图

(1)血流动力学改变与心功能测定：无论是二尖瓣或主动脉瓣损害，引起或加重二尖瓣反流或主动脉瓣反流时，均可引起左心室容量负荷过重表现。

(2)赘生物征象：可见二尖瓣或主动脉瓣瓣叶(多为低压腔面)上异常团块状或条带状毛绒样浓密回声附着，大小形态极不规则，以瓣缘、瓣体多见。有时可见(赘生物)有蒂固定于瓣叶上，游离部分悬浮，随瓣叶开放关闭而活动。伴有瓣膜脱垂者尤为明显。

①新生的赘生物回声松散，活动度大。赘生物机化后回声强，随瓣叶活动显得僵硬、无浮动感。

②心内膜感染后增厚、增粗，回声增强。

③应描述赘生物部位、形态大小、数目及活动度。

(3)瓣膜损害：自然瓣膜与人工瓣膜损害不同。自然瓣膜损害又分为自身和继发性损害两种。

①瓣叶自身损害时，形态、回声改变差异很大。可表现为回声不光滑、连续中断或缺失、瓣缘粗糙增厚，或呈"串珠样"等表现。

②瓣膜继发性损害可表现为瓣叶穿孔、脓肿，瓣叶脓肿、脱垂、腱索断裂等征象。其中穿孔远较瓣周脓肿多见。主动脉瓣穿孔中，瓣膜基础病变以先天畸形最多见。

③应重点描述附有赘生物的瓣口。注意是否影响瓣膜的开放与关闭，造成瓣膜狭窄或关闭不全。

④人工瓣膜多合并瓣叶狭窄或关闭不全、血栓形成或心内膜炎。

⑤经胸超声心动图(TIE)检查对早期诊断生物瓣感染性心内膜炎很有价值，对机械瓣因回声表现为多条且多变反射而难以确定，不易检出直径＜2～3mm的赘生物。

2. 心脏多普勒超声

(1)主动脉－左心室反流：主动脉瓣受损所致的反流特点是彩色反流束基底宽、面积大、色彩紊乱，且流程短，多数仅到左心室中部。

频谱多普勒可在左心室流出道内探及舒张期湍流频谱。

(2)左心室－左心房反流：瓣口反流特点为频谱基底宽、流程短、色彩紊乱、多有偏心，说明瓣叶受损波及面广。

瓣叶穿孔时，反流束起源、形态、方向与瓣口反流不同。可清晰显示瓣体回声缺失部位的穿瓣偏心反流血流信号。频谱多普勒可在低压腔侧探及收缩期湍流频谱。

十七、心肌病

心肌病为除风湿性心脏病、冠心病、高血压心脏病、肺心病及先天性心脏病以外的以心肌病变为主的一组疾病，可分为原发性和继发性两种。原发性心肌病又分为肥厚型、扩张型和限制型心肌病3种。

(一)扩张型心肌病

扩张型心肌病为原发性心肌病的常见类型之一。心房、心室均扩大，常以左心室扩大为主，房室环也因此增大，继而导致房室瓣关闭不全。室壁不增厚或代偿性轻度增厚、心室重量增加。

由于心肌变性、坏死，致心肌收缩力减弱，心室射血分数和心搏量下降，心室收缩和舒张末期容量增多，心脏逐渐增大。又因房室环扩张，可造成二尖瓣或三尖瓣关闭不全，左心室舒张末压升高，最终发展为充血性心力衰竭。少数病例病变主要累及右心室。

本病一般起病缓慢，少数突然发病，出现气急、甚至端坐呼吸、水肿和肝大等充血性心力衰竭表现。部分病例可发生栓塞或猝死。主要体征为心脏扩大。2/3病例可听到第三心音或第四心音奔马律。心尖区或三尖瓣区可闻及Ⅱ～Ⅲ级杂音(相对房室瓣关闭不全)，常可出现各种类型的心律失常。

心电图主要显示为心房纤颤、传导阻滞和各种心律失常。其他可见ST－T异常和病理性Q波。

X线检查心脏阴影明显扩大，也可有左心房、右心室扩大。心胸比率多为60％以上。肺部常有淤血。

【超声显像】多采用左心室长轴切面、四腔切面、五腔切面观察房室大小、瓣膜开放与关闭功能及室壁活动幅度。利用多普勒超声测定瓣口血流速度及有无反流。

1. 心脏切面超声

(1)各房室腔径增大。以左心室、左心房为主，左心室明显增大，形似球样。室间隔因左心室扩大而向右心室膨出。乳头肌向上向后移位，二尖瓣前后叶被牵拉向后贴近左心室后壁，远离室间隔，因此左心室及左心室流出道扩大。

(2)四个瓣膜开放幅度均减小，开放时间缩短，以二尖瓣明显。二尖瓣口短轴切面显示二尖瓣开口变小，与扩大的左心室相对应，形成大心腔小瓣口的特征性改变。

(3)室间隔与左心室后壁厚度正常，晚期可稍增厚，但与明显扩大的左心室相比显示为薄。室壁运动幅度减小。

2. M型超声心动图

(1)心室内径扩大。

(2)主动脉主波幅度减低，瓣口开放幅度变小。二尖瓣口开放幅度变小。E峰距室间隔的距离明显增大，>15mm。

(3)室间隔及室壁活动幅度减低，但未见RWMA，室壁收缩期增厚率<30%。

3. 多普勒超声 彩色多普勒血流显像显示各瓣口流速减慢，心腔内血流暗淡。左、右心房内可出现多色斑点的二尖瓣和三尖瓣反流束。左右显示流出道内也可见主动脉瓣或肺动脉瓣反流束。脉冲多普勒检查显示主动脉血流频谱曲线加速支上升加快，近乎三角形。另外，亦可记录到二尖瓣及三尖瓣收缩期反流信号。连续多普勒可记录到二尖瓣及三尖瓣反流的高速血流频谱曲线。

【诊断要点】

1. 全心扩大，左心室为主，呈球样改变。

2. 各瓣口开放幅度变小，二尖瓣与左心室形成"大心腔小瓣口"的特征。M型超声心动图显示为二尖瓣低矮菱形曲线，E峰与室间隔距离增大

3. 室间隔与室壁活动幅度减低。

4. 频谱多普勒检查各瓣口血流速度减慢，二尖瓣和主动脉瓣常可记录到反流信号。

【鉴别诊断】扩张型心肌病常需和冠心病合并心力衰竭相鉴别。冠心病时，左心室亦可增大，但一般不呈球形改变，可见节段性运动异常，二尖瓣后移不明显。

(二)肥厚型心肌病

肥厚型心肌病是以心室肌明显非对称肥厚，心室腔变小为特征，同时伴有左心室高动力性收缩和左心室血液充盈受阻，舒张期顺应性下降，病因不明。其主要病变为心肌，表现为室间隔非对称性肥厚，常发生于室间隔上中部，亦可累及左心室前壁、下壁和心尖部。少数患者出现右心室流出道的心肌肥厚。显示腔也缩小，心房扩大，二尖瓣前叶可有增厚。

临床一般将肥厚型心肌病分为梗阻型和肺梗阻型。出现左心室流出道内压差者为肥厚型梗阻性心肌病，不发生左心室流出道内压差者为肥厚型非梗阻性心肌病。后者对血流影响不大。

梗阻发生在左心室收缩期。当心室收缩时，肥厚的心室间隔突入左心室腔，同时，二尖瓣前叶异常向前移位，导致左心室流出道狭窄伴二尖瓣关闭不全，左心室流出道血流速度增快。主动脉瓣因高速血流冲击可出现扑动或收缩中期半关闭。左心室出现高动力性

收缩，左心室射血分数高于正常。由于心肌肥厚和心室腔缩小，舒张期左心室充盈阻力增大，左心室舒张速度减慢，舒张期容积减小，心脏射血功能逐渐减弱，可发生左心功能不全。

本病一般有心悸、胸痛、气急、胸闷。梗阻型可有头晕或晕厥。查体心脏轻度扩大。流出道梗阻的患者可在血管左缘第3、第4肋间听到非特异性较粗糙的喷射性收缩期杂音。

心电图示左心室肥大，非特异性ST－T改变、病理性Q波在Ⅱ、Ⅲ、aVF或V_4、V_5上出现，为本病的一个特征。

心血管造影可出现左心室腔与流出道间有压差＞2.66kPa。心室造影显示左心室腔变形。

【超声显像】

1.心脏超声检查

(1)非对称心肌肥厚是肥厚型心肌病的主要体征：正常时，室间隔和左心室后壁厚度基本一致，一般＜12mm。两者厚度之比平均为1.03±0.06。而肥厚型心肌病，其比值＞1.3。室间隔厚度多＞15mm。

Maron等把二尖瓣水平和乳头肌水平做横断面，分成5个部分。室间隔分为前部室间隔和后部室间隔两部分。左心室壁分为前壁、侧壁和后壁三部分，并根据肥厚型心肌病心肌肥厚的部位不同分为4型。

①Ⅰ型：前部室间隔明显增厚，二尖瓣水平前部室间隔增厚更为多见，但也累及乳头肌水平以下的前部室间隔，而后部室间隔多数在正常范围。此型占肥厚型心肌病的14%。

②Ⅱ型：前部室间隔和后部室间隔均增厚左心室游离壁一般不增厚，此型占肥厚型心肌病的18%。

③Ⅲ型：全部心室壁均增厚，但室间隔和左心室后壁更明显，此型占肥厚型心肌病的48%。

④Ⅳ型：主要在乳头肌以下室间隔和左心室前、侧壁增厚，占肥厚型心肌病的20%。

心尖肥厚型：主要于心室壁下1/3明显肥厚，流出道无阻塞，心尖部心腔狭小，严重者心尖部心腔闭塞。

(2)左心室流出道狭窄：正常人左心室流出道的宽度为20～35mm，肥厚型梗阻性心肌病多发生左心室流出道狭窄，一般＜20mm。有报告正常人左心室流出道出口平均为20mm，心肌病平均为17.5mm。左心室流入道入口平均为24mm，心肌病平均为15mm。

(3)二尖瓣前叶收缩期前向运动与室间隔完全接触者为完全梗阻，不完全接触者为不完全梗阻。由于收缩期二尖瓣前叶前移，可发生二尖瓣关闭不全。

2.M型超声心动图

(1)收缩期二尖瓣前叶CD段可以看到向前运动(SAM)，与室间隔相贴近。完全型梗阻性心肌病难以测出左心室流出道宽度。

(2)因室间隔增厚，左心室流出道变窄，常使E峰与室间隔相撞。由于左心室顺应性降低，左心室充盈受限，EF下降速度明显减慢。

(3)主动脉瓣运动异常：肥厚型梗阻性心肌病收缩中期瓣膜提前半关闭，收缩晚期再开放，收缩末期再关闭。另外，收缩期左心室流出道血流速度很快，常冲击主动脉瓣，引起主动脉瓣的扑动。

(4)室间隔收缩速度及幅度明显降低。

3. 多普勒超声

(1)彩色多普勒血流显像：可显示左心室流出道的收缩期射流束。根据肥厚部位不同，可起自不同水平。射流束向主动脉瓣口伸延。因收缩早期左心室流出道血流速度较高，射流束一般为红色。在收缩中期，由于二尖瓣前叶前向运动，左心室流出道变窄，流速显著增高。在左心室流出道显著之上和主动脉瓣之下，可以见到红蓝镶嵌的涡流区。左心房内也可见起自二尖瓣口的收缩期反流束。

(2)脉冲多普勒：左心室流出道内出现收缩期流速较高的射流，为双向充填的血流频谱曲线。主动脉血流频谱曲线成"尖峰圆顶状"的双峰状，第二峰明显小于第一峰。由于左心室舒张速度减慢，下降速度减慢，压差半降时间轻度延长。

(3)连续多普勒：左心室流出道显著时，特征性的改变为收缩期射流频谱曲线呈单峰匕首状。流速在收缩早期迅速上升后突然减慢，然后迅速上升，收缩晚期达峰值，其后迅速下降。窗口明显充填。在心尖部探测，射流频谱曲线呈负向。

【诊断要点】

1. 室间隔增厚，心室壁也可增厚，厚度≥15mm，多数呈非对称性局部下降增厚。梗阻性心肌病左心室流出道变窄，二尖瓣前叶有SAM。

2. 主动脉瓣可见收缩期扑动和收缩中期半关闭现象。

3. 多普勒超声检查左心室流出道可见射流，在SAM近主动脉瓣侧有湍流。

4. 无其他导致左心室壁肥厚的心脏疾病存在。

【鉴别诊断】主要和高血压病、主动脉瓣狭窄所引起的心室壁增厚相鉴别。肥厚型心肌病多为室间隔增厚为主的非对称性增厚，室间隔厚度多＞15mm。而高血压和主动脉瓣口狭窄，室间隔多＜15mm，左心室后壁也增厚。

(三)限制型心肌病

限制型心肌病较为少见，仅占心肌病的3％。病理变化为心内膜－心肌的广泛纤维化，心腔可由纤维化和血栓形成而部分闭塞。心室流入道为增生的纤维组织限制心室充盈，导致心室舒张功能的障碍，回心血流困难。类似缩窄性心包炎病变。

本病好发于婴幼儿或青年。临床表现与缩窄性心包炎甚相似。代偿期可无症状或有头晕、乏力、劳累后心悸等，病情进展后可出现慢性右侧心力衰竭症状。体检一般无杂音，少数心尖区可闻及Ⅰ～Ⅱ收缩期杂音。

心导管检查，心室压力曲线呈早期下陷，晚期呈高原波形，与缩窄性心包炎类似。左心室造影可见心内膜肥厚及心室腔缩小。

【超声显像】心脏切面超声采用左心室长轴切面、心尖四腔切面，观察心内膜有无增厚，并注意心包情况，以便和缩窄性心包炎相鉴别。用多普勒超声检查各瓣口血流速度。

1. 心脏切面超声可见心内膜增厚，在心室内膜表面显示致密的回声带。

2. 心尖部心腔多闭塞，心腔呈长径缩短，而短轴相对延长之形态。左、右心房多增大。下腔静脉和肝静脉增宽。

3. 室间隔和室壁活动幅度明显变小。舒张末期左心室内径明显变小。舒张末期容量减低。

4. 射血分数及短轴缩短率明显减小。

5. 多普勒检查，限制型心肌病和缩窄性心包炎的二尖瓣血流和三尖瓣血流的舒张早期最大流速均高于正常，但压差半降时间却显著低于正常。吸气显著延长左心室等容舒张时间，并显著减小二尖瓣血流的最大速度。这一改变仅出现于缩窄性心包炎而不出现于限制型心肌病。另外，限制型心肌病的肺动脉收缩压通常超过6.67kPa(50mmHg)，而限制性心包炎的肺动脉收缩压通常＜6.67kPa(50mmHg)。

【诊断与鉴别诊断】根据室间隔和左心室后壁增厚。反射增强、活动幅度变小、左心室舒张末期内径变小时作出诊断。主要与限制性心包炎相鉴别，后者主要是心包脏层及壁层增厚，而本病主要是心肌－心内膜增厚。

十八、心包积液

心包积液是心包炎的主要表现，分为局限性和弥散性。病理变化有纤维蛋白性(干性)和渗出性(湿性)两种，后者可因前者发展而来。渗液可为浆液纤维蛋白性、浆液血性、出血性及化脓性。炎症开始时，壁层和脏层心包出现纤维蛋白、白细胞及内皮细胞组成的渗出液。以后渗出物中的液体增加，成为浆液纤维蛋白性渗液，量可达2～3L，外观呈草黄色，清晰，或由于含有较多白细胞及内皮细胞而浑浊。若含有较多红细胞则呈浆液血性。渗液多在2～3周吸收。结核性心包炎常产生大量浆液纤维蛋白性或浆液血性渗出物。渗液可长达数月，偶呈局限性积聚。化脓性心包炎的渗液含有大量中性粒细胞，呈稠厚的脓液。胆固醇性心包炎渗液中含有大量胆固醇。呈金黄色。乳糜性心包炎的渗液则为牛奶样。结核性或新生物引起的出血性心包炎渗液中含有大量红细胞，应与创伤或使用抗凝血药所致含纯血的血心包相鉴别。炎症反应常累及心包下表层心肌，少数严重者可累及深部心肌，甚至扩散到纵隔、膈和胸膜。心包炎愈合后可致心包增厚，或不同程度的粘连。粘连可以完全堵塞心包腔。若炎症累及心包壁层的外表面，可产生心脏与邻近组织(如胸膜、纵隔和膈)的粘连。急性纤维素性心包炎的炎症渗出物常可完全溶解而吸收，或较长期存在。亦可机化为结缔组织，形成瘢痕，甚至引起心包钙化，最终发展为缩窄性心包炎。

心包渗液是急性心包炎主要表现。心包渗液由于重力作用首先积聚于心脏的膈面。当渗液增加时，充盈胸骨后心包间隙，然后除心包反折的心房后面这部分外，心脏的两侧均可充满渗液。由于渗液的急速或大量积聚，心包腔内压力上升，当达到一定程度时，心脏的扩张受到限制，舒张期充盈减少，心搏量降低。

【超声显像】心包积液时，主要检查左心室长轴切面、四腔切面及由心尖至二尖瓣环的一系列短轴无回声。应注意观察右心室前壁、左心室后壁心包腔之间有无液性无回声区，估测液量多少。当体位变动时，低位处心包腔内液性无回声区扩大，此对心包积液的诊断有重要意义。

1. 心脏切面超声

(1)少量心包积液时，胸骨旁左心室长轴切面于房室沟处及左心室后壁心包腔内可见液性暗区。心包积液增加时，右心室前壁与胸壁之间、心尖部、心脏外侧、前方及后方也可见均匀分布的带状液性暗区。积液量少时暗区较窄，量多则较宽。在多数患者因液体向下流动，一般心后的暗区较心前者为宽。大量心包积液时，因心包上推，心房后可出现液性暗区。

(2)少量心包积液时，心脏各腔室大小正常。大量积液时，心脏受压，心脏变小，以右心室变小为著，而心房增大。

(3)大量心包积液时，可见心脏摆动征，右心室前壁、室间隔、及左心室后壁呈同向运动，即收缩期向前，舒张期向后。右心室前壁活动增强，呈波浪式运动。

(4)包裹性心包积液，积液部位呈局限性液性区，液性无回声区中可见絮状粘连带。

2.M型超声心动图

(1)胸壁与右心室前壁或左心室后壁可见到液性暗区。体位改变，液性暗区的宽度会发生改变，此点可与心脏血管暗区相鉴别。

(2)大量心包积液时，声束穿过前部的心包腔，此时，进出心包腔、壁层之间的液性无回声区较长，其内无特异反射。当探头稍向内指时，心脏收缩使心尖抬举，触及声束，故在心包腔液体内出现多重反射。心脏舒张时，心尖离开声束，则多重回声消失。此为诊断心包积液的依据。

(3)右心室前壁、室间隔及左心室后壁呈同向运动，右心室前壁运动幅度增强。

(4)吸气时右心室内径增大，左心室内径缩小，回心血量减少，吸气时则恢复正常。

3.心包积液的定量诊断　临床常用心包积液量的估测。心包积液平段<8mm时，积液量在500ml以下；液平段在10～12.5mm时，积液量为500～1000ml，超过25mm时，积液量则>1000ml。

心脏切面超声亦可估计心包积液量。积液位于左心室后下方，在心前区及心外侧无液性暗区或仅有少量，积液量一般<100ml。积液均匀分布于心脏周围，则积液量为100～500ml。液性无回声区较宽，环抱在心脏周围，心后最多。左心房后亦可见到时，积液量可超过500ml。

4.缩窄性心包炎　当心包积液未及时治疗，或心包积液内有大量细胞成分和纤维素时，液体逐渐消失后，心包脏层和壁层则增厚、粘连，附着于心脏表面，使心脏不能舒张，导致回心血流受阻，腔静脉和肝静脉淤血。切面超声可见左、右心房增大，心室可能较小，心包脏层和壁层增厚，反射增强。M型超声心动图检查于心室后壁后方可见增厚的脏层和壁层同向运动，其间有一层很窄的液性区或低回声区。

【诊断要点】心包脏层和壁层之间可见液性无回声区，且随体位变化而变化。心尖部检查时，收缩期液性无回声区可见异常回声反射。

【鉴别诊断】心包积液时，应与心包膜脂肪垫所形成的无回声区相鉴别。前者在体位变化时，液性无回声区有变化，无变化为心包膜脂肪垫形成。与左侧胸腔积液的鉴别为，心包积液时，胸壁和肺反射之间可见一液性无回声区，但暗区内有心脏搏动反射，无回声区也较稳定，可作鉴别。

十九、肺栓塞

肺栓塞(pulmonary embolism)是指栓塞物嵌塞在肺动脉及其分支，组织血液供应受阻所引起的病变。常见的栓子是血栓，其余为少见的新生物细胞、脂肪滴、气泡、静脉输入的药物颗粒、偶见留置的导管头端引起的肺阻断。由于肺组织接受支气管动脉和肺动脉双重供应，而且肺组织和肺泡间也可直接进行气体交换，所以大多数肺栓塞不一定引起肺梗死。

国外肺梗死的发病率很高，仅美国每年的发病率即可达60万。其中约1/10在1h内死亡，余下的仍有1/3在不同时间内死亡，占人口死亡的第3位。也有报道指出，近年来随着成人接受抗凝治疗的增加，发病率呈减少趋势。我国一组900多例心肺血管疾病尸检资料显示，肺段以上大血栓堵塞者达100例（11％），占风湿性心脏病尸检的29％、心肌病的26％、肺源性心脏病的19％，说明心肺血管疾病也常并发肺栓塞。

本病常见病因如下：

1. 血栓形成　肺栓塞常为静脉血栓的合并症。栓子大多来源于下肢和骨盆的深静脉，少数来源于上肢、头和颈部静脉。血流淤滞、血液凝固性增高和静脉内皮损伤是血栓形成的促进因素。创伤、长期卧床、静脉曲张、静脉插管、盆腔和髋部手术、肥胖、糖尿病、避孕药或其他原因的高凝状态，均容易导致静脉血栓形成。早期的血栓松脆，加上纤溶系统的作用，易脱落经静脉系统流入肺动脉。故在血栓形成的最初数天发生血栓栓塞的危险性最高。

2. 心脏病　是我国肺栓塞的最常见原因，占40％，几乎涉及各类心脏病。合并房颤、心力衰竭和亚急性细菌性心内膜炎者，肺栓塞发病率较高。以右心腔血栓最多见。细菌性栓子除见于亚急性细菌性心内膜炎外，也可由于起搏器感染引起。前者感染性栓子主要来自三尖瓣而到达肺动脉。

3. 肿瘤　在我国为第2位原因，占35％，远较国外6％为高。以肺癌、循环系统肿瘤、绒癌、白血病等为常见。恶性肿瘤并发栓塞的1/3为瘤栓，其余为血栓。

4. 妊娠和分娩　孕妇肺栓塞发病率较年龄配对的非孕妇高数倍，产后和剖宫产术后发病率极高。妊娠时腹腔内压增加，盆腔静脉受压，加之激素松弛血管平滑肌以及引起静脉血流缓慢，血液流变学改变等均促进静脉血栓形成。另外，妊娠期羊水栓塞是分娩期的严重并发症。

5. 其他　其他少见的病因有长骨骨折致脂肪栓塞；意外事故和减压病造成空气栓塞、寄生虫和异物栓塞。

大多数急性肺栓塞可累及多支肺动脉。栓塞部位右肺多于左肺、下叶多于上叶，但少见栓塞于右或左肺动脉主干或骑跨在肺动脉分支处。血栓栓子机化差时，易形成碎片栓塞小血管。栓子是否引起肺梗死由累及血管大小、栓塞范围、支气管动脉供给血流的能力及阻塞区通气适当与否而定。肺梗死的组织学体征为肺泡内出血和肺泡壁坏死，很少发生炎症。梗死区肺表面活性物质减少可导致肺不张。胸膜表面常见渗出，1/3为血性。若能存活，梗死区最后形成瘢痕。

肺栓塞对血流动力学的影响比较复杂，原无心肺疾病者，只有50％以上肺血管结构被栓子影响后，才出现肺动脉高压。但栓塞前即有肺血管阻力明显异常的病人，较少的栓塞也足以引发肺动脉高压。肺栓塞后释放的血管活性物质，如5－羟色胺会加重肺动脉高压。应用5－羟色胺拮抗药可明显削弱甚至阻断肺栓塞对血流动力学的不利影响及其对支气管的收缩作用。

小范围的肺栓塞可无明显症状，或仅有焦虑。大的肺动脉栓塞或受累血管床范围广泛时，可表现为面色苍白、衰弱、出冷汗、恶心、呕吐、少尿、心悸和呼吸困难。查体可见发绀、呼吸浅而快、肺部湿啰音或哮鸣音、肺血管杂音、心动过速、P_2亢进、动脉压降低甚至休克及肺心病的体征。

出现肺梗死后，病人可突然发生胸痛、呼吸困难、咯血。此外，早期少数患者可有高热，约40％患者有低至中等程度发热。依据梗死部位，胸痛可为局限在肋部的剧痛，亦可放射到肩或腹部，类似于心肌梗死，但不能为硝酸甘油所缓解。查体可听到胸膜摩擦音或发现胸腔积液体征。

【鉴别诊断】约11％的患者在发病1h内死亡，其余的仅29％可得到明确诊断，其中8％死亡。而未及明确诊断的病人中致死率高达30％。因此，早期发现十分重要，可提高抢救成功率。

肺栓塞的诊断在很大程度上靠临床医生的警惕性。静脉血流缓慢的病人伴有难以解释的呼吸困难时，应考虑到肺栓塞的可能性。其他的加重因素有口服避孕药、期卧床、充血性心力衰竭及外科手术等。

对肺栓塞诊断有参考意义的检查有血清LDH升高、PaO_2降低、$P_{As}O_2$增宽。心电图表现力类似心肌梗死的ST段和T波改变以和(或)类似急性肺心病的P波和ORS波形。

X线显示斑片状浸润、肺不张、膈肌升高、胸腔积液，尤其是以胸膜为基底凸面朝向肺门的圆形致密阴影，以及扩展的肺动脉伴有远端肺纹理稀疏等，对肺栓塞的诊断都具有重要价值。

核素肺通气/灌注扫描是诊断肺栓塞最敏感的无创性方法，特异性虽低，但有典型的多发性、节段性或楔形灌注缺损而通气正常或增加，结合临床，诊断即可成立。

肺动脉造影是诊断肺栓塞最特异的方法，适用于临床和核素扫描可疑以及需要手术治疗的病人，表现为血管充盈缺损、动脉截断或"剪枝征"。造影不能显示≤2mm直径的小血管，因此多发性小血栓常易漏诊。MRI为肺栓塞诊断的有用无创性技术，较大栓塞时可见明显的肺动脉充塞缺损。

易与肺栓塞混淆的是肺炎、胸膜炎、气胸、慢性阻塞性肺炎、肺部肿瘤、急性心肌梗死、充血性心力衰竭、胆囊炎、胰腺炎等疾病，CT有助于鉴别。

由于肺栓塞的栓子70％～90％来源于下肢静脉血栓，所以下肢静脉血栓被认为是肺栓塞的标志。但有时症状不明显，两侧下肢大小稍有不同，极易漏诊(一般两侧小腿周径大小相差1cm以上有诊断意义)。目前应用无创伤的血管Doppler超声波检查极有意义，已成为肺栓塞病人的第一线检查。血管Doppler超声波检查不但可检查下肢动脉或静脉病变，也可检测其严重程度。心脏超声显像可显示肺动脉高压及急性肺心病表现。

临床上肺动脉栓塞的误诊、漏诊甚多，其中，最多误诊为肺炎。误诊、漏诊原因为对本症的认识不足及对本病的诊断意识不强。近年来临床实践中认为螺旋CTPA并做血管重建诊断肺动脉栓塞(亚段以上)准确可靠(可显示肺动脉亚段以上的充盈缺损)。

临床工作中应重视肺动脉栓塞的预防，对有易患因素患者，如长期卧床、术后、创伤骨折、慢性心力衰竭、高龄、肥胖、产后者，应采取必要预防措施，如鼓励早期起床活动，老年人长期卧床应做被动运动；穿弹力袜；电刺激下肢腓肠肌；气束压迫或脉冲泵改善下肢静脉反流；必要时应用药物抗凝，抗血小板集聚；以往有肺梗死病史者，必要时可安放下腔静脉过滤器。

　　澳大利亚曾报道1992～1998年148个医院，包括新西兰、南非、英国、瑞典共13356例骨股颈骨折后，4088例进行骨整形术，术前应用阿司匹林每天160mg至术后35d。结果可减少肺动脉栓塞43%。应用阿司匹林者，肺栓塞致死率仅为1.8%，而对照组为4.3%，可减少死亡达58%，出血者很少，其疗效与皮下注射低分子肝素类似。

（张春阳）

第三章　颅脑疾病超声诊断

第一节　新生儿缺氧缺血性脑病

新生儿缺氧缺血性脑病(hypoxic－ischemic encephalopathy，HIE)是指在围产期窒息而导致脑的缺氧缺血性损害。此症是新生儿致残致死最常见的病因之一。缺氧主要引起脑水肿及神经元坏死，缺血主要引起脑血管梗塞及白质软化。

【临床表现】

主要表现为意识障碍和肌张力的改变。严重可出现脑干功能障碍。

【超声表现】

1. 局灶型：侧脑室周围和丘脑部脑组织回声增强、模糊，可见散在的点状或斑片状强回声。

2. 脑水肿型：弥漫性脑实质回声增强，脑室变窄或消失(图1)。

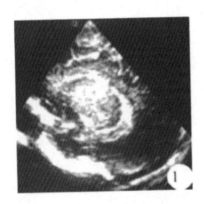

图1　脑水肿

3. 脑室旁白质软化型：脑室周围高回声区，多见于侧脑室前角的后方。（图2）。

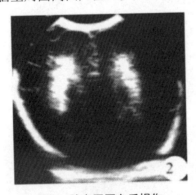

图2　脑室周围白质损伤

4. 丘脑及基底神经节损伤型：丘脑、基底节部位呈双侧对称性的回声增强区。

5. 脑梗死型：①在急性阶段，脑实质呈单侧或双侧、非对称性回声增强区及脑水肿形成的肿块效应。并逐渐过渡到非病变区。②进一步发展，病变区可呈边界清楚、较为典型的"球形"、"三角扇形"或"楔形"强回声，尖端指向颅脑中心部位。③病变区脑动脉搏动消失，但在病变区周围脑动脉则搏动增强。④脑沟变浅、消失，大脑外侧裂不对称、病变侧侧脑室受压变形。⑤随着病程进展，病变区可形成大小不等的囊腔，甚至脑穿通畸形。

6. CDFI：脑血流速度减慢，阻力指数增大(RI≥0.80)或减低(RI≤0.55)。

【鉴别诊断】

HIE与颅内出血在超声检查时均表现为回声增强，而且这两种脑损伤常常会同事存在，HIE常常呈对称性分布。

第二节　颅内出血

颅内出血是婴幼儿严重的脑损伤，主要由产伤和缺氧缺血所致。分为室管膜下出血、脑室内出血、脑实质出血、硬脑膜下出血、蛛网膜下腔出血、及小脑内出血。以室管膜下出血，脑室内出血最常见。超声对硬脑膜下出血、蛛网膜下腔出血及小脑内出血不能很好诊断。

【临床表现】

常无兴奋过程，而抑制症状明显，经常出现阵发性呼吸节律不整及呼吸暂停，伴发绀。晚期出现惊厥及昏迷。

【超声表现】

(1) 室管膜下出血：侧脑室前角外下方有局灶性的稍高或强回声光团。在矢状切面检查时可发现丘脑尾状核沟处回声增强，出血部位形态大小不一。两侧脑室内的脉络丛正常范围为5～13mm，如果>12mm，提示有出血。（图3）

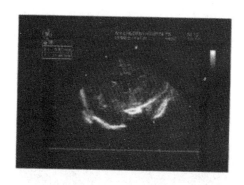

图3　室管膜下出血

(2) 脑室内出血：侧脑室内的强回声团块，可以占据侧脑室的一部分或充满整个侧脑室；也可表现为脉络丛显著增粗增厚、延长，表面粗糙、分叉或呈球状膨大。

(3) 脑实质出血：脑实质内的局灶性、团块状强回声或混合性回声增强区，形态规则

或不规则，边界清晰。单个或多发：出血量较大时可引起脑中线结构移位，吸收后可形成囊腔或空洞。（图4）

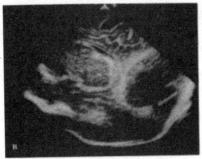

图4　脑实质出血

(4)CDFI：颅内血流各项指数在正常范围。

【鉴别诊断】

与正常的脉络丛鉴别，脉络丛位于侧脑室的非依附区，而出血好发于依附区。两种卧位检查者可以发现血液流动或者血液分层，而脉络丛不会改变位置。在多普勒图像上血凝块无血流而脉络丛显示血流。

第三节　脑积水

脑积水是由于颅脑疾患使得脑脊液分泌过多或(和)循环、吸收障碍而致颅内脑脊液量增加，脑室系统扩大或(和)蛛网膜下腔扩大的一种病症。

【临床表现】

轻度可无临床表现。较重时可观察到头围进行行增大，前囟饱满，颅缝分离。眼球常向下转，巩膜外露，即落日眼。

【超声表现】

(1)轻度积水：侧脑室三角区扩大，新生个儿正常上限为3～4mm。

(2)大量积液时，脑室内充满脑脊液，脉络丛受压，脑组织不同程度受压变薄。（图5）

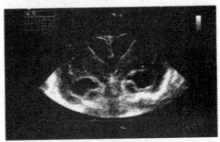

图5　脑积水

(3)CDFI：脑实质受压使脑动脉血流阻力指数增高。

【鉴别诊断】

极重度脑积水应与水脑症(hydranencephaly)鉴别。水脑症又称水型无脑畸形，脑组织极度发育不良。

第四节　先天性蛛网膜囊肿

先天性蛛网膜囊肿(congenital arachnoid cyst)是胚胎期发育异常或组织异位发育，为非肿瘤性的良性囊肿。

【临床表现】

体征与蛛网膜囊肿的大小和位置有关。小囊肿或早期无症状，较大者引起慢性颅内压增高，压迫脑组织而导致一系列的症状。

【超声表现】

第三脑室后方或附近圆形囊性肿物，对周围组织产生压迫，第三脑室扩大，但相对较小，侧脑室显著扩大。

CDFI示囊壁及内部均无血流信号。

【鉴别诊断】

(1)脑穿通畸形以先天发育异常最为常见，后天性脑穿通畸形主要与新生儿颅内出血、缺血缺氧性脑病、颅脑损伤及脑血管疾病等相关。多见于侧脑室额角或颞角，偶见于枕角。其囊肿样膨大形状和大小不一，最大者可充满整个半侧颅腔。

(2)颞叶发育不全综合征(Robinson综合征)、当颞叶或额叶被脑脊液积聚占据而致发育异常或发育低下。

第五节　Dandy－Walker畸形

Dandy－Walker畸形又称为Dandy－Walker囊肿，是脑积水的病因之一。

【临床表现】

婴儿头颅进行性增大，前囟扩大并膨隆。

【超声表现】

患儿前囟窗扩大，侧脑室、第三脑室对称性扩张，小脑半球发育不良，两侧小脑半球分离。囊肿内无血流信号。又称第四脑室孔闭锁综合征，为先天性小脑畸形，脑积水，小脑蚓部发育不良，四脑室囊样扩张，横窦、窦汇及小脑幕上移，一个或多个四脑室孔闭塞。(图6)

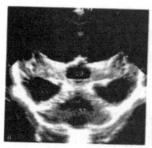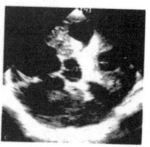

图6　Dandy－Walker畸形

【鉴别诊断】

(1)先天发育异常：包括第四脑室中孔或侧孔闭塞或第四脑室内囊肿形成。

(2)第四脑室囊虫闭塞：多发脑囊虫病易于诊断，脑室型单发者诊断困难。

(3)颅后窝肿瘤：中线肿瘤脑积水发生较早，髓母细胞瘤、血管网状细胞瘤及室管膜乳头状瘤多见。

第六节　胼胝体发育不全

胼胝体发育不全(agenesis of the corpus callosum)是先天性的胼胝体缺如。胼胝体发育不全包括完全性胼胝体发育不全和部分性胼胝体发育不全，可单独存在也可合并其他颅内畸形。

【临床表现】

主要表现有智能低下、抽搐、视神经萎缩、视神经或虹膜缺如。

【超声表现】

(1)侧脑室枕角增大，呈"泪滴状"；侧脑室体部平行，且间距增大；侧脑室前角变窄，角间距离增大。

(2)第三脑室增大，且向上移位。

(3)室间孔延长。

(4)胼胝体和透明隔腔消失。

(5)常合并中线结构异常，如囊肿，脂肪瘤等。

(6)彩色多普勒显示胼周动脉走行异常。(图7)

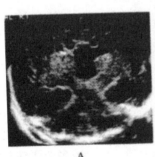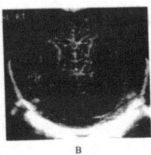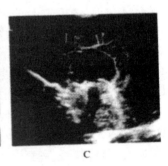

图7　胼胝体发育不全

A.两个大脑半球之间的低回声的胼胝体缺如，侧脑室(L)分离较宽，并且扩大的第三脑室(3)上移，位于两个侧脑室体部之间。B.侧脑室后角(0)平行。C.第三脑室(3)抬高并扩大，而第四脑室(4)正常。

【鉴别诊断】

(1)小头畸形：小头畸形分伴和不伴其他畸形两类，均包括遗传、环境和原因不明三类情况。由遗传决定者为原发性小头畸形，是一种独特的情况。

(2)颅缝早闭症(craniostenosis)：颅缝早闭遏制了颅骨的正常发育致颅腔狭小，称狭颅。两者虽非同一，但名称可以通用。

第七节　脑大静脉扩张

脑大静脉扩张又称大脑大静脉畸形(malformation of vein of Galen)。脑血管畸形属先天性中枢神经系统血管发育异常，可分为五种类型：①动静脉畸形。②海绵状血管瘤。③毛细血管扩张。④静脉畸形。⑤血管曲张。在上述五类血管畸形中以动静脉畸形最常见。

【临床表现】

以现出血、抽搐、头痛和神经功能缺损等症状。

【超声表现】

显示出动静脉瘘频谱，静脉内为湍流，舒张期及收缩期血流速度升高。大部分同时伴有对称性脑积水(图8)。

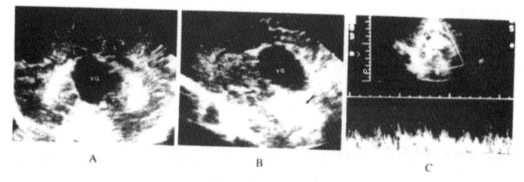

图8　脑大静脉扩张

A.侧脑室(L)下方扩张的Galen静脉；B.大的囊性结构为扩张的Galen静脉，位于小脑蚓部(箭头)上方；C.Galen静脉内为湍流，舒张期及收缩期血流速度升高。

【鉴别诊断】

(1)脑海绵状血管瘤：是在出生时即出现的低血流量的血管畸形，又称为静脉畸形。一般儿童或青春期容易增大。

(2)血管网状细胞瘤：好发于颅后窝、小脑半球内，其血供丰富，易出血。血管网状细胞瘤多呈囊性，瘤结节较小位于囊壁上。

(3)颅内动脉瘤：是引起蛛网膜下腔出血的常见原因，其严重程度大于动静脉畸形的出血，发病年龄较大，从影像学上很容易鉴别。应注意有时动静脉畸形和颅内动脉瘤常并存。

(张春阳)

第四章　胸部疾病超声诊断

第一节　胸壁疾病

一、胸壁炎症

胸壁炎症包括：软组织、肋骨、肋软骨及其周围的炎症。其中非化脓性炎症以肋软骨炎(Tietze综合征)为代表，化脓性炎症则包括皮下脓肿、胸大肌下脓肿、穿通性脓胸、肋骨骨髓炎等，无热性脓肿以胸壁结核为代表。

(一)胸壁结核

【临床表现】

胸壁结核病人一般没有明显的全身性症状，但如肺或胸膜原发结核病灶仍有活动性者则可呈现乏力、低热、盗汗、消瘦等结核感染的中毒性症状。

胸壁结核的局部表现主要为结核性脓肿，脓肿在皮下隆起，按之有波动感并可伴有轻微疼痛，但表面皮肤不发红、不发热、无急性炎症征象，因此也被称为寒性脓肿。

【超声表现】

多见于前胸壁、胸骨旁，呈不规则形或哑铃状低至无回声(图9)，前后铃分别位于胸骨前后，多呈扁圆形或不规则形，内部回声呈虫蚀状。可向皮肤形成低或无回声不规则窦道或向胸膜腔破溃(图10)。有死骨形成时，脓肿中可见不规则点状、片状强回声伴声影，伴肋骨破坏时，肋骨外板弧形高回声带不连续或呈大小不等的斑点状强回声伴弱声影。

【鉴别诊断】

1. 肋骨或胸骨化脓性骨髓炎：本病也常伴有骨板回声异常，但临床常有败血症或胸部创伤病史，起病急，全身及局部急性化脓性炎变症状明显。

2. 胸壁良性肿瘤：一般生长缓慢，无炎症征象，肿块大多数质地较坚硬，无波动感，多呈低回声或等回声。少见的胸壁血管瘤可有波动感。

3. 胸壁放线菌病：起病缓慢，病期较长，常伴有病灶区纤维组织增生和窦道形成。

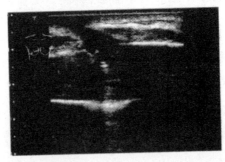

图9　胸壁结核肿块呈低回声，边界尚清，内部回声强弱不均

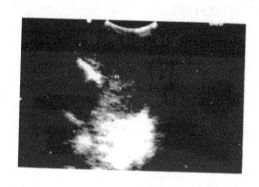

图10　胸壁结核向胸膜腔破溃病变回声强弱不均，边界尚清

（二）肋软骨炎

【临床表现】

20～30岁及40～50岁患者多见，左右侧发病率相似，70%～80%为单侧且单发病变。起病缓慢。其突出的临床表现为受累的软骨膨隆、肿大、有明显的自发性疼痛和压痛，局部无红、热改变。常见的病变好发部位为左侧第2肋软骨，其次是右侧第2肋软骨以及第3、4肋软骨。表面皮肤并无红、肿、热等炎症改变。患处疼痛和压痛的程度轻重不等。痛点较为固定，咳嗽、深呼吸、扩展胸壁等引起胸廓过度活动时会加剧疼痛。严重者会牵涉半身疼痛。肋软骨炎的主要症状为局部疼痛。

【超声表现】

肋软骨交界处增大，局部回声减低，透声性较健侧增强，周边部回声减弱，但无液性无回声区出现，高分辨力超声可显示软骨膜增厚。

【鉴别诊断】

1.胸锁关节肿大和疼痛：其病因很多，如关节脱位、化脓性关节炎、风湿性或类风湿性关节炎、创伤性关节炎、肿瘤等。

2.隐性肋骨骨折：常发生于胸部（第2～4肋）前胸壁，较局限，仅有轻微疼痛。后期出现骨痂，局部肿胀，容易与肋软骨炎混淆。但肋软骨炎的部位是在胸肋关节处。

3.冠心病：在心肌梗塞后常有持续性胸痛。但冠心病胸痛服用硝酸甘油有效，局部用药或阻滞，疼痛无缓解。

4.肿瘤：肋软骨良性肿瘤生长慢，可与肋软骨炎相似，但疼痛和压痛不明显。肿瘤生长较快。X线片可显示骨质破坏。

二、胸壁肿瘤

胸壁肿瘤包括胸部、肋骨、肋软骨及软组织所发生的肿瘤。80%以上为骨性胸壁肿瘤。原发性软组织肿瘤较少见，大部分为良性，常见的有脂肪瘤、血管瘤、纤维瘤、神经鞘瘤和淋巴管瘤等，其中最多见的为脂肪瘤。软组织恶性肿瘤多为肉瘤。原发性胸壁骨肿瘤多位恶性，以软骨肉瘤最多见。良性肿瘤和瘤样病变有软骨瘤、骨瘤、纤维异性增殖症等。

（一）软骨肉瘤

【临床表现】

软骨肉瘤占胸壁原发性恶性肿瘤的45%～60%，30～40岁成人多发。肿瘤发展速度较快，易发生钙化。肋骨或胸骨破坏，向软组织内发展可形成较大肿块，向胸廓内外凸出。可引起病理性骨折。主要临床症状为胸壁肿块和疼痛。

【超声表现】

肋骨或胸骨骨皮质回声中断，肋骨处或胸骨骨髓腔内见梭形或分叶状肿块，早期呈均匀低回声，发生黏液变性时呈无回声，发生钙化时可见散点状、环形或弓形强回声伴声影。早期胸膜回声完整，胸膜受累后回声中断，并出现胸腔积液。肿块压迫邻近肋骨时，可使之变形。

【鉴别诊断】

1. 软骨瘤内常有散在沙砾钙化点，但较软骨肉瘤少而小，骨皮质多保持完整，无肿瘤性软组织肿块。

2. 骨软骨瘤为附着于干骺端的骨性突起，形态多样，软骨帽盖厚者亦可见肿瘤端部有菜花样钙化阴影。而继发于骨软骨瘤的软骨肉瘤，软骨帽增厚更明显，并形成软组织肿块，其内可见多量不规则絮状钙化点。

3. 骨肉瘤易与中央型软骨肉瘤混淆，特别当软骨肉瘤内并无钙化时颇与溶骨性骨肉瘤相似，但若见骨肉瘤具有的特征性肿瘤骨化，以及骨膜反应显著者可予区别。

(二)胸壁脂肪瘤

【临床表现】

脂肪瘤是最常见的胸壁软组织肿瘤，可发生于皮下、肌层间及胸壁内(胸膜外)。脂肪瘤质软，呈扁平分叶状，有少量结缔组织间隔及包膜，与周组织分界明显，除肿块外，多无明显症状。

【超声表现】

脂肪瘤呈中等回声，内部回声不均伴较多线状高回声，边界清晰或不清，皮下脂肪瘤切面呈扁盘形，肋间发生的脂肪瘤呈哑铃形，部分向外延伸至筋膜下，部分突向胸内。胸壁内面的脂肪瘤，紧贴胸内壁并向肺侧隆起，但肋骨及胸膜回声无异常。

第二节　胸膜疾病

一、胸腔积液

胸膜脏层和壁层之间为一潜在的胸膜腔，在正常情况下，胸膜腔内含有微量润滑液体，其产生与吸收经常处于动态平衡。当有病理原因使其产生增加和(或)吸收减少时，就会出现胸腔积液。胸腔积液分为漏出液和渗出液两类。临床上以结核性胸膜炎常见。

【临床表现】

1. 由于原发病、积液的性质和量的不同而不同，积液<300ml，可无症状，中等量或大量时呼吸困难明显。

2. 少量积液时可无阳性体征，中或大量积液时，患侧呼吸运动减弱，语颤消失，积液区叩诊呈浊音或实音，听诊呼吸音减弱或消失，气管、纵隔均移向健侧。

【超声表现】

1. 游离性胸腔积液：胸腔积液声像图最基本最重要的征象是胸膜的脏层与壁层分开，两层间出现无回声区。两层胸膜分离的范围与宽度视积液量而定。

少量积液因重力作用下注于胸腔底部，积存于肺底与膈肌之间呈现长条带形无回声区，后侧肋膈窦液性无回声区呈三角形。其形态和宽度随呼吸、体位而变动，具流动性；吸气时肺下叶膨胀，液体被挤压分散，肋膈窦液区变小或消失；呼气时又重现或增大，健侧卧位时液体流向内侧，外侧液性区变小或消失(图11)。

中等量胸腔积液(液性区上界不超过第6后肋水平)，胸水超出肋膈窦向上扩展，压迫肺下叶，液性区范围增大，深度加宽。由于重力作用，坐位呈上窄下宽分布。呼吸及体位变动，液性无回声区的深度和范围也随之改变，胸廓下部液性无回声区深吸气时增宽，胸廓上部变小；呼气时则相反。由坐位改为仰卧位，液性下注至背侧，肺上浮，因此腋后线胸水无回声区最大，腋中线及腋前线胸水厚度减少或消失(图12)。

大量积液(液性区上界超过第6后肋水平)，肺被压部分或全部向肺门纵隔方向萎缩，体积变小，膈肌下移，膈回声光带变平。心脏向健侧移位，大部分胸腔呈液性无回声区，此时呼吸和体位改变，对胸水无回声区厚度影响不大或变化甚微。萎陷的肺呈均匀弱回声，中心部可见支气管的残留气体强回声，深吸气时增多(图13)。

胸水的透声性80%是清晰的，多为漏出液或早期浆液性渗出液。约有20%透声性较差，多属浆液纤维蛋白性渗出液、血液或脓液，因此在液性无回声区中，可有长短不定的细纤维带状回声漂浮于胸水中，左侧与纵隔邻近时，可有与心搏一致的有节律的摆动，或者两端与胸膜粘连，大量纤维渗出并沉积在一起，互相构成网络状(图14)，常见于结核性及化脓性胸水中。肋膈角回声，在漏出液或初期渗出液，呈锐利清晰三角形；渗出液出现纤维素沉着，胸膜增厚，则逐渐模糊，呈毛玻璃样或肋膈角变钝闭塞。在胸膜上出现乳头状或结节状突起者，多见于肿瘤性或结核性胸水中。

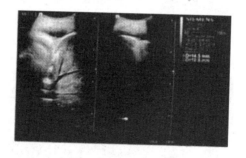

图11 少量胸腔积液

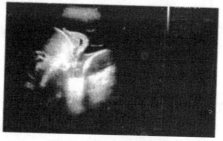

图12 中等量胸腔积液

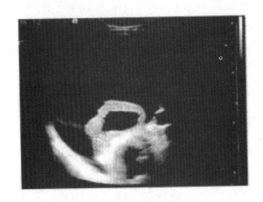

图13 大量胸腔积液

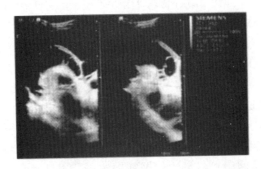

图14 胸腔积液内见长短不定的细纤维带状回声漂浮于胸水中，互相构成网络状

2.局限性胸腔积液

(1)包裹性积液：胸水在胸壁与肺之间，局限于一处，形成大小不等的圆形、卵圆形或半月形无回声区、凸向肺内，与肺野间分界清晰，近胸壁侧基底较宽，两端呈锐角。腔壁增厚，内壁多不光滑，有时腔内有分隔，并可见粗大点状或条索状回声(图15)。

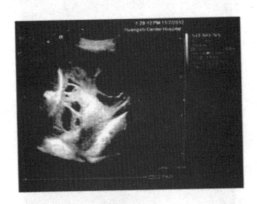

图15 包囊性胸腔积液

(2)肺底积液：从肋缘(剑突)下探测容易显示，无回声区在肺底与膈之间呈条带状或扁平状，凸向膈上，边缘清楚，肺侧边缘回声增强，有包裹时变换体位无回声区大小不变(图16)。

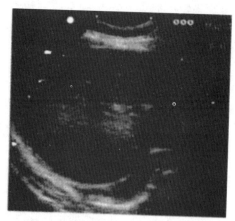

图16　肺底积液图像前部为肝脏，后方星月形无回声为积液

3. 化脓性胸膜炎(脓胸)：急性脓胸多继发于邻近器官感染，如肺炎及肺化脓症，少数由食管穿孔或膈下脓肿蔓延而来。慢性脓胸多为结核性或由于急性脓胸引流不畅延误治疗的结果。脓胸时，胸水呈混浊黏稠脓性，或干酪样，腔壁增厚，常呈包裹性，有时可发生钙化。有时脓腔内容稠稀分层。声像图表现，脓汁稀薄处与一般胸腔积液改变类似，但在无回声区内多有漂动的散在高回声点，随体位变动和剧烈振动而移动；脓汁稠厚处，则呈不均匀弱回声或高回声，反复转动病人身体，分层现象消失，代之以弥漫性弱回声，且有漂浮和翻滚现象。壁层及脏层胸膜呈不规则性增厚，回声增强，胸膜钙化时，可见局限强回声并伴声影(图17)。

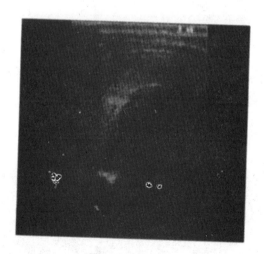

图17　脓胸(PE)

【鉴别诊断】

1. 良性积液与恶性积液鉴别：良性积液时暗区内光点较少而弱，分隔光带纤薄易飘动。恶性积液时暗区内光点较密集、粗大、分隔光带厚薄不均。

2. 叶间积液与肺肉瘤鉴别：两者均为透声好的暗区，但叶间积液的液性暗区内无血流信号显示，肺肉瘤的均质性暗区内有血流信号显示。

3. 肺底积液与膈下脓肿鉴别：膈肌强回声与肝实质回声不分离，据此可与膈下脓肿鉴别。

4. 包囊性积液与胸膜囊肿鉴别：前者无包膜，后者有包膜。

二、胸膜间皮瘤

【临床表现】

胸膜间皮瘤为被覆于胸膜的内皮细胞发生的肿瘤，分局限性纤维性间皮瘤和弥漫性恶性间皮瘤。前者80％为良性，多位单发，30％～50％肿瘤有短蒂，肿瘤呈圆形有包膜，大小不等，最大直径可达30cm。肿瘤坚实，切面呈灰黄色，不向周围浸润，一般不产生胸腔积液。弥漫性恶性间皮瘤常以大片灰黄色肿瘤充填一侧胸腔包围和压缩肺。肿瘤组织为上皮性，可发生出血、坏死。多伴有浆液性、浆液血性或血性胸水和胸膜增厚。容易向膈肌、肺门、纵隔、心包浸润扩展。临床有胸痛、进行性呼吸困难等症状。

【超声表现】

1. 局限性间皮瘤：肿瘤与胸壁连接呈圆形或扁平形，有完整包膜回声，内部为较均匀实质性弱回声，有时可见小的囊性变所产生的无回声区和钙化强回声。肿瘤由脏层胸膜向外突起者，肿瘤边缘与胸壁夹角多呈钝角，瘤周的胸膜增厚。当伴有胸水时，肿瘤显示尤为清楚。

2. 弥漫性恶性间皮瘤：在胸膜增厚的基础上，可见多中心，大小不等低回声肿瘤隆起，表面凸凹不平。较大的肿瘤内部回声不均匀，发生坏死、出血时可有灶性无回声区，肿瘤后部多有衰减，与胸膜的边界不易分清。常有血性胸水，此时更易见肿瘤突向胸水中的轮廓(图18)。

【鉴别诊断】

1. 局限性间皮瘤

(1) 与周围型肺癌鉴别：肺癌直径较小，无包膜，内部回声低，可随呼吸上下移动而无摆动，肿块与胸壁的夹角成锐角。

(2) 与肺炎性假瘤鉴别：炎性假瘤无包膜，内部回声低，可随呼吸上下移动而无摆动，肿块与胸壁的夹角成锐角。

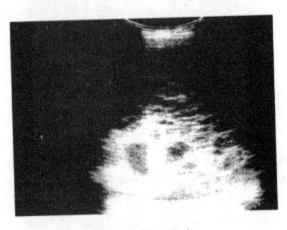

图18　恶性间皮瘤

（3）与胸膜囊肿鉴别：通常起源于心包胸膜角，单房。当囊肿内充满细胞碎屑时易误诊为实质性，肿块内若能找到血流，则更支持实质性肿块的诊断。

（4）与包裹性胸腔积液鉴别：肉瘤样型间皮瘤于暗区内可见放射状分隔，易与之混淆。

2. 弥漫性恶性间皮瘤

（1）与胸膜转移癌鉴别：后者常有明确的全身其他脏器原发性瘤史，结节回声低，短期内生长较快。

（2）与结核性胸膜炎鉴别：后者仅有胸膜增厚而较少伴有结节样病变，胸腔积液内纤维分隔多而光点较少。全身中毒症状和PPD阳性有助于鉴别诊断。

第三节　纵膈肿瘤

一、畸胎瘤

【临床表现】

纵膈是生殖腺外最易发生畸胎瘤的部位，纵膈畸胎瘤占纵膈肿瘤第二位（20%），好发于上纵膈及前纵膈，可分为囊性、实质性、混合性三种，80%为良性。出生时即可发病，但常于成年后因胸痛、咳嗽或体检时偶而发现。良性囊性畸胎瘤有完整包膜，边缘光滑，肿瘤内容有黄褐色液体或含毛发黄色皮质物质，除皮肤外，还含有气管或肠管上皮、神经、平滑肌及淋巴组织。囊性畸胎瘤一般呈圆形或椭圆形。实质性畸胎瘤常以实质性结构为主，含液部分较少，呈圆形或不规则分叶状，恶性变的倾向较大。

【超声表现】

1. 良性囊性畸胎瘤：肿瘤大部分呈囊性，声像图显示为无回声区，肿瘤外壁光滑清楚，内壁可见实质性的结节状；团块状回声，附着于囊壁并突向囊腔，有时囊肿内容为稀薄液体与油脂样皮质同时存在，两者分层，后者漂浮于上方显示为高回声，身体振动有漂动感。前者显示为无回声区，称为脂液分层征。部分囊性畸胎瘤，油脂液状物充满囊腔，则显示为较均匀类实质回声，周边可有高回声团。肿瘤的后部回声不减弱或增强。

2. 良性混合性畸胎瘤：肿瘤外壁光滑，肿瘤内部不均匀，兼有实质回声，回声较高，与肝实质相似和液性囊腔无回声区并存，两者界线较清楚，有时实质内可见强回声伴有声影。

3. 实质性畸胎瘤：肿瘤内大部分为实质性较均匀的弱回声，与不规则团块状、斑片状较高回声并存，但肿瘤边界回声清楚，后部回声一般不减弱。含有骨或牙齿时，可出现局限性强回声，伴有明显声影。如肿瘤呈分叶状，内部呈不均匀弱回声，边缘不规则，增大较快合并胸腔及心包积液等时，常为恶性或恶变的表现。

【鉴别诊断】

1. 皮样囊肿需与支气管囊肿、心包囊肿鉴别。前者囊肿内可见弱光点，后者暗区内清晰。

2. 钙化并非畸胎瘤所特有，在前纵膈的胸腺瘤和甲状腺肿中也可见到。但因20岁以下胸腺囊肿和胸腺瘤很少见，故当发现此年龄段前纵膈囊性病变，特别是周边有钙化灶时，应考虑囊性畸胎瘤。此外，在前纵隔肿块内见到牙齿、毛发或成熟的骨骼组织回声时即可诊断为畸胎瘤。

二、胸腺瘤

【临床表现】

胸腺瘤占纵隔肿瘤20％～30％，占前纵隔肿瘤第一位，多发生于青春期以后，30～40岁较多，多因重症肌无力、库欣征、发生压迫症状或胸部X线检查时发现。胸腺瘤含有胸腺上皮组织和胸腺淋巴细胞，上皮细胞型具有恶性趋势。胸腺瘤为实质性，切面多呈分叶状，内部结构均一，两面光滑，有时发生囊性变、出血、坏死及钙化。恶性者可发生多发性胸膜转移种植。

【超声表现】

1. 良性胸腺瘤：声像图上多呈圆形、椭圆形，有时为分叶状，边缘清晰光整，常有明显的包膜回声，肿瘤内部多呈较均匀弱回声，有囊性变时，可有小无回声区，完全囊变成囊肿样改变。有时呈地图状不均匀实质性回声。有钙化灶时，则出现斑点状强回声。

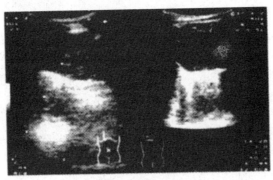

图19　恶性胸腺瘤

2. 恶性胸腺瘤：肿瘤包膜回声消失或断续，边缘回声不规则，内部回声不均匀强弱不一，并有胸膜及远隔转移征象(图19)。

【鉴别诊断】

1. 当胸腺瘤囊性变仅残余薄层腺组织时需与胸腺囊肿鉴别。后者无临床症状，壁为厚薄均匀的高回声。

2. 前上纵隔低同声肿块伴有库欣综合征时，应考虑胸腺类癌。

3. 良性胸腺瘤与恶性胸腺瘤的鉴别见表3。

表3　良、恶性胸腺瘤的鉴别

	良性胸腺瘤	恶性胸腺瘤
形态	圆形、类圆形	类圆形、不规则性
包膜	完整	多不完整
内部回声	多均匀	不均匀
周围脏器侵犯	无	多有
胸腔或心包积液	无	可有

(林琳)

第五章 周围血管疾病超声诊断

现代超声医学技术的发展，为腹部血管疾病的诊断开辟了广阔的前景。目前所应用的彩色多普勒技术是二维图像、彩色多普勒血流图像与频谱多普勒的有机结合，使血管的形态学特征和管腔内的血流状态同步实时地显示出来。在此基础上应用频谱多普勒获取各项测量指标，对血流动力学资料进行定性和定量分析。对于血管局限性扩张、狭窄、闭塞性病变的诊断，以及血流的异常分布、病变部位的血流评价等均有重要实用价值。彩色多普勒血流显像对周围血管疾病的无创性诊断产生了巨大的影响。它不仅可以直接显示血管病变的解剖结构上的改变，如解剖变异、管壁厚度、斑块大小、残留管腔内径以及管腔内血流信号的充盈等情况，同时还能提供丰富的血流动力学信息。彩色多普勒血流显像能够确定周围动脉狭窄的程度和范围，诊断动脉瘤、动静脉瘘、静脉血栓与瓣膜功能不全，亦可对周围血管疾病术后和药物治疗后进行监测。总之，在周围血管疾病的诊断方面，彩色多普勒血流显像向X线血管造影术发起了强有力的挑战。事实上，它在某些周围血管疾病，如动脉瘤、动静脉瘘等的诊断基本上可以取代有创的血管造影检查。超声检查操作简便，既无损伤又无禁忌证，利于血管疾病自然病程的研究和治疗过程中随访评价，如运用得当可免除许多有创性的造影检查。

第一节 颈部血管

一、概述

颈部动脉发自主动脉弓。右颈总动脉及右锁骨下动脉通过无名动脉与主动脉弓相连接，左颈总动脉及左锁骨下动脉分别起源于主动脉弓。起源于主动脉弓的三支动脉开口位置从右到左依次为无名动脉、左颈总动脉、左锁骨下动脉。颈部动脉主要为颈总动脉、颈内动脉、颈外动脉及其椎动脉。颈动脉属于脑部大动脉，管壁中有多层弹性膜和弹性纤维，管壁富有弹性称弹性动脉。血管壁较厚，可分3层：①内膜：由内皮、内皮下层和内弹性膜组成，内皮下层中含胶原纤维、弹力纤维，之外为内弹性膜，内弹性膜与中膜的弹性膜相连，故内膜与中膜没有明显的界限。②中膜：主要由大量弹性膜和一些平滑肌组成。成人约有40～70层弹性膜，各层弹性膜由弹性纤维相连，弹性膜之间有环行平滑肌及少许胶原纤维和弹性纤维。③外膜：此膜很薄，主要由较致密的结缔组织组成，没有明显的外弹性膜，外膜逐渐过渡为较疏松的结缔组织。

(一)颈总动脉

左颈总动脉直接由主动脉弓发出，右颈总动脉由头臂动脉干发出。颈总动脉浅面有胸锁乳突肌覆盖，沿气管和食道的外侧上行，到平甲状软骨上缘处，分为颈内动脉和颈外动脉。颈总动脉分叉处为"膨大部位"，在后面的动脉壁内有米粒大的增厚结构，称为颈动脉体(颈动脉球)，是化学感受器，能感受血液内氧和二氧化碳分压及血液酸碱度等变化的刺激，可反射性调节呼吸和血压。颈总动脉体表投影下方为胸锁关节，上方为下颌角与乳突尖连续的中点，两者之间连线为颈总动脉和颈外动脉的投影。

（二）颈内动脉

颈内动脉在甲状软骨上缘平面起自颈总动脉，先位于颈外动脉的后外侧，后转向内侧，向上经颅底颈动脉管入颅腔。颈内动脉起始处稍膨大，称为颈动脉窦。颈动脉窦壁内有压力感受器，能感受血压的变化，对调节血压有重要的作用。颈内动脉在颈部无分支，进颅后才开始分支，分出眼动脉、后交通动脉、前脉络膜动脉、大脑前动脉及大脑中动脉，主要供应大脑半球前五分之三部分的血液。

（三）颈外动脉

颈外动脉从颈总动脉分出后，初在颈内动脉的内侧，然后在颈内动脉前方绕至其外侧。在颈部有很多分支，主要分支有甲状腺上动脉、舌动脉、面动脉、枕动脉、颞浅动脉、上颌动脉，主要供应面部和头皮组织的血液。

（四）椎动脉

椎动脉为锁骨下动脉最大的分支，起自锁骨下动脉第一段，沿前斜角肌和颈长肌之间上行约4cm。上段为椎动脉的第一段，后穿过第6～1颈椎横突孔形成椎动脉的第二段，最后经枕骨大孔入颅腔。左、右椎动脉在脑桥下缘汇合成一个基底动脉，基底动脉是脑血液供应的重要来源之一，主要供应大脑后部、小脑和脑干的血液。

椎动脉起始部位往往是脑血管疾患的好发处。椎基底动脉和颈内动脉入颅后，在大脑底部借前后交通动脉连接，形成一个多角形的大脑动脉环，又叫Willis环。

二、颈部血管彩色多普勒超声检查

（一）检查方法

1. 颈动脉检查方法

使用高频线阵探头用直接接触探测法，将探头轻轻放置颈根部（锁骨上缘）、胸锁乳突肌前缘气管旁。先进行纵切扫查，显示血管长轴切面，从颈总动脉近心端沿其血管走行方向往头侧移动，依次显示颈总动脉干的近端、中段和远端。跨过颈动脉分叉处，向上分别探测颈内动脉与颈外动脉，尽可能探查到进颅前的最高部位。纵切扫查后，将探头旋转90°，沿血管走行做横切面扫查。颈内、颈外动脉区分要点：

（1）依据颈内、颈外动脉的走行特点，探测颈内动脉时探头应向外侧动，探查颈外动脉时探头要向内侧动。

（2）颈内动脉内径多大于颈外动脉，在颈部无分支；颈外动脉内径较细，颈部有甲状腺上动脉、舌动脉、面动脉等分支。

（3）通过颈内、颈外动脉不同的脉冲多普勒频谱特点区别颈内动脉和颈外动脉，颈内动脉为低阻血流频谱，颈外动脉为高阻血流频谱。

2. 椎动脉检查方法

患者体位同前，将探头纵向置于受检者胸锁乳突肌内侧气管旁，显示出颈总动脉图像后，探头稍向外侧动，即可显示出椎动脉颈段，沿其长轴向上移动，可见椎动脉颈6～颈2颈椎椎骨段的节段性管状回声。因椎静脉与椎动脉伴行会出现2条平行的血管回声，一般表浅的是椎静脉，较深的为椎动脉；向心方向的双峰血流波为椎静脉，离心方向的低阻三峰频谱为椎动脉。

(二)检查内容

1. 检查颈动脉、椎动脉管径是否匀称，有无变细、增宽、局部狭窄与膨大，血管是否弯曲、受压或扭结。

2. 检查血管壁的厚度、回声，内膜面是否光滑，有无增厚或连续性中断。

3. 检查血管搏动是否规律。

4. 从颈动脉根部向上进行纵切与横切仔细寻找管腔内有无异常回声。颈动脉分叉处、颈内动脉起始段及椎动脉起始段是斑块的好发部位，对回声较弱的软斑可适当提高增益，或结合彩色多普勒血流显像协助判断。

5. 椎动脉进入横突孔的位置正常还是变异；横突孔内段因脊柱遮挡不显示，呈节段显示；因左椎动脉起始点较低，并接近心脏，直接从左锁骨下动脉发出，夹角较小，左侧椎动脉及压力较右侧大，导致管腔增宽；右侧则由锁骨下动脉上的无名动脉分支，压力较小，管径多较左侧细。

6. 检查颈动脉的外膜、中膜及内膜，内膜呈细线状中等回声，均匀一致，薄而平滑，与外膜平行，连续性好；外膜呈强回声线；中膜为线状弱回声。测量外膜与内膜表面的厚度，正常值小于或等于0.9mm。

7. 内径的测量

测量颈总动脉内径：在颈总动脉远端距分叉部2.0cm处测量，内径为5.5～7.0mm。

测量颈内、颈外动脉内径：在距分叉膨大部以远10～15mm处测量，颈内4.5～6mm，颈外4.0～5.0mm。

测量椎动脉内径：在较平直的颈3～5段测量，左侧3～4mm，右侧2.7～3.5mm。

8. 描述血管腔内斑块部位、形态、同声特点(强、高、低、弱回声和不均质回声)、其后有无声影、表面有无溃疡。测量斑块的大小、狭窄比值(血管本身的内径减去狭窄处内径，再除以血管本身的内径，乘以百分数)。

(三)脉冲多普勒检查

二维图像是脉冲多普勒检查的基础。脉冲多普勒具有距离选通功能，可探测某一深度的血流速度、方向等，用于血管检查可使采样容积精确定位于血管内，通过获取血流频谱确定血流，判断方向，鉴别血流类型，测定血流速度，定量计算各种血流指标，了解血流信息。

1. 检查方法

(1)检查时，注意在二维图像清晰显示血管的基础上转换脉冲多普勒检测。将取样点置于管腔中，使声束与血流方向夹角平行，与血管在一个平面上，观察血流频谱的形态，同时辨别听觉信号是否正常，尔后停帧测定血流参数。

(2)检测均在血管长轴进行，选择血流平稳、不受生理因素影响的部位测量。

颈总动脉：距分叉部位2cm处。

颈内动脉：距起始段膨大部远端1.0～1.5cm处。

颈外动脉：距分叉处远端1～1.5cm处。

椎动脉：颈椎第5～4或4～3椎体间管腔内。

2. 颈部动脉的频谱特征

颈动脉和椎动脉血流频谱均呈3峰。收缩期为离心方向层流，呈双峰，即Ⅰ峰与Ⅱ峰（也称S_1与S_2），通常Ⅰ峰大于Ⅱ峰。舒张早期增速形成第Ⅲ峰（也称D峰），在舒张期，基线上均有持续而低速的血流。

（1）颈内动脉：供应大脑前三分之二的血液，脑组织毛细血管丰富，血管床阻力小，血流频谱中低阻高流量型，收缩期频谱曲线上升不太迅速，双峰间切迹不太明显，舒张期下降延缓。

（2）颈外动脉：分支多，供应面部和头皮组织的血液，血管床阻力大，血流频谱呈高阻低流量型，收缩期频谱呈尖峰状，双峰间有明显切迹，与舒张期之间形成缺口，舒张期只有少量血流信号。

（3）颈总动脉：颈总动脉具有上述两者的特征，收缩期血流速度快，呈尖峰状，并有次峰，舒张早期下降后又上升形成第Ⅲ峰，舒张期基线上均有持续而低速的血流；分叉处因内径突然增宽，血流方向发生改变，表现为涡流。

（4）椎动脉：供应大脑后三分之一的血流，频谱较之颈总动脉、颈内动脉及颈外动脉低小，频谱特征表现为收缩期上升支陡直，下降支略延缓，全舒张期血流均在基线上。

流速的影响因素很多，如心输出量、心搏力、血管形状、血管壁弹性、管径粗细等，一般随年龄增长而减慢。阻力指数与搏动指数亦表现为随年龄增长而降低。

3. 影响检查的技术因素

（1）操作方法：检查颈部大动脉均使用高分辨率高频线阵探头，探头既长又宽，因此掌握正确的操作方法很重要。

首先应熟悉仪器性能，将检查程序调整到最佳使用条件。在检查时，还应注意调整图像的亮度、局部增益及聚焦范围，使血管清晰显示，以操作者能在图像上清楚观察到血管壁的内膜、中膜及外膜为标准。

另外，应熟练掌握手法，探头沿血管的走行作纵、横两种断面扫查。手法应轻盈灵巧，否则，如用力不当，会加重管腔狭窄，出现血流速度增快或减慢的现象，尽量避免人为误差。

（2）取样部位：获取正确的脉冲多普勒频谱曲线与准确的取样部位有着密切的关系。颈部动脉在确定多普勒取样时，均应选择较为平直的官腔、不受生理因素影响的部位，使记录的血流频谱能客观地反映血流生理状态。如果把颈总动脉的取样部位选择在分叉处，因该处为膨大部位，血流从小直径的管道流向大直径管腔，流体有惯性，它不可能按照管道的形状突然扩大，而是离开小管后逐渐扩大，因此，在管壁拐角与流束之间形成漩涡，那么在该处测得的血流必然是涡流或湍流，而不能代表颈总动脉正常血流状态。

另外，在取样部位获取血流频谱时，应同时显示血管二维解剖结构图，注意做到在二维实时状态下取样。否则，因呼吸、体位、脉动等因素的影响，取样容积易移至血管周边或中轴上，这样既记录不到正确的频谱曲线，也不能客观地了解血流生理状态。

（3）取样容积：经过距离选通后所获得的取样区域称为取样容积。取样容积是一个泪珠样的小体积，其长度取决于取样脉冲持续时间，其宽度取决于取样深度处的声束直径。

在对血流取样时，取样容积内包含了速度各不相同的许许多多细胞，因而取样信号是一个由不同频率组成的复杂信号。血管内部的血流速度有一个较大的分布范围，位于轴心的液层速度快，称轴流；靠近管壁的液层流速减慢，称边流。由于血液是黏性液体，管腔同一横面上的各点流速不同，轴流速度大于边流速度，因此，要反映血管在一截面上的平均血流速度，必须将取样容积的长度调节到刚好覆盖管径，这样取样获得的血流频谱信号就代表了血管内的平均血流速度。当然，也客观地反映了血流生理状态。

为获取代表颈部动脉的血流速度，在使用脉冲多普勒检查时，应依据血管的宽度灵活调整取样容积。椎动脉一般采用1.5～3.0mm的取样容积，颈总动脉、颈内动脉及颈外动脉采用2～5mm的取样容积，这样的取样容积所获得的血流速度可代表血管瞬间的平均血流速度。

(4)取样角度：在脉冲多普勒技术血流定量测定中，影响其准确性最重要的因素是角度测量。在血流参数检测中，不同作者用相同方法测定，但结果往往相差甚远，其主要原因可能就是角度测量不准。实验研究表明，如果θ角能够准确测出，则血流参数就可以准确获得。角度增大时，频谱的幅度被压缩，如频谱压缩不严重，对诊断不会有影响，如频谱压缩严重，影响对血流的分析判断，可能产生假阳性的诊断结果。

颈部动脉血流参数的检测要求沿长轴的纵切图像，此时血流方向在图像平面上，并与血管中心轴平行。为了提高准确度，图像选取的原则是使多普勒θ角度尽可能小，使多普勒频谱幅度尽可能大。如果能使角度控制在20°以内，则由角度造成的速度误差大约为6%，这个误差是可以允许的，如果太大就没有临床意义。本书所提供的正常值数据均采用45～60°，角度控制在15°以内，所测得的血流参数误差均小于6%，因此，具有极高的可信性。

另外，在对每一条血管做多普勒检查时，依据血管走行调好角度后，不要随意改动。原则上使血流与声束的θ角平行，以45°～60°为最佳选择。

(四)彩色多普勒超声检查

彩色多普勒超声是实时二维血流成像技术，其彩色血流图像显示在B型图像上，所以二维多普勒血流取样必须与B型图像的信息重合。为满足这一点，用同一个高速相控阵扫描探头进行平面扫查，以实现解剖结构与血流状态2种显像。彩色多普勒发射过程与普通B型超声相似，但接收时则有所不同，提取的信号被分两路：一路经放大处理后按回声强弱形成二维黑白解剖图像；另一路对扫描线全程作多点取样，进行多普勒频移检测，信号经自相关技术处理，并用彩色编码用红、蓝、绿三色显示血流频移信号。朝向探头的正向血流以红色代表，背离探头的负向血流以蓝色代表，湍流方向复杂多变、以绿色为代表。操作者可以根据自己所喜爱的颜色及习惯进行调节。血流速度愈快彩色愈鲜亮，速度缓慢彩色较暗淡，故由彩色的类型、亮度即可了解血流状况。

彩色多普勒血流量像对于血管内血流的显像是直观的，对于辨别血流的湍动、了解流速在血管内的分布较脉冲多普勒更好。但是，对血流的定量测量不能获得确切数值，因此不具备定量功能，需与脉冲多普勒配合使用，两者彼此补充，方能取得良好效果。

1.检查方法

首先将血管二维图像显示清楚，清晰显示管腔及管壁结构，增益不要太强。然后启动彩色显示装置，减少声束与血流方向间的夹角，使彩色血流充盈于管腔内。朝向探头的为红色，背离探头为蓝色，观察血流彩色的变化及有无缺损部位，辨别缺损部位是血栓还是斑块，确定其病变性质。

另外，血流速度过快，频移过高，超过发射脉冲重复频率的阈限时可出现混叠现象，显示错乱，这时可通过使用彩色零线移动调节或通过改变速度范围的方法清除这种现象。反之，血流速度过慢，频移过低，发射脉冲重复频率的阈限定得过高，血管内可无彩色血流显示。

2. 正常彩色血流显像

血管壁与血流界限分明，颈总动脉、颈内动脉及椎动脉在收缩期显示管腔中央为色彩明亮的高速血流，靠近两侧管壁为色彩暗深的低速血流；舒张期中央高速血流柱变窄，色彩转浅淡，两侧壁低速血流增宽。所以，在整个心动周期，上述动脉的彩色多普勒检查显示为略带起伏、稍有变化的彩色血流。

颈外动脉在舒张期血流很少，因此，它的彩色多普勒特点是忽隐忽现的彩色血流，表现为收缩期充盈，舒张期消失。

在颈总动脉分叉处及颈内动脉起始段膨大部位血流紊乱，甚至出现涡流，显示为紊乱的彩色血流。这种紊乱血流的程度取决于颈动脉窦的大小、颈内动脉与颈外动脉的夹角。

3. 彩色多普勒超声检查的临床价值

彩色多普勒超声检查颈部动脉为无损伤检查方法，不但可观察血管形态方面的变化（如狭窄、硬化斑等），而且还可以对血流作定量测定，特别对脑供血不全的诊断为其他方法不可比拟，被誉为"非创伤性血管造影"。总之，对颅内外血管病变的诊断、估计预后、判断疗效方面有非常重要的临床意义。

(1) 二维超声

①确定血管的解剖结构和形态；

②确定病变发生的部位及其范围；

③计算局部管径或面积的狭窄百分比；

④确定病变的结构构成；

⑤追踪观察病变的发展和消退；

⑥准确引导脉冲多普勒或彩色多普勒确定取样部位。

(2) 脉冲多普勒

①通过频谱评估血管有无机能障碍；

②通过多普勒声频传号评估血管内血液动力学状态；

③血流指标定量测定；

④判断血流方向，鉴别血流类型；

⑤通过血流指标的变化判断颅内远端动脉的病变；

⑥有助于血栓及脂肪软斑的诊断。

(3) 彩色多普勒

①非创伤性血管造影，提供截面血管造影；

②探查血流状态；

③鉴别血流性质；

④判断血流方向及类型；

⑤通过颜色亮度对血流速度作宏观了解。

二维超声、脉冲多普勒和彩色多普勒在对颈部血管手术效果的评估、预防保健、流行病学研究等方面具有一定价值。

4. 彩色多普勒超声的临床适应证

(1)血管狭窄、闭塞、痉挛；

(2)脑血管畸形；

(3)脑动脉早期硬化；

(4)短暂性脑缺血发作；

(5)脑供血不全；

(6)椎基底动脉供血不足；

(7)高血压；

(8)脑梗死；

(9)高脂血症；

(10)冠心病；

(11)糖尿病；

(12)大动脉炎；

(13)颈动脉瘤、颈动脉体瘤；

(14)颅内动脉瘤、动静脉瘘；

(15)锁骨下动脉盗血综合征；

(16)鉴别耳性眩晕或供血不足造成的眩晕；

(17)颅内压增高；

(18)证实脑死亡；

(19)手术前后评价。

三、颈动脉粥样硬化

(一)病因病理

动脉粥样硬化是一非炎症变性疾病，能影响到全身任何动脉，是最常见的血管疾患，脂质代谢紊乱和动脉壁功能障碍是引起本病及形成粥样斑块的重要因素。引起动脉粥样硬化的因素包括遗传、持续高血压、饮食中脂肪的含量、内分泌功能失调、糖尿病、吸烟，以及持续的情绪紧张及缺乏运动。早期表现为内膜下结缔组织疏松变性，继则为胆固醇及钙盐的沉积，形成纤维斑块，致管腔狭窄，最后内膜破裂形成溃疡。由于病变处管壁薄弱可破裂出血，亦可因管腔狭窄和粥样斑块脱落引起脑缺血和脑梗死。粥样硬化斑块的好发部位以颈动脉分叉处最多，其次为颈内动脉起始段及颈总动脉其他部位，颈外动脉及椎动脉少见。斑块可呈单发性，也可呈多发性。

(二)临床表现

颈动脉粥样硬化是脑实质缺血性病变的主要原因之一，当粥样硬化斑块致血管腔狭窄大于60％时，临床上出现症状。脑缺血期可引起眩晕、头痛及昏厥等症状，脑梗死时可引起脑血管意外，有意识突然丧失、瘫痪、失语等症状。脑萎缩时可引起动脉硬化性痴呆，有精神变态、行动失常、智力及记忆力减退以至性格完全改变等症状。有些也可无任何症状。所以，很多老年人因缺乏对颈动脉的检查而被延误诊断。

(三)声像图特点

1. 动脉管壁　正常三层结构消失或破坏，管壁增厚，内膜面粗糙不平，不规则增厚，一般呈细点状或线状弱回声，少数为中等回声，内壁厚度大于1.0mm，这是由于少量脂肪沉积于内膜形成的。

2. 软斑　斑块呈中强或弱回声，由内膜向管腔内凸出，形态规则或不规则，有的可呈扁平样或偏心半圆型，内部结构均匀或不均匀；不均匀软斑其形态多不规则，易被血流冲击，形成脱落栓子，是造成栓塞的一个危险因素。

3. 硬斑　多发生在颈总动脉近分叉处，其次为颈内动脉起始段。斑块轮廓清晰，呈强回声或中等强度回声，形态可呈块状或点状，大小不一，有的不规则，其后方伴声影。钙化性较强的斑块其后方伴明显声影，因声影的遮盖，不能显示整个斑块轮廓，仅可见局部一扁平状强回声。

4. 混合斑　由不均质的软、硬斑混合组成，呈强回声、中等回声、低回声、无回声等混合存在，形态极不规则，范围较大。混合斑常常造成局部管腔高度狭窄或堵塞。

5. 血栓形成　血栓的回声水平取决于血栓的发生时间。急性血栓呈现很低的回声，甚至二维图像难以发现，需借助彩色血流显像加以证实。随着血栓时间的延长，血栓回声水平逐渐增强。

6. 脉冲多普勒声像图　颈动脉微小的粥样硬化病灶一般不会引起血流动力学的改变；当血管增厚、管腔狭窄不明显或轻度狭窄时，血流速度正常或稍加快，此时血流频谱亦无明显改变。只有当斑块致血管狭窄大于50%时，狭窄段出现湍流频谱，血流速度明显增加，表明峰值血流速度与舒张末期血流速度加快。颈动脉极度狭窄时，出现低速血流频谱，血流速度显著降低。如血管远端狭窄，其近端舒张期血流速度可降低，阻力指数和搏动指数均可增高。

7. 彩色多普勒血流显像　彩色血流显像显示硬斑块的界限更为分明，对斑块游离表面观察更为清晰，尤其对位于血管前壁的斑块，通过彩色显示，可迅速与某些伪像相鉴别；软斑有时因回声太低，在二维声像图上有时难以辨认，在彩色多普勒显像中软斑区表现为局部彩色血流缺损。当管腔有较明显狭窄时，局部可出现五彩缤纷的湍流色彩，颈内动脉完全堵塞时则无血流信号。

(四)狭窄程度的判断

1. 颈内动脉狭窄分级的多普勒频谱诊断标准

(1)内径减少0%～50%(无血流动力学意义狭窄)：收缩期峰值流速小于120cm/s，频窗存在。

(2)内径减少51%～70%(中度狭窄)：收缩期峰值流速大于120cm/s，舒张末期流速小于40cm/s，频窗消失，颈内动脉收缩期峰速与颈总动脉之比小于2。

(3)内径减少71%～90%(严重狭窄)：收缩期峰值流速大于170cm/s，舒张末期流速大于40m/s，频窗消失，颈内动脉收缩期峰速与颈总动脉之比大于2。

(4)内径减少91%～99%(极严重狭窄)：收缩期峰值流速大于200cm/s，舒张末期流速大于100cm/s，频窗消失，颈内动脉收缩期峰速与颈总动脉之比大于4。

(5)内径减少100%(闭塞)：闭塞段可见血栓回声，管腔内无血流信号，同侧颈总动脉舒张期无血流信号，甚至出现反向血流。

2. 颈总动脉狭窄程度的判断

由于颈总动脉表浅，显示清晰，可较好地在二维超声或彩色血流显像下测量管腔内径或面积，一般情况下可采用形态学指标判断颈总动脉的狭窄程度。颈总动脉狭窄严重时，可引起同侧颈外动脉血流部分或全部逆流入颈内动脉，从而引起颈总动脉的压力阶梯下降，狭窄处流速与狭窄程度不呈正比。

3.颈外动脉狭窄程度的判断

颈外动脉狭窄多位于起始部，其发病率较颈内动脉狭窄低，对人体的影响也小。有报道大于或等于50%的颈外动脉狭窄的诊断标准为狭窄处峰值流速大于或等于150cm/s，其与颈总动脉峰值流速之比大于或等于2。

（五）鉴别诊断

1.颈内动脉与颈外动脉闭囊性疾病的鉴别

正常情况下，颈内与颈外比较好鉴别，当有病变时，特别是其中一条血管闭塞、先天发育异常或外科手术后，均可给两者的辨别带来困难。除正常声像的鉴别外，还应注意以下几个方面：

（1）颈外动脉起始段分支较多，一般病变较轻；颈内动脉颅外段一般无分支，一旦发生病变，随着病程延长，可使颈内动脉颅外段全程闭塞。

（2）颈外动脉狭窄频谱显示阻力高，颈内动脉狭窄频谱显示阻力相对较低。

（3）当颈总动脉闭塞或重度狭窄时，可引起同侧颈外动脉血液逆流入颈内动脉，不会引起颈内动脉血液逆流入颈外动脉。

（4）颈总动脉的血液频谱改变不同。因为2/3的颈总动脉血流量供给颈内动脉，当颈内动脉存在较严重的狭窄或闭塞时，同侧颈总动脉血流呈现颈外动脉化血流，表现为高阻力甚至出现反向波，当颈外动脉存在闭塞性病变时则同侧颈总动脉血流并无此改变。

（5）如果远端动脉或其分支动脉呈现狭窄下游的频谱改变，则提示其相应的颈内动脉或颈外动脉存在狭窄或闭塞。

2.颈动脉狭窄与非颈动脉狭窄所致血液流速加快的鉴别

颈总动脉远端狭窄所致射流可引起同侧颈内动脉、颈外动脉血液紊乱，流速明显加快，给是否合并颈内动脉与颈外动脉狭窄以及狭窄程度的判断造成困难。此时，不应过多地依赖多普勒频谱，应结合二维图像和彩色血流显像进行判断。另外，一侧颈内动脉重度狭窄或闭塞不仅引起同侧颈外动脉流速加快，还可引起对侧颈动脉流速代偿性加快。

（六）临床意义

彩色多普勒超声可以清晰地显示颈部血管壁和管腔内结构、血流状态，检出动脉粥样硬化斑块和血栓并做鉴别诊断；较准确地判断血管腔狭窄范围及程度，并能对动脉闭塞的原因做鉴别诊断；亦可对颈动脉内膜剥离术后进行追踪随访。

四、颈动脉瘤

（一）病因病理

颈动脉瘤大多数为动脉硬化与创伤所致，也可由感染、梅毒、纤维肌性增生、马方综合征、血管中层囊样变性坏死等引起。颈动脉造影或内膜剥脱术后也可引起，但以动脉硬化为最多见。颈动脉瘤多发生于成人，儿童较少见，先天性极为罕见。一般为单发，一侧血管局部囊性病变，腔内可有血栓形成，如脱落栓子循环至颅内，可引起脑梗死。

（二）临床表现

患者常因颈部肿块而就诊。肿块位于颈前三角区，有明显的搏动，常可闻及收缩期杂音，压迫动脉瘤近端时，肿块搏动与杂音可减小或消失。动脉瘤继续增大时，可引起疼痛和压迫症状，压迫气管、食道及喉返神经，出现呼吸和吞咽困难或声音嘶哑，少数病人有头痛、头昏、耳鸣等症状。

(三)声像图特点

1. 病变血管处呈局限性扩张或膨大　小者呈梭形，大者呈囊球形或多段扩张；管壁变薄，边缘尚清晰，两端壁与正常颈动脉壁相连续；管腔内膜粗糙。瘤内如有血栓形成则可见贴近管壁处有低或中等回声区，中心为无回声液腔，实时显像可见有收缩期搏动。

2. 脉冲多普勒特点　瘤体内显示为涡流频谱，表现为高阻力、低流速特征，血流声频信号低弱。

3. 彩色多普勒血流显像特点　显示瘤体内血流束与颈动脉相连续，血流进入瘤体内呈云雾状飘动，横切时可见血流在瘤内旋转显示红蓝相间双向漩涡状，部分呈多彩血流；如有血栓形成，血流束小于瘤径。

(四)鉴别诊断

1. 颈动脉体瘤　位于颈动脉分叉处，颈动脉及分支明显增粗，常被肿瘤包绕，可见血管伸入肿块内部，为实性肿物。

2. 颈神经鞘瘤　位于颈总动脉分叉处的后方，常将颈内、外动脉推向前外侧移位，血管本身不扩张，不进入肿块之内，内部回声以实性为主。

3. 颈动脉扭结　是颈动脉血管硬化晚期时产生延长和弯曲的结果，少数属于先天性改变。二维图像可见颈动脉迂曲扭结，多发生于近心端。彩色血流显像可见因血管绕行方向变化而显示的不同方向彩色血流。

五、颈动脉体瘤

(一)病因病理

颈动脉体位于颈总动脉分叉后方的动脉外鞘内，为一小卵圆形或不规则扁平形的红褐色组织，体积6mm×3mm×4mm，属化学感受器。颈动脉体的血液供给来自颈外动脉。颈动脉体瘤的发生原因不明，经动物实验证明，慢性缺氧将导致颈动脉体肥大。颈动脉体瘤不常见，它来自副神经节组织的非嗜铬神经节瘤，多数为良性，一般为单侧，约5%为双侧，双侧者常先后发生。少数病例有家族史。

(二)临床表现

颈动脉体瘤一般生长缓慢，可长达数年或数十年，有个别生长较快。各种年龄均可发生，平均年龄25岁左右，无性别差异。颈动脉体瘤为颈部无痛性肿块，典型的颈动脉体瘤位于下颌角下方、胸锁乳突肌内侧缘深部，恰好在颈总动脉分叉处。肿瘤呈球形，多数质地呈中等硬度，表面光滑，触之为囊性呈海绵感。早期肿块可向两侧移动而不能上下移动，由于血运丰富，可扪及搏动，压迫肿瘤可变小。颈动脉体听诊可闻及杂音。颈动脉体瘤一般从颈总动脉分叉处向上生长，不向锁骨区生长，5%～15%的病例瘤体向咽喉部膨出，引起吞咽困难和声音嘶哑。当肿瘤增大压迫邻近器官和第Ⅸ至第Ⅻ对脑神经时，可引起头痛、颈痛、耳痛、吞咽困难、声音嘶哑、舌肌萎缩、霍纳氏综合征等。少数病例合并有颈动脉窦综合征，系由于心脏功能受抑制，患者可突然发生心跳缓慢，血压下降，导致脑缺血、缺氧而出现昏厥症状。

（三）声像图特点

1. 二维超声图像特点　颈动脉体瘤多为实质性低回声包块、有完整的包膜，瘤体直径一般不超过2～3cm，个别可达20cm。根据其形态分为2种：（1）局限型：肿瘤位于颈总动脉分叉处外膜内，与外膜紧密相连，向上生长居颈外和颈内动脉之间，并使两者分开，间距加大。（2）包裹型：肿瘤围绕颈总、颈内、颈外动脉生长，可侵犯血管壁的外膜，甚至侵犯中层及内膜。

2. 脉冲多普勒特点　肿瘤内可探及较丰富的动、静脉频谱。为协助临床选择治疗方案，可进行颈动脉压迫实验，于压迫前后分别检测两侧颈动脉血流速度。如压迫后患侧血流完全阻断，近心端无血流信号，而近颅段有逆向血流，健侧血流速度增加，表明侧支循环已建立。此法可为临床提供血流定量指标。

3. 彩色多普勒血流显像　可清晰地显示颈动脉与肿瘤的关系，颈总动脉向外前移位，或颈内、颈外动脉分叉角度扩大；颈动脉由于受压，管腔内彩色血流束变细，严重者可伴多彩血流，少数病例颈动脉闭塞，则无血流显示。肿瘤的血供主要来自颈外动脉和颈总动脉，瘤体内血管丰富，可见较多不同方向的彩色血流束穿行其中。

（四）鉴别诊断

1. 与颈交感神经鞘瘤、颈神经鞘瘤、颈神经纤维瘤的鉴别　二维图像显示为实性占位性病变，边缘清晰光滑，位于颈总动脉分叉的后方，将颈内、颈外动脉推向前方，与颈动脉分叉处无依附关系，彩色多普勒可见颈总动脉分叉的血流束行进于肿瘤前方表浅处。血管不进入肿块内部。

2. 与颈动脉瘤的鉴别　颈动脉呈局限性扩张或膨大，可见动脉旁有一囊实性肿物，可见收缩期搏动，腔内可有血栓回声，彩色多普勒显像瘤体内为多彩血流。

3. 与腮裂囊肿、腮腺肿瘤的鉴别　腮裂囊肿为一无回声囊性肿物，腮腺囊肿位于耳下的腮腺内，位于颈总动脉分叉上方，与颈动脉无密切关系。

六、椎基底动脉供血不足

（一）病因病理

椎基底动脉供血不足是一种常见的缺血性脑血管疾病，好发于椎动脉起始部。此病为一临床症候群，发病原因为多种因素，一般有血管位置与形态的变异、椎动脉粥样硬化、颈椎病、两侧椎动脉管径极度不对称、血流量减低、锁骨下动脉盗血综合征等。

（二）临床表现

椎基底动脉供血不足多发生于中老年人，患有颈椎病和血管病变者有80％的人在50～70岁之间出现症状，男女病人之比为3：2。可有眩晕、头痛、视力障碍及意识障碍等症状。

（三）检查方法

长期以来，由于缺乏对椎基底动脉供血情况的检测手段和方法，对其定性、定位及定量的诊断存在一定困难。经颅多普勒为颅内段椎动脉和基底动脉提供了一种安全有效的检查方法。它具有深度聚焦延伸、低脉冲、高发射频率的多普勒动态血流分析诊断系统，但对血管腔图像缺乏直观性。高频率、多功能彩色超声诊断仪对颅外段椎动脉提供了一种无创、方便、直观、定量的检测手段，为临床诊断椎基底动脉供血不足提供了有价值的依据。

（四）声像图特点

1. 二维超声　椎动脉管壁增厚，内膜毛糙，管径狭窄以一侧狭窄多见，管径可小于2.0mm，严重狭窄者不足1.5mm。如有斑块形成可致局部管腔狭窄，对侧椎动脉可呈现代偿性改变，表现为内径增宽、流速加快和血流量增加。

2. 脉冲多普勒特点

（1）血流参数的改变：椎动脉出现收缩期及（或）舒张期血流速度减低为主要特点，表现为以下几种情况：

①双侧椎动脉均为低速度血流（较少见）；

②一侧椎动脉流速减低，而另一侧椎动脉流速正常（比较常见）；

③一侧椎动脉流速减低，而另一侧流速为代偿性增高；

④有时可出现椎动脉流速增高（可一侧增高，对侧正常或双侧均增高），椎动脉痉挛；

⑤部分可伴有搏动指数增高和阻力指数增高。

（2）血流频谱形态改变

①椎动脉出现低流速血流频谱，表现为收缩期峰值及舒张期波幅均明显降低，舒张期可出现部分断流，甚至完全断流。严重者仅见随心动周期有规律出现的低小单峰异常频谱，表示椎动脉已无有效供血。

②椎动脉硬化引起供血不足，血流频谱收缩期$S_1<S_2$峰，或双峰融合，波峰圆钝呈拱形。

③频谱宽度增加，出现流速增高的湍流频谱。

④椎动脉管腔内探测不到血流频谱则说明完全阻塞。

⑤椎动脉如为逆向血流频谱则提示为锁骨下动脉盗血。

3. 彩色多普勒血流显像　由于椎动脉管腔狭窄，流速减低，彩色血流信号减少，血流束变细，椎动脉明显弯曲可见弯曲部位为多彩血流；如彩色血流色彩倒错（应为红色而其为蓝色），则可判定为锁骨下动脉盗血。完全无彩色血流显示，应考虑为椎动脉闭塞。

因为正常椎动脉的流速明显低于颈总、颈内动脉，所以应用彩色多普勒血流显像技术时注意适当降低速度范围，有利于椎动脉彩色血流的显示。如椎动脉未显示血流时，应将彩色多普勒与脉冲多普勒技术结合起来综合判断。亦可嘱患者头部正位休息5min左右再次检测，或者进行转颈试验而进一步验证，不应轻易诊断椎动脉闭塞。

（五）鉴别诊断

1. 椎动脉狭窄与椎动脉不对称的鉴别　双侧椎动脉的粗细不对称很常见，大约80%可见左侧椎动脉内径大于右侧椎动脉。一般椎动脉的粗细差异无临床意义，但是当一侧椎动脉很细小（内径小于2mm），可引起椎-基底动脉供血不足。一侧椎动脉发育不全表现为管腔普遍性细小，但血流充盈满意，频谱形态正常，对侧椎动脉可增宽。椎动脉狭窄表现为某段管腔血流束变细，流速突然加快。

2. 椎动脉完全闭塞与椎动脉缺如的鉴别　前者二维超声心动图仍可见椎动脉管壁，而后者在椎静脉后方，不能发现椎动脉样结构。有时两者难以鉴别。

3. 椎动脉起始部狭窄与锁骨下动脉狭窄的鉴别　对于单独的椎动脉起始部狭窄与锁

骨下动脉开口后狭窄，仅依据在椎动脉远端或上肢动脉分别探及狭窄下游的血流频谱，两者比较容易鉴别。而对于锁骨下动脉和椎动脉开口前的狭窄，同侧远端椎动脉和上肢动脉同时呈现狭窄下游的频谱改变。

4. 锁骨下动脉、颈动脉和对侧椎动脉闭塞性疾病与椎动脉狭窄的鉴别　前者可引起椎动脉流速代偿性升高，整条椎动脉流速均升高，而后者为椎动脉狭窄处流速突然加快，且其远端呈狭窄后的紊乱血流。

5. 椎动脉流速降低与椎动脉狭窄下游血流的鉴别　远端椎动脉或基底动脉闭塞可引起近端椎动脉流速减低，多普勒频谱收缩期上升陡直，而椎动脉狭窄下游的频谱表现为收缩期上升倾斜，两者可以鉴别。另外，在严重心功能不全也可导致椎动脉流速减低，甚至呈类似狭窄下游的频谱改变，但这种波型改变一般都是双侧的，而椎动脉狭窄引起的狭窄下游的频谱改变一般为单侧。

(六)临床意义

彩色多普勒对颈部椎动脉检测成功率很高，虽肥胖、颈椎横突、锁骨的遮盖及椎动脉走行弯曲等因素可影响某段椎动脉的清晰显示，但对椎动脉性疾病的诊断影响较小。

由于双侧椎动脉汇合成基底动脉，因此，当椎动脉有闭塞性病变时，侧支循环可以建立。彩色多普勒超声不仅可以诊断椎动脉狭窄或闭塞，还可以了解其侧支循环情况，同时评价颈动脉情况，为临床治疗方案的选择提供重要依据。

七、锁骨下动脉盗血综合征

(一)病因病理

锁骨下动脉盗血综合征通常是由于动脉粥样硬化或大动脉炎，使锁骨下动脉近心端狭窄或闭塞所致，其中绝大多数锁骨下动脉阻塞的原因是动脉硬化。由于锁骨下动脉近端闭塞，闭塞远侧的压力下降，健侧椎动脉上行的血流进入脑底动脉后向下流向患侧椎动脉供应侧支循环，到达锁骨下动脉及其次级的动脉系统时发生血液逆流现象，从脑底动脉窃取血流，损害了脑干的血液运输。

(二)临床表现

多见于左侧。多数患者可能没有症状，但当并发有其他动脉病变时，就可产生脑部或上肢缺血症状。上肢供血不足表现为患侧上肢麻木、乏力、沉重或冷感。桡动脉搏动减弱或消失，血压比健侧低2.67～4.00kPa(20～30mmHg)。可在锁骨上窝听到血管杂音。椎基底动脉供血不足患者患侧上肢用力时出现头晕或眩晕、恶心、呕吐、视物模糊、共济失调等症状，少数病人可发生意识障碍及摔倒。颈动脉系统缺血可出现发作性轻偏瘫、半身感觉障碍，亦可出现一过性失语症。

(三)彩色多普勒特点

患侧椎动脉在收缩期及舒张期全程呈逆向血流频谱，形态呈单峰低小频谱；健侧椎动脉均为正向血流频谱，形态高，呈湍流频谱。

彩色血流显像表现为椎动脉血流颜色与椎静脉或颈内静脉血流颜色一致，而与颈动脉血流颜色不一致。

二维声像图显示一侧锁骨下动脉或无名动脉狭窄或闭塞。

八、粥样硬化性脑梗死

(一)病因病理

脑动脉粥样硬化是脑梗死的原因,是中老年人最常见的疾病之一。颈动脉粥样斑块和内膜溃疡是脑梗死的潜在病因,颈动脉内膜溃疡表面与血小板黏附,导致纤维素血小板物质沉积,这些物质脱落后引起远端动脉的栓塞,从而引起脑梗死。

(二)临床表现

脑梗死在脑血管病中发展最快,起病急骤,常无任何症状突然起病,多数症状迅速达顶峰。一部分患者在起病时出现栓塞病灶侧头痛,多数表现为颈动脉系统特别是大脑中动脉闭塞症状,如突起的偏瘫、失语、偏盲、局限性癫痫发作或偏身感觉障碍等局部脑症状。病人多有不同程度的运动、言语、智能障碍等后遗症,约有20%的脑梗死病人可能复发。

(三)彩色多普勒特点

1.二维图像特点　多数患者有多发或单发斑块,形态多不规则,大小不一,回声强弱不等,以软斑及混合斑多见。其中一侧血管可发生完全阻塞,血管内充满弱回声,颈总动脉内壁以粗糙为主,厚度1.0～1.3mm。

2.脉冲多普勒特点　舒张期血流速度明显减低,健侧亦减低,最大峰值血流速度减慢,血管阻力增高,表现为阻力指数增高。

九、大动脉炎

(一)病因病理

多认为大动脉炎属于自身免疫性疾病,且大多与结缔组织疾病及某些感染(结核、链球菌、梅毒、病毒等)有关。大动脉炎主要累及主动脉的大、中分支,最常累及的是主动脉弓及头臂动脉、颈总动脉和锁骨下动脉,但不侵犯上述血管的颅内段。血管损害的特点是斑块状内膜增厚,纵行的瘢痕形致血管节段性改变,常有血栓形成及血管再通。显微镜下见动脉壁三层均有慢性炎症,炎症常致动脉壁变薄形成动脉瘤或致管腔进行性狭窄,最终引起动脉阻塞与远端组织的梗塞,甚至脑梗死。

(二)临床表现

起病大多缓慢,病程1个月至30余年。早期有低热、关节痛、肌痛、食欲和体重下降等大动脉炎活动期的表现,持续数周或数月后渐出现大动脉及其分支管腔狭窄或闭塞的表现。临床上根据血管受累部位分为3种类型:

Ⅰ型:主要累及主动脉及其分支,即头臂动脉型。病变主要位于主动脉弓及头臂动脉,颈总动脉和锁骨下动脉,是最常见的一型,有脑和上肢供血不足的症状与体征。50%左右的患者在颈部或锁骨上下区有血管杂音。如锁骨下动脉受累,轻者患肢无力、麻木、发冷、沉重感、活动后间歇性疼痛。患肢动脉搏动减弱或消失,上肢血压降低或测不出,下肢血压正常或增高。锁骨下动脉盗血时加重脑缺血,甚至出现脑梗死。如颈总动脉受累,常见短暂性黑蒙晕厥、失明、偏瘫、失语或昏迷。病人因视网膜及脑动脉供血不足而常采用头低位姿势以增加脑血流景和改善视力。

Ⅱ型:主要累及胸腹主动脉。

Ⅲ型：是以上两型之混合型。

（三）彩色多普勒特点

颈动脉近端及中段管壁正常结构消失，外膜与周围组织分界不清，内膜呈节段性不规则增厚，厚度不一，一般为1.4～3.0mm；呈弱回声及中等回声，有的可呈斑片状增厚，管腔节段性狭窄或闭塞；可继发血栓，血栓的回声常常较管壁的回声低；颈总动脉近端有的内壁变薄，管腔呈瘤样扩张。锁骨下动脉或肱动脉以狭窄为主，极少发生局部管腔扩张的改变。

血管狭窄时腔内彩色血流在收缩期高速射流呈湍流，闭塞时无血流通过；颈总动脉起始段如瘤样扩张可显示紊乱血流；狭窄段收缩期血流速度明显增高，阻力指数高，可出现锁骨下动脉盗血。

（四）临床意义

彩色多普勒可较好地诊断本病，并能与常见的动脉粥样硬化相鉴别。二维超声可以观察受累动脉壁的结构改变、有无继发血栓和合并动脉瘤、病变部位血液动力学改变等情况，对狭窄部位、范围和程度的判断较为准确。但是，对于左颈总动脉起始部、左锁骨下动脉起始部、胸主动脉及肾动脉等，由于受骨骼遮盖、肥胖及气体等因素影响则显示不满意，难以清晰显示受累动脉的管壁结构，有可能将这些部位的轻度狭窄遗漏。

虽然血管造影不能显示管壁的结构和了解血液动力学的变化，由于可以清晰显示受累的部位、程度和范围，仍认为是诊断多发性大动脉炎的重要检查方法，也是选择手术治疗的重要依据。

第二节　腹主动脉

一、概述

腹主动脉位于脊柱左前方，上界从膈下始，下界至髂动脉分叉。管壁光滑，管径均匀，纵切为长管状，横切为圆形，有搏动，管腔内为无回声。正常内径测量值：肾动脉以上为2.0cm（1.6～2.4cm），肾动脉以下为1.8cm（1.4～2.1cm），末端为1.5cm（1.1～20cm）。

（一）腹腔动脉

在相当于第一腰椎水平由腹主动脉前壁发出，横断扫查显示腹腔动脉呈短干状，长约10cm，两个分支呈"Y"字形。右侧分支为肝总动脉，内径0.65cm；左侧分支为脾动脉，内径约0.45cm。

（二）肠系膜上动脉

自腹主动脉前壁发出，低于腹腔动脉1～2cm，与腹主动脉前壁成锐角（小于30°）；向下穿行于左肾静脉和脾静脉之间，经胰腺钩突及十二指肠第三段前面进入肠系膜。正常内径0.67cm。

（三）肾动脉

为成对动脉，相当于肠系膜上动脉起点之下20cm处，自腹主动脉两侧分出，左肾动脉直接进入背门，内径约0.42cm；右肾动脉起点稍低，较左肾动脉略细长，从下腔静脉后方进入右肾门。

（四）髂总动脉

为腹主动脉终端分支，起于第4～5腰椎水平，髂总动脉自腹主动脉分出后向右越过左髂总静脉。

（五）彩色多普勒血流显像

腹主动脉管腔内为红色血流，随心脏收缩和舒张有明暗的变化。频谱形态为双峰层流，收缩期峰值迅速上升，形成第一峰，舒张早期迅速下降至基线；随后舒张中晚期又上升，形成第二峰。腹主动脉的峰值速度自上而下呈下降趋势，至髂总动脉和髂内外动脉，血流峰速增快，波形高耸，舒张期血流成份增大。腹主动脉的实质性脏器分支(肾动脉、腹腔动脉、肝动脉、脾动脉)的多普勒频谱收缩期高速血流之后，峰速逐渐下降，持续至舒张末期，呈低阻血流频谱。

二、腹部血管彩色多普勒超声检查

（一）适应证

彩色多普勒超声检查适应证有：①搏动性腹主动脉；②腹部中线处的疼痛；③下肢循环障碍；④近期腹部损伤；⑤怀疑特发性主动脉炎(年龄40岁以下，伴有与主动脉及其分支有关的血管症状)。

（二）检查前准备

1.病人准备

病人在检查前禁食、禁水8小时，如果有脱水情况可以饮水，如果是急腹症可立即进行检查。如果临床情况允许，婴儿应该在检查前3小时禁食。如果没有禁忌证，特别在扫查胰腺、下腹部和盆腔时，给病人饮水是有助于检查的。

2.病人体位

病人取舒适仰卧位平躺，头部可以垫一小枕头，如有剧烈的腹部触痛，亦可在病人的膝下放一枕头。病人平静呼吸，但在检查特殊的脏器时，病人应该屏住呼吸。

3.探头的选择

成人选用3.6MHz的凸阵探头最佳，儿童和瘦小的成人可选择5MHz的探头。

4.设置合适的增益

当探头开始放在腹部中央的顶端(剑突角处)，要求病人深吸气和屏住呼吸。探头声束的角度朝向病人右上腹显示肝脏，调节增益，使图像的均匀度和质地正常，并能够识别紧邻肝脏后方的膈肌反射带。门静脉和肝静脉以腔内无回声的管状结构显示，门静脉壁有回声，肝静脉壁的回声较静脉回声弱。

（三）扫查技术

为了提供更多的信息和更好地确定部位，在探测的过程中，探头可在不同的方位转变角度，对腹部进行全面扫查。如果偏斜探头仍不能显示肝脏和脾脏的上部时，在肋间探测就是非常必要的。

在横断面扫查后，转变探头角度90°，从腹中部的剑突下开始在肋骨下扫查，反复探测肝脏，必要时，要求病人深吸气，使肝脏显示更清楚。确定合适的增益，必要时，探头扫查方向朝向病人的头部，在肋骨之间扫查，可更好地显示肝脏和脾脏。

在肋骨下，保持探头垂直，朝病人的脚部(尾部)移动，重复不同的垂直切面对全腹部进行扫查。

如果腹部某一部分扫查不清时，病人可取坐位或站立位。如果需要，亦可行侧卧位扫查显示肾脏和脾脏。当怀疑有异常时，应让病人转动体位。

如果肠气遮盖，轻轻地加压、转动探头的角度，必要时用斜向或侧向切面扫查，或从脊柱的两边扫查。有时亦可取站立位探测。

把探头移向腹中线，朝向左侧缓慢地移动探头，直到显示搏动性管状结构。紧接着，探头向下移至脐下，可见腹主动脉一分为二，这是腹主动脉的分叉。在腹主动脉横切面测量其各段的内径。在腹主动脉分叉的下方轻轻地向右或向左侧转动探头的角度显示髂总动脉。只要在腹动脉上发现局限性不规则或其他的改变，就应该在该病变水平及其上下做横向扫查。

老年病人腹主动脉的行程可发生变化，并可能有移位或方向的改变，但腹主动脉的直径改变不明显。如果腹主动脉难于确定，通过背后朝左肾探测。

腹腔动脉干和肠系膜上动脉是腹主动脉扫查最重要的解剖标志。

识别以下结构是非常重要的：①腹主动脉和下腔静脉；②肝脏、门静脉、肝静脉；③胆道和胆囊；④脾脏；⑤胰腺；⑥肾脏；⑦膈肌；⑧膀胱(必须充盈)；⑨盆腔结构。

三、腹主动脉瘤

(一)病因病理

动脉瘤是动脉壁病变或损伤而形成的局限性动脉异常扩张或膨出。以胸、腹、下肢主动脉瘤较为常见。

腹主动脉瘤常见病因有动脉粥样硬化、损伤、感染、梅毒、先天性异常(Mafan综合征)等。多量脂质在动脉壁沉积，形成动脉粥样斑块、甚至钙质沉着，动脉管壁退行性变化，动脉中层硬化失去弹性，肌纤维和弹性组织变薄、断裂，逐渐为纤维组织代替，在血流冲击下局部血管扩张形成动脉瘤，称为真性动脉瘤。真性动脉瘤壁仍完整，呈梭形，多发生在肾动脉水平以下。由于动脉壁病变，使内膜或中层撕裂，被高压血流冲击，使中层逐渐分离、扩张，形成假血管腔。假血管腔呈双腔状，有时其远端仍可破裂而与血管腔相沟通，形成夹层动脉瘤。夹层动脉瘤可发生在胸主动脉或腹主动脉。

腹主动脉瘤多为单个，受累段管壁扩张，血流紊乱，多有血栓形成，随着病程发展，出现下肢栓塞，瘤体可突然破裂。

(二)临床表现

中上腹或脐周搏动性包块是最典型的体征，肿块表面光滑，有膨胀性搏动和震颤，收缩期可闻及杂音。腹部隐痛或胀痛。下肢出现急性或慢性缺血症状，下肢血压降低，足背动脉搏动减弱或消失。瘤体破裂时出现撕裂样剧痛，迅速出现休克，病死率高。

(三)声像图特点

怀疑为腹主动脉瘤时，应从膈下起始部至髂动脉分叉处做全面观察，操作轻揉，切勿取压，以免发生破裂或血栓脱落。

1. 真性动脉瘤

(1)腹主动脉局部管腔呈瘤样扩张，纵切面呈梭形，内径大于3.0cm；管壁变薄，内膜粗糙，与正常管壁相连续，管腔相通，内为无回声，可见搏动。

(2)动脉瘤并发附壁血栓时，可见瘤体内壁斑片状低回声或中等回声，瘤体向管腔突出；表面不规则；血栓机化后内部回声不均匀，形成钙化灶时呈强回声斑块。

(3)彩色多普勒血流显像瘤体近端彩色血流及频谱形态正常，瘤腔内血流为五彩镶嵌或红蓝相间，频谱形态为涡流；瘤体远端血流速度减慢，频谱恢复层流状态。

2.夹层动脉瘤

(1)腹主动脉局部中层剥离，或由胸主动脉中层剥离后延伸至腹主动脉，管壁增宽，内可见剥离的内膜回声；纵切面呈平行线状，横切面呈双环状，把动脉分成真、假两个腔；动脉壁与内膜线状回声之间的无回声区为假腔，内为血液充填，可见破裂口与腹主动脉真腔相通。

(2)彩色多普勒血流显像显示夹层动脉瘤真腔内血流速度快，色彩明亮，甚至有湍流；假腔中血流速度慢，颜色暗淡或不易显示，远端破裂口处血流呈五彩镶嵌。

3.假性动脉瘤

(1)腹主动脉无局限性扩张，管壁形态无明显异常发现，动脉周围可见搏动性无回声。

(2)显示腹主动脉旁囊性肿块，边缘清楚，不规则，与动脉壁不连续，内为无回声。

(3)彩色多普勒血流显像可显示起自腹主动脉的彩色血流进入囊性无回声区，起始部呈高速湍流，进入囊肿内呈红蓝相间血流信号。

(四)鉴别诊断

腹主动脉瘤主要与假性动脉瘤鉴别。腹膜后淋巴瘤、胰腺囊肿、肾上腺囊肿、椎旁脓肿、肠系膜囊肿等，均可表现为与腹主动脉关系密切的低回声或无回声肿块，但多切面观察均与腹主动脉壁间明显分界，彩色多普勒血流显像内部无血流显示，结合其他表现不难鉴别。

(五)临床意义

腹主动脉在下降过程中如果直径明显增加是一种异常征象，某段腹主动脉直径比正常增大，要考虑可能是动脉瘤。当有血栓存在时，测量主动脉内径必须测量血栓的大小和无回声的管腔内径。测量异常节段长度也是很重要的。如果腹主动脉横断面的直径大于5cm，存在破裂的高度危险，需要做紧急的治疗安排。

主动脉在任何水平横断面的直径不应超过3cm。如果主动脉的直径超过5cm，或动脉瘤迅速增大(主动脉内径每年增加超过1cm可认为是发展快)表明有破裂的可能。

四、腹主动脉移位

腹主动脉可因脊柱侧凸、腹膜后肿块或腹主动脉旁淋巴结推挤而移位，淋巴结或肿块在移位的腹主动脉后方或周围显示。有些病人有类似动脉瘤的表现，必须进行仔细的横向扫查，以确定腹主动脉。

五、腹主动脉修补术

当病人行腹主动脉外科修补术时，应用横断面估计腹主动脉支架的位置和口径是很重要的，以排除腹主动脉剥离或漏出。近期插入的移植物周围的液体可以由出血引起，也可以由术后局部的水肿或感染引起，参照病人的临床情况进行超声追踪扫查是必要的，行腹主动脉修补术的所有病例，其腹主动脉支架的全长连同其上方和下方的腹主动脉均需检查。

第三节 其他动脉疾病

一、动脉硬化性闭塞症

（一）病因病理

动脉硬化性闭塞症是一种全身性动脉病变，好发于大、中型动脉，如冠状动脉、主动脉弓、腹主动脉、髂动脉、股动脉、腘动脉均为常见受累部位。发病年龄多在50岁以上，男多于女。高血压、糖尿病、高脂蛋白血症是易患因素，脂代谢紊乱与本病发展有密切关系。主要病理改变为内膜粥样硬化斑块、中层退行性变和增生、动脉多层炎性损害及炎性反应等，致动脉管壁增厚，管腔呈不同程度的狭窄，腔内可继发血栓，最终使管壁狭窄，甚至闭塞，导致缺血性病变，甚至肢体坏死。病变大多为节段性分布。

（二）临床表现

早期出现间歇性跛行，为肢体供血不足的缺氧反应。病变在腹主-髂动脉者，疼痛发生于下腰、臀、髋、大腿后侧或小腿腓肠肌部位；病变在股-腘动脉者，疼痛发生于小腿肌肉，重者夜间疼痛。疾病早期，足背动脉或踝部胫后动脉搏动减弱或消失，肢端皮肤苍白。疾病后期，营养障碍致足趾冰冷、发绀、溃疡或坏疽等。

（三）声像图特点

病变部位血管壁不均匀性增厚，失去光滑的内膜，内壁呈低、高回声，斑块隆起增厚，部分回声不均，管腔粗细不均，钙化斑后方伴声影。

局部血管腔偏心性狭窄，甚至闭塞，狭窄达50%以上时症状明显，狭窄远端血管搏动减弱或消失。

彩色多普勒血流显像显示病变部位彩色血流边缘不光滑，呈锯齿样，血流束不规则。狭窄处正常红、蓝、红三相血流消失，呈五彩镶嵌显示；频带增宽，频窗消失，流速增快，远端彩色血流暗淡，血流速度减慢。完全闭塞时，闭塞近端血流暗淡，远端无彩色血流显示，闭塞处血管腔充满实质性回声；频谱形态失去正常的三峰形，代之以圆钝频谱，单峰形，血流峰值低，负向峰消失；完全闭塞者测不出频谱信号。

二、多发性大动脉炎

（一）病因病理

多发性大动脉炎为主动脉及其分支的慢性、进行性、非特异性炎症，可能与结核、风湿有关。病变由动脉外膜向内膜发展，使动脉壁各层均有重度淋巴细胞和浆细胞浸润及结缔组织增生，内膜不规则增厚硬化，管腔狭窄。根据动脉受累的部位分为头臂动脉型、胸腹主动脉型、肾动脉型、肺动脉型和混合型。起病隐匿，远侧缺血而近侧高血压是其特点。因大动脉部分阻塞或完全闭塞，阻碍远侧部位的血供而产生缺血现象。

（二）临床表现

以35岁以下女性多见，有时也见儿童病例。患者可有全身性高血压，上腹部可听到收缩期杂音，或上肢高血压而下肢血压下降甚至测不出血压等临床症状和体征。

（三）声像图特点

病变处血管壁明显增厚，血管外膜、中层及内膜增厚，回声高低不均匀，内壁凹凸不平，管腔粗细不等，范围较广，少数可出现动脉瘤征象。

彩色多普勒血流显像显示彩色血流宽窄不等，边缘呈不规则状或毛刺状，狭窄段见五彩镶嵌血流，闭塞后则不显示彩色血流。多普勒频谱显示血流速度快慢不一，频谱形态增宽，狭窄区血流速度快，远端收缩期峰速度降低，舒张期反向血流消失，闭塞后则测不出血流频谱信号。

（四）鉴别诊断及注意事项

由于狭窄的区域继发扩张可发展为动脉瘤，病人每6个月需要复查1次。病变可累及动脉的所有节段，超声不能显示胸主动脉，必须进行主动脉造影术以显示主动脉的整个行程，从主动脉瓣至主动脉末端分叉处，主动脉所有的大分支都应该检查。

血栓闭囊性脉管炎是一种累及血管的炎症性和闭塞性病变。活动期为血管全层炎症，管腔被血栓堵塞，病变动脉硬化、缩窄，呈节段分布，远端出现肢体缺血表现。本病多发于青壮年，主要侵袭周围中、小动静脉，病变一般由远端向近端进展。

雷诺综合征是肢体动脉，特别是小动脉所出现的发作性痉挛，肢体末端顺序出现苍白、青紫和潮红三大症状。病因与免疫功能异常有密切关系。本病以下列特点区别于动脉硬化性闭塞症：①青年妇女多见，病变呈双侧性，上肢比下肢多见；②发作与寒冷或情绪波动有关；③三大症状顺序出现；④超声显示四肢大血管无异常改变，小血管做冷水试验后血流速度较试验前明显增快。

三、急性动脉栓塞

（一）病因病理

急性动脉栓塞是血栓或进入血管内的异物随血流移动，堵塞动脉，造成血流障碍的急性病变。栓子主要来自：①心源性，如风湿性心脏病、冠状动脉心脏病等；②血管源性，如动脉瘤或动脉硬化病灶；②医源性，如人造心脏瓣膜、人造血管或动脉穿刺插管等。心源性占94%。

90%的栓子嵌塞在腹主动脉末端或髂、股、腘动脉的分叉处，小的栓子可流入脑部、内脏和上肢动脉。

（二）临床表现

以出现"5P"为特征，即疼痛（pain）、感觉异常（paresthesia）、麻痹（paralysis）、无脉（palselesness）和苍白（pallor）。早期肢体疼痛、皮肤苍白、冰冷、动脉搏动减弱或消失、感觉异常、麻痹、运动异常，以后肢体逐渐发紫变黑、坏疽，伴剧烈疼痛。动脉造影显示造影剂在近端骤然中断，终止处在栓子近侧稍有充盈，形似圆顶状，并且缺乏侧枝循环。

（三）声像图特点

1. 二维超声　动脉血管管壁一般光滑、完整；血栓所在部位显示血管腔内团块状低回声；栓塞时间较长的机化血栓回声增强。血栓回声与血管壁分界清楚。

栓塞近端血管管径增宽，搏动增强；偶见血栓随血流的冲击向远端移动，栓塞远端搏动消失。

2.彩色多普勒超声

（1）不全阻塞型：管腔内彩色血流充盈缺损，远端血流暗淡；血栓与血管侧壁间有细窄高速明亮血流，频谱呈双向，有湍流，远端流速明显减低。

（2）完全阻塞型：血流中断，从栓塞部位至远端血管腔内均无血流信号显示。

（四）鉴别诊断

1.下肢深静脉血栓形成　深静脉血栓形成常表现一侧下肢突然肿胀、疼痛，病情严重者可引起动脉强烈痉挛，出现下肢肿胀、疼痛时应与动脉栓塞鉴别。动脉栓塞超声显示血栓在动脉管腔，并有血沉改变可资鉴别。

2.外压性狭窄　髂、股血管周围的肿瘤、肿大淋巴结可压迫动脉血管造成管腔狭窄，产生远端缺血症状，但起病较慢。外压性狭窄实质性团块位于管腔之外，血管受压移位、变形，局部管腔变细，彩色多普勒血流显像显示为绕行的五彩高速血流。结合病史较易鉴别。

四、动静脉瘘

（一）病因病理

毗邻动静脉之间异常交通者称动静脉瘘，多发于四肢，尤以下肢多见。先天性的有干状和瘤状动静脉瘘，损伤性动静脉瘘多因贯通伤所致。动静脉创口非直接对合而由血肿机化形成囊状或管状相接者称间接瘘。

（二）临床表现

肢体沉重、肿胀和疼痛，两侧肢体长度不等；浅静脉出现搏动，听诊有血管杂音；皮肤温度升高，远端肢体缺血变冷。损伤性动静脉瘘急性期局部出现血肿，多有震颤和杂音；慢性期表现各种血流动力学变化。

（三）声像图特点

1.直接瘘　动静脉相互贴近，其间管壁回声中断，与无回声区直接相连。可观察到瘘口的范围及大小。

2.间接瘘　动静脉瘘口不直接对合，其间囊状无回声区相连通。

3.损伤性动静脉瘘　急性期可见局部血肿形成的不规则状无回声区，慢性期血肿机化回声增高。

4.彩色多普勒血流显像　动静脉瘘口及两侧血管内均见五彩镶嵌血流，出口处显示连续、双向高速湍流频谱。

第四节　静脉血管

一、概述

下腔静脉走行于腹膜后区脊柱右前外侧，左、右内髂总静脉在第5腰椎前方分出，沿途有肾静脉和肝静脉汇入，经肝后方下腔静脉窝注入右心房。纵切面呈管状结构，管壁光滑。横切面呈前后扁、左右宽的椭圆形，管壁菲薄，管径随心脏收缩、舒张相应变化，深吸气后屏住呼吸时，管径明显增宽。正常前后径测量值：近心端2.0cm，中段1.9cm，远心端1.7cm。

（一）肝静脉

肝静脉有肝左、肝中、肝右三支静脉。肝右静脉单独汇入下腔静脉，肝左和肝中静脉多数先合成短干后在第二肝门处汇入下腔静脉。

（二）肾静脉

左、右肾静脉于第1腰椎水平从侧方汇入下腔静脉。右肾静脉较短，呈水平走行；左肾静脉较长，穿行于腹主动脉和肠系膜上动脉之间。

（三）髂静脉

髂总静脉位于髂总动脉内后方并与之伴行，椭圆结构，左髂总静脉起始部前方为髂总动脉，后方紧贴脊椎。由于静脉壁薄内压较小，检查时易被探头挤压变形，应予以注意。

（四）股静脉

1. 股静脉　髂前上棘和耻骨结节连线的中点至大腿内侧中下1/3交界处中点。

2. 腘静脉　大腿内侧中下1/3交界处至腘窝中点的连线。

3. 胫后静脉　腘窝中点至内踝和跟结节的连线。

4. 胫前静脉　胫骨粗隆与腓骨小头连线中点至足背的内、外连线的中点。

（五）足背静脉

足背的内、外踝连线中点至第1、2跖趾关节之间的连线。

正常双侧四肢的血管大致对称，血管管腔从近心端至远心端逐渐变细小。

二、彩色多普勒超声检查

彩色多普勒超声显示下腔静脉为蓝色向心血流，频谱显示为2个圆顶形负峰，收缩峰大于舒张峰，幅度受呼吸影响，吸气时增高，呼气时降低。静脉系的这种波动性频谱自近心端向远心端逐渐减弱，到肾静脉、髂内静脉、周围静脉变为速度较均匀的频谱。

下肢深静脉短轴切面为扁圆形、壁薄的无回声区，长轴切面由近至远逐渐变细，管壁光滑，静脉瓣呈纤细带状，尖端向心，随血流相应摆动。彩色多普勒血流显像显示静脉腔内为充盈完全的彩色向心血流，其速度随呼吸变化。

（一）适应证

彩色多普勒超声检查的适应证有：①新近发生的下肢静脉扩张，伴有或不伴有静脉炎，静脉曲张不作为腔静脉超声检查的指征；②多发性或可疑肺内栓子；③肾肿瘤。

（二）检查前的准备

1. 病人的准备　病人检查前8小时禁食，如果有脱水情况，可以饮水。如果是急诊，立即进行检查。

2. 病人体位　病人应该舒适地平躺，头部可枕枕头。从肋骨下至耻骨联合上在腹部中线处随意涂上宽15cm的耦合剂。

3. 探头的选择　成人选择3.5MHz凸阵探头，儿童或瘦小的成人选择5MHz的探头。

4. 调节合适的增益　将探头置于腹中部的顶端，使扫查声束方向偏向病人的右侧，显示肝脏调节增益以获得最好的图像。

（三）扫查技术

扫查时，病人先做平静呼吸，当显示出可疑的异常图像时嘱病人屏住呼吸。

扫查包括纵向和横向扫查。如果肠气妨碍了扫查，行斜向或侧向扫查以获得更好的图像。病人直立位亦有助于扫查。

纵向扫查可以确定下腔静脉的长度和内径。在图像上，下腔静脉表现为腹主动脉右侧的充满液体的管状结构，横向扫查将显示其不同水平的内径。将探头开始放置于腹中部的顶端（剑突角部），扫查方向偏向右侧，直至显示脊柱右侧边的下腔静脉。一旦确认腔静脉，即可认别肝静脉、肾静脉和髂静脉。

病人深吸气时，下腔静脉扩张可显示得更清晰，然后在较大幅度的呼吸状态下重复检查下腔静脉。下腔静脉壁薄、光滑，壁回声强度较邻近的腹主动脉低。下腔静脉回声与周围组织回声形成了较强的对比。

老年病人腹主动脉可偶然将腔静脉向右侧推移或位于腔静脉前方，甚至可有2条下腔静脉分别位于腹主动脉两侧，这种情况有可能被误诊为低回声且增大了的淋巴结。在呼气状态下，腔静脉大小的变化将有助于静脉与实性组织的区别。

（四）正常下腔静脉

1. 二维图像 横切面管腔呈椭圆形，加压后管腔塌陷消失；纵切面管壁薄、光滑，连续性好，并可显示静脉瓣回声；乏氏试验时，管径增宽；血流缓慢时，显示血液流动呈云雾状回声。

2. 彩色多普勒 正常上肢静脉彩色血液呈单向连续性，下肢静脉血液自发性随呼吸变化，呼气时血流持续显示，流速加快；吸气时血流短暂减慢或无血流显示，呈周期性变化；乏氏试验时静脉内无血流显示，表明从检查部位至胸腔的静脉系统开放，无明显静脉梗阻；彩色血流在深静脉瓣部位的彩色明亮，或瓣口处呈多色彩显示。

3. 多普勒频谱 呈向心单向血流，自发性随呼吸呈周期性变化；呼气时频带增宽，流速加快，呼气末频带逐渐变窄，流速减慢，呈周期性波浪状显示；深吸气时无频谱显示；乏氏试验时大、中静脉无血流频谱显示。

4. 下肢深静脉瓣功能测定 选择股浅静脉第一对瓣和腘静脉第一对瓣部位，二维显示瓣膜后，选择彩色多普勒下做乏氏试验，正常时下肢静脉区无反向血流。

三、下腔静脉综合征

（一）病因病理

下腔静脉阻塞所引起的一系列征候群称为下腔静脉综合征。

引起下腔静脉阻塞的病因：①血栓形成，主要因下肢深静脉血栓向近侧扩展累及下腔静脉，其次为盆腔静脉血栓形成；②腹腔和腹膜后组织的炎症和肿瘤所造成的压迫；③下腔静脉本身的炎症导致管腔狭窄，影响其通畅性。

脉根据肝静脉和肾静脉汇入下腔静脉的平面，下腔静脉分为3段：肝静脉汇入处以上部分为上段，介于肝静脉与肾静脉汇入处之间的部分为中段，肾静脉汇入处以下部分为下段。当下腔静脉由于某种原因血流受阻时，其侧支循环即逐渐扩张，经下列途径分流于近侧的静脉：①起源于髂-股静脉的腹壁浅静脉、旋髂深静脉和髂腰静脉回流到腰静脉浅、深分支和肋间静脉；②起自髂总静脉的腰升静脉会同髂腰静脉回流到腰静脉以下的几对肋间静脉；右腰升静脉在肾静脉平面汇入下腔静脉，亦可通过节段静脉汇入奇静脉，左腰升静脉与左肾静脉衔接汇入半奇静脉；③生殖静脉，包括女性的阴道、子宫和卵巢静脉或男性的睾丸静脉汇入肾静脉。

(二)临床表现

下腔静脉上段阻塞并伴肝静脉狭窄或完全闭塞的病变称柏-查氏综合征。下腔静脉中段阻塞则出现肾静脉压升高、肾淤血、肾血流量减少、肾功能障碍、病人腰痛、肾脏肿大,可有蛋白尿、血尿。进入慢性期出现肾病综合征。

下腔静脉综合征主要指下腔静脉下段阻塞所引起的回流障碍,出现双侧下肢静脉功能不全和胸、腹壁广泛性浅静脉曲张,患者下肢和会阴部坠胀、疼痛、水肿。女性出现盆腔静脉淤血症,表现腰痛、月经量多、经期延长。病程进入慢性期可出现下肢皮肤营养障碍性病变。

(三)声像图特点

血栓性阻塞时,下腔静脉管腔内见实质性低或中等回声,可呈块状或膜状;局部管腔变窄,管壁增厚,回声增高;闭塞时局部管腔被实质性回声占据。

外压性阻塞显示下腔静脉旁的异常回声团块,压迫或浸润下腔静脉,使之移位或局部压迹,管腔变窄。

阻塞部位远侧静脉血管扩张,管径动态变化减小或消失。侧支循环可使性腺静脉血流增加,可显示增粗的性腺静脉汇入肾静脉。

中段下腔静脉阻塞见肾静脉扩张,肾轮廓增大,实质增厚,回声减低,肾窦回声受压。

彩色多普勒超声见下腔静脉梗阻部位彩色血流不变细,呈五彩镶嵌血流;狭窄处流速增快,为持续性单向高速湍流频谱,不受呼吸影响;远端彩色血流暗淡,流速降低;完全闭塞时无彩色血流及频谱信号显示。

(四)鉴别诊断

1. 阻塞原因的鉴别　超声诊断下腔静脉综合征的敏感性和特异性均高,阻塞原因的鉴别见表4。

表4　下腔静脉阻塞的鉴别

超声检查	血栓性	癌栓	膜性	外压性
静脉壁回声	清楚,规则	不规则	增厚	规整,有压迹
静脉管腔回声	有或被堵塞	有或被侵蚀	有	有或无
梗阻物形态	规整	不规整	带状	—
梗阻物回声强度	低、中	低、中	高	—
血管外肿物	无	有	无	有

2. 与引起水肿的某些疾病鉴别　心力衰竭、缩窄性心包炎、肾病综合征等疾病均有明确的病因,下腔静脉无阻塞征象,结合病史与下腔静脉阻塞容易区别。同时应与髂总静脉受压综合征及髂-股静脉血栓形成加以鉴别。

四、髂总静脉受压综合征

(一)病因病理

髂总静脉受压综合征主要发生于左侧。左髂总静脉位于骶骨岬最前凸部位,前面有右髂总动脉越过,可使之受压在动脉与静脉之间形成纤维束带,或在血管内形成隔膜或粘连影响左下腹静脉回流。

（二）临床表现

多见于青年女性，常在骨盆发育完全后开始出现症状，如下肢水肿、胀痛、月经量多、子宫增大等，易误为功能性子宫出血。

（三）声像图特点

右髂总动脉呈搏动性管状无回声区，其后方的左髂总静脉受压管腔狭窄或被截断。

髂股静脉明显扩张，管壁紧张，横切面呈圆形，随呼吸和心动周期搏动明显减弱或消失。子宫静脉扩张，盆腔内可显示峰窝状小无回声区。

扩张的静脉管壁光滑，管腔内呈无回声，无实质性回声显示。

彩色多普勒血流显示可见髂总动脉血流呈高速搏动性蓝色血流，其下方扩张的髂总静脉无血流信号显示，有时在髂内静脉显示与正常反向的低速血流。

（四）鉴别诊断

下腔静脉综合征主要表现为下段下腔静脉回流障碍所引起的一系列临床症状和体征，髂总静脉受压综合征的鉴别点：

1. 阻塞部位在左、右髂总静脉汇合点以上。

2. 下腔静脉内显示低回声团块。

3. 如因髂股静脉血栓向近侧蔓延累及下腔静脉者，则同时具有相应的声像图表现。

五、深静脉血栓形成

（一）病因病理

深静脉血栓形成好发于下肢，以左侧多见，大都发生在长期卧床患者，如术后、产后、创伤、妊娠，瘫痪等。深静脉血栓形成的条件为血管壁损伤、血流速度缓慢和血液呈高凝状态的综合作用。

（二）临床表现

因血栓形成的部位不同分为三型：①周围型：血栓始发于小腿肌静脉丛；②中央型：血栓发生于髂股静脉；③混合型：原有的血栓扩展累及整个下肢深静脉。

髂股静脉包括髂总、髂外到股总静脉，是整个下肢静脉回流的主要通道。一旦发生血栓，迅速出现下肢疼痛和肿胀，血栓在静脉内激发炎性反应，淤血引起胀痛。在股三角常可扪及股静脉充满血栓所形成的条索状物。深静脉血栓脱落顺血流移动，有造成肺栓塞的危险。深静脉血栓形成，如同时伴有动脉强烈痉挛者为股青肿型，表现为起病急骤，疼痛显著，整个肢体短时内肿胀充血、发冷、发绀，足和足趾起水泡，足背动脉搏动消失，全身反应强烈，甚至血压下降出现休克。

（三）声像图特点

1. 正常静脉声像特点及试验方法

（1）乏氏试验：深吸气后屏住，增加腹腔压力后血管腔增宽50%～200%，血流速度减慢或停顿。

（2）压力试验：用探头加压于局部皮肤见静脉管腔变形塌陷。

（3）增压试验：挤压小腿腓肠肌后，近端血管腔增宽，血流速度增加，彩色血流充盈饱满，显示明亮。

2. 二维超声特点　深静脉血栓形成时管径增宽，内见实质性低回声或不均匀回声区。血管壁增厚模糊，局部加压试验血管腔变形差或不凹陷，乏氏试验血管腔增宽受限或缺乏反应。

3. 彩色多普勒血流显像 可见血栓部位血管腔彩色血流充盈不完全，呈偏心型、虫蚀样、不规则型或不显示血流；彩色血流变窄，速度增快；增压试验不能使血管腔充盈饱满；完全闭塞时，无彩色血流充填，远端血管扩张，并见逆向流动的侧支循环血流。

(四) 鉴别诊断

髂总静脉受压综合征可成为髂股静脉血栓形成的诱因，临床上出现下肢水肿等静脉回流受阻和盆腔淤血的表现。鉴别点为髂总静脉受压综合征起病较缓慢，多见于女性，经期及妊娠中晚期症状加重；髂总静脉被髂动脉压迫狭窄或阻断，管腔内通常无血栓回声可资鉴别。

下肢浅静脉炎和浅静脉血栓形成表现下肢局部疼痛、肿胀，可触摸到硬索状肿物，发红且触痛明显。超声显示局部表浅静脉增宽，迂曲，管腔增厚，回声增高，有血栓时血管腔内见实质性回声，深静脉血管回声及血流显示正常。

六、下肢深静脉瓣功能不全

(一) 病因病理

下肢深静脉瓣功能不全表现为下肢沉重、疼痛、肿胀，下肢浅静脉曲张，晚期足部皮肤出现经久不愈的溃疡，原发性下肢静脉瓣功能不全是由于静脉瓣和静脉壁的发育薄弱，瓣叶游离缘松弛，失去单向开放的生理功能。继发性下肢深静脉瓣功能不全多为深静脉血栓形成后的后遗改变。

(二) 深静脉瓣的生理功能

深静脉系统中存在数目不等、位置不固定的静脉瓣，以有效地阻止静脉反流。凡在重力影响较大、血液回流比较困难的部位，如下肢的股静脉、腘静脉、胫前及胫后静脉内，以及改变血流方向的部位，如浅静脉汇入深静脉处、交通静脉内都有静脉瓣的存在。

瓣膜顺血流开放，逆血流关闭，促进静脉血向心回流，阻止静脉血由深向浅反流。特别是在小腿下1/3至内踝上方足靴区有固定的3～4条交通静脉，因其受血液的重力作用最大，并且处在小腿肌肉泵的远端，直接承受很大的逆向压力，所以该处交通静脉瓣最容易产生功能不全。

肾静脉瓣的开放和关闭受很多因素的影响，能影响静脉回流速度的因素均能影响静脉瓣的形状，如肌肉的收缩和舒张、呼吸等。现有一些检查深静脉瓣功能的方法，还可用彩色多普勒超声观察静脉瓣的开放和关闭、深静脉内有无反流，以判断静脉瓣的功能。

(三) 深静脉瓣功能的查方法

1. 深静脉瓣功能试验方法

该方法是根据肌肉收缩和松弛对静脉瓣和静脉回流速度的影响而设计的检查方法。具体方法：挤压远端肢体即肌肉被动收缩时，其近端的静脉因顺向力的作用开放，静脉回流加速；当突然放松肢体即肌肉被动放松时，静脉瓣因受静脉血液的重力作用而关闭。检查时，要求在平静呼吸的情况下使被检肢体完全放松，然后以一定的压力挤压所检肢体的远端，一般在小腿中、下部。施加的压力与体位有关，当人体立位时，由于小腿处静脉内压力约为100kPa，卧位时为80kPa，因此立位时施压为100kPa，卧位时为80kPa。快速达到所要求的压力后突然放松，此时观察静脉瓣的关闭情况和有无静脉反流的发生。此种方法因有标准的压力条件，可以应用于深静脉反流的定量诊断。

2. 乏氏试验

此试验反映了呼吸对静脉瓣和静脉回流的影响。乏氏试验是深呼气后屏住气，使胸腔内压力增加，腹腔内压力减小，从而使下肢深静脉瓣开放，静脉回流增快。当突然吸气时，胸腔内压力减小，腹腔内压力增加，使静脉瓣关闭，回流速度减慢。因此，当乏氏试验后突然吸气时，可以观察下肢深静脉瓣的关闭情况及静脉内有无反流。实际应用过程中，因无法控制呼吸的深度，所以此方法可以用于一般的深静脉瓣反流的定性诊断。

3. 彩色多普勒超声检查

（1）二维超声检查：在进行远端肢体施压或乏氏试验时，正常下肢静脉瓣完全开放，瓣叶紧贴在静脉壁上，突然放松或吸气时，静脉瓣关闭，关闭线在管腔的中央。

（2）彩色多普勒检查：当远端肢体施压或乏氏试验时，瓣膜的远端静脉腔内彩色血流为蓝色，颜色明亮，其中央可呈黄绿色。当突然放松或吸气时，彩色血流颜色变暗或无血流信号，部分正常下肢远端深静脉，如腘静脉内可见少许红色血流，颜色较暗，持续时间较短。

（3）脉冲多普勒检查：当远端肢体施压或乏氏试验时，在瓣膜的近端静脉腔内可测及快速的、回心的负向血流信号，其边缘不规则，频窗充填。当突然放松肢体或吸气时，在瓣膜远端的静脉内测不到血流频谱，但在部分正常人的腘静脉内可见低速的（<0.2m/s）、持续时间小于0.7s的正向反流频谱。

（四）原发性深静脉瓣功能不全的诊断

1. 病理改变　由于血液的重力首先作用在股静脉的第一对静脉瓣即股浅静脉瓣，因此，在病变早期，仅股浅静脉瓣发生少许的静脉反流受阻于其远端的第二对静脉瓣而不产生任何临床症状。当股浅静脉瓣病变严重累及远端的静脉瓣而产生中等量的反流时，由于小腿的肌肉泵作用，仍能使静脉血液向心回流。当病变累及到腘静脉瓣水平时，该处受血液重力的影响大，逆向压力高，当小腿的静脉瓣被破坏后，肌肉收缩时静脉向心回流的同时也向远端倒流，导致远端的深静脉瓣及交通静脉瓣破坏，产生静脉反流使下肢静脉淤血和高压。因为大隐静脉瓣承受逆向压力的能力较低，在股浅静脉瓣受累时大隐静脉瓣也失去了正常的功能，所以浅静脉曲张是深静脉瓣功能不全的主要症状之一。

2. 分度

轻度：踝部肿胀，活动或平卧后可缓解，浅静脉曲张。

中度：患肢小腿部肿胀，立位时患肢胀痛，足靴区有皮肤色素沉着和营养不良的表现。

重度：患肢肿胀和疼痛更明显，浅静脉曲张严重，足靴区皮肤病变更加严重，伴有溃疡。

3. 彩色多普勒超声的表现

（1）二维超声：深静脉内径增宽，管壁回声正常，内膜光滑、连续，管壁可压瘪，腔内呈无回声，可见静脉窦扩张。病变的静脉瓣回声与管壁相同或略变强，瓣膜可增厚或变短，边缘不清，瓣膜单侧或双侧活动度减低，严重者可能固定不动，开放时瓣叶不能充分贴附在管壁上，关闭时游离缘不能对合。伴有浅静脉扩张。

（2）彩色多普勒：检查下肢深静脉时，一般采用立位，嘱病人受检肢体放松。

①在深静脉腔内彩色血流完全充盈，管壁规整，并随呼吸而亮暗交替，无血栓形成征象。

②当瓣膜病变严重时，在股、腘及小腿部的深静脉内可见蓝色回心血流后出现红色的反向血流，颜色明亮，持续时间较长。

③进行深静脉瓣功能检查挤压小腿群或乏氏试验时，可见其近端深静脉内彩色血流为明亮的蓝色，中央可呈黄绿色，当突然放松或吸气时彩色血流颜色变暗或消失，出现一股红色反向血流。

④静脉反流程度与瓣膜病变程度有关，如病变严重血流反流最大、血流速度快时，彩色血流完全充盈管腔，并且红色反流束面积较大，血流颜色明亮，持续时间长；如病变较轻，彩色血流充盈欠佳，呈局限性红色血流，其面积较小，颜色较暗。

⑤在大隐静脉内也可以看到反向血流。

(3)脉冲多普勒：如有深静脉瓣功能不全时，在向心回流的负向波群后立刻出现一下行的频谱。当以一定的压力挤压小腿肌肉时，在瓣膜近端的静脉内出现持续时间较长（>0.7s)的血流频谱；采用乏氏试验后吸气，同样可以看到上述的频谱。

(五)继发性深静脉瓣功能不全的诊断

1. 病理改变和临床症状　继发性深静脉瓣功能不全有明确的血栓形成的病史，在深静脉血栓形成后再通时，静脉瓣被破坏，因此有深静脉血栓形成的征象，表现为静脉壁增厚，管腔内有局限的、残留的血栓存在，并有钙化。静脉瓣基本被破坏或仅遗留根部，完全失去正常的开放和关闭功能。临床表现与血栓形成的部位有关，如血栓形成在小腿，小腿的交通静脉早期便受到破坏，发生交通支静脉瓣功能不全，主要表现为足靴区迅速、早期地发生皮肤色素沉着、溃疡等营养障碍的症状。当血栓发生在股总静脉以上时，以静脉回流受阻为主要症状，病程长者，静脉淤血、高压持续地作用于远端的静脉瓣，使静脉瓣发生功能不全，从而引起小腿部的皮肤改变。

2. 彩色多普勒超声表现

(1)下肢深静脉腔内彩色血流充盈欠佳，走行不规则，血流间断，可见深静脉及大隐静脉等浅静脉内存在反向血流。

(2)静脉瓣功能检查时，由于血栓的存在，使静脉回流速度减慢，静脉反流速度减慢，红色血流束的面积变小、持续时间可以变短。当血栓被完全溶解、吸收，管腔内彩色血流充盈良好仅有边缘的不规则，此时静脉瓣功能检查与原发性深静脉瓣功能不全的表现一致，有面积较大、速度较快、持续时间较长的反向血流，同时可以测到反流频谱。

七、异常下腔静脉

心力衰竭时腔静脉发生扩张，呼吸时腔静脉的内径没有明显的变化，腔静脉的主要分支扩张。

肝脏肿瘤、增大淋巴结或腹膜后纤维瘤可以引起下腔静脉受压。

脊柱畸形、椎旁脓肿(如结核性腰大肌脓肿)或者腹膜后肿瘤(如淋巴瘤)可致下腔静脉向前移位。

八、下腔静脉内的肿块

下腔静脉内边界清晰的、有回声的结构可能由血栓或肾肿瘤延伸所致。卵巢静脉或精索静脉扩张可表现为一条大的与腔静脉平行的静脉管道。如果在腔静脉内显示伴有声影的强回声反射，应该检查临床病史以明确管腔内是否植入滤器。

　　无论怀疑血栓或肿瘤，术前腔静脉检查估计病变的延伸和长度是很重要的。肾细胞癌、肝癌和肾上腺癌可侵犯腔静脉，如有怀疑，需行下腔静脉造影、CT、或MRI检查。

九、四肢静脉血栓

（一）超声显像特点

1. 二维超声

（1）静脉管腔内显示实性低回声。

（2）静脉管腔较正常增宽，栓塞以下远端静脉明显扩张，静脉壁搏动消失。

（3）探头加压后管腔不能压瘪。

（4）深吸气或乏氏试验静脉管径无明显变化。

2. 彩色多普勒

（1）完全栓塞：血栓处及近心端静脉内无彩色血流显示，远心端彩色血流色变暗（流速减慢所致）。

（2）不全栓塞：静脉管腔较正常增宽，栓塞以下远端静脉明显扩张，静脉壁搏动消失。

（3）血栓再通：亚急性和慢性血栓再通时，血栓内可见持续的细带状迂曲彩色血流束。

3. 多普勒频谱

（1）完全栓塞：血栓段及近心端静脉内无血流频谱显示，远心端血流频谱呈持续性，不随呼吸变化，流速减慢。

（2）不全栓塞：下肢静脉内自发性随呼吸变化的血流频谱消失，呈持续的低速血流频谱。

（3）血栓再通：静脉血栓内可检测到低速持续无波动的静脉血流频谱。

（二）临床意义

血栓的各阶段随访观察可以为临床治疗效果做出判断。

1. 急性期　指1～2周内静脉管腔内无回声（几小时或几天内）和低回声（几天后）。血栓可飘动，血管管径增宽，压缩性差，彩色血流充盈缺损或中断；多普勒频谱呈低速频谱或无频谱显示。

2. 亚急性血栓　数周后血栓回声增强，血栓逐渐溶解和吸收，静脉管径缩小恢复正常；血栓可以再通，彩色多普勒显示血栓内多条纤曲不规则细带状彩色血流；血栓内彩色血流经频谱多普勒检测为持续低速静脉频谱。

3. 慢性血栓　数周至数年，血栓呈强回声，边界不规则，与静脉壁回声分界不清；血栓未再通时，静脉壁部分或弥漫性增厚，内膜毛糙；静脉管径缩小，不规则，不易辨认或管腔结构消失，呈索条状强回声；静脉腔闭塞时静脉瓣增厚，活动僵硬或固定，管腔无血流显示，周围显示侧支循环现象，多条不规则细带状静脉彩色血流在静脉血栓处周围显示。

（林琳）

第六章　妇科的超声诊断

一、子宫及其附件解剖

(一)子宫

子宫位于小骨盆腔的中央，在膀胱与直肠之间，前方为膀胱、后方为直肠，子宫直肠陷窝(又称Dangias窝)是腹膜腔最低部位，液体常积聚于此(图20)。子宫是以平滑肌为主的肌性器官，形如倒置的梨形，前扁后稍凸，分为子宫颈、体、底三部分。宫颈在子宫下部长约3cm，峡部位子宫体与宫颈之间最狭窄部分，未孕时长约1cm，妊娠期时随子宫增大逐渐扩展，可增长至10cm。峡部上端为内口，下端开口于阴道为外口。宫底为输卵管入口以上部分，宫体位子宫底与宫颈之间(图21)。成年女

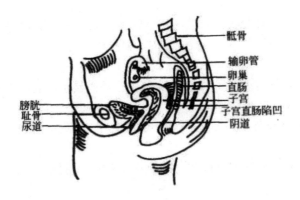

图20　女性盆腔脏器

性子宫长7～8cm、宽4～5cm、厚2～3cm，宫体与宫颈比例为2：1。子宫壁的组织结构从外到内分为浆膜层、肌层、黏膜层。育龄期妇女子宫内膜功能层呈增生与脱落周期性变化。绝经期后子宫逐渐萎缩。

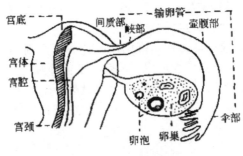

图21　子宫、卵巢解剖

(二)附件

输卵管位于子宫两侧，左右各一，为一对细长而弯曲的肌性管道，长8～14cm，直径

小于1cm，从内到外为：间质部、峡部、壶腹部、伞部四部分，内侧与子宫角相连，外侧开口于腹腔。壶腹部长而宽大约占输卵管的1/2，是卵子与精子相遇受精部位，输卵管妊娠好发该部位。

卵巢为一对扁椭圆形的性腺，产生卵子和性激素，位于子宫两侧，输卵管的下方，阔韧带后方，不同时期的卵巢变化很大，育龄期妇女卵巢大小为4cm×3cm×2cm，绝经后逐渐萎缩变小，卵巢表面因卵泡的不断发育而突起凹凸不平，表层覆盖结缔组织称为白膜，向内的实质分为皮质和髓质，皮质内含卵泡(图22)。输卵管、卵巢合称子宫附件。

(三)子宫及其附件的动脉供应

1. 子宫动脉　发自于髂内动脉的前干，沿盆腔侧壁下行，经阔韧带根部向下走行TF子宫颈外侧，距子宫颈外侧约2cm跨过输尿管前上方到达子宫侧缘；主干沿子宫侧缘纡曲上行，沿途发出多支血管滋养子宫体，在肌层和黏膜内形成丰富的血管网并与对侧分支吻合。主干血管上升至子宫角平面可分为三支，分布子宫底、输卵管和卵巢。

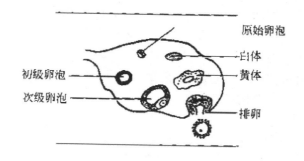

图22　卵巢

2. 卵巢动脉　起自腹主动脉前壁，沿腰大肌前面向内斜行入盆腔，与卵巢前缘平行，发小分支入卵巢实质，终支与子宫动脉上行分支吻合形成双重供血。

二、探测方法

(一)探测前准备

适度充盈膀胱形成良好透声窗，尽可能排空大便减少肠气干扰。

(二)探测方法

1. 经腹探测法

(1)膀胱充盈法：最常用的方法，患者取仰卧位，暴露下腹部至耻骨联合处，适度充盈膀胱，以能清晰显示宫底为宜，探头频率3.0～5.0MHz。根据局部解剖结构及病变特点，作纵、横、斜向角度滑行探测。

(2)直肠内水囊法：较少使用。在18F导尿管前端套上避孕套并用线扎紧，囊内注水排气后再将水抽出插入肛门内深25～30cm，注蒸馏水250～300ml，充盈水囊排除直肠内气体，便于检查盆后壁肿块与周围的关系。

2. 经阴道探测法　探头常用频率5.0～7.5MHZ，患者排空小便或保留少量小便利于定位，取膀胱截石位或用小枕头垫高臀部便于检查，将阴道探头表面涂抹耦合剂套上避孕套自阴道送至宫颈表面或阴道后穹隆部，进行纵向、横向、斜向以及推拉、旋转等多方位扫查。图像较经腹探测清晰，能清晰显示子宫内膜及双侧卵巢大小和卵泡情况，对妇科介入超声的应用提供有利的条件。

3.子宫、输卵管声学造影法　截石位，常规消毒外阴及阴道，用0.5%过氧化氢10ml缓慢注入宫腔，用超声观察造影剂经子宫流经输卵管情况，借助观察造影剂的走向，可鉴别肿瘤与子宫的关系，了解输卵管的通畅情况。

三、正常超声表现

(一)正常子宫超声表现

1.纵切　呈一倒置梨形结构，轮廓清晰，浆膜层为纤细光滑稍强回声，肌层密集细小中等回声。正中宫腔呈线状强回声将其分开，子宫后壁厚于前壁1~2cm，周围有低回声的内膜围绕，二者合称宫腔波。内膜的厚度和形态随月经周期相应变化。宫颈可显示颈管内膜呈带状强回声，前唇薄于后唇(图23A)。

2.通过观察子宫纵切面　测量宫体与宫颈的夹角或其位置关系，可了解子宫倾屈的位置，宫体位置前子宫颈即前位子宫(宫体与宫颈的夹角小于180°)，宫体位置后子宫即后位子宫(宫体与宫颈的夹角大于180°)，宫体位置约等于宫颈即中位子宫(等于180°为中位)，子宫一般呈前倾前屈位。

3.横切　沿宫底向宫颈滑行扫查，宫角平面最大横断面呈三角形，两侧如鸟嘴，体部呈椭圆形，中央可见宫腔强回声(图23B)。

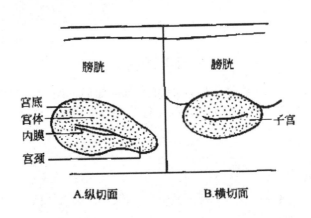

图23　正常子宫

4.子宫动脉　在宫颈外侧1~2cm处显示清楚，正常子宫动脉呈双峰双向、中高速、高阻型血流，血流阻力指数(RI)平均为0.9左右，(PI)平均2.0左右。排卵前后略有所变化。

(二)正常子宫测量方法及正常值

1.子宫长径　子宫纵切面图，宫底至宫颈内口的距离为宫体长度，成年妇女7~8cm。宫颈内口至宫颈外D的距离为宫颈长度，为2.5~3.0cm。

2.子宫横径　子宫横切面图，在宫角切面稍向下，显示清晰宫体侧壁，椭圆最大切面时测量，成年妇女为4~5cm。

3.子宫前后径　在测量子宫纵径时，测量与宫体纵径相垂直的最大前后距离。成年妇女为3～4cm。

（三）正常附件超声表现

1. 输卵管　因输卵管内径细（0.3～0.8cm），走行弯曲，正常情况下多数不易显示，壁较卵泡壁厚、张力小，病变时可显示，也可通过一些特殊检查，如声学造影等显示。

2. 卵巢　两侧卵巢位置不一定对称，变异性大。成年妇女大小为3.5cm×1.5cm×2cm，呈椭圆形，超声可显示卵巢内数个卵泡呈小液区（图24），月经周期8～9天后剩一个优势卵泡，其壁较卵泡壁厚、张力小，位于卵巢表面并与卵巢实质分界清楚，成熟卵泡排卵后壁塌陷增厚，边缘不清，1～2d消失（子宫直肠陷窝常有少量无回声区出现），3～4d发育形成的黄体，黄体形成过程中血肿液化称之为黄体囊肿，直径为3.0～5.0cm，可持续至下次月经期或更长时间。孕娠黄体增大也可形成囊肿。

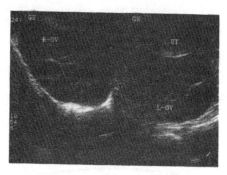

图24　正常卵巢的卵泡分布

四、先天性子宫畸形

胚胎发育的不同阶段发生障碍、出现多种生殖器官畸形（图25）并常合并泌尿系畸形。

（一）先天性无子宫

1. 病因病理　胚胎发育时期双侧副中肾管中、末段向中线延伸受阻而停止发育则无子宫形成。

2. 超声表现　各方向探测于膀胱后方均不能显示子宫图像，有时可发现双侧卵巢，常合并无阴道。

3. 临床表现　原发性闭经。

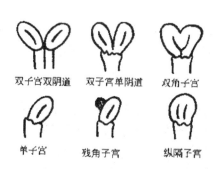

图25　先天性子宫畸形

(二)幼稚子宫

1.超声表现

(1)青春后期妇女，子宫各径均明显小于正常，前后径在2cm以下。

(2)宫体与宫颈比例为1：1、1：2或2：3.宫体相对短而宫颈长。

(3)常过度前屈或后屈。

2.诊断标准　符合上述1、2两条为幼稚子宫。

(三)双子宫

1.超声表现

(1)纵切面扫查一侧子宫消失而另一侧出现，子宫狭长，左右位居多，偶有前后位，膀胱后方探及2个完整的子宫图像。

(2)横切面可见2个并列的子宫横断面图像，中央均有宫腔内膜回声，两个子宫中间有间隙，有的可伴双阴道(图26)。

2.诊断标准　符合上述第1点即可诊断双子宫。

3.鉴别诊断　当双子宫左右大小不等或不对称时，易将小的一侧误认为子宫肌瘤或附件实性包块，前后位时易漏诊，需仔细观察宫腔内膜回声。

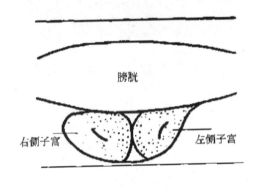

图26　双子宫横切面

(四)双角子宫

纵切面阴道和宫颈多无异常，横切面图显示宫底较宽，宫腔内膜线分离，宫底左右各有一角状突起呈马鞍形。

(五)单角子宫

外形呈梭形，同侧卵巢发育正常。另一侧子宫形成残角或缺如，形成残角时叫残角子宫，按Buttuun氏分3型，以Ⅱ型多见，当残角有阻塞积血时显示为无回声区，偶尔可见到残角子宫妊娠。

(六)纵隔子宫

子宫外形可正常，纵切面时宫体中间可见线形回声将其分隔成对称或不对称的子宫，易漏检，妊娠时受羊水衬托可易于显示，可单侧妊娠，偶有双侧妊娠(图27)。

(七)处女膜闭锁

子宫腔、输卵管、阴道扩张，以阴道明显，内为无回声或少许低回声光点，各腔隙互相连通，震动探头可见液体流动，易感染，多有子宫直肠窝积液。

（八）超声诊断先天性子宫畸形的意义

先天性子宫畸形早期一般无临床表现，但因畸形引发的不孕和病理妊娠等是其常见的病因，早期发现可减少母婴并发症。因此，正确诊断各种子宫畸形对妇产科有重要的临床意义。超声检查对先天性无子宫、幼稚子宫、双子宫、双角子宫等多种畸形均可正确诊断，是临床一种简易、安全的检查方法。

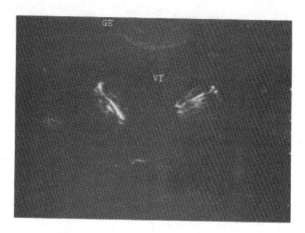

图27　图示纵隔子宫并有双节育器

五、非先天性子宫疾病

（一）子宫肌瘤

是女性生殖器中最常见的良性实质肿瘤，肌瘤内部主要由平滑肌组织和少量纤维结缔组织组成，与子宫组织分界清晰，多发生于中年妇女。常见症状有月经量多，月经周期缩短，经期长，继发性贫血，盆腔压迫症状等。子宫肌瘤大小不一，可单发或多发。子宫肌瘤原发于肌层，可向不同方向发展，根据肌瘤部位分为：肌壁间肌瘤、浆膜下肌瘤、黏膜下肌瘤、阔韧带内肌瘤和宫颈肌瘤（图28A），发生率从高到低依次为：肌壁间、浆膜下（图28B）、黏膜下，阔韧带内和宫颈肌瘤少见。4cm以上肌瘤缺乏血供，中心区开始继发多种变性，如玻璃样变、囊性变、钙化等。

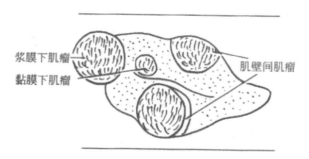

图28A　各部位子宫肌瘤

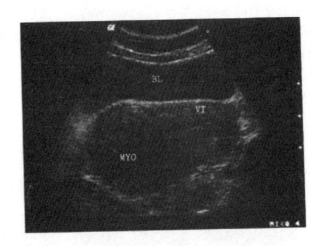

图28B　为子宫浆膜下肌瘤

1. 超声表现

(1)子宫体积变化：视肌瘤大小而定。

(2)形态变化：较大肌瘤致子宫外形失常，表面凹凸不平，对盆腔脏器常有挤压征象。

(3)回声变化：肌瘤根据内部病理特点所表现的回声不同。

①低回声，较多见，瘤体内含肌细胞成分多，纤维成分少。

②团状强回声，瘤体内含肌细胞成分少，纤维成分多。

③混合回声，以多发性、较大的肌瘤常见，内部出现变性或出血坏死等。

(4)宫腔线偏移或中断，常发生在黏膜下肌瘤，肌壁间肌瘤较大时可伴有。

(5)彩色多普勒显示肌瘤边缘呈环绕彩色血流(图29)，肌瘤内部血流较少或散在点状血流，肌瘤周围血流阻力指数(RI)<0.7。

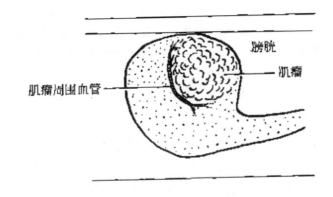

图29　肌瘤周围彩色血流

(6)子宫肌瘤变性的超声表现。

良性变性：

①透明变性：变性部位呈无回声区，内部隐约可见微弱的点状强回声。

②红色变性：多数发生在妊娠期或产褥期，伴局部剧烈疼痛。肌瘤中心部位出现多个互相交通的无回声区。

③囊性变：肌瘤中心部位单个或多个形态不规则的无回声区。

④萎缩与钙化：绝经期后肌瘤变小、变硬，周边有点状或片状及带状强回声，后方有声影。

恶性变性：发生率较低，主要表现为肌瘤回声不均匀，体积增大明显，呈膨胀性生长，瘤体内血流信号丰富，如肌瘤肉瘤样变。

2. 诊断标准

不同部位的肌瘤超声表现有所差异。符合上述 (1)～(3) 点者为浆膜下肌瘤；符合 (1)、(3) 点者为肌壁间肌瘤，有或无 (2)、(4)；符合 (3)、(4)，有或无 (1) 者为黏膜下肌瘤。上述第 (5) 点为肌瘤的彩色多普勒特点，与肌瘤类型无关。较小的肌瘤可能只出现第 (3) 点改变。肌瘤发生变性时，出现第 (6) 点中所述的相应表现。

3. 鉴别诊断

(1) 子宫肥大症：子宫均匀性增大，边界清晰，宫腔不变形，内膜线居中，无结节状异常回声K。

(2) 子宫畸形：不对称性双子宫和残角子宫需与子宫肌瘤鉴别，前两者可见宫腔线。过度后倾的子宫常表现为球形或分叶状，且回声低，须注意鉴别。

(3) 盆腔炎性包块：与子宫粘连时易误诊为子宫肌瘤，盆腔炎性包块边界多不清晰，无包膜，呈双侧性，实质不均质性，内部回声与肌瘤不同，缺乏典型的肌瘤周围彩色血流图像。

(4) 子宫肌腺症：见本章相关内容。

(5) 卵巢实性肿瘤：易与浆膜下子宫肌瘤相混淆。主要根据内部回声及与子宫的关系来鉴别。

(二) 子宫平滑肌肉瘤

平滑肌肉瘤临床少见，占子宫恶性肿瘤的 1.2%～6.0%，40 岁以上妇女多见。

1. 超声表现

(1) 子宫体积增大。

(2) 肌层内见单个或数个异常区，边界不清楚，形态不规则，内部回声暗淡。液化时，中心部位可呈不规则无回声区，伴下腹痛或阴道出血。

(3) 瘤体内有散在点状彩色血流信号，多数 RI 较低。

2. 诊断要点　该病少见，术前常误诊为子宫肌瘤，符合上述 (1)～(3) 点为平滑肌肉瘤。

(三) 子宫肌腺症

子宫内膜侵入子宫肌层称为子宫肌腺症或内生性子宫内膜异位症。发生在后壁居多，好发于 30～40 岁妇女，临床以痛经、经期长、月经量大、不孕等为主要特征。约有50% 合并子宫肌瘤，15% 合并外在子宫内膜异位症，如卵巢巧克力囊肿等。

1. 超声表现

(1) 子宫前后径增大明显，轮廓清晰，形态饱满，无明显凸凹不平现象 (图30)。

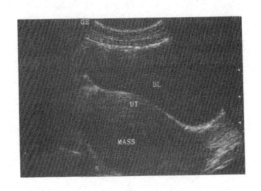

图30 子宫肌腺症

注：UT为子宫，MASS为肌腺症病灶，两者之间线状回声为子宫内膜

(2)病变处肌层内中等稍强回声，分布不均匀，病灶无包膜，边界不清晰，强回声内散在点状低回声，有时可见小的"蜂窝状"无回声区，与正常子宫间分界不清楚。

(3)子宫肌腺症发生的部位肌壁增厚，致前、后壁厚薄不均，宫腔内膜线随病灶的挤压程度而变化。

(4)彩色多普勒显示肌腺症内部有散在或连续的血流信号，RI＞0.7。

2.诊断标准　单纯子宫肌腺症与子宫肌瘤鉴别较为容易，符合上述(1)～(4)点可诊断为肌腺症，但子宫肌瘤与肌腺症两者常合并存在，因此，子宫腺肌瘤与子宫肌瘤鉴别相对困难，应结合病史和其他特殊检查，如经阴超声或者超声造影等。

(四)子宫内膜癌

又称子宫体癌，占宫体恶性肿瘤以上，约80%发生于绝经后妇女，育龄期妇女发生率约占20%。临床表现，绝经后阴道不规则出血，有恶臭样液体流出并夹杂烂肉组织，晚期病人出现消瘦、贫血、下腹痛等。

1.超声表现。

(1)早期宫体癌子宫二维图像无明显变化，仅见内膜回声增强、增厚，故超声诊断较为困难。

(2)中晚期病变主要表现子宫内膜不均匀性增厚，回声增强，子宫肌层组织相应变薄(图31A、B)。

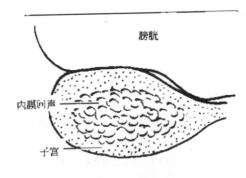

图31A 子宫体癌

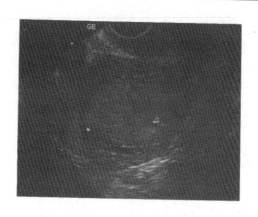

图31B　瘤体内血流丰富合并宫腔积血

(3)子宫均匀性增大，外形规则(视病灶的范围而定)。

(4)肿瘤组织内部坏死可出现不规则无回声区，阻塞宫颈管时引起宫腔积液，合并感染可积脓，显示为无回声区或散在点状强回声。

(5)彩色血流显示，早期有时浅层内膜有呈点状或局部网状的血流分布，RI<0.6。

2.诊断标准　内膜层可见散在血流信号，达肌层时，可见病变与肌层符合(2)、(5)为子宫体癌，符合(1)为可疑，应及时诊刮。

(五)子宫绒毛膜上皮癌

绒毛膜上皮癌(简称绒癌)起源于滋养体上皮，恶性程度极高，以转移早而广泛、并发症多为特点，多数发病与妊娠有关，常继发于葡萄胎、流产或分娩之后。临床表现常出现不规则阴道出血、腹腔内出血、转移(肺、脑、腹部器官等)、妊娠试验阳性等。超声表现如下。

(1)子宫体积增大，形态不规则，宫壁表面单个或多个结节状凸起。

(2)子宫肌层增厚，内部单个或多个大小不等、形态不规则、强弱不均混合回声，出现坏死时，呈蜂窝状或不规则无回声区；肿瘤向外周浸润穿破子宫时，可在子宫旁出现不规则肿块，无包膜，与子宫分界不清。

(3)常合并单侧或双侧卵巢黄素囊肿形成，显示子宫两侧卵巢肿大，内为椭圆形无回声区，常呈多房有分隔。

(4)腹腔积液，提示腹腔内出血。

(六)超声诊断子宫疾病的意义

超声检查可清楚显示子宫解剖结构，能够明确诊断子宫肌瘤部位、大小、单发或多发、有无变性等。并可根据瘤体的边界及各自不同的声像图特点进行诊断与鉴别诊断。有时两病同时存在时，诊断有一定困难，常需结合临床表现方可正确判断，如子宫肌腺症与子宫肌瘤。

六、卵巢非赘生性疾病

卵巢非赘生性疾病是一种特殊的囊性结构而非真性的卵巢肿瘤，由于组织退化不全，囊性扩张，增生过盛或异位分布等因素形成貌似肿瘤的病变，一般体积较小，多能自行消失。如卵泡囊肿、黄体囊肿、黄素囊肿和卵巢子宫内膜异位症(又称巧克力囊肿)。

(一)卵泡囊肿、黄体囊肿、黄素囊肿

卵泡囊肿系成熟卵泡不排卵或卵泡不成熟,致卵泡内液体潴留所致。可以自行缩小或消失。黄体囊肿原发于排卵破裂的卵泡,系妊娠黄体过度发育,含液体过多所致,早期妊娠时出现。黄素囊肿可能因滋养叶细胞产生大量绒毛促性腺激素,刺激闭锁卵泡或未破裂的卵泡而形成,与滋养细胞肿瘤(如葡萄胎、绒毛膜癌)伴发。

1. 超声表现

(1)圆形或椭圆形无回声区,直径3~5cm,不超过10cm。

(2)壁通常较薄、清晰而光滑。

(3)有多房性分隔光带,呈分叶状,薄而均匀。

(4)单侧或双侧,以双侧居多。

(5)囊壁及分隔处均无彩色血流显示。

2. 诊断标准　符合(1)、(2)、(5)者为卵泡囊肿,符合(1)~(5)且伴有滋养细胞肿瘤者为黄素囊肿,符合(1)、(2)、(5)且伴早孕者为黄体囊肿。

(二)巧克力囊肿

因子宫内膜异位种植于卵巢并与周围组织粘连,异位内膜周期性出血形成血性囊肿,内含棕红色黏稠液体,外观似食用巧克力糊,故称巧克力囊肿。可累及单侧或双侧卵巢。

1. 超声表现

(1)椭圆形或不规则形无回声区,最大径5~10cm。

(2)壁一般较厚、内壁欠光滑(图32B)。

(3)囊内有点状低回声或有絮状带状强回声,交织成网状(图32A)。

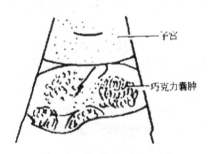

图32A　巧克力囊肿

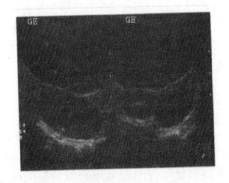

图32B　巧克力囊肿(左侧卵巢)

(4)有的内部有局限性实性强回声区，形态不规则，月经期可增大。

(5)可分单纯囊肿制、多囊型、囊内团块型、混合型以及囊内均匀回声型。

(6)囊壁及内部无彩色血流显示。

2.鉴别诊断　主要有浆液性囊腺瘤、黏液性囊腺瘤、浆液性囊腺癌、黏液性腺癌和良性囊性畸胎瘤。

七、卵巢囊性肿瘤

(一)卵巢囊腺瘤

卵巢囊腺瘤包括浆液性囊腺瘤和黏液性囊腺瘤两种，前者又可分为单纯性浆液性囊腺瘤和乳头状浆液性囊腺瘤两种。分别占良性卵巢肿瘤的25％和20％，双侧发病率占15％，主要发生于育龄期妇女。

1.超声表现

(1)椭圆形或圆形无回声区，液区多不清晰。

(2)囊壁纤细菲薄，光滑完整。

(3)瘤体轮廓清晰，边界清楚，与子宫界限分明。

(4)囊壁与带状分隔上有局限性斑点状强回声或乳头状回声向囊内突起，但轮廓光滑。乳头状突起之间常有砂样钙化呈强回声。

(5)囊壁、分隔或乳头状突起部位均无或有少量彩色血流。

(6)多房性囊内有纤细带状强回声分隔，分隔光带厚薄均匀一致。

(7)暗区靠后壁处可有散在暗淡光点，随体位沿重力方向移动。

2.诊断标准　单纯性浆液性囊腺瘤符合上述(1)、(2)、(3)、(5)、(6)点(图33A)。

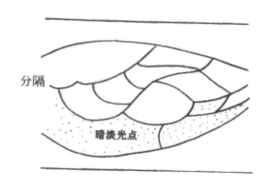

图33A　黏液性囊腺瘤

乳头状浆液性囊腺瘤符合上述(1)、(2)、(3)、(4)、(5)、(6)点。

黏液性囊腺瘤多为单侧多房性，内液体呈胶冻状，体积巨大，如破裂可引起腹腔种植，符合上述(2)、(6)、(7)点，分隔光带较多，囊腔大小不一(图33B)。

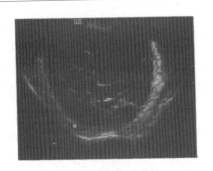

图33B　黏液性囊腺瘤

（二）良性囊性畸胎瘤

又称皮样囊肿，发生于生殖细胞，是最常见的卵巢肿瘤之一。多为单侧、单发、常为单房，一般大小5～6cm，圆形，表面光滑。内容物来源于2或3个胚层，主要含外胚层组织，包括皮肤、毛发、皮脂腺、汗腺，此外，亦可见中胚层组织，如脂肪、骨、软骨等，内胚层组织少，肿瘤发病年龄以育龄期妇女为主。囊性畸胎瘤，约占卵巢肿瘤的90%以上。

1. 超声表现

（1）包块边界清楚，外形规则，呈圆形或椭圆形。

（2）混合性回声，内部回声杂乱，有液性部分也有实性部分，液性内有点状或细线样强回声，内含有牙齿、钙化、骨骼等组织，推挤包块内液有漂浮感。实性部分呈"团絮状"或"面团状"强回声，多位于囊壁一侧，部分内部尚有强回声团块及后方声影，内含头发、皮脂成分（图34A）。

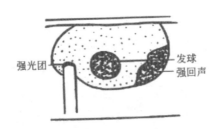

图34A　畸胎瘤二维图

（3）脂液平面：瘤内有一强回声水平的分界线可随体位变化，上方为脂质成分呈密集细小均匀光点；下方为液性暗区（图34B）。

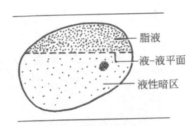

图34B　畸胎瘤二维图

(4)类实性回声：瘤体内部只有呈"团絮状"或"面团状"强回声区，边界清、呈圆形或椭圆形(图34C)。

(5)线形回声：肿瘤表面为增强回声或呈弧形带状强回声，后方衰减瘤体显示不清应注意与肠气鉴别(图35D)。

(6)CDFI示：囊壁及内部均无彩色血流显示。

2.诊断标准　畸胎瘤的内部组织成分与其他卵巢肿瘤不同，因此声像图差别较大，容易鉴别。符合上述(2)、(3)、(4)中的任何一点，加上(1)和(6)点均可诊断为良性畸胎瘤；只符合第(5)点诊断也成立，但需与肠腔气体鉴别，必要时近日内复查。

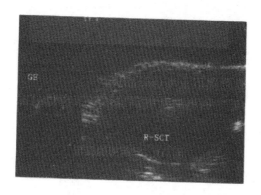

图34C　畸胎瘤二维图像

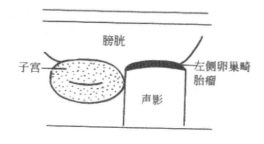

图35D　畸胎瘤二维图

(三)卵巢囊腺癌

卵巢囊腺癌临床可分为浆液性囊腺癌和黏液性囊腺癌两种，前者约占卵巢上皮性癌50%，以双侧居多，表现为液、实性掺半的混合回声，呈乳头状生长，常有出血坏死。后者约占卵巢上皮性癌40%，以单侧多见，由黏液性囊腺瘤演变而来，囊腔多而分隔壁厚。

1.超声表现

(1)一侧或双侧附件区混合性肿瘤。

(2)肿瘤边界不清楚，形态不规则，壁厚不均匀，肿瘤可达10～15cm或更大。

(3)肿瘤内分隔较多，厚薄不均匀，将肿瘤分成大小不等的液区。

(4)肿瘤壁或分隔光带上有乳头状凸起向囊内或向囊外浸润，表面不光滑，呈菜花样(图36)。

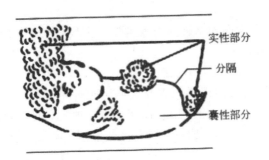

图36 卵巢囊腺癌

(5) 分隔光带较多且壁厚，无回声区分布广，内有散在点状强回声和不规则的团状强回声。

(6) 彩色血流显示：肿瘤壁上、分隔内、乳头部位可有血流显示，动脉血流呈低阻力特征，RI常小于0.5。

(7) 晚期肿瘤向子宫和肠管浸润或广泛转移伴有腹水。

2. 诊断标准　符合(1)、(2)、(4)、(6)、(7)点者多为浆液性囊腺癌；符合(2)、(3)、(5)、(6)、(7)点者多为黏液性囊腺癌。

八、卵巢实性肿瘤

卵巢实性肿瘤发病率少于囊性肿瘤，其病理类型较多，超声仅能从肿瘤的物理界面反射特征提示诊断，根据某些规律性特征及结合临床表现特点提示或排除某种病变可能，切忌做出病理组织学诊断。

(一) 良性实质性肿瘤

常见卵巢实性肿瘤有纤维瘤、平滑肌瘤、纤维上皮瘤、甲状腺瘤、卵泡膜细胞瘤等。超声表现如下。

1. 边界清晰、形态规则、包膜光滑、完整。

2. 内部点状强回声分布均匀，透声性好，后方有轻度增强效应。

3. 多为单侧性，直径约10cm。

(二) 恶性实质性肿瘤

常见有卵巢腺癌、内胚窦瘤、肉瘤等。超声表现如下。

1. 肿瘤轮廓模糊，形态多不规则。

2. 边缘回声不光滑或连续性中断，厚薄不均。

3. 内部回声强弱不等，呈密集杂乱点状强回声或团状强回声或出现不规则无回声区。

4. 后方有轻度衰减。

5. 常伴有腹水。

(三) 转移性卵巢肿瘤

约占全部卵巢恶性肿瘤的10%，主要以胃肠道、乳房及子宫内膜的原发肿瘤居多。由胃肠道、乳房转移到卵巢的肿瘤称库肯勃瘤(Krukenherg tumor)，常见于双侧，为5～10cm大小，瘤体内含有液性无回声区，具有一定特征型转移癌。超声表现如下。

1. 切面呈肾形，轮廓清晰。

2. 内部回声强弱不等，有界限清晰的无回声区，后方回声轻度增强。

3. 双侧，中等大，活动，保持卵巢外形但体积增大。

4. 多伴有腹水。

九、超声诊断卵巢肿瘤的意义

超声能够明确诊断卵巢肿瘤的物理性质，并通过不同的物理特性结合彩色多普勒特点，可明确部分肿瘤的病理性质，对肿瘤的诊断及鉴别诊断具有重要意义。

（一）良性卵巢肿瘤

超声表现如下。

1. 边界清晰，形态规则。

2. 内部回声

（1）囊性：占多数，囊壁薄而光滑，内部有纤细带状强回声分隔(如浆液性囊腺瘤)和暗淡细小的点状强回声(如巧克力囊肿)，后回声轻度增强。

（2）混合性：瘤体内部呈杂乱回声，以良性畸胎瘤多见(详见本章相关内容)。

（3）实性：卵巢实性肿瘤少见，如卵巢纤维瘤等。

3. 彩色多普勒显示，肿瘤周边和内部以及带状强回声分隔上均无血流或仅有少量高阻血流显示。

4. 一般不伴腹水。

（二）恶性卵巢肿瘤

超声表现如下。

1. 肿瘤体积较大，多数外形不规则，并与周围组织分界不清楚。

2. 内部回声

（1）囊性：内有厚薄不均匀的带状强回声将其分成多个液区，液区内暗淡点状回声沿重力方向可移动(如黏液性囊腺癌)，囊壁及分隔上有菜花样或乳头样实性突起(如浆液性囊腺癌)。

（2）混合性：实质部分形态不规则，内部回声分布不均匀，内部液性暗区部分多不清晰。

（3）实性：内部回声强弱不等，如胃肠道、乳房转移癌瘤。

3. 彩色多普勒显示：肿瘤周围、内部分隔光带上或实质性部分显示有丰富的血流信号，呈高速低阻特征。

4. 肿瘤常与周围组织粘连，可伴有腹水征。

十、原发性输卵管癌

原发性输卵管癌临床十分罕见，早期患者一般无症状，病变发展时可出现临床"三联征"症状即阴道排液、出血、腹痛。该病发生于40岁以后。

（一）超声表现

1. 输卵管根据病灶大小不一其扩张程度不同，呈囊性腊肠状，因输卵管不同程度积液，病灶多数能显示其边界，上下边界清楚于左右侧。

2.输卵管内壁粗糙不光滑，有乳头状或菜花状病变突向管腔(图37A)。

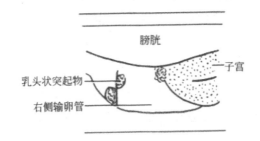

图37A　右侧输卵管癌

(二)诊断标准

原发性输卵管癌虽罕见，但根据其解剖部位及上述特有的声像图表现不难诊断，与卵巢肿瘤以及部分子宫肿瘤鉴别也不难(图37B)。

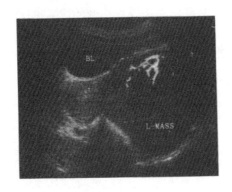

图37B　为左侧卵巢癌，内血流丰富

十一、盆腔炎性肿块

盆腔炎是指各种化脓性细菌引起的女性内生殖器及周围结缔组织、盆腔腹膜感染而产生的炎症，是妇科常见病。根据临床表现分为急性与慢性两种。急性盆腔炎主要包括急性输卵管炎、输卵管积脓、输卵管卵巢脓肿、急性盆腔腹膜炎。由于组织发炎引起充血、水肿、脓性分泌物渗出形成脓肿。慢性输卵管炎常累及双侧，输卵管呈不同程度肿大及扩张，伞端可部分或完全闭锁，并与周围组织粘连引起输卵管积水。

(一)急性盆腔炎

超声表现如下。

1.炎性肿块声像图呈实质不均质性、边缘与周围组织粘连模糊不清，内部回声增强、分布不均匀；肿块内有坏死可出现液化。

2.输卵管感染时子宫角外上方见输卵管呈腊肠样增粗，管壁增厚、模糊、内腔变宽并可见积脓。

3.腹膜感染渗出分泌物可流经盆腔最低位置，局限于子宫直肠窝处形成脓肿，呈椭圆形。

4. 盆腔血管网扩张，显示为网状彩色血流信号。

（二）慢性盆腔炎

超声表现如下。

1. 两侧附件处见输卵管扭曲、增粗、呈腊肠形或纺锤形，内部为无回声区，呈分段型，囊壁较薄。

2. 炎性肿块边界较清晰，呈薄壁状。

3. 盆腔炎性渗出可致子宫直肠窝内常有积液。

4. 盆腔血管较少或可见静脉纡曲扩张，血流缓慢。

十二、盆腔静脉曲张症

该病又称淤血综合征，系盆腔慢性炎症引起盆腔静脉淤血综合症状，绝大多数发生于经产妇。临床表现以腰骶部、下腹部坠痛，长期坐卧感觉明显，经期紊乱、量多、时间长为主要特征。

超声表现如下。

1. 子宫轻度均匀性增大，严重者子宫位置发生改变，呈后倾后屈位。

2. 严重者可致子宫壁增厚，内有小液区呈网格状分布，经阴超声显示更清晰。

3. 两侧附件区可显示串珠样或蜂窝样的静脉管道，内径为0.4～0.7cm。

4. CDFI显示盆腔静脉丛呈红、蓝镶嵌的血流信号，纡曲走行，严重者子宫肌壁间纡曲的静脉网，血流速较低。CDFI对该病诊断意义较大(图38)。

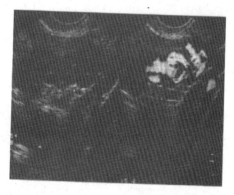

图38　CDFI示盆腔静脉曲张症，血流呈网状分布

十三、宫内节育器

宫内节育器(IUO)是育龄期妇女一种常见的节育方法，超声检查可明确节育器在宫内位置，且不受节育器制作材料的影响，均能显示其不同回声及形态，并能了解有无并发症的发生，故有重要的应用价值。

宫内节育器的类型有多种，常用的宫内节育器分关闭型和开放型两种。关闭型如不锈钢单环、镍络合金单环、麻花环、镍络合金单环。开放型如节育花、T形节育器、U形节育器。

(一)超声表现

1. 超声显示节育器在宫内呈强回声，边界轮廓清晰，回声及形态与节育器类型相似。

2. 强回声后方呈"彗星尾"征并伴有一定的声影。

(二)并发症及相应超声表现

1. 节育器嵌顿　因节育器过大或接头处断裂等原因，致其部分或全部嵌入肌层内，声像图表现为节育器位置偏子宫腔一侧，不在中心部位，且周围无子宫内膜呈现的低回声晕围绕(图39A)。

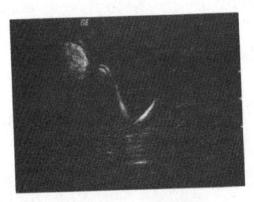

图39A　图像显示为节育器断裂

2. 子宫穿孔、节育器异位　多因术者技术原因而将节育器放置于子宫穿孔部位引起，常从宫角或子宫峡部穿孔。若节育器异位紧靠子宫周围时，凭借节育器特殊形态的强回声及伴后方"彗星尾"征，可诊断之。如节育器异位处因子宫周围肠腔气体干扰，超声诊断较困难，可结合X线或CT检查(图39B)。

3. 盆腔炎症　少数带节育器出现上行感染，发生子宫内膜炎及附件炎，严重时引起盆腔脓肿或输卵管卵巢脓肿等。

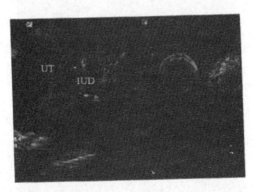

图39B　子宫穿孔节育器嵌于子宫直肠窝

（林琳）

第七章　产科的超声诊断

第一节　产科的超声基础

一、产科检查适应证

超声检查胎儿不仅仅是为了确定是否妊娠，胎儿是否存活、孕龄大小、单胎/多胎、羊水多少、胎盘的情况等，还可以对胎儿的形态结构进行观察和了解，观察胎儿在宫内的运动、行为以及胎儿血流动力学变化。三维超声的发展，能将胎儿表面结构非常逼真地展现在人们面前，结束了千百年来无法"看到"母腹中胎儿的"真面目"以及无法了解胎儿生长发育情况的历史。

超声检查对胎儿的检查非常重要，因为超声检查可以对胎儿的生长发育情况作出比较准确的评判，为临床进行适当处理提供依据，同时也降低了围生儿的病死率。有下列指征之一者，无论在哪个孕周，均应进行超声检查：

1. 双胎妊娠或多胎妊娠。

2. 实验室检查有阳性发现者，如甲胎蛋白升高或降低，游离雌三醇升高，妊娠相关蛋白阳性等。

3. 既往妊娠有结构畸形胎儿出生者，如有先天性心脏病等。

4. 父母有遗传性疾病或家族遗传史者。

5. 母亲孕期有感染史，如风疹、巨细胞感染等或糖尿病及其他疾病者。

6. 母亲有糖尿病或其他疾病。

7. 有明显的致畸因素者，如服用过可能致畸的药物，接触过放射线、毒物等。

8. 可疑胎儿宫内生长迟缓或死亡者。

9. 可疑胎儿羊水、胎盘与脐带异常者。

10. 胎儿先露，胎位的确定。

11. 月经不规则者妊娠龄的估计。

12. 宫颈成熟度的诊断。

13. 胎位的确定，胎儿生长、胎儿体重评估等。

14. 羊水穿刺定位。

15. 子宫大小与妊娠时间不相符。

16. 胎儿宫内状态的生物物理评价。

17. 盆腔肿物或可疑宫外孕。

18. 确定胎儿畸形的随诊观察。

二、产科的探查方法和途径

(一)仪器

探头频率的选择应用原则，一般是在能够满足穿透力的情况下尽可能使用频率较高的探头，以提高图像的分辨率。产科检查时，主要应用实时B型超声诊断仪，2.5～3.0MHz线阵式或扇形探头。彩色多普勒血流显像可监测子宫、胎儿心血管、胎盘、脐带等的血流动力学表现。静态的三维图像，可清晰显示出胎儿的骨骼等。动态的三维立体图像，对胎儿的畸形特别是胎儿的唇裂、腭裂、脊柱的畸形等显示优于二维图像。

(二)检查前准备

对妊娠子宫，主要应用经腹壁检查法，必要时采用经阴道法或经直肠法作腔内探测。

1. 经腹壁检查前准备。早孕者在检查前应憋尿使膀胱适度充盈。中、晚期妊娠时，不需充盈膀胱，如果需要观察胎盘下缘与宫颈内口之间的关系也应使膀胱适度充盈。

2. 经阴道检查前准备。此法可用于早期妊娠和异位妊娠等的诊断。检查前孕妇排空膀胱。

(三)体位

经腹壁超声检查，孕妇通常取仰卧位，并根据需要辅以斜位或侧卧位。经阴道超声检查孕妇一般取膀胱截石位。

(四)检查方法

经腹壁扫查时，孕妇裸露中、下腹部，在探头上或检查区域涂耦合剂，探头在耻骨联合与剑突之间的腹壁上连续进行纵、横、斜和冠状断面等扫查。经阴道超声检查时，将涂有耦合剂的探头套上避孕套，外涂无菌耦合剂，置于阴道穹隆部做向前、向后、向左、向右的一系列扫查，以观察子宫、胚囊和附件的全貌。

注意子宫壁的回声、胎儿数目、胎位以及胎儿发育状况和内脏解剖结构等等，同时观察胎盘、脐带、羊水的超声表现。继之对宫外双侧附件区及更广泛区域进行扫查，注意排除妊娠合并附件等部位的肿瘤或其他病变。

三、对妊娠子宫的重点检查内容

1. 早期妊娠做子宫三径测量，中、晚期妊娠可观察子宫前后径及宫底高度。

2. 寻找妊娠囊并观察胎囊个数及其在子宫内的位置、形态，测量三径大小。通常最早在闭经后5周可探及一近圆形。随着孕期的增加，胎囊逐渐增大，至妊娠11周左右充满于整个子宫腔并与子宫壁融合，至孕13周左右胎囊边界消失。

3. 妊娠6周时寻找胎囊中的胚体回声，为一小片状图像，为早期的胎芽。于妊娠6周末、7周初时可探及有节律的原始心管的搏动，呈明亮的点状、快速而有规律的闪动，约120～180次/分，妊娠16周时降至140次/分左右。在妊娠7～8周时可见胎囊中之胚体有轻微阵发性移动，10周后胎动明显且增多。通常胎动每小时3～5次。此外，于7周后可见卵黄囊回声。

4. 妊娠9周时可见半月形的胎盘图像，约占宫腔表面的1/3。通过对胎盘的全面观察可明确胎盘的位置、成熟度，以及有无早剥或肿瘤等异常表现。

5. 妊娠10周时，可辨出胎儿的头、体结构。

6. 妊娠12周后，可探及清晰而明亮的胎儿颅骨的环状回声，早期呈圆形，环内为脑实质暗区，妊娠15周后可看到脑中线及侧脑室回声。

7. 妊娠16周后，于胎儿头部后下方，寻找胎儿脊柱，沿胎儿脊柱的长轴作纵切，可见脊柱呈两排整齐的串珠样强回声，其间为椎管暗区。此期间还可探及肋骨图像，横切面为圆形强回声，其后方有似篱笆样声影，肢体的骨骼回声亦较清晰。

8. 妊娠20周后，胎儿的心脏、肝、脾、肾、胃及膀胱逐渐显示清晰，在中孕期胎儿胸廓开始有呼吸样运动。

9. 观察胎儿数目、胎位及有无异常表现。

10. 观察羊水多少、有无混浊及有无脐带绕颈。

第二节　正常妊娠声像图

一、正常早期妊娠的声像图表现

卵子受精是妊娠的开始，胎儿及附属物自母体排出是妊娠的终止妊娠开始至12周末称早期妊娠(图40)。

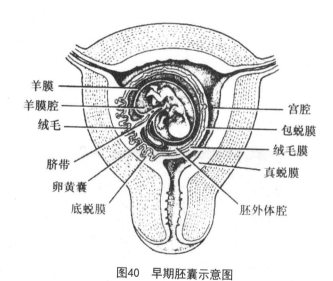

图40　早期胚囊示意图

【超声表现】

1. 子宫增大　子宫体渐呈球形增大，妊娠5～12周的子宫三个径线之和大致以每周1cm的速度增加。

2. 妊娠囊　与妊娠囊(gestational sac，GS)是超声芮先观察到的妊娠标志，随着超声仪分辨率的不断提高，以前经腹壁超声最早能观察到的妊娠囊约出现在末次月经后5～5.5周，现经阴道超声最早在末次月经的4～4.5周就能观察到1～2mm的妊娠囊。宫内妊娠最初的声像图及现为在增厚的子宫蜕膜内见回声减低的结构，即妊娠囊，妊娠囊的一侧为宫腔，此时内膜的回声也较强早。早期妊娠的重要特征是双环征(图41)，与他宫腔内囊性改变不同。双环征表现为内侧强回声环及外侧低回声环，其他宫腔或宫外孕时，描述为假妊娠囊的蜕膜样反应，一般表现为单个环状回声增强囊性结构，有时也可能会误诊为宫内妊娠。

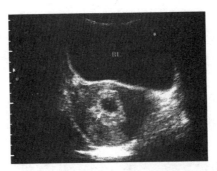

图41　早期胚胎声像图(经腹扫查)

　　最初妊娠囊的形态都为圆形，以后可表现为椭圆形或不规则形，早期可以看到宫腔线，随着妊娠囊的增大，包蜕膜和真蜕膜的紧贴则不能显示同时，一侧的卵巢内可见妊娠黄体。

　　3.卵黄囊　卵黄囊(yolk sac)的特点是有一个强回声的环状结构。中间为无回声区，位于妊娠囊内(图42)。从末次月经算起，5～6周时经阴道超声可被看到，约10周时开始消失，12周后完全消失。卵黄囊大小为3～8mm，平均5mm，在妊娠7周时径线最大。最初的卵黄囊大于胚胎本身，经阴道观察时好像胚胎"贴"在卵黄囊上，随后卵黄囊以一条细带与胎儿脐部相连，而本身则游离于胚外体腔(亦称绒毛膜腔)内。卵黄囊是宫内妊娠的标志，它的出现可以排除宫外妊娠时宫内的假妊娠囊。宫内妊娠同时合并宫外妊娠的可能性极小(发生率为1/30000)，妊娠囊大于20mm而未见卵黄囊或胎儿，可能是孕卵枯萎，属于难免流产，重复超声检查始终不见卵黄囊或胚胎，提示预后差。

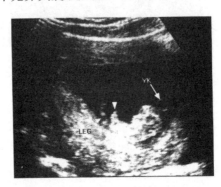

图42　早孕(9周)胎儿及卵黄囊(长箭头所指)声像图

　　注：YK为卵黄囊，LEG为胎儿肢体。

　　4.胚芽　胚芽(fetal pole)径线在2mm时常能见到原始心管的搏动，而此时的胚芽在声像图上表现为卵黄囊一侧的增厚部分，就像贴在卵黄囊上一样6.5周时，胚芽头臀长(crown－rump length CRL)约与卵黄囊径线相等，以后胚芽头臀长超过卵黄囊径线，声像图上的胚胎也越来越清晰，7周可能分出头尾，矢状切面上胎体向腹侧弯曲，8周时肢芽冒出。妊娠过程中，随着胚胎增长，声像图上的胚胎初具人形。

　　早孕期的中枢神经系统发育很快。起初为单脑泡，9周时正中矢状切面见卷曲而又清晰的脑室结构。9周末至10周时大脑半球发育，侧脑室形成，大脑镰出现，越早期侧脑室的相对径线越大，强回声的脉络膜也几乎占满了侧脑室腔。

妊娠8周至12周，胎儿腹壁的脐带附着处可见少量肠管样结构，位于腹腔外，为生理性腹壁缺损，称生理性中肠疝(midgut herniation)。

超声观察胎心搏动，最早在妊娠6周2天。自有了阴道探头后，超声发现胎心搏动的时间又提前正常妊娠6～5周，胚芽头臀长5～6mm，总能见到胎心搏动，并且常在胚芽2～3mm时就能见到。胎心搏动率通过M超或多普勒超声可以测得。妊娠6周时约100次/分，8～9周时约140次/分(图42)。

5.羊膜囊 羊膜囊(amniotic sac)也是妊娠囊内的一个结构，胎儿位于其中。最初羊膜囊比卵黄囊小，以后会超过卵黄囊，羊膜囊不如卵黄囊容易观察，可能是其壁薄的缘故，很少能在一个超声切面上见到壁薄完整的羊膜囊。羊膜囊内部为羊膜腔，亦即胚胎所在之处。其外侧为胚外体腔，亦称绒毛膜腔，卵黄囊位于胚外体腔(图43)，羊膜囊渐渐增大。由于羊膜腔较绒毛膜腔增大更快，最终羊膜与绒毛膜靠近并融合(图44)，胚外体腔消失。一般在孕12～16周膜与绒毛膜全部融合，绒毛膜腔消失，此时不再显示羊膜，这一过程一直延续至妊娠14周。

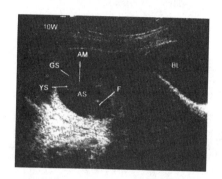

图43 早孕羊膜囊声像图

注：停经10周经腹超声显示卵黄囊(YS)，羊膜腔(AS)，羊膜囊(AM)，绒毛膜囊(GS)，胚胎(F)，膀胱(BL)。

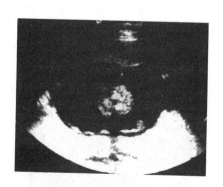

图44 早孕羊膜囊声像图

注：羊膜囊渐渐增大，羊膜与绒毛膜靠近，最终全部融合，绒毛膜腔消失，不再显示羊膜。

6.胎盘　当胚泡植入子宫内膜后，胚泡周围的滋养层细胞侵入子宫内膜，随后，植入底部(即底蜕膜处)的妊娠囊滋养层逐渐增生，称为致密绒毛膜，以后形成早期胎盘(placenta，PL)。而近宫腔处(包蜕膜)的绒毛渐渐稀疏变薄，成为平滑绒毛膜。

声像图上，最早见到的是妊娠囊周围的绒毛膜环，回声较强，开始时强回声环四周的厚度差不多，因为绒毛膜囊四周都有绒毛，8周后部分绒毛(包蜕膜处)开始退化。强回声变薄，其余部分则呈增厚改变。到10～12周，超声就能看到较明显的胎盘了，呈均匀的回声较强的新月形结构(图45)。

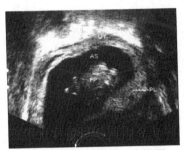

图45　早期胎盘(PL)声像图

注：PL为胎盘，FP为胎儿，AS为羊膜腔，UT为子宫。

二、正常中、晚期妊娠声像图表现

妊娠第13周至27周末为中期妊娠，28周以上为晚期妊娠。第37至42周为足月妊娠，42周以上为过期妊娠。通过影像学方法监测胎儿生长发育情况，了解胎儿各器官构造及羊水、胎盘等情况，是围生期检查的重要内容。妊娠13～16周胎儿全身发育已趋完善，自16周起，几乎所有晚期能够观察到的器官结构采用分辨力的探头均可观察到17周以后阴道扫查能观察到全身情况，只能应用经腹观察，但图像不如经阴道扫查清晰。

(一)胎儿

1.胎头

(1)面部：妊娠12周后能看清整个头颅轮廓，胎儿头而发育基本完善，此期头颅各结构显示并逐渐清晰。取胎头正中矢状切面(图46)可显示胎儿侧面的轮廓，观察前额、鼻梁和鼻、上下唇、下巴取胎头面部的冠状切面(图47)可显示鼻、唇、眼，可判断有无面部的畸形，如唇裂等，经眼眶横切面可以观察双眼是否对称，测量双眼眶距离和眼球距离，头颅两侧可显示耳郭在胎头横切面上可以观察上、下颅骨的形态，以及上、下颌齿槽的完整性。

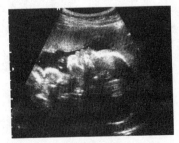

图46　胎儿面部正中矢状切面声像图

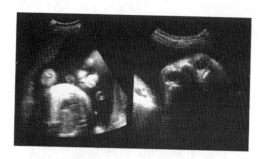

图47 胎儿面部冠状切面与经眼眶横切面声像图

胎儿面部三维表面成像能够接描绘出胎儿面部特征，直观地显示出胎儿面貌，给判断面部发育异常提供了重要的辅助手段。

（2）头颅：随孕龄的增长，胎儿颅骨逐渐钙化，头颅骨取横切时显示一椭圆或近圆形强回声环，两侧对称，厚度均匀。胎颅大小与胎龄密切相关，妊娠30周前每周平均增长约3mm，30周后每周增长2mm，36周前每周增长1mm。临床上用胎头双顶径(biparietal diameter，BPD)的测量来估计胎龄及生长发育情况。胎儿颅内结构在妊娠16周后显示逐渐清楚，可取胎头的横切、纵切、冠状切、矢状切，结合颅脑的正常解剖分辨颅内各结构。经腹超声检查时一般多取横切面，从颅顶到颅底部观察5个平面（图48）；经阴道扫查时者易观察到胎头矢状切面和冠状切面。

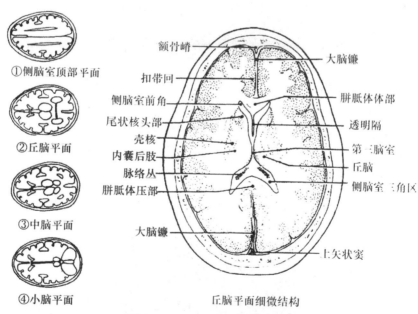

图48 胎头横切面结构示意图

①近颅顶部横切面（图49）：为近圆形光坏，较小，中间见中线贯穿前后，此为大脑镰和大脑中央裂，中线两侧为大脑实质，回声均匀，孕晚期则可见脑回形态。

②侧脑室平面（图50）：从顶部向下横切平移，颅骨光环变大，呈椭圆形，中间有连

续中线，两侧在中间1/2部位有平行光带，较中线短，为侧脑室的外侧。在13周以前，侧脑室内被高回声的脉络膜丛填充，脉络膜随孕周增加逐渐退化整个孕期侧脑室内可以有少量积液，其最大宽径一般小于10mm，不超过15mm。

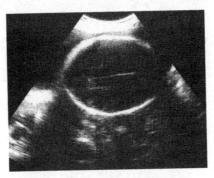

图49　胎儿颅顶部横切面声像图

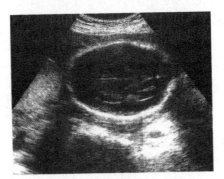

图50　胎头侧脑室平面声像图

③丘脑平面(图51)：侧脑室平面稍向下平移为头颅最大平面，中线不连贯，前1/3处可见等性平行短光带为透明隔腔。中1/3可见两侧对称的磁，呈低回声。稍斜切可见侧脑室。丘脑平面是测量双顶径和头围的标准平面。孕中晚期可观察到位于中部的第三脑室，其宽度在2～3mm，若达到5mm即为第三脑室扩张。

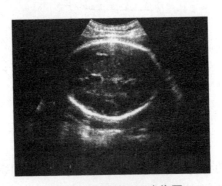

图51　胎头丘脑平面声像图

④中脑平面：丘脑平面往下颅骨光环逐渐变小，仍可见颅中线。两侧对称蝶形回声

为大脑脚,此平面可见基底动脉、大脑中动脉、后颅窝的上部。

⑤小脑横切面(图52):后颅窝内见蝶形对称的小脑,回声比大脑实质稍强,显示排列规则的一条条蚓突回声,基本占满后颅窝池,后颅窝池内见少量液性暗区,前后宽度在10mm以内,小脑横径随孕周而增长,妊娠20～38周每周增长约1～2mm,妊娠38周后每周增长约0.7mm。

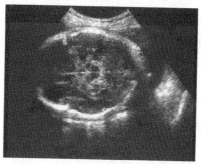

图52 胎头小脑横切面声像图

⑥胎头冠状切面(图53):从前到后可以观察到:a.面骨和额叶切面;b.透明隔和尾状核切面;c.丘脑冠状切面;d.人脑脚切面;e.小脑切面。

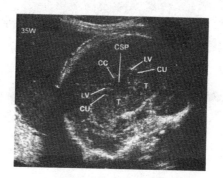

图53 胎儿颅脑冠状切面声像图

注:CC为胼胝体,CSP为透明膈腔,T为丘脑,LV为侧脑室前脚,CU为尾状核。

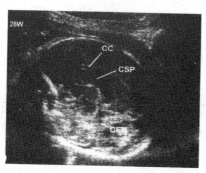

图54 胎儿颅脑正中矢状切面声像图

注:CC为胼胝体;CSP为透明膈腔;CER为小脑。

⑦胎头矢状切面(图54)：从头顶部扫查可显示胎头矢状切面。正中矢状切面可以观察到骈体声像，在透明隔腔上方呈C形低回声结构，周围呈线状稍高回声环绕，自妊娠18周起可以清晰显示。旁矢状切面可以观察到侧脑室前角、中央部和后角，以及中部的高回声脉络膜丛。

扫查颅脑各切面时应注意观察：①大脑镰是否居中，大脑半球是否对称，颅内有无局部异常过低或过高的回声区，有无异常的液性暗区；②脑室特别是侧脑室的宽度，是否对称；③小脑形态及小脑延髓池的液性暗区范围、大小；④脑实质的回声。早、中期脑实质回声较低，尤其是早期几近无回声，易被误认为脑积水，应提高增益鉴别。

2. 胎儿骨骼系统

(1)脊柱及肋骨：妊娠12周后胎儿脊柱显示清晰(图55、图56)。椎体由后两个前一个的骨化中心组成，中部为椎管，横切时显示为近三角形强回声结构，纵切时为两条平行整齐排列的串珠带状强回声，至尾椎终点两带合拢。脊柱有自然的生理弯曲，但仅为前后弯曲，如果为侧弯应注意有无脊柱异常。肋骨表现为脊柱两旁串珠状大小一致的强回声，胸部横切时与胸椎成角呈半圆形，冠状切面肋骨呈篱笆状，排列整齐，间隔一致。

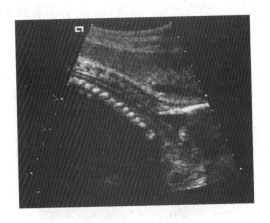

图55　胎儿脊柱声像图

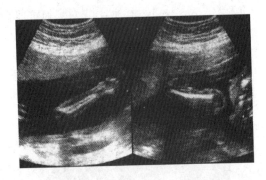

图56　胎儿上肢骨声像图

(2)上肢骨骼：胎儿肢体骨骼(图12-20)在妊娠15周后逐渐显示清楚，在胎儿肩胛部稍外侧旋转探头可显示肱骨，由肘关节的位置追踪显示出尺、桡骨，尺骨较桡骨稍长。手指骨的显示需在周围羊水衬托下，手掌运动时才易分辨，正常胎手呈握拳状，偶尔张开手指，可分辨手指的数目及形态。

（3）下肢骨骼：在胎儿膀胱两侧辨认髂骨嵴，髂骨嵴外方旋转探头可找出股骨，根据股骨长度可推算胎龄；膝关节以下可显示胫骨与腓骨（图57），胫骨处于内侧，近端较粗大，外侧为腓骨。自13周起已能观察到足底声像，并可测量足长，但脚趾的显示一般在妊娠16周后较清楚。

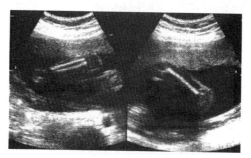

图57　胎儿下肢骨声像图

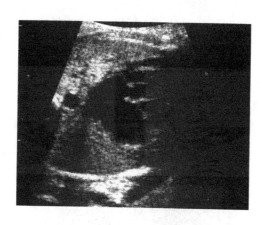

图58　胎儿四腔心切面声像图

3. 胎儿心脏与大血管　胎儿心脏各结构在妊娠15周后逐渐清晰，观察心脏结构进行畸形筛查的最佳时间在第18～26周，此期间胎心发育已发育完善。有羊水衬托，胎体骨骼钙化程度低，容易清晰地显示心脏各切面。

（1）四腔心切面：观察胎儿心脏首选四腔心切面（图58）。在膈肌水平上方取横切面，显示心脏最大的四腔结构，分辨左右心室、左右心房、室间隔、房间隔、卵圆孔、房室瓣、大血管根部及心肌厚度等。此切面显示心脏位于胸腔内，心尖朝向左胸壁，心轴角度（心脏长轴与胸骨－脊柱正中线之间的夹角）为45°；心脏四腔切面最大面积占胸腔横切面积的1/3～1/2，不超过2/3。孕中期左右心室、心房大小基本一样，但晚期右心房室较左侧稍大，左心室较窄，右心室较宽；近心房处的室间隔较薄，为室间隔膜部；房室瓣与房间隔、室间隔垂直形成"十字交叉"。

胎儿心脏四腔切面是筛查心脏畸形的最重要切面，可以发现大部分的心脏异常。

(2)心脏短轴切面：显示四腔切面后将探头稍上移并轻转探头，使升主动脉位于图像中部，四周环绕的结构分别为左心房、右心房、右心室和肺动脉，顺着肺动脉向左追踪，可显示肺动脉分叉，向右侧行走的是右肺动脉，继续向左与降主动脉相连的一段为动脉导管此平面可以观察到主动脉和肺动脉的起始段呈垂直交叉，肺动脉位于主动脉前方，肺动脉主干的内径比主动脉内径稍宽。

(3)左心长轴切面：此切面显示左心室流出道，同时可以显示左心房、左心室、左室流出道、升主动脉、室间隔和右心室。此切面容易观察到室间隔膜部情况。

(4)右室流出道切面：右室流出道与左室流出道相互交叉，在降主动脉起始处两者连接在一起此平面可以显示肺动脉主干、动脉导管和主动脉弓，也称为二血管平面。

(5)大血管纵切面：在胎体纵切面靠近背部可示主动脉长轴切面，此切面显示主动脉的各段走行，胎儿位置合适时还可显示出主动脉弓上的三条分支，该切面可以显示的升主动脉、主动脉弓和降主动脉呈"手杖"形状。肺动脉纵切面即右心长轴切面重点观察右心室、肺动脉瓣、肺动脉主干、动脉导管和降主动脉，此切面同时可以显示左心房和升主动脉横断面。右心房纵切面可显示上、下腔静脉进入右心房。从大血管切面上能发现有关的畸形，包括大血管错位，肺动脉狭窄。主动脉缩窄，右室双流出道和永存动脉干等。

正常胎儿心率在120～160次/分，规则；在妊娠早期及中期的早期心率可偏快，胎动时心率会加速胎心搏动偶有不规则，有早搏现象，如果胎心结构正常。多数是功能性的。

4.胎儿胸廓与胎肺　在四腔心切面上，心脏两侧为胎肺，呈实质性较均质结构，回声稍高于肝脏回声，右肺面积大于左肺(图59)。肺的下方为膈肌，呈低回声带。胎儿胸廓的冠状切面可显示肺的对称性，但较难取得满意的切面，当胸腔积液时肺的形态和结构能够清晰显示。因形状不规则，肺的大小的估计比较困难，有采用四腔心平面测量肺的最大周径，也有采用肺周径与胸腔周径比值进行估测的。

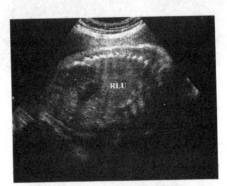

图59　右侧纵切面声像图

5.胎儿腹腔脏器

(1)肝脏：位于胎儿右上腹，是腹部最大的实质性器官，超声显示为均匀微细光点，内有管状液性暗区，包含门静脉、肝动静脉、胆管及胆囊等结构(图60)。在脐根部可见脐静脉向胎头侧走进肝脏，向有转向右肝叶，为门静脉右支，另一支向上向后行走为静脉导管，然后连接下腔静脉汇入右心房。向下移动探头可显示右肝叶下方的胆囊结构，呈椭圆形无回声，边界清晰。有时呈长管状。其径线变化大，有时不显示。肝脏的大小随孕周增加而增大，但因肝脏形态不规则，与周围组织界限难辨，难以确定测量的标准切面，目前尚未有较好的测量标准及各孕周胎儿肝脏大小的正常参考值。肝脏大小判断标准可参考以下几点：①腹围在正常范围；②肝脏在腹腔内占据约2/3的区域；③肝脏内回声均匀。

（2）胃、肠：胎胃是胎腹左上部一近椭圆形无回声区，从胎儿心尖部横切面向下移动。转动探头则可显示一端宽一端窄的囊状结构，妊娠16周后逐渐显示清楚（图61）。胃的大小随着被吞咽下的羊水量而定，差异较大，时有变化，因此一个很大的胃也不能单独作为胃肠梗阻的唯一依据，动态观察一般情况下胃泡直径不大于50mm。

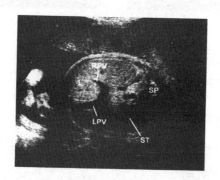

图60　胎儿肝脏声像图

注：L为肝，LPV为门脉左支，RPV为门脉右支，ST为胃，SP为脊柱。

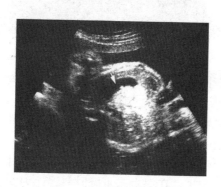

图61　胎儿胃泡声像图

肠管为胎儿肝脏下方、膀胱上方一片中等强度不均质的回声区。肠管的回声稍强，肠内容物呈小条形暗区，结肠内容物为圆柱形或近圆形的暗区。妊娠晚期结肠内容物可呈增强致密光点。肠管的横切或纵切的宽常应小于20mm，过大应注意肠管的异常或畸形存在。

（3）肾于肾上腺：胎儿肾脏位于脊柱腰椎两侧，妊娠13～15周开始显示，妊娠20周以后显示清晰（图62）：在胎儿脊柱两侧平行脊柱作肾脏的纵切扫查，显示肾脏呈蚕豆形，为胎肾最大切面，横切呈近圆形，肾盂、肾盏及肾包膜呈强回声，实质、髓质呈低回声，孕周愈大结构愈清。胎肾发育的速度与孕周增加有密切关系。正常肾盂在孕中晚期时可有少许分离，宽度应小于5mm，宽度大于5mm时视为异常，注意胎儿泌尿道阴囊性畸形。

胎儿肾上腺位于肾脏上极内前方，纵切面近似三角形，角形底边紧邻腹部大血管，左侧紧邻腹主动脉，右侧紧邻下腔静脉。三角形周边为肾上腺皮质呈低回声，中央为髓质呈增高回声。胎儿肾上腺大小与胎龄呈正相关，观察肾上腺的大小与发育情况可提供胎儿某些与肾上腺有关的先天性疾病诊断的依据。

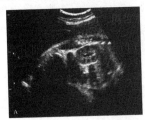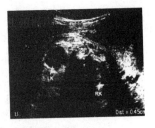

图62　胎儿肾脏声像图

注：A为胎儿左肾纵切面，B为胎儿双肾横切面，SP为脊柱，LK为左肾，RK为右肾。

（4）膀胱：妊娠15周后即能显示膀胱，为胎儿前下腹部圆形无回声区，界线清晰（图63）。膀胱在未排尿时较大，排尿后变小，正常膀胱直径在50mm以内，过大的膀胱需动态观察有无缩小，胎儿2小时排尿一次，动态观察有助于下腹部的囊性肿块鉴别。

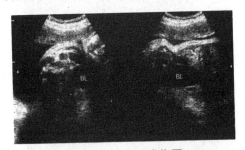

图63　胎儿膀胱声像图

注：左图为横切面，右图为纵切面，BL为膀胱。

6. 外生殖器　超声检查辨认胎儿性别准确率可达97.1%，一般中晚期在胎儿两大腿间有羊水衬托就能显示外生殖器的形态。男性可显示阴囊、睾丸、阴茎（图64）。女性可显示大、小阴唇（图65）。性别的鉴定准确性虽高，但在某种情况下会难以辨认并出现误差，如：①羊水过少。②胎位影响如正枕前位、臀位先露部较低时。③脐带遮盖。④双大腿紧夹或双腿曲、足部在股间。⑤男性在睾丸未下降时易误诊为女性。超声检查对胎儿性别鉴定应有医疗指征，故不能随意发出诊断报告。

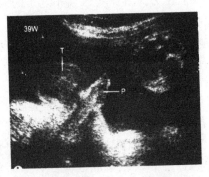

图64　男性胎儿外生殖器声像图

注：图示39周胎儿阴茎（P），睾丸（T）。

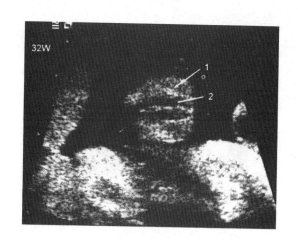

图65　女性胎儿外生殖器声像图

注：图示32周胎儿大阴唇(1)，小阴唇(2)。

(二)胎儿附属结构

1. 胎盘　胎盘(placenta)是胎儿与母体间进行物质交换的器官，由羊膜、叶状绒毛膜和底蜕膜构成。底蜕膜构成胎盘的母体部分。足月分娩的胎盘近圆形，直径16～20cm、厚1～4cm，重约500g。早期妊娠胎盘呈均匀增强回声，新月形贴附在子宫内壁上，多附着在前或后壁。妊娠12周后胎盘回声逐渐减低，超声检查可见清晰的胎盘轮廓，可附着于子宫前壁、后壁、侧壁或宫底部。28孕周后胎盘的正常厚度为2～4cm。胎盘切面可分为三个部分：①胎盘子面：又称绒毛膜板，在羊水衬托下呈光亮的带。②胎盘母体面(基底膜)：基底膜与肌层间有时可见长形网条状无回声区，以子宫下段侧壁多见，此为丰富的静脉丛，需与胎盘早期剥离的血肿、血块鉴别。③胎盘实质部分：早、中期时实质部分呈均匀细腻的等回声。孕晚期胎盘实质呈分叶状回声，此乃成熟之胎盘实质内有时可见近圆形或不规则形的无回声区为绒毛间隙，即胎盘内母体血池，呈云雾状低回声，扫查过程时见沸水状滚动，内为母血。

胎盘在妊娠各期有不同的声像图表现，根据声像图特征可以了解胎盘成熟情况。将胎盘的声像表现分成0、Ⅰ、Ⅱ、Ⅲ级。临床上亦可以简单地根据胎盘实质内有无强回声钙化声像将胎盘进行钙化分度，钙化程度可作为临床对胎盘成熟程度的参考。如果胎盘成熟度提早出现应注意胎盘功能下降的情况。未足月妊娠而出现胎盘Ⅲ度钙化预示胎盘功能低下，易导致胎儿宫内发育迟缓，若合并羊水过少可引起胎儿宫内死亡。

0级：早、中孕期胎盘，呈均匀等回声，胎盘胎儿面绒毛板平直，胎盘内无分叶状结构，此时胎盘未成熟。

Ⅰ级：晚孕早期，胎盘回声仍较低，绒毛板起伏呈波浪状，可辨别胎盘小叶，胎盘实质内出现点状强回声，为胎盘成熟早期。此期亦称为胎盘钙化(图66)。

Ⅱ级：晚孕期后期，胎盘成熟，胎盘母面基底层可见线状高回声。此期亦称为胎盘钙化Ⅱ度(图67)。

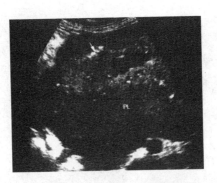

图66 胎盘钙化Ⅰ度声像图

注：PL为胎盘。

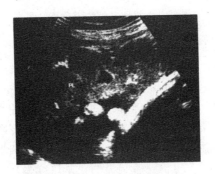

图67 胎盘钙化Ⅱ度声像图

注：PL为胎盘。

Ⅲ级：胎盘老化，功能开始减退，胎盘被分成多小叶状结构，基底层线状高回声连成环状，胎盘实质内散在强回声斑。此期亦称为胎盘钙化Ⅲ度（图68）。

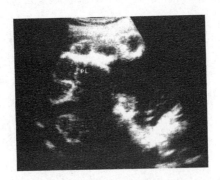

图68 胎盘钙化Ⅲ度声像图

注：PL为胎盘。

2. 羊水　充满在羊膜腔内的液体为羊水（amniot icfluid）。妊娠早期羊水来源主要是母体血清经胎膜进入羊膜腔的透析液。妊娠中期起为胎儿尿液。胎儿通过吞咽羊水使羊水量趋于平衡。母体、胎儿、羊水三者间不断进行液体交换，母儿间通过胎盘交换，母体与羊水间是通过胎膜交换，胎儿与羊水间通过消化道、呼吸道、泌尿道以及皮肤进行交换，三者间各个缓解都需正常才可保持羊水量的相对恒定。妊娠早期羊水量较少，中期后逐渐增加，妊娠足月时羊水量约800～1200mL。

　　羊水超声表现为宫腔内胎体周围的液性暗区，被躯干及肢体分隔成可变化的一个个羊水池，羊水池的大小可代表羊水量的多少(图69)。

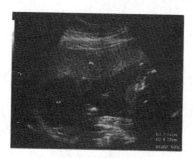

图69　胎儿羊水声像图

　　注：PL为胎盘，UC为脐带，AF为羊水。

　　妊娠早、中期的羊水为无回声区，妊娠晚期在无回声区内出现悬浮的颗粒状点，较稀疏，为胎脂、脱落上皮毳毛、胎粪等的反射。单纯用羊水回声的高低来诊断羊水混浊度或提示有胎粪污染是不适当的，可导致错误诊断，临床意义不大。

　　3.脐带　脐带(umbilical cord)是胎儿与胎盘相互连接的带状器官，一端连于胎儿腹壁脐轮，另一端连于胎盘胎儿面。妊娠足月时脐带长度约为30～70平均为50cm，直径1.0～2.5cm，表面被羊膜覆盖。脐带内含一条脐静脉和二条脐动脉。脐静脉管腔较大，壁较薄；脐动脉管腔较小，壁厚，血管周围有胚胎结缔组织称华通胶(Wharton jelly)，有保护脐血管的作用。胎儿通过脐带血循环与母体进行营养与代谢物质的交换。

　　脐带超声表现为漂浮在羊水池中扭曲的绳索样带状物，在早孕末开始显示，中、晚期时显示清晰脐带的纵切面为绳索状，三条带状管道呈螺旋状扭曲。脐带的横切面可见"品"字形排列的两条脐动脉与一条脐静脉(图70)，血管周围见密度均匀的低回声为华通胶超声检查很难测量脐带的长短，在观察脐带时需注意各段脐带的形态，有无过分的扭曲或打结，脐带的粗细。胶质的多少。脐带的彩色多普勒超声检查可测量脐带血流情况，并可辅助诊断脐带绕颈。

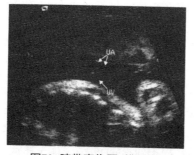

图70　脐带声像图(横切面)

　　注：UA为脐动脉，UV为脐静脉。

（三）胎方位

胎方位是以胎儿先露部的指示点与母体骨盆的关系而定，常称胎位。妊娠28周前，胎体较小，羊水相对较多，胎儿在子宫内活动范围大，胎位易变；32周后，胎儿的位置及姿势相对固定，胎位确定才有意义。

以胎儿在宫内的方式分为（图71）：

1. 头、臀位　胎儿纵轴与母体纵轴平行。

2. 横位　胎儿纵轴垂直于母体纵轴，俗称横位。

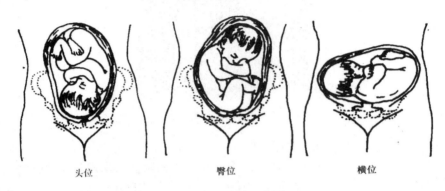

头位　　　　　　　　臀位　　　　　　　　横位

图71　常见胎位示意图

超声测定胎位方法：主要是根据胎头和胎心的位置确定，1. 胎头光环居耻骨联合上方或已入盆，胎心搏动在胎头上方显示者为头位。2. 胎头光环位于母体脐上。胎心搏动在胎头下方显示者为臀位。3. 胎头环在母体腹部的左侧或右侧，胎心搏动与胎头在同一水平面显示者为横位。

第三节　异常妊娠的超声诊断

一、流产

流产为妇科常见病之一。是指妊娠20周前胚胎或胎儿及其附属物排出子宫。根据流产发生的时间，分为早、晚期流产两种。早期流产是指流产发生在妊娠12周以前，晚期流产是指发生在12周以后。

【病理与临床】

多数流产是胚胎先死亡，然后底蜕膜出血，形成血肿，刺激宫缩排出胚胎或胎儿。造成流产的原因有：子宫异常，常见者有先天性子宫畸形、宫腔粘连、子宫肌瘤、子宫内膜异位症。内分泌原因，如黄体功能不全。感染或免疫性疾病等亦可成为流产的原因。

少数流产胚胎已经死亡或根本没有发育，但妊娠囊继续增长。胎盘也继续发育，临床上无腹痛流血，称孕卵枯萎。根据流产的过程，有先兆流产、难免流产、不全流产和完全流产四个不同阶段。此外还有特殊类型如枯萎卵、过期流产（滞留流产、稽留流产）、习惯性流产。

处于流产不同阶段的临床表现有所不同。先兆流产只是少量流血，轻微腹痛，无组织物排出；难免流产时出血增多，或胎膜已破，腹痛加剧，妇科检查有时见宫口扩张，有组织物堵在宫颈；不全流产时已有部分组织物排出，但阴道血流仍然很多，腹痛剧烈，妇科检查宫。扩张，组织物或堵在宫颈口或排出于阴道内；组织物排出后，腹痛消失，阴道流血减少，则可能已完全流产。

【超声表现】

1. 先兆流产　先兆流产时，妊娠囊的大小、增长率、形态及位置有时无明显变化。先兆流产较轻者见胎囊周围有少量暗区（出血）或出现双囊或三囊征；较重者胎囊周围有多量暗区或有大量血液积存在子宫下部。如出血未在胎盘后者，胎儿可存活，有胎心搏动或胎动（图72）。

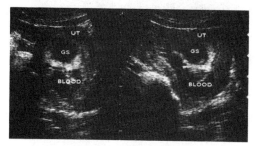

图72　先兆流产声像图

注：图中显示妊娠囊后方有大量积血。UT为子宫，GS为妊娠囊，BLOOD为妊娠囊后积血。

彩色多普勒：妊娠8周前的胚胎原始心管搏动约为70～80次/分，8周以后大于120次/分，若低于85次/分则有流产倾向；胎心搏动呈闪烁血流信号，血流频谱无舒张期成分，高回声的绒毛膜下仍有低阻力的滋养层血流。

2. 难免流产　由先兆流产发展而来，胚胎多已死亡，继续妊娠已不可能。此时，子宫壁与胎膜间出血区增大，孕妇阴道流血增多，并有血块排出。妇查：子宫颈管开大，有时可见胚胎组织堵塞宫口。超声表现为妊娠囊变形，位置下移至宫颈内口或是宫颈管内，子宫内口或宫颈管扩大，内可见不规则、不均匀的胎物回声（图73）；胎儿多已死亡而见不到胎心搏动。

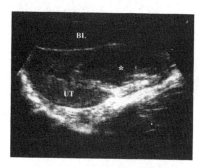

图73　难免流产声像图

注：子宫内口及宫颈管扩大，内见不规则、不均匀的胎物回声（*）

彩色多普勒：妊娠囊内无胎心搏动信号，若孕囊未剥离，则仍可记录到低阻力的滋养层血流。若孕囊下移至宫颈管内，与宫颈部位的异位妊娠鉴别可以通过观察局部宫颈肌层有无局灶性扩张的血管，若血流丰富，应考虑宫颈妊娠。

3. 过期流产 又称滞留流产。系指胚胎死亡达两个月以上尚未。然排出临床表现为妊娠征象逐渐消失，有时反复出现阴道出血。妇查：子宫小于妊娠月份，子宫颈口闭合。超声表现为子宫增大，但小于相应孕周；子宫内显示枯萎的妊娠囊，无正常的胚胎结构，无胎心搏动、胎动等；宫腔内回声紊乱。散在或杂乱分布中、低、高水平的点状或团状回声，或弥漫分布小片状、粗点状回声，已分不清胎芽或胎盘结构（图74）。

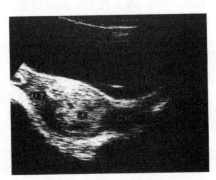

图74 滞留流产声像图

注：闭经57天，子宫略大，宫内结构紊乱。UT为子宫，CX为宫颈，*为滞留胎物。

彩色多齐勒：妊娠囊与内无胎心搏动信号，仍可记录到低阻力的滋养层血流频谱。

4. 不全流产 常发生在8～12周，阴道流血持续不止。妇查：子宫小于妊娠周数，子宫颈口开大，有时可见宫口处有胎盘组织嵌顿。超声表现为子宫较妊娠周数为小，孕囊或胎儿排出子宫，仅见宫腔内不规则低回声团块和不规则无回声区，为妊娠组织及血液血块（图75）。少数可见极不规则的妊娠囊，往往下移至宫颈内口或宫颈管内。

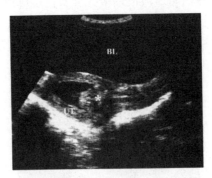

图75 不全流产声像图

注：UT为子宫，*为残留胎物。BL为膀胱。

彩色多普勒：子宫腔内不均质高回声内无血流信号，但相邻局部肌层内可见丰富的血流信号，可记录到低阻力型的类滋养层周围血流频谱。对子宫腔内少量组织物残留，有无绒毛组织残留的判断，彩超起到重要的作用。

5.完全流产　完全流产表现为宫腔内膜薄而清晰、光滑，宫腔内无不规则团块回声，可有极少量液性暗区。

彩色多普勒：子宫肌壁内血流信号与非妊娠子宫相似，呈星状或条状，频谱多普勒记录到子宫动脉频谱呈高阻型，记录不到低阻型频谱。

6.枯萎孕卵　枯萎孕囊也属于难免流产，系胚胎异常引起。临床表现为无阴道流血及腹痛，但流产势必发生。当孕囊大于20mm见不到卵黄囊时；或孕囊大于25mm，见不到胚芽时，枯萎卵的诊断即可成立。超声表现为宫腔内可见一圆形无回声区，囊壁清晰或不清晰；妊娠囊内无胎芽，无胎心搏动；随访观察妊娠囊可增大，也可出现胎盘回声，但无胎儿征象。孕卵萎缩可有两个转归：①胚囊慢慢排出宫腔为难免流产。②羊水、胎盘等慢慢吸收为过期流产。

宫颈功能不全(cervical incompetence)的超声诊断是通过测量宫颈长度、观察宫颈内口、妊娠囊有无突出来判断的。正常宫颈长度≥3cm，<3cm都应引起重视。宫颈功能不全声像图见宫颈长度变短，<3cm，宫颈内口呈不同程度的扩张，有时胎囊突出至宫颈管内甚至阴道内。

【鉴别诊断】

根据孕妇停经的时间及超声所见，流产的诊断不是很困难，但有时需要随访超声1~2次并结合血HCG方能作出诊断3以下情况需与流产鉴别：

1.各阶段流产的相互鉴别，排卵延迟的早孕，胚胎尚未出现时，发生先兆流产易被误诊为难免流产，更易被误诊为不全流产。在阴道流血不多的情况下，一周后要复查。难免流产与不全流产有时鉴别有一定困难，应注意宫颈内口有无扩张，结合临床表现甚为重要。有组织脱落或组织嵌顿子宫颈管口、宫颈口者，为不全流产。

2.宫外孕时宫腔内假妊娠囊　宫外孕病例有时宫腔内会出现假妊娠囊，易被误认为宫内妊娠流产。宫外孕时附件见包块，有时还见盆腔内游离液体。

3.葡萄胎　葡萄胎也是先有停经史，继之发生阴道流血。典型的葡萄胎不难诊断，不典型的葡萄胎可能会于胎盘内见到一个或数个较大的囊腔，易与难免流产混淆。

4.月经失调　有时月经失调表现为不规则阴道流血。超声检查宫内宫外均无妊娠囊，血HCG也正常。

【临床价值】

超声诊断流产的临床价值很高，目前它是最方便、最准确、应用最广的手段。绝大部分病例均可通过超声作出诊断，指导临床医生采取相应的措施。

二、妊娠滋养细胞疾病

妊娠滋养细胞疾病(trophoblastic tumor)是由于滋养细胞异常增生所致的疾病。按其增生的程度、有无绒毛及其侵蚀的程度分为：葡萄胎(hydatidiform mole)、侵蚀性葡萄胎(invasive mole)、及绒毛膜癌(chorio-carcinoma)三类。葡萄胎为良性病变，有完全性和部分性两种，但若葡萄胎组织侵入子宫肌层或转移至子宫以外，即为侵蚀性葡萄胎。而绒毛膜癌则为一种高度恶性的肿瘤，可继发于葡萄胎，也可继发于流产或是足月分娩后，少数还可发生于异位妊娠后。

(一)葡萄胎

【病理与临床】

葡萄胎的病因尚不清楚，过去有早期胚胎死亡、营养及病毒感染，第二极体内复制等学说，但都未被确认证实。近来从遗传学的角度发现，葡萄胎的发生与卵子或精子的异常受精有关。如发病较早，因胎盘绒毛膜全部受累，故整个宫腔充满水泡，无胎儿及其附属物，有滋养细胞增生，称为完全性葡萄胎；如发病较晚，胎盘已发育，且胎儿存在，因病变局限而可保存一部分胎盘，称部分葡萄胎。

葡萄胎早期有一个闭经时间，闭经2～3个月时间阴道不规则流血，个别病人血液蓄积于子宫内。甚至闭经5～6个月，也无阴道流血。子宫增大超过相应月份，伴严重呕吐、腹痛，尿HCG升高。

【超声表现】

1. 二维超声表现

(1) 完全性葡萄胎：

①子宫增大，明显大于孕期，少数患者子宫亦可小于孕期。

②宫腔内充满大小不等的圆形、椭圆形或不规则形透声暗区，直径由数毫米至2～3cm，断层图如"葡萄状"或"蜂窝状"(图76)。

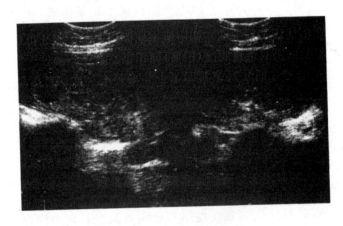

图76　葡萄胎声像图(完全性)

注：子宫大于孕周。腔内充满大小不等的无回声暗区，呈蜂窝状(箭头所示)，子宫肌层回声均匀，与病变部位分界清楚，未见胎儿及附属物。

③宫内不能发现胎儿、胎盘与羊水等附属物。

④蜂窝状回声的中心可见不规则无回声区，多由宫内积血所致。

⑤约2/3患者一侧或双侧卵巢可有黄素囊肿存在，黄素囊肿多在葡萄胎块排出后3～6个月自行消退。

(2) 部分性葡萄胎：

①子宫增大。

②胎盘部分正常，部分葡萄样变，二者间无明显分界。

③偶见胎儿回声或显示完整的羊膜囊，内部可见存活或死亡的胎儿回声(图77)。

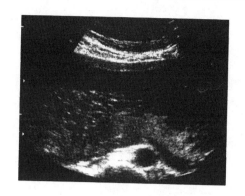

图77　部分性葡萄胎声像图

2. 彩色多普勒表现

(1)子宫内壁滋养层血流信号丰富，血流阻力下降。

(2)宫腔内蜂窝状液性无回声区几乎无血流信号，偶可见细小网状血流信号。

(二)恶性葡萄胎

【病理与临床】

亚性葡萄胎又称侵蚀性或破坏性葡萄胎。其特点是葡萄胎组织侵入子宫肌层深部或转移至其他器官，大劫大小不等的水泡形似良性但已侵犯子宫肌层或血窦，附近组织有出血、坏死；中等量或少量水泡，伴有出血及坏死组织，滋养细胞增生或分化不良；全部为血块或坏死组织。临床表现为不规则阴道流血，呈持续性或间歇性；子宫增大及黄素囊肿出现。

【超声表现】

1. 二维超声表现

(1)子宫增大，外形不规则。

(2)宫体回声极不均匀，其间散在多个不规则小团块状回声增强区及回声减弱区，大小不一，常呈海绵状或蜂窝状，也可局限于部分肌壁内，严重可达子宫浆膜层。

(3)子宫外形失去原有轮廓，有时较难看清宫腔回声。

(4)病变穿孔侵犯宫旁组织，可见盆腔游离液性暗区(图78)。

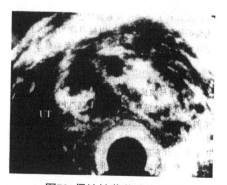

图78　侵蚀性葡萄胎声像图

注：滋养细胞广泛侵蚀子宫浆膜层。UT为子宫。

2.彩色多普勒表现

(1)在子宫病灶内的异常回声区显示大片的五彩镶嵌的彩色血流信号，此为恶性滋养细胞疾病子宫血管构筑异常的特征性彩超表现。

(2)肌壁大片不均质低回声中部无血流信号时，提示局部组织坏死。

(三)绒毛膜癌(绒癌)

【病理与临床】

绒毛膜癌是一种恶性程度很高，早期就可通过血液转移至全身，破坏器官或组织的恶性肿瘤，绝大多数继发于正常或异常妊娠，又称为妊娠性或继发性绒毛膜癌子宫绒癌可形成单个或多个大小不等的子宫壁肿瘤，肿瘤可位于肌壁间，突向子宫腔或突出于子宫浆膜层，造成子宫穿孔肿瘤软硬不一，但质地极脆其剖面可显示新旧血块或坏死组织。

葡萄胎排出后，或产后、流产后阴道不规则流血等是绒癌最常见的症状。流血量多少不足，多者可导致休克。流血呈持续性或断续性，由于反复流血，多数患者表现为严重贫血或感染。肿瘤侵入子宫肌壁间，而子宫内膜病变较轻者可无阴道流血。妇科检查时，可见阴道血性分泌物，有恶臭，子宫增大变软，有时可见黄素囊肿。如肿瘤穿破子宫浆膜层，可引起急性腹腔内大出血，但多数为慢性穿破，在腹腔或盆腔内形成血肿。绒癌早期即发生转移，转移症状依部位而异。

【超声表现】

1.二维超声表现

(1)子宫增大，外形极不规则。

(2)宫体回声极不均匀，其间散在多个不规则小团块状杂乱回声区。

(3)有时滋养细胞转移至其他部位如宫颈、阴道、盆腔，超声可探及相应部位的异常回声区(图79)。

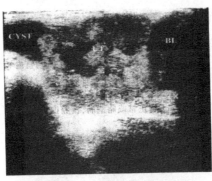

图79　绒毛膜癌声像图

注：BL为膀胱，UT为子宫，CYST为积液。

2.彩色多普勒表现　在子宫病灶内的异常回声区显示大片的五彩镶嵌的彩色血流信号，肌壁大片不均质低回声中部无血流信号时，提示局部组织坏死。

【鉴别诊断】

患者有停经、不规则阴道出血、妊娠反应剧烈等病史，声像图子宫大于停经月份，宫腔内未见胎儿，内部充满了多个大小不等水泡样结构，葡萄胎诊断即可成立。侵蚀性葡萄胎及绒毛膜癌需结合其葡萄胎清宫、分娩、流产日期，阴道流血，血、尿HCG测定，肺部X线等情况，综合分析后作出诊断。有时不典型的滋养细胞疾病需与流产后组织，胎盘残留，胎盘水肿变性、肌瘤变性等鉴别。

【临床价值】

由于葡萄胎在声像图上有特征性表现，诊断准确性达95%～100%，但临床诊断与病理的符合率仅为56%。超声可明确宫腔内有无正常胎儿、胎盘及羊水等，对部分性葡萄胎也能作出诊断，尤其是水泡状胎块与存活胎儿共存，这在超声技术应用临床之前很难确诊。超声还能判断侵蚀性葡萄胎或绒毛腺癌累及宫体的情况及有无转移。黄素囊肿一般临床检出率10%，而超声检出率达37%或更高。葡萄胎刮宫后或侵蚀性葡萄胎绒毛腺癌化疗后，以超声作为随访手段，能准确测量子宫、卵巢大小，宫体肌层回声情况，及早发现侵蚀性病灶或复发等。故超声检查具有重要意义，对疑有滋养细胞疾病者，应列为首选。

三、异位妊娠

【病理与临床】

受精卵种植在子宫体部宫腔以外部位的妊娠称异位妊娠(ectopic pregnancy)，俗称宫外孕。是妇科常见的急腹症之一，发生率占妊娠的0.5%～1%。因着床部位不同，分：输卵管妊娠(tubal pregnancy)、卵巢妊娠(ovarian pregnancy)、腹腔妊娠(abdominal pregnancy)、宫颈妊娠(cervical pregnancy)及残角子宫妊娠等。以输卵管妊娠最常见，占95%～98%，以壶腹部最多，其次为峡部、伞部及间质部。异位妊娠的病因与受精卵发育异常、输卵管炎或输卵管发育不良等因素有关。另外随着剖宫产率增加，剖宫产切口处的异位妊娠发生率也逐渐上升(图80)。

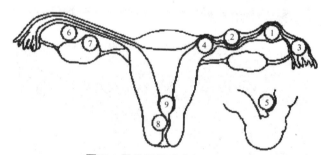

图80 异位妊娠发生部位示意图

注：1为输卵管壶腹部，2为输卵管狭部，3为输卵管伞部，4为输卵管间质部，5为腹腔内。6为阔韧带，7为卵巢，8为宫颈，9为剖宫产切口处。

异位妊娠的主要临床表现有三大症状，即停经、阴道流血、腹痛。根据妊娠囊种植部位和转归的不同，临床表现有较大的变化。未破裂的异位妊娠无明显腹痛；流产型有腹痛但不剧烈；破裂型腹痛较剧烈，伴贫血；陈旧性异位妊娠不规则阴道流血时间较长，曾有剧烈腹痛，后呈持续性隐痛，不典型停经史常被诊断为月经不调、子宫出血等。

【超声表现】

不同部位异位妊娠共回声像图表现为子宫稍大，宫内无妊娠囊声像，大多数子宫内膜明显增厚，有时可见子宫内膜分离征，形成假孕囊，应与宫内妊娠11鉴别。输卵管妊娠根据症状的轻重、妊娠的转归分为4种类型，另外还有一些输卵管以外部位的异位妊娠也各有其特异表现。

1. 未破裂型(胎囊型) 发生在妊娠6周之前。

(1)子宫正常或略饱满，宫腔内无胚囊，但内膜回声较厚，20％子宫内膜呈妊娠蜕膜样改变--肥厚或出现假胎囊。

(2)附件区可见类妊娠囊的环状高回声结构，其内有时可见到胎芽，胚胎存活时有胎心搏动，若见到胎心管搏动，诊断即可确立。

(3)停经6周以上未破裂型异位妊娠，胚胎多存活。

(4)经阴道扫查常可以见到卵黄囊和胚胎。此期盆腔和腹腔多无液性暗区。

(5)CDFI显示小囊内有闪烁的血流信号，并可记录到胎心搏动频谱，在类妊娠食的周围可记录到类滋养层周围血流频谱。

2. 流产型

(1)宫旁见边界不清的不规则小肿块，肿块内部呈不均质高回声和液性暗区。

(2)经阴道超声可以辨认出子宫旁、卵巢外的妊娠囊，周围包绕不等量的暗区，呈管道样结构时有助于判断输卵管妊娠。

(3)盆腔内见液性暗区，量较少。

(4)CDFI：表现同未破裂型。

3. 破裂型(包块型) 发生在妊娠6～12周。

(1)子宫偏饱满，宫腔内无胚囊，有时见假胎囊。

(2)附件区可见混合性包块(出现率为10％)，多呈中低回声区，形态不规则，边界不清楚。

(3)肿块可大可小，常在3～8cm之间，分不清正常卵巢。

(4)盆、腹腔内见大量液性暗区(图81)。

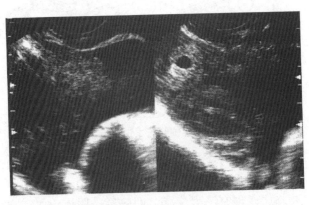

图81 异位妊娠(破裂型)声像图

(5)CDFI：不规则肿块内散在点状血流信号，有时可记录到类滋养层周围血流频谱。

4. 陈旧型 输卵管妊娠破裂经过长期反复的内出血，在盆腔内形成包块，以后虽孕卵死亡，内出血停止，但血块机化变硬，与周围组织器官粘连，包块久不消退，称陈旧性异位妊娠。声像图表现为：

(1)子宫大小基本正常。

(2)盆腔内见较大的包块(有时可达10cm)，多呈较强回声区，边界清晰或不清晰，与子宫紧密粘连。

(3)内部回声紊乱，有时中间出现一个或多个大小不等的无回声区，为血块析出血清或组织液化所致(图82)。

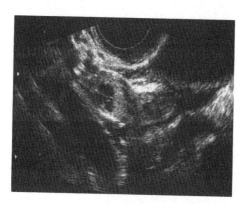

图82　异位妊娠(陈旧型)声像图

(4)腹腔内很少或无游离液体的无回声区。

(5)CDFI：包块内血流信号不丰富，仔细扫查常可在肿块边缘部分显示1～2条血管，可以记录到怪异型血流频谱，主要是由妊娠滋养细胞侵蚀局部血管形成小的假性动脉瘤所致，其表现具有多样性，但以舒张期出现反向血流为主。

5. 几种特殊部位异位妊娠的超声表现

(1)宫内宫外同期妊娠：子宫内见妊娠囊，子宫外侧同时见妊娠图像。多发生在应用辅助生育技术后，对此情况的认识和警惕是诊断的关键。

(2)输卵管间质部妊娠：输卵管间质部肌层较厚，妊娠可维持3～5个月才发生破裂。

超声表现：①可见子宫增大，宫底一侧见与之相连的突出物，内见胚囊，囊内可见胚芽或胎儿，并可见胎心搏动。②囊胚周围有薄层肌肉围绕，但其外上方肌层不完整或消失。③与宫角妊娠的鉴别在于后者胚囊周围见完整的肌层(图83)。

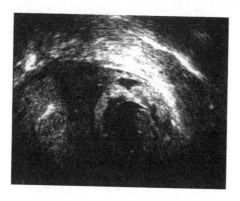

图83　输卵管间质部妊娠声像图

(3)子宫角妊娠：严格地说宫角妊娠不是异位妊娠，但由于胚胎着床部位与输卵管间质部接近，超声检查难以将两者截然分清，故临床处理上较特殊。首次检查发现妊娠囊种植在一侧宫角处时，不要直接下定位诊断，应观察1~2周，有时随着子宫增大，妊娠囊突入宫腔，成为正常妊娠，部分在生长过程中向输卵管方向生长，成为异位妊娠(图84)。

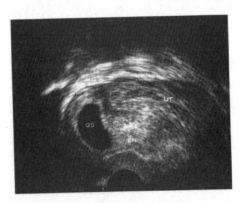

图84　子宫角妊娠声像图

注：UT为子宫，EN为子宫内膜，GS为妊娠囊。

(4)宫颈妊娠：宫颈膨大，与子宫体相连呈葫芦状，宫颈管内见回声杂乱区或胚囊，宫颈内口关闭。

彩超示宫颈肌层血管扩张，血流异常丰富，可见滋养层周围血流，借此表现可与宫腔内妊娠难免流产孕囊脱落至宫颈管相鉴别，若胚胎存活可排除宫腔内妊娠流产孕囊下移。

(5)剖宫产术后子宫疤痕处妊娠：它是一种特殊类型的异位妊娠，胚胎着床于剖宫产子宫的疤痕处，因此处无正常肌层和内膜，绒毛直接侵蚀局部血管，局部血流异常丰富，如不警惕，行宫腔操作时极易造成子宫大出血，危及生命。超声可见子宫呈两端小、中间大的纺锤形，中间膨大部分为子宫峡部，内可见胚囊或杂乱回声结构，周围肌层菲薄(图85)。

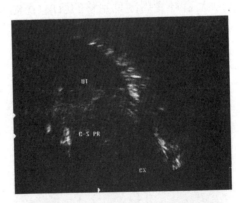

图85　子宫切口妊娠(包块型)声像图

注：UT为子宫，CX为宫颈，C—SPR为切口妊娠。

彩超表现为局部肌层血流信号异常丰富，可记录到高速低阻力的血流频谱，胚胎存活时可见胎心搏动的闪烁血流信号。

(6)残角子宫妊娠：①子宫一侧上方包块，内有胚囊。可见胎儿结构，胚囊外有肌层包裹，与正常宫腔内膜不相连。②包块与子宫紧贴或有蒂相连。

诊断时应排除双子宫或双角子宫。当妊娠囊增大，正常子宫显示不清时，超声检查常常漏诊。

(7)卵巢妊娠：①卵巢妊娠未破裂时，超声可见一侧卵巢增大，内见一小高回声环，卵巢周围无肿块②破裂后形成有杂乱回声的包块，与输卵管妊娠破裂难以鉴别(图86)。

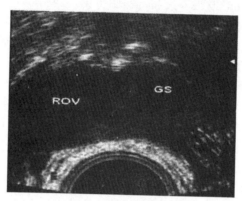

图86 卵巢妊娠声像图

注：ROV为右侧卵巢，GS为妊娠囊。

(8)腹腔妊娠：早期腹腔妊娠较难定位，因为妊娠囊可以异位到腹腔内任何部位；较大孕周的腹腔妊娠可见胎儿与孕妇腹壁贴近，胎儿与胎盘周围未见子宫肌层回声子宫不在正常位置，常偏于一侧，宫腔内见增厚的内膜回声，可在子宫外见到胎儿。

6.宫外孕出血量的判断

(1)仅在子宫直肠陷凹见游离液体，无回声，出血量常少于100mL；

(2)双髂窝游离液体深径不超过40mm，出血量常在100～500ml；

(3)游离液体深径40～80mm，出血量约500～1000ml；

(4)超过80mm时，往往出血量大于1000ml。

由于内出血不断增加，有时数分钟内就可出血数百毫升，故超声判断内出血量方法仅为超声检查当时做参考。

【鉴别诊断】

生育年龄妇女有停经史，结合临床症状、体征及超声检查，多数异位妊娠病例都能及时作出诊断。但有时异位妊娠需与下列情况鉴别：

1.宫腔内真妊娠囊 有时真假妊娠囊较易混淆，前面已经提到鉴别方法是观察囊的位置、形态结构、有无双环征等，如果宫内妊娠流产，妊娠囊也会失去张力、双环征不明显、内部也会无卵黄囊、无胚芽，此时鉴别就有一定的困难。

2.其他附件包块 卵泡囊肿、卵巢肿瘤、盆腔炎性包块和黄体破裂等，有时临床表现及声像图酷似异位妊娠破裂，仔细询问病史、测定血HCG含量可协助诊断，但在急性内出血时腹腔镜是快速诊断及处理的途径。

【临床价值】

生育年龄妇女有停经史，结合临床症状、体征及超声检查，多数异位妊娠病例都能及时作出诊断。有报道称超声诊断异位妊娠的特异性为99.7%，尤其是阴道超声检查敏感性100%。重视病史是提高异位妊娠术前正确诊断率的关键，病史不典型时对此病的警惕能够帮助鉴别诊断，建议尽可能采用经阴道扫查，提高早期检出率，并强调动态观察。

四、多胎妊娠

一次妊娠同时有两个或两个以上胎儿在宫内生长时，称多胎妊娠(multiple pregnancy)。以双胎(twins)发生率最高，三胎少见，四胎以上极为罕见。辅助生育技术的广泛开展使两胎及两胎以上妊娠发生率显著增加。多胎妊娠属高危妊娠，常合并羊水过多、贫血、妊娠高血压综合征、早产等，孕产妇病率、围生儿死亡率及新生儿病率较高，应早期确诊，超声诊断和监护是重要手段。

多胎妊娠中如果其中一个胎儿早期死亡，死亡的胎体可被压成薄片，形成纸样胎儿；单绒毛膜囊双胎妊娠的胎儿易发生双胎输血综合征；单羊膜囊双胎妊娠时，两个胎儿的脐带偶尔可互相缠绕或受压，发生血液循环障碍，致使胎儿死亡；分娩时两个胎儿的头可能因交锁而导致难产。以上复杂的病例状况可以通过仔细的超声检查协助诊断，为临床处理提供重要依据。

(一)多胎妊娠发生学与分类

1.双卵双胎　约占双胎妊娠的2/3，是由两个卵子分别受精形成。两个胎儿基因可不相同，故性别、容貌可有不同。两个受精卵各自种植在子宫内不同部位，形成独立的胎盘和胎囊，种植位置接近时两个胎盘可融合一起，但血液循环不相通。两个胎囊之间由两层羊膜囊和两层绒毛膜组成，属于双绒毛膜囊、双羊膜囊双胎(图87)。

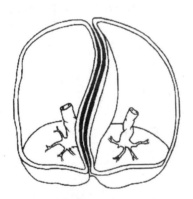 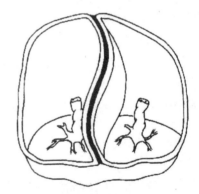

两个胎盘分开　　　　　　　两个胎盘融合
两层绒毛膜　　　　　　　　两层绒毛膜已融合
两层羊膜　　　　　　　　　两层羊膜

图87　双卵双胎的胚胎和胎膜示意图

2.单卵双胎　约占双胎妊娠的1/3，由单一受精卵分裂而成。由于胎儿基因相同，其性别相同、容貌相似，胎盘和胎膜可有不同相连方式(图88)。

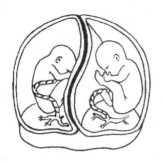 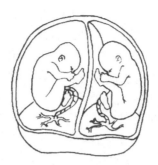 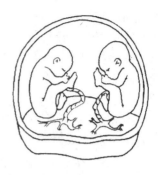

发生在桑椹期前
双绒毛膜囊双羊膜囊

发生在囊胚期
单绒毛膜囊双羊膜囊

发生在羊膜囊已形成期
单绒毛膜囊单羊膜囊

图88　受精卵在发育不同阶段形成单卵双胎的胎膜类型

（1）桑椹期前复制成两个独立胚体者，每个胎儿具有自己的胎盘、羊膜和绒毛膜，两胎囊间隔由两层羊膜及两层绒毛膜组成，与双卵双胎相似，属于双绒毛膜囊、双羊膜囊双胎。

（2）囊胚期内细胞团复制成两个发育中心，各自形成独立胚胎，两个胎儿具有共同的胎盘及绒毛膜，有各自的羊膜囊，囊隔为两层羊膜，属于单绒毛膜囊、双羊膜囊双胎。

（3）羊膜囊形成后（受精后第8天）胚盘才进行复制发育为两个胎儿，即两个胎儿共一个胎盘，一个胎膜；形成单绒毛膜费、单羊膜囊双胎。

（4）原始胚盘形成后又复制，则将导致不同程度、不同形式的联体双胎。单绒毛膜双胎的胎盘间有血液循环相通，可引起严重的双胎输血综合征。

3. 三胎以上的多胎　三胎以上妊娠最常见的是由3个或3个以上卵子受精形成，每个胎儿有各自的胎盘和胎膜，血液循环独立。由双卵形成的三胎或三胎以上的较少见，单卵三胎或三胎以上更少见。

（二）多胎妊娠的超声识别

超声诊断多胎妊娠简便易行，准确的诊断对临床处理起指导作用。多胎妊娠胎儿数量的判断并不难，但临床上重要的是判断多胎的类型，尤其是是在可疑有双胎输血综合征或需要进行多胎妊娠减胎术的时候。

1. 双绒毛膜囊双羊膜囊双胎　此类双胎可以是双卵双胎（两胎性别可有差异），也可以是在桑椹期前分裂而成的单卵双胎（两胎性别相同）。两胎间血循环互不影响（图89）。

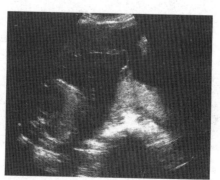

图89　双绒毛膜囊双羊膜囊双胎声像图

(1)胎盘绒毛声像：早期妊娠时超声扫查可以清晰显示两个分离的妊娠囊。早期妊娠后期，两胎种植部位较远时可以显示两个分开的胎盘；两胎种植部位较近时，两个胎盘发生融合，两胎盘间可见角形的突起间隔（即双胎峰，twin peak）。偶尔两胎盘融合完全，无三角形间隔，造成诊断困难。在妊娠囊内可以辨认各囊内的羊膜囊和胚外体腔。

(2)胎膜膈的特征：两胎间间隔较厚，尤其在早期。妊娠中晚期胎膜膈变薄，较难判断

(3)胎儿性别：两胎若为不同性别则可肯定是双卵双胎，但如果为同一性别则可能是单卵也可能是双卵双胎。

2.单绒毛膜囊单羊膜囊双胎　此类双胎亦为单卵双胎的一种，为羊膜囊形成后，胚盘复制为两个胎儿而成。两胎儿发生双胎间输血、脐带缠绕、联体畸形等的机会明显增加（图90）。

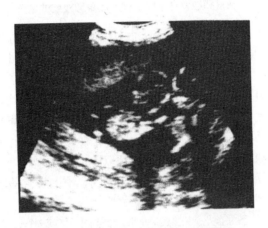

图90　单绒毛膜囊单羊膜囊双胎声像图

3.单绒毛膜囊双羊膜囊双胎　此类双胎为单卵双胎的一种，囊胚期内细胞团复制成两个发育中心，各形成独立胚胎。两胚盘共享，可能会发生双胎间输血。

4.其他少见的多胎妊娠　三绒毛膜囊双羊膜囊三胎（图91）、四绒毛膜囊四羊膜囊四胎（图92）、双绒毛膜囊双羊膜囊四胎。

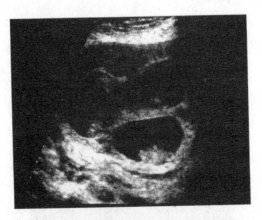

图91　三绒毛膜囊三羊膜囊三胎声像图

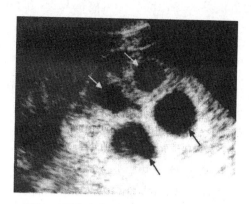

图92　四绒毛膜囊四羊膜囊四胎声像图

（三）多胎妊娠超声扫查注意事项

1.根据以上超声图像的特点估计多胎的类型。尽可能在早期进行诊断，首次检查时间越早，诊断准确性越高。

2.8周以前单羊膜囊双胎两胚芽位置靠近时容易漏诊双胎，经阴道超声扫查准确性高。

3.中晚期妊娠判断多胎妊娠时注意探头的扫查方向，避免假阳性或假阴性，最能确诊的声像是在同一切面显示出两个胎头或两个以上胎头。应注意三胎以上胎儿相互交叉时容易漏诊。

4.孕中期以后进行胎儿发育参数测量时，应注意一个胎儿测量完成后再测量另一个胎儿，从胎头循其脊柱至四肢依顺序检查，避免各个胎儿交叉测量造成混乱。

5.单个胎盘一般占据宫内壁较大的面积，注意有无胎盘前置。

6.多胎妊娠常合并羊水过多。如果胎膜分隔清楚可以分别测量各个囊内羊水池深径。双胎输血等病例可出现羊水相差较大的情况。

7.孕晚期需注意各个胎儿的胎位，例如双头位或一臀一头位可能造成难产。正确的胎位判断和提示可帮助临床选择分娩方式。

8.重点扫查各个胎儿发育情况，需注意排除联体畸形、脐带相互缠绕、双胎之一胎发育异常，以及判断有无双胎输血综合征声像等。

五、过期妊娠

月经周期正常的孕妇超过预产期两周尚未分娩者（从末次月经起超过294天）称为过期妊娠。过期妊娠的胎儿多数出生时体重小于足月胎儿，并出现一系列的营养失调综合征；也有继续发育生长的，以致出生体重超过正常。前者由于胎盘老化、功能不全，往往危及胎儿生命。

【病理与临床】

过期妊娠的原因至今尚不清楚，可能是内分泌因素，即妊娠末期孕激素过多，雌激素过少，而使妊娠继续。亦有认为胎儿肾上腺皮质功能不足的。其次可能与遗传有关，过期妊娠易见于同一家族。

病理改变为胎盘老化，有退行性变。绒毛表面出现纤维蛋白沉积，绒毛血管发生梗死，并可看到钙化点。胎盘供养不足，同时羊水量常减少，胎儿的胎脂及皮下脂肪都减少，皮肤皱褶。

【超声表现】

1. 二维超声表现

(1) 胎盘：过期妊娠孕妇的胎盘，大多显示过熟征象，即在胎盘的回声中，呈现众多、广泛的回声增强区，呈环状分布，基底膜呈回声增强之光带。

(2) 胎儿各项参数：测值小于同孕龄胎儿，双顶径尤为明显。股骨长度的增长，低于正常胎儿的增长值。

(3) 胎儿皮下脂肪变薄，不丰满或皮肤呈高低不平的声像表现。

(4) 羊水量：大多数过期妊娠孕妇宫内羊水暗区减少。

2. 频谱多普勒表现 脐动脉的多普勒频谱中，收缩期流速(S)峰值与舒张末流速(D)之间的比S/DU及阻力指数【$RI = (S-D)/S$】，可作为判断胎盘阻力的指标。S/D及RI的值均随妊娠的进展而逐渐减小。如果孕37周后S/D>3，或RI>0.6则表示胎盘阻力增高，可为早期提示胎儿窘迫提供信息。

【临床价值】

临床上对过期妊娠缺乏可靠、方便的诊断指标，单凭末次月经估算预产期并不完全可靠。超声诊断的应用，如测量过期妊娠胎儿各项参数及其增长率，观察胎盘图像的改变，检测羊水的范围、深度，并观察其混浊度，多普勒超声测定S/D及RI可推断胎盘功能状况。如果显示明显的胎盘老化，胎盘阻力增高，应及时与产科医师联系，给予必要的处理。必要时采取阴道手术助娩，或考虑剖腹取胎，以免胎儿发生窒息。

六、胎儿宫内生长迟缓

胎儿宫内生长迟缓亦称胎盘功能不良综合征，或称胎儿营养不良综合征。胎儿宫内生长迟缓有两种类型，即均称型和不均称型。前者头体生长一致，后者头体生长不一致。或头小体不小，或体小头不小。

【病理与临床】

世界卫生组织将出生体重在2500以下的新生儿定为低体重儿。胎儿生长迟缓的原因不很清楚，可能与下列因素有关：

1. 胎儿利用营养物质障碍 如由于遗传、宫内环境不利于胎儿生长，胎儿病毒感染，单脐动脉，多胎妊娠等。

2. 胎儿营养物质供给的障碍 如由于母亲营养缺乏，胎盘等因素，胎盘绒毛面积及毛细血管面积减少，小胎盘，子宫胎盘血流灌注不良等。其他可为环境因素，尤其是吸烟环境及孕妇内分泌疾病等，均可致供给胎儿的营养物质不足。

【超声表现】

采用超声判断胎儿宫内生长迟缓的指标。

主要测量胎儿双顶径、胸径、腹径、股骨长度并计算其头、胸、腹围等相互间比值，与胎儿正常的各项参数进行比较如果测值低于同孕龄儿正常值的第下百分位数(或低于两个标准差以下)者，为胎儿宫内生长迟缓。

1. 双顶径(BPD) 双顶径的测量误差小，其增长与胎龄紧密相关。尤其在33孕周之前，对可疑宫内生长迟缓者，定期测量BPD，观察生长情况，可区别计算孕周错误或宫内生长迟缓。凡BPD增长曲线低于正常的第十百分位数，可作为宫内生长迟缓的一个指标。

胎儿宫内生长迟缓的BPD增长常见有两种类型：

(1)增长缓慢型　在妊娠早期BPD增长即缓慢，多数为均称型宫内生长迟缓，多由于染色体病变或病毒感染引起。

(2)晚期平坦轻型　在妊娠晚期，若胎头增长比正常缓慢，多数为不均称性宫内生长迟缓，常见于妊毒症及慢性肾炎孕妇。

2. 胎儿头围与腹围比例(HC/AC)　正常情况下，32～36孕周时，胎儿头围较腹围大，即HC/AC≥1，而36孕周后胎儿头围较腹围小，即HC/AC<1。均称型宫内生长迟缓者，头围和腹围的测值均低于正常值，而非均称型宫内生长迟缓者，除头围或腹围的某一测值小于正常值外，还具有HC/AC比例异常，且大部分表现为头围大于腹围。

3. 顶臀长(CRL)　宫内生长迟缓的胎儿，其身长往往也不正常，故测量胎儿CRL对判断胎儿宫内生长迟缓，亦是一项有用的指标，主要适用于妊娠早期，即6～12孕周左右。

4. 股骨长(FL)　胎儿股骨长度与胎儿身长密切相关，13孕周后可测量。当妊娠晚期，胎头入盆后，不能以双顶径作为判断，股骨长的测量可用来判断是否有胎儿宫内生长迟缓此外，胎儿畸形时，如神经管畸形等，股骨长也可作为一项有用的参数，31孕周前平均每周增长2mm，36～40孕周则平均每周增长1mm，有学者指出以股骨长确定胎龄，比双顶径准确。

【临床价值】

应用超声诊断胎儿宫内生长迟缓，方便、无损，动态测定胎儿的4～6项参数，可准确作出胎儿宫内生长迟缓的诊断，有利于临床采用恰当的治疗。超声还能提供胎儿宫内生长迟缓为均称型的还是为不均称型的。对部分胎儿宫内生长迟缓者，如果胎盘已有钙化，估计胎肺已成熟者，应及早采取催产等措施。

七、胎死宫内

【病理与临床】

孕20周后胎儿死亡称之为胎死宫内。胎儿宫内死亡的原因很多，如母体遗传基因的畸变、宫内感染、母亲的各种疾病，如胎盘功能不全、胎盘老化、胎盘早剥、胎盘发育异常、胎盘肿瘤等、脐带过长或过短、单脐动脉、脐带血肿、脐带缠绕，胎儿严重畸形或发育异常等。

【超声表现】

1. 早期胚胎或胎儿死亡　胎心搏动消失，子宫小于妊娠时间，或为空囊等。

2. 妊娠中、晚期胎儿死亡

(1)无胎心搏动，无胎体胎肢的活动，肌张力消失。

(2)头颅骨变形，时间较长时冠状缝、人字缝处可见颅骨重叠，呈瓦盖状回声(图93)，胎儿死后7～10天，颅内脑软化、萎缩、体积缩小。

(3)胎儿皮肤水肿(图94)，头部水肿皮肤增厚，与颅骨环共同呈双线状回声，短期内可见全身水肿。

(4)胎儿各器官变形，回声减低，图像模糊。

(5)羊水过少。

(6)胎盘胎膜可出现部分剥离的声像。

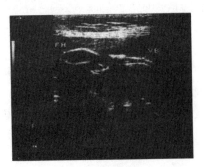

图93　死胎声像图

注：死胎颅骨重叠呈叠瓦状，并见塌陷。FH为胎头，

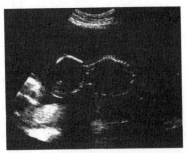

图94　死胎颅骨变形全身水肿声像图

【临床价值】

胎儿超声检查临床价值很高，不同妊娠时期内均可观察胚胎或胎儿的生长发育情况。超声诊断胎儿死亡，优于其他诊断方法。对早、中、晚期胎死宫内均可及时作出诊断。

八、脐带缠绕

【病理与临床】

正常脐带平均长度为50～55cm，长度超过70cm为脐带过长。脐带过长容易发生缠绕，如绕颈、绕体、绕肢，也可发生脐带脱垂、打结、扭转等，均可造成胎儿窘迫或死亡，缠绕以绕颈多见。脐带绕颈的发生率为14%～20%。绕颈1周者占78.1%，2周者占20.4%，3周者占1.5%。其发生原因与脐带过长、胎动过频有关。脐带长度与绕颈周数密切相关，绕颈1周者平均长度为51.8cm，绕颈2周者平均长度为62.03cm，绕颈3周者平均长度为80.3cm。脐带绕颈可致胎儿宫内窘迫，分娩时延长产程，可引起胎盘早剥。

【超声表现】

1. 二维超声表现

(1)脐带缠绕处的表皮，可见明显颈部口形压迹(绕颈1周)或W形压迹(绕颈2周)。

(2)压迹上方可见有圆形的小包块，内有短小条状回声，为胎体纵切，脐带横切面。作脐带纵切可见条索状回声相绕。

2. 彩色多普勒表现　脐带横切面时彩色血流信号呈圆形，红、蓝色相间。脐带纵切面显示彩色血流信号呈索状绕于颈部或其他部位体表。

【临床价值】

超声诊断胎儿脐绕颈是检查胎儿脐绕颈的最有效的手段，对于评价胎儿宫内生长状况以及医师的合理处理均有重要意义。

九、羊水过多或过少

（一）羊水过多

正常妊娠羊水量随孕周而有所增减，至孕38周，羊水量约为1000ml，此后逐渐减少，分娩时约800ml，羊水量超过2000ml者，称为羊水过多。

【病理与临床】

羊水过多的病因尚不明了，常与下述病变有关：1. 胎儿畸形。2. 胎盘血管吻合支增多。3. 孕妇患各种疾病如糖尿病等。4. 原因不明。临床上，子宫增大，大于孕周，子宫张力增高，胎位模糊不清。

【超声表现】

1. 子宫增大　明显大于正常的相同孕龄者，子宫后壁显示不完整。

2. 羊水增多

（1）在增大的宫腔内出现大范围的无回声区，胎儿仅占一小部分。

（2）羊水最大暗区深度＞8cm。

（3）胎头多呈后仰状态，肢体伸展并在羊水中漂浮，活动很活跃，动作频繁。

（4）胎儿和胎盘的轮廓清晰、明显。

3. 羊水透声度差，在羊水暗区中可见漂浮的微细点状回声。

4. 胎盘被大量羊水压扁，变薄。

5. 合并胎儿畸形或多胎。

【羊水的超声测量指标】

1. 羊水最大深度（cm）　正常范围：3～8cm。

寻找宫腔内羊水最大暗区，暗区内不能有肢体或脐带，测量此暗区的垂直深度。羊水最大深度＞80cm时，可以诊断羊水过多（8～12cm为轻度，占80%；12～16cm为中度，占15%；＞16cm为重度，占5%）。

2. 羊水指数（AFI）　正常范围：8～20cm。

以母体脐部为中心，划分出左上、左下、右上、右下四个象限，分别测量四个象限内羊水池的最大深度。四个测值之和为羊水指数（单位：cm）。孕37周前，AFI≥24cm，或孕37周后，AFI≥20cm为异常。

应用超声评估羊水量是对胎儿评价的一项重要内容。羊水指数对晚期妊娠羊水过多和正常羊水量的测定是相当可靠的，但对于诊断羊水过少来说是不准确的。

（二）羊水过少

羊水少于500mL，超声测量其最大深度＜3cm者，称为羊水过少。

【病理与临床】

羊水量小于300～500ml时，称羊水过少，其围产期胎儿病发率及死亡率显著升高，原因至今不明。早、中期妊娠的羊水过少，多以流产而告终。临床上发现的羊水过少，多在孕28周之后。羊水过少发生早的胎儿预后不好。羊水过少常合并严重胎儿畸形，最常见为胎儿泌尿生殖器的发育异常。

【超声表现】

1. 子宫小于孕周。

2. 测量时尽量减少探头对母体腹壁的压力，以羊水量大深度为主，结合其他一些部位的羊水测量与羊水分布范围进行综合判断。晚期妊娠，羊水量大深度≤3cm，为羊水过少。孕37周前，羊水指数≤8cm；孕37周后，羊水指数≤5cm，为羊水过少。

3. 胎儿多小于孕周，肢体卷缩，活动受限，胎儿内脏、肢体等结构显示欠清晰。

4. 羊水透声度下降，羊水中可见漂浮的微细点状回声。

5. 胎儿边界模糊不清，胎盘边界不明。

【临床价值】

超声判断羊水过多或过少有很高的临床价值，不但可以测量其最大羊水量，随访观察羊水的变化情况，还可以发现有无胎儿畸形。

十、前置胎盘

正常胎盘附着于子宫体的底部、后壁、前壁或侧壁。如果胎盘附着在子宫下段，甚至位于胎盘边缘接近或覆盖子宫颈内口处，位置低于胎儿先露部，可称为前置胎盘。妊娠早、中期胎盘位置可以较低，随着子宫下段的变长，胎盘位置移向高处，只有5%的早期胎盘前置，至妊娠末期成为前置胎盘。

【病理与临床】

前置胎盘的病因不明，可能与宫体部子宫内膜病变（内膜炎、疤痕形成）、巨大胎盘、副叶胎盘、受精卵发育迟缓等因素有关。临床分类（图95）：

1. 完全性或中央性前置胎盘胎盘覆盖整个子宫颈内口。

2. 部分性前置胎盘胎盘覆盖一部分子宫颈内口。

3. 边缘性前置胎盘胎盘的边缘达到子宫颈内口。

4. 胎盘低置　胎盘的下缘已达子宫下段，距宫颈内口<2cm。

妊娠晚期无痛性反复性阴道流血，是前置胎盘的主要症状。中央性者一般出血较早，多发生于孕25周，少数可发生于孕24周，且为反复性出血，出血W渐增；边缘性者，出血多发生于足月或临产后，出血量亦少。

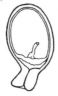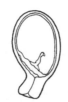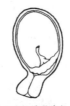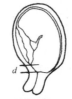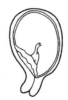

中央性前置胎盘　　中央性前置胎盘　　中央性前置胎盘　　　低置胎盘　　　　　边缘性前置胎盘
（中央型）　　　　（前壁型）　　　　（后壁型）　　　胎盘下缘与宫颈内口间距
　　　　　　　　　　　　　　　　　　　　　　　　　　　　d<4 cm

图95　前置胎盘声像图分类示意图

【超声表现】

应用超声检查前置胎盘是一种高效的手段，其准确率很高，在应用超声检查前，要求孕妇适当的充盈膀胱，目的是观察胎盘下缘与子宫内口之间的关系。

1. 中央型前置胎盘　子宫峡部以下的前后壁均见胎盘的点状回声，宫颈内口全部被胎盘回声所覆盖，胎头或胎体与膀胱之间距离增宽，其间为胎盘回声（图96）。

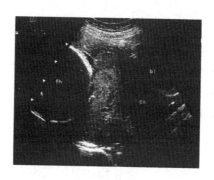

图96　中央型前置胎盘声像图

注：fh为胎头，p1为胎盘，ex为宫颈，b1为膀胱。

2. 部分型前置胎盘

（1）前壁型部分性前置胎盘：胎盘位于子宫前壁，胎盘边缘覆盖子宫颈内口前半部分。

（2）后壁型部分性前置胎盘：胎盘位于子宫后壁，胎盘边缘覆盖子宫颈内口后半部分。

3. 边缘型前置胎盘　胎盘的边缘部分接近子宫颈内口，但尚未达到子宫颈内口（图97）。

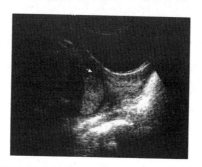

图97　边缘性前置胎盘（箭头所指）声像图

4. 低位型前置胎盘　胎盘的边缘距子宫颈内口2cm以内。

B超检查前置胎盘时应注意以下几点：

（1）子宫颈管的显示与膀胱充盈度密切相关，检查前需适度充盈膀胱，以能充分暴露宫颈内口为宜，以便观察胎盘下缘与子宫内口之间的关系。膀胱过度充盈可压迫子宫前下部使之后移，致使低位胎盘的位置更接近子宫颈内口，或压迫子宫下段形成假的宫颈声像，因此要注意子宫颈管的声像图特点（宫颈中央为低回声，并有两条平行的略高回声），或一部分患者等排空膀胱后再行复查。

（2）检查时应注意孕周：中孕时胎盘占宫腔一半的面积，因此胎盘近宫颈内口或覆盖宫颈内口的机会较多。晚孕时胎盘占据宫腔面积的1/3或1/4，同时由于子宫下段的伸展，使原来位于子宫下段的胎盘随宫体上移而改变为正常位置的胎盘。因此，若无阴道流血症状，妊娠34周前一般不作前置胎盘的诊断。如在孕中期发现胎盘位置较低时，应定期随访。

(3) 正常子宫颈管长度<6cm，如果宫颈外口与胎盘下缘的距离>6cm，则前置胎盘的可能性不大。

【鉴别诊断】

中期妊娠时疑有胎盘前置或低置，一定要随访至分娩晚期才能作出诊断。有时，前置胎盘要与宫颈内口处的绒毛膜下血肿相鉴别。绒毛膜下血肿也可表现为中低、中等或中强回声结构，位于宫颈内口时似胎盘覆盖宫颈内口。临床上也有阴道流血，但仔细观察，见胎盘附着于正常部位，与血肿不相连。

【临床价值】

超声诊断前置胎盘具有很高的临床价值，是诊断前置胎盘的首选方法。它能清晰显示胎盘位置，下缘与宫颈内口的关系，无损伤，可反复检查，可指导临床医师选择适当的处理方法。

十一、胎盘早期剥离

妊娠20周后或分娩期，正常位置的胎盘于胎儿娩出前部分或全部与子宫壁分离者，称为正常位置胎盘早期剥离，简称胎盘早剥。

【病理与临床】

胎盘早剥的病因不明，可能与母体高血压(或血管病变)、脐带过短(或绕颈、绕肢而相对过短)、外伤、宫腔内压骤减、仰卧位低血压综合征、叶酸缺乏以及羊膜穿刺等因素有关。

胎盘早剥开始于底蜕膜血管破裂出血和底蜕膜层的血肿形成。以致胎盘与宫壁之间发生分离。破裂的血管继续出血，血肿渐大。剥离面亦增大，形成胎盘后叶血肿，由于周围胎盘或胎膜发生分离，故血液不向外流而向胎盘后宫壁内浸润，使纤维分离充满血液，为隐性出血。约占20%。当血液流至胎盘边缘，并冲开胎膜，自胎膜与宫壁间向宫颈外流出，为显性出血，约占80%。当内出血过多时，血液可冲开边缘，向宫颈口外流，为混合性出血。

胎盘剥离较轻者临床表现不明显，以外出血为主，腹痛轻微或无。胎盘剥离较重者出血以隐性出血为主，发病突然，严重时由于腹痛和出血可致休克。

【超声表现】

1. 二维超声表现

(1) 胎盘厚度增加，形态不规则，内部回声不均匀。

(2) 隐性出血者，在胎盘与子宫肌层之间出现轮廓不清、边缘不整的液性暗区。有时暗区内可见点状或斑状回声。血肿处胎盘绒毛膜板可向羊膜腔突出(图98)。

(3) 胎盘后出现血肿，表现为胎盘后暗区，回声多样性(图99)，主要依据出血的多少、出血的缓急、出血的局限或广泛以及发病时间的长短而形成各种不相同的表现：大量急剧的胎盘后出血，造成胎盘大部或全都剥离，可见胎盘增厚，正常形态消失，胎盘内为不规则回声及不规则的暗区相间，常为胎盘完全剥离，胎心搏动消失；如出血较为缓慢，胎盘后出血可使胎盘靠血肿面外形破坏胎盘后血肿大时，使胎儿偏向对侧。

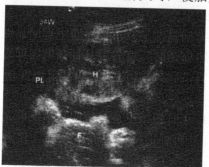

图98　34W胎盘早剥声像图

注：PL为胎盘，H为血肿。

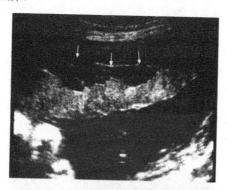

图99　胎盘早期剥离声像图

注：箭头所指为胎盘早剥所致胎盘后方血肿。

（4）显性出血者，无明显剥离暗区。

（5）如有血液流入羊膜腔，羊水透声降低，羊水中可见散在性漂浮的微细点状回声。

2. 彩色多普勒表现　以上各类出血性改变形成血肿，内均无血流信号。超声检查时注意胎儿心率变化。

【鉴别诊断】

典型的胎盘早剥的声像图较有特征，即"巨胎盘"，结合临床表现，一般不难诊断；有些不典型的胎盘早剥应与各种原因的胎盘增厚相鉴别，如宫内感染。

【临床价值】

超声诊断胎盘早期剥离，是一种有效的检查手段，但是因病理多样化声像图亦表现较为复杂，常遇到诊断上的困难，故必须慎重。

第四节　胎儿畸形的超声诊断

约3％的新生儿患有胎儿畸形，其中20％在新生儿期夭折，其余则造成婴儿期及儿童期死亡率增高。因此，产前诊断胎儿畸形非常重要，可对不良结果的妊娠及时做出干预，提高出生人口素质，降低围生期死亡率及发病率。

先天性胎儿畸形多种多样，几乎胎儿的所有系统均可受累常见的数十种畸形均各有其特殊表现，绝大多数均可由超声获得产前诊断，目前超声检查已成为产前检查的首选方法。

一、脑积水

【病理与临床】

脑积水(hydrocephalus)是指大脑导水管狭窄或中隔形成，引起脑室系统积水扩张，脑脊液过多地潴留于脑室内或脑室外。原因为脑脊液产生过多，导致循环或吸收产生障碍。

【超声表现】

脑积水脑室的扩大先于颅骨腔的扩大。典型的中脑导水管狭窄声像图见双侧脑室扩张及第三脑室扩张，扩张程度往往较重，且进行性加重。凡可疑积水的胎儿均应作脑室测量，正常胎儿脑室率应小于0.5，如发现脑室率大于0.5时，则应考虑脑积水的存在。

1. 一侧或双侧侧脑室扩张(正常值小于11mm)，呈无回声区，其中的脉络丛似"悬挂"于脑室内(图100)，侧脑室径>10mm，<15mm为轻度扩张。

2. 孕20周后，脑室率>0.5(正常胎儿脑室率<0.5脑室率＝中线至侧脑室侧壁的距离/中线至颅骨内缘距离)(图101)。

3. 大量积水时可有脑组织受压变薄、脑中线(大脑镰)在脑脊液中漂动(图102)，呈"飘带征"。一侧脑积水时，脑中线向健侧偏移。

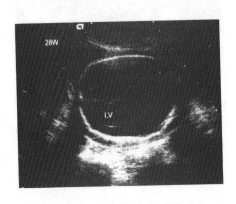

图100　侧脑室(LV)扩张声像图

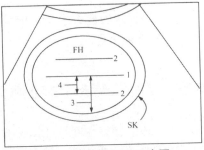

图101　脑室率测量示意图

注：1为脑中线，2为侧脑室侧壁，3这从中线至颅骨内缘距离，4为从中线至侧脑室侧壁的距离，SK为颅骨。

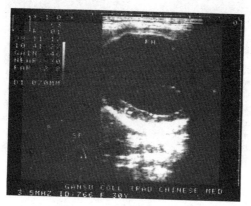

图102　重度脑积水声像图

注：孕7月胎头，颅内脑组织中央部见一空洞样积水呈液性暗区。宽度达70mm. 脑组织受压变薄。

4. 双顶径正常或较同孕周为大（图103）

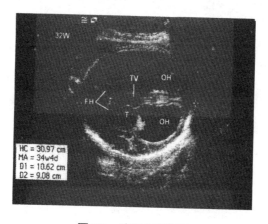

图103　脑积水声像图

注：TV为第三脑室扩张达10mm，FH为侧脑室前角，OH为侧脑室后角扩张达27mm，T为丘脑。头围增大30.97cm. 相当于34孕周。

5. 可能有脊柱裂，脑脊膜膨出，多数伴有羊水过多。

6. 如继发颅内感染时，有时可见脑室内存在不规则中低回声的血块及坏死组织，成脑实质内低回声、强回声病灶。

【鉴别诊断】

脑积水的主要诊断依据是侧脑室及第三脑室的明显扩张。很多先天性好常会引起脑室扩张，如脊柱裂、全前脑、水脑、脑膨出等应注意鉴别。水脑在声像图上与严重脑积水极易混淆（图104），然而水脑不存在大脑皮层组织，也无脑中线，严重脑积水总能见到少量大脑皮层组织。

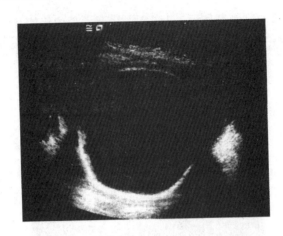

图104　水脑(积水性无脑畸形)声像图

注：胎头横切显示颅腔内充满液体。看不见脑中线回声，呈所谓的"空头颅"声像。

【临床价值】

超声诊断脑积水具有重要价值，不但能发现异常，了解积水的严重程度，观察病情的进展情况，与其他中枢神经系统异常作鉴别，还能根据病情选择相应的处理，如及时终止妊娠，安排分娩时间与方式，宫内脑室置管引流等等。

二、脑膨出

【病理与临床】

脑膨出(cephalocele)为复杂的中枢神经管缺陷，部分或全部脑组织连同脑膜一并由颅骨缺陷处膨出，75％在后枕部，其外包裹一层脑膜或皮肤，30％合并脊柱裂。脑膜脑膨出病因有多种，有遗传性和非遗传性。非遗传性有羊膜囊束带综合征、母体风疹病毒感染、糖尿病、高烧、接触致畸物等。脑膜脑膨常合并中枢神经系统异常，常见为脑积水，其次为脑组织结构异常。

【超声表现】

脑膜脑膨出典型的声像图表现为胎头旁见包块，并可见相应的颅骨缺损，枕部脑膨出最多见，其次为额部、顶部。包块可大可小，颅骨缺损也可大可小。

1. 胎儿头颅中线顶部或后部由胎儿颅骨壁缺损处膨出一包块，有薄的包膜。

2. 包块内可见部分或全部迂回实性的脑组织I部分脑组织膨出者，包块内有大量脑脊液。

3. 颅骨回声环缩小，颅壁厚薄不均，颅腔内结构紊乱有脑脊液(图105)。

【鉴别诊断】

脑膨出诊断要点是胎头旁见包块，并可见颅骨缺损。最易与枕部脑膨出混淆的是颈部水囊瘤。后者也表现为颈部囊性包块，但颈部水几瘤常为多房性，无颅骨缺损，无脑积水等颅内改变。

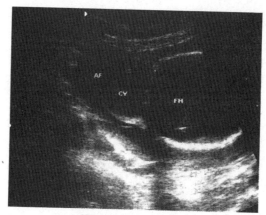

图105 脑膨出声像图

注：FH为胎头，CY为脑膜膨出；AF为羊水。

【临床价值】

超过半数的脑膨出患儿不能存活，存活着也很有可能智力低F超声诊断脑膨出后可及时终止妊娠。

三、脊柱裂

脊柱裂(spind bifida)是指先天性椎管闭合不全，导致椎管敞开，以腰骶段多见，常合并脑积水；颈胸段病变者，常合并无脑儿。绝大部分的脊柱裂位于背侧部。偶尔位于腹侧部，即椎体裂。

【病理与临床】

胚胎早期神经板形成脊柱过程中，若存在某些因素的作用或干扰，神经管的闭合就可能受到影响，神经组织即暴露在外，出现脊柱裂。

根据脊柱裂有无皮肤覆盖，部位，开放的严重程度的不同，在病理上又有不同的类型。大部分脊柱裂均为开放性，小部分为"隐性"脊柱裂，所谓"隐性"，指椎骨有缺损，有"裂"，但脊膜、皮肤及皮下软组织都正常，80%～90%的脊柱裂位于腰椎或腰骶椎；单纯骶椎或颈椎其次；累及胸腰椎、胸椎或颈胸椎的极少。宽大的脊柱裂造成脊髓脊膜膨出，后者呈一囊性包块内含脊髓胸腰椎、腰椎和腰骶椎的脊柱裂多为脊髓脊膜膨出(myelomeningocele)。脊膜膨出(meningocele)是指与性包块内可含有神经但不含脊髓，通常发生于颈椎、上胸椎或下骶椎。

约80%～90%的脊柱裂伴有Arnold—Chiari Ⅱ型异常，Arnold—Chiari Ⅱ型异常是指柱裂胎儿同时伴有头部异常，包括小脑蚓部疝入枕骨大孔、第四脑室、小脑幕和延髓移位，后颅窝池消失。这些改变导致脑脊液不能顺利回流至头部的蛛网膜下腔，脑室继发性扩张胎儿头颅也因为内部压力的减低而出现双额骨内陷，称"柠檬头"

【超声表现】

脊柱裂有三大声像图特征：开放性椎骨缺损；软组织异常；相应的头部改变。

1.脊柱回声改变 椎旁矢状切面上，背侧椎弓的骨化中心断裂、缺失，有时脊柱异常弯曲，前凸后凸，失去正常生理弧度(图106)，横切面上，背侧的椎弓骨化中心向两侧分开，呈"U"形或"V"形(图107)，这是诊断脊柱裂最重要的声像图表现冠状切面上，两条平行的椎弓骨化中心在裂开处异常增宽、膨大(图108)，有时也见脊柱侧凸畸形。

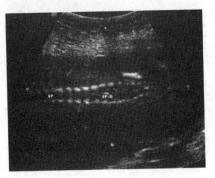

图106　胎儿脊柱裂纵切面声像图

　　注：SP为脊柱，SP－B脊柱裂

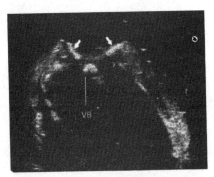

图107　胎儿脊柱裂横切面声像图

　　注：显示椎弓骨化中心向后开放，呈"V"字形，正常"O"形图像消失。表面无皮肤及软组织覆盖。

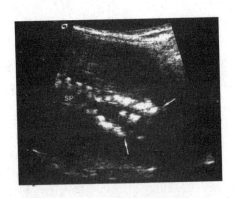

图108　胎儿脊柱裂冠状切面声像图

　　注：平行光带变宽，对称。双排串珠样强回声区呈横"八"字形(箭头)，SP为脊柱。
　　2.隐性脊柱裂时，仅见脊柱缺损，皮肤光带完整，无囊性物突出(图109)。

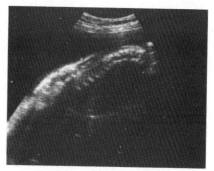

图109　隐性脊柱裂声像图

注：图示孕6月胎儿，无脑儿伴隐性脊柱裂(箭头)排管开放，但无脊膜或神经组织膨出。其表面覆盖有正常的皮肤和软组织，羊水过多。

3. 囊状脊柱裂时，可见球形囊状物自脊柱回声中断处向羊水中膨出，壁纤薄，内呈无回声液性暗区。若暗区内只含有脊膜和脑脊液即称脊膜膨出(图110)，外覆以皮肤及硬脊膜回声；若有神经组织同时疝出时，可见几内有实质性回声，即称脊髓脊膜膨出(图111)，皮肤光带可完整亦可缺损(图112)：

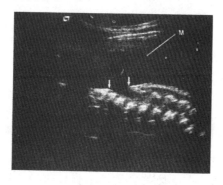

图110　脊膜膨出声像图

注：脊柱后部下段回声中断，可见球形囊状物自脊柱回声中断处(箭头)向羊水中膨出(M)，壁纤薄，内呈无回声液性暗区。

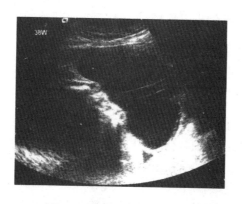

图111　脊髓脊膜膨出声像图

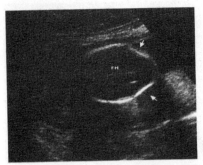

图112 脊柱裂胎儿，胎头"柠檬征"声像图

注：FH为胎头。

4. 常伴有无脑畸形、脑积水及羊水过多。

5. Arnold—Chiari Ⅱ型异常　横切胎头，显示双侧额部向内凹陷，双侧颞骨略显平行，称"柠檬征"，晚期妊娠"柠檬征"渐渐不明显，最终消失，脑室扩张也很常见中孕期往往表现为轻度脑积水。有些晚孕期脑积水加里，由于小脑蚓部疝入枕骨大孔，整个小脑也下陷，紧贴后颅窝底，呈"香蕉小脑"，小脑横径小于正常，后颅窝池也因小脑的下陷而消失。

6. 有些脊柱裂胎儿还合并足畸形，如马蹄内翻足，其原因可能是脊柱裂导致下肢外周神经受损，肌肉发育障碍，实时超声下见有些胎儿无下肢运动。

【鉴别诊断】

超声检查一旦发现脊柱异常弯曲开放，表面软组织缺损或有囊性膨出，就应考虑到脊柱裂，尤其是合并颅内异常改变时。最易与脊柱裂混淆的是骶尾部畸胎瘤，骶尾部畸胎瘤的根部往往在会阴部，肿瘤向臀部下方生长，而不是向背部生长，表面有皮肤覆盖，声像图显示囊壁较厚，脊柱骨正常。

另外还需与脊柱裂鉴别的有：体蒂异常、羊膜束带综合征、骨骼系统畸形如半椎骨等。前两者合并多发性畸形，如腹壁缺损、脐带极短或无脐带、胎体固定不动等，但脊椎没有开放，椎管没有缺损半椎体(hemivertebra)是因某个或某几个椎骨一侧椎弓缺失或发育不良，导致脊柱侧凸，单纯半椎骨患处皮肤覆盖完整。

【临床价值】

由于脊柱裂是一种严重的先天性畸形，大部分病理的预后都很差，或是死产，或是婴幼儿死亡，存活者也都有严重残疾，因此产前诊断非常重要。

四、露脑畸形与无脑儿

【病理与临床】

露脑畸形(exeucephalia)病理改变为全部或大部分颅盖骨缺失，脑组织外露，外有覆盖的脑膜。无脑儿(aneucephalia)是由于露脑畸形无颅盖骨的保护，致使脑组织破碎脱落，导致大脑组织缺失而形成。胎儿头颅皮肤、颅骨和硬脑膜全部缺失，露脑畸形早期可有完整的大脑半球，表面覆盖软脑膜，脑内结构模糊。至无脑儿阶段，大脑结构消失，仅存小脑、脑干和脑神经露脑畸形与无脑儿常合并脊柱裂脊膜膨出，以及全身其他器官系统畸形。孕12周后超声检查确诊率高，无论病因如何，露脑畸形或无脑儿一旦确诊，应立即终止妊娠。

【超声表现】

1. 露脑畸形　在10～14周起行超声检查M了发现胎儿头部无高回声的颅骨坏，可以见到不正常的脑组织结构回声(图113)。

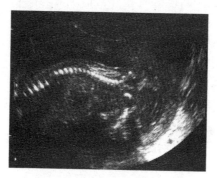

图113　露脑畸形二维声像图

2. 无脑儿

(1)缺少圆形的颅骨较强回声环。

(2)胎儿头端可见一"瘤结"状、不规则的块状物。此为胎儿的颅底骨与颜面骨构成的回声。仔细检查"瘤结"物，可查出胎儿眼眶及鼻骨(图114、图115)

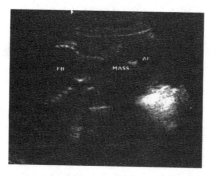

图114　经腹扫查无脑儿矢状切面声像图

注：FB为胎体，AF为羊水，MASS为胎儿头端"瘤结"状不规则块状物。

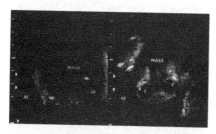

图115　经阴道检查无脑儿声像图

注：E为胎儿眼眶，AF为羊水，MASS为胎儿头端"瘤结"状不规则块状物。

(3)有时在"瘤结"物后方可见一脑膜囊在羊水中漂动,内含少量萎缩脑组织。

(4)无脑儿常合并颈胸椎脊椎裂,合并脊柱裂时,纵切可见脊柱后部带状回声中断。

(5)绝大多数无脑儿合并羊水过多,胎儿在羊水中非常活跃。

【鉴别诊断】

露脑畸形与无脑儿不难诊断,但有些异常情况需与露脑畸形鉴别:如巨大脑膨出、羊膜束带综合征。巨大脑膨出也见大量脑组织浸泡于羊水内,有时脑组织不规则,有时脑膜完整膨出仍呈包块状,但仔细观察脑膨出总存在部分颅盖骨,羊膜束带综合征除了脑组织暴露外,还有面裂、肢体异常(狭窄环、截肢、截指趾等)。有时正常胎儿胎头极低,并向母体背部屈曲,腹部扫查看不清胎头,会误诊为无脑儿。应等待胎动改变体位,或充盈膀胱时再行检查,或经阴道超声检查。

【临床价值】

露脑畸形与无脑儿一概不能存活因此,一旦超声检查明确诊断,即可马上终止妊娠。

五、唇裂与腭裂

【病理与临床】

胎儿口部在发生过程中一些应融合的器官局部不融合,出现裂口,发生在唇部为唇裂,又称兔唇;发生在腭部为腭裂,又称为狼咽,两者常并发。其病因与遗传和环境因素密切相关。唇腭裂可分为单侧性、双侧性和中央性;根据唇裂的程度分为轻度(唇黏膜裂)、中度(裂至鼻孔底部)和重度(合并硬腭裂)。腭裂可分为软腭裂和完全腭裂(贯通型),只有在唇裂合并硬腭裂的时候,超声才可能检测出来。

【超声表现】

自胎儿面部软组织显示清晰开始,均可发现和诊断唇腭裂,但最佳检查孕周为22~28周,此时羊水衬托好,面部结构清晰。扫查时从胎头的纵、横及冠状切面连续动态扫查。

1.唇裂

(1)唇线回声中断,呈分叉状,二维扫查时采;U面部冠状切面显示唇线的连线性,在面部有一定的羊水衬托时容易显示。

(2)严重的唇裂上唇大部分缺失,还可见鼻的形态改变,鼻不对称、患侧鼻翼内陷或鼻塌陷等(图116、图117)。

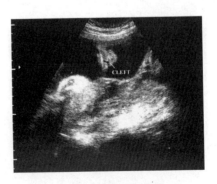

图116 单侧轻度唇裂声像图

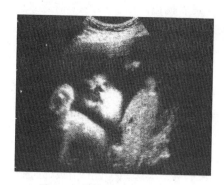

图117 单侧重度唇裂声像图

2.腭裂 凡是中度以上唇裂均应扫查上颌骨横切面排除腭裂。

(1)合并腭裂时上颌牙槽骨不完整，在唇裂的同侧可见牙槽骨缺失。

(2)若双侧唇裂或中央裂时常合并大部分上颌牙槽骨缺失，造成腭开放，鼻腔相通，上颌横切面仅见一鼻中隔(图118、图119)。

【鉴别诊断】

只要能获得标准的面部冠状切面，唇裂的诊断不难，但腭裂的诊断有时会有一些困难。唇裂一般也不易与其他异常混淆。

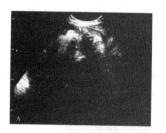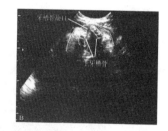

图118 单侧腭裂声像图

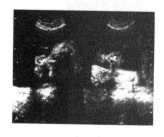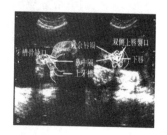

图119 双侧腭裂声像图

【临床价值】

超声对唇裂的检出率与胎儿大小、胎位和胎儿面部有无羊水衬托有关，诊断的经验性也很强。在有羊水衬托下，三维超声能够对胎儿面部进行立体成像，直接得出类似拍照片的立体效果，使面部病变一目了然，进一步提高了唇裂的检出率。

单纯性唇裂一般预后很好，目前的整形外科技术能进行很完美的修补手术。大的腭裂可引起容貌、吞咽、呼吸及发音问题，合并染色体异常或一些遗传综合征者则预后差。产前发现唇裂、腭裂可提醒超声检查者仔细检查其他部位，必要时进行染色体检查。

六、脐膨出

脐膨出(omphalocele)为腹壁中线包括肌肉、筋膜和皮肤的缺损，腹腔内容物突入脐带内，表面覆盖以腹膜和羊膜。

【病理与临床】

多为散发性，常与染色体异常有关。最常见的染色体异常是18－三体综合征和13－三体综合征，其次为21－体综合征，45，XO及三倍体，脐膨出的原因是胚胎时期外胚层皮肤向中线包卷失败，腹壁中线缺损，腹腔脏器通过脐根部突入脐带内，肠管、胃泡、肝脏是最常见的脐膨出内容物膨出物表面覆盖有两层膜：内层为腹膜，外层为羊膜。脐带连接于膨出之上。脐膨出的大小差异很大，小的仅有少许肠管突入，大至含有腹腔内大部分脏器。

【超声表现】

妊娠12周后(妊娠12周前生理性中肠疝尚未消失).超声显示腹前壁包块，内含单纯肠管或单纯肝脏回声(图120)，或二者皆有，有时脐膨出包块内有腹水暗区，脐带连接于脐膨出表面。膨出越大腹围越小脐膨出表面有膜覆盖，但有时不易观察到膜的存在，当合并腹水时，则较易观察到膜的回声。

较小的脐膨出有时会漏诊，估计与肠蠕动时肠管回缩至腹腔内有关，然而较小的脐膨出合并染色体异常的机会较高。尤其是18－三体综合征。染色体异常胎儿往往伴有多发性畸形。

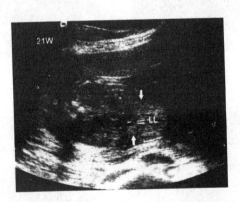

图120 20周胎儿小的脐膨出声像图

注：横切面显示腹壁皮肤回声中断(箭头所示)，LL为膨出的肝脏。

【鉴别诊断】

仔细观察腹壁结构，脐膨出一般不会漏诊，与脐膨出鉴别的主要是腹裂。多数腹裂缺损偏右侧；表面无膜状物覆盖；脐根部正常(即脐带连接于脐孔处)，另外，腹裂缺损相对较小，突出物多为肠管，少有肝脏突出，也较易发生肠梗阻和肠管扩张。脐膨出存在大量腹水又合并节水过少时，因脐膨出包膜宫壁相贴，有时会将漂浮在腹水中的肠管误认为肠管漂浮在羊水中，应注意鉴别。

【临床价值】

产前诊断脐膨出非常重要，因为脐膨出与染色体异常关系密切发现脐膨出后就要及时进行染色体检查，并进行详细的胎儿畸形超声筛选检查。

七、腹裂

【病理与临床】

腹裂(gastmschisis)又称内脏外翻，指胚胎发育过程中脐旁腹壁真正缺损，伴腹腔内脏脱出，完全无皮肤及腹膜覆盖。腹裂最常见的原因为羊膜带综合征。

【超声表现】

1.腹壁缺损常常位于脐根部的右侧，缺口一般较小，而脐根部结构显示正常。

2.腹壁全层缺损，突出的内脏表面无膜覆盖，突出的脏器多为肠管，可多可少。

3.偶有肝脏和泌尿道器官的外突。

4.肠管壁增厚，管腔呈轻度扩张改变。

5.若大量肠管外突、胎儿腹围将变小。

6.并发肠梗阻时，腹腔内外的肠管均明显扩张，有时胃泡也扩张，羊水增多，若扩张的肠管突然消失，提示有发生肠穿孔的可能，腹腔内肠管穿孔的声像图表现与胎粪性腹膜炎相似(图121)。

由于胸腹壁缺损常是羊膜带综合征的表现之一，因此常常可以观察到其他部位和结构畸形。

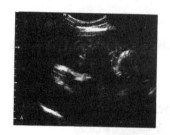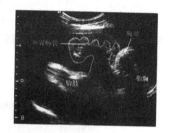

图121　腹裂畸形肠脱出声像图

【鉴别诊断】

与脐膨出相似，腹裂的诊断一般也不困难，但同时又需与脐膨出相鉴别，脐膨出的脐带附着在膨出物之上，缺损的范围相对较大，肝脏、肠管、胃泡均是常见的突出物，突出物表面有膜覆盖，腹水也较为常见。

【临床价值】

虽然腹裂很少合并染色体异常及其他部位的多发性畸形，预后多数较好，但产前诊断腹裂后可密切超声随访，观察有无进行性肠管扩张，有无羊水过多，并了解胎儿生长发育等情况，一旦有肠梗阻征象，考虑提前分娩。

八、消化道畸形

(一)十二指肠狭窄或闭锁

十二指肠狭窄(duodenal stenosis)和十二指肠闭锁(duodenal atresia)是一种最常

见的小肠梗阻。

【病理与临床】

发生十二指肠狭窄或闭锁的原因仍不清楚，但发现此病与21－三体综合征关系密切，约30％的病例合并21－三体综合征。多数十二指肠狭窄或闭锁发生在胚胎第11周，肠腔重建受阻碍，少数可能是由于肠道血管梗死，从而造成肠道发育障碍，这类病例往往累及多段小肠，如十二指肠、空肠、回肠，环状胰的压迫或肠扭转也可导致继发性十二指肠狭窄。

【超声表现】

1.狭窄或闭锁部位上方的下二指肠呈扩张状态，胃泡也明显扩张，若仔细观察，扩张的胃泡及十二指肠之间有一长条形燥状结构相连，即幽门管扩张。

2.患儿均可出现羊水过多。

3.典型的十二指肠闭锁声像图多出现在妊娠24周以后（图122、图123）。

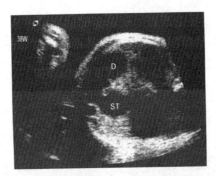

图122 胎儿十二指肠闭锁"双泡征"声像图

注：ST为胃，D为十二指肠。

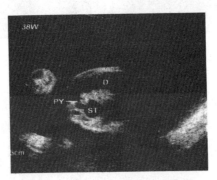

图123 胎儿十二指肠闭锁声像图

注：上腹部横切面基础上声束略向胎儿尾侧方向移动可显示两个无回声区在胃幽门部相通，幽门狭小。ST为胃，D为十二指肠，PY为幽门。

【鉴别诊断】

十二指肠狭窄或闭锁的典型声像图表现是"双泡"征，但有些胃小弯角切迹特别明显的病例，冠状切面的声像图会出现"双泡"假象，作连续横切面检查时便能纠正这个错误。有时，胃蠕动的收缩环也将胃泡分隔成两部分，声像图犹如相连的"双泡"，但只要在实时超声下耐心观察，即可发现胃蠕动收缩环由上往下移动。所有上述这些"双泡"假象显示，两个泡均在中线的左侧，真正的十二指肠狭窄或闭锁第二个泡总在中线的右侧。

【临床价值】

超声发现十二指肠梗阻，可提醒临床医生对胎儿进行染色体检查，单纯十二指肠梗阻染色体正常的患儿产后可手术治疗，但须产前超声定期随访，注意胃泡及十二指肠扩张情况，争取在消化道穿孔之前娩出胎儿。

(二)食道闭锁

【病理与临床】

食道闭锁是新生儿严重的先天畸形之一，其发生率在活产儿中约为1/2000～3000，双胎中本病发生率比单胎M13倍，我国发生率较低，约为1/4000，男女比例为1.4：1。

【超声表现】

胎儿胃肠区均无液性暗区显示，常合并羊水过多，上述两点是食道闭锁的诊断要点。此外，仔细观察胎儿吞咽动作，可能会见到胎儿有异常吞咽及反吐等动作出现。

(三)直肠或红门闭锁

【病理与临床】

可为单独畸形，更多为合并畸形，其中20％～25％为致死性。

【超声表现】

胎儿下腹部"双叶征"改变。肛门闭锁为肛门区见"靶环征"的肛门声像，其形状为圆形，周围围绕较厚的低回声为肛门壁，中央圆点回声较强为肛门孔。胎儿腹部较大的"双叶征"无回声区(图124)，大小肠段均扩张，但小肠蠕动活跃。

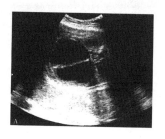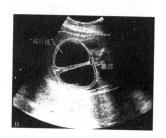

图124 胎儿肛门闭锁声像图

九、泌尿系统畸形

(一)肾缺如

肾缺如(renal agenesis)有双侧肾缺如和单侧肾缺如。由于单侧肾缺如不影响胎儿生长发育，不影响泌尿道功能且羊水量正常，产后也能正常生存。故在此我们主要介绍双侧肾缺如。

【病理与临床】

胚胎发育过程中，前肾和中肾的大部分都相继退化，中肾小管长出输尿管芽，向后肾内生长，诱导后肾形成，肾缺如是由于中肾管未长出输尿管芽，从而不能诱导生后肾原基使其分化为后肾，肾上腺也因为没有下方肾脏向上的推力，由原来的三角形变成了长条形。严重的羊水过少甚至无羊水，造成肺发育不良，面下部受挤压出现特殊面容（耳部位低、皮肤过多、双眼内眦间皮肤皱折、鹦鹉鼻和下巴退缩），肢体受挤压出现肢体畸形（手脚畸形、腿弯曲、髓关节脱位等）。

近半数的双肾缺如合并肌肉骨骼系统异常，如并腿畸形、桡骨及腓骨缺如、脚趾畸形、骶骨发育不全，部分合并心血管、中枢神经系统、消化系统的畸形。

【超声表现】

双侧肾缺如在声像图上有三大特点：①膀胱不显示；②未见双侧肾脏；③羊水过少（图125）。

最早在妊娠11周，多数在13周超声就能观察到胎儿膀胱。但是，当声像图未见膀胱回声时，必须先考虑到膀胱排空的可能，所以，应间隔半小时后再重复超声检查。

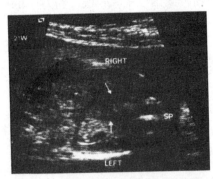

图125　孕21周胎儿双肾缺如声像图

注：SP为脊柱，RIGHT为右侧，LEFT为左侧。

反复超声检查若仍不见膀胱图像，方可提示双肾无功能或双肾缺如。声像图上双侧肾窝处无肾脏回声，肾上腺形态及位置出现改变，呈长条状且与脊柱平行。称为"肾上腺平躺"（lying down adrenal）。双肾缺如患儿自中孕中期起就可出现水过少，严重者表现为子宫紧紧包裹胎儿，胎体、肢体挤成一团，胎儿体位强直或异常扭曲，且长期观察胎位无改变。同时羊水过少也影响了超声检查，此时，可向羊膜腔内注入生理盐水后再作超声检查。

【鉴别诊断】

根据上述声像图的三大特点，双肾缺如的诊断就可成立，但有时仍需与某些现象进行鉴别。

膀胱不显示的原因有很多种，除了双侧肾缺如及膀胱刚排空外，其他可能的情况有胎儿型多囊肾和多与泡肾等。这些病变与双肾缺如不同，但预后却相似，即产后都不能生存，膀胱外翻声像图上也不显示充盈的膀胱，但可示腹壁缺损，肾脏和羊水量显示正常。

肾脏不显示有时可能为异位肾（erlopir kidney），或肾脏多位于盆腔内，也称盆腔肾（pelvic kedney）。若孕调相对较早，盆腔内的肾脏被周围肠曲包绕。超声也不易发现，同时，肾上腺也可呈平躺状态。但异位肾胎儿有正常充盈的膀胱，羊水量也正常。

胎膜早破、严重胎儿宫内生长迟缓（IUGR）、双侧输尿管闭锁、尿道闭锁等都可造成羊水过少。但胎膜早破可显示肾脏及膀胱图像；严重IUGR可显示肾脏；双侧输尿管闭锁可显示输尿管扩张及肾盂扩张；尿道闭锁则显示膀胱扩张。

【临床价值】

双侧肾缺如是致死性畸形，因此一旦产前超声作出诊断，任何孕周都可终止妊娠。

（二）胎儿型多囊肾

【病理与临床】

胎儿型多囊肾是一种常染色体隐性遗传病，发生率约为1/50000，多数要在妊娠中期甚至晚期妊娠时才能在声像图上表现出来。

【超声表现】

双肾增大，皮质回声增强，有的可在肾皮质区出现多数液性暗区，有的孕妇宫区羊水暗区减少（图126）。

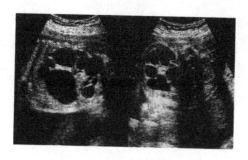

图126 胎儿多囊肾声像图

（三）单纯性肾囊肿

【病理与临床】

发生于肾实质内的先天性发育异常，是与肾盂、肾盏的单纯性与肿，预后较好，可以在出生后择期行囊肿穿刺治疗。

【超声表现】

多发生于单侧或双侧肾的两极，囊壁薄，内为液性暗区，囊肿体积小时易被误认为肠管而漏诊，大者可占据胎儿腹部，难辨囊肿来源（图127）。

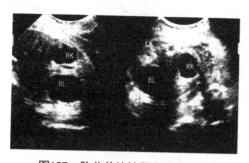

图127 胎儿单纯性肾囊肿声像图

注：左图为纵切面，右图为横切面，BL为膀胱，RK为右肾，LK为左肾

（四）胎儿肾积水

【病理与临床】

正常胎儿肾脏的集合系统常有轻度分离，尤其在胎儿膀胱有尿液充盈时，分离达

6mm。尿路梗阻时，可造成胎儿单侧或双侧肾积水。

【超声表现】

1. 在胎儿脊柱旁的背区的纵切图及横切面图上均可呈现肾脏的集合系统暗区增宽，轻度积水时，暗区宽1～2cm；重度积水者，暗区宽达6～7cm（图128）；一般为2～3cm（图129）

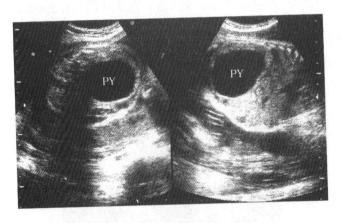

图128　胎儿重度肾积水声像图

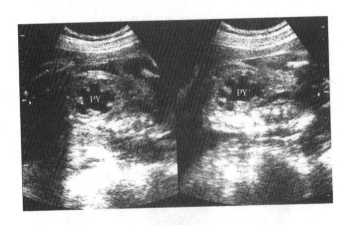

图129　胎儿中度肾积水声像图

2. 积水侧肾动脉血流可低于健侧。

3. 单侧肾积水，表现为单侧上尿路梗阻；双侧肾积水伴膀胱暗区增大，表示为下尿路梗阻。

4. 正常膀胱在1～1.5h排空一次，如需观察其排尿，以便作出鉴别时，可给孕妇服速尿60mg，使胎儿利尿。

5. 双侧肾积水常伴羊水过少。

（刘海杰）

第八章 超声介入的治疗应用

一、胸部介入性治疗

(一)脓胸置管引流术

脓胸是胸部炎性病变、脓肿、外伤或手术后的严重并发症。脓胸分为三个阶段：第一阶段为渗出液，如胸腔积液，内含少蛋白细胞。第二阶段为纤维脓性液，液体黏稠混浊，于胸膜表面出现纤维蛋白的沉积，这一阶段如未能控制，则发展为多房性脓胸和慢性脓胸。第三阶段为慢性脓胸，胸膜增厚，成纤维细胞浸润，肺被增厚的胸膜包裹限制肺的活动。脓胸病情危重，须及时有效的治疗。

1. 适应证：经临床影像学检查证实的脓胸(包括多房的)，用抗生素治疗效果不明显，或大量的脓液积聚于胸腔者，置管引流是最佳的治疗方法。

2. 禁忌证：严重出血倾向者是主要的禁忌证。

3. 术前准备：病人准备：查出血凝血时间、血小板计数和凝血酶原时间测定等。

4. 技术和方法：穿刺置管引流术多采用坐位，提倡用直接穿刺法和Seldinger技术。须注意下列几点：

(1)穿刺进针点选择脓胸紧贴胸膜粘连面，减少气胸或感染胸膜腔可能。

(2)穿刺针及引流导管宜用较大尺寸的导管。引流时须每天注意引流出液体量、黏稠度和颜色的变化，以及引流导管端的位置。当脓胸有分叶不易引流，可采用经引流导管(8F)滴入尿激酶到脓胸腔(5%葡萄糖液100ml内加入100000U尿激酶)，将引流导管夹住使尿激酶液在脓胸腔内保留12~24h，之后再开放引流导管或用针管抽吸。

(3)冲洗脓腔时要轻而缓慢地进行，不宜压力过大，以免造成感染扩散。冲洗后注入适量的抗生素。

(4)保持好引流体位和引流管通畅，防止引流导管脱落。当引流量1d少于20ml，病人症状改善，可将引流导管拔出。

Seldinger技术亦可用于较少量液体(脓液)的积聚或纵隔旁、腹部液体的积聚。

5. 并发症：US导引下脓胸置管引流安全，很少发生并发症。置管引流时要始终使导管前端位于脓胸的底部中央水平，引流导管通畅，使引流完全有利于减少并发症的出现(如感染扩散)。

(二)胸膜硬化术

恶性胸膜渗液可引起胸痛，严重的呼吸困难，难以治疗。曾有外科胸膜切除，反复胸腔穿刺，外科手术置入大号多孔引流导管于胸腔并注入硬化剂等治疗方法。外科胸膜切除为损伤性手术，死亡率高。由于恶性胸膜渗液很快产生，所以胸腔穿刺抽完渗液后又出现渗液，胸腔穿刺术的治疗价值不大。现在多采用胸膜硬化术。

1. 适应证：凡恶性肿瘤侵犯胸膜，出现胸腔渗液引起严重的呼吸困难、经胸腔穿刺抽完液体后很快出现者。

2. 禁忌证

(1)有出血倾向者。

(2)并发支气管胸膜瘘者

(3)严重恶病质者。

3.术前准备

病人准备：同脓胸置管引流。术前都需做过胸腔穿刺和连续5d引流，证实是恶性胸膜渗液，排除化脓性或结核性的可能。

器械和药物准备：胸部穿刺包、18～22G抽吸针、导引钢丝、扩张器、小号多孔引流导管(7～24F)，连接管等。

1%利多卡因、生理盐水、5%葡萄糖液。硬化剂为四环素或争光霉素(bleomycin)。

4.技术和方法：定位原则同脓胸置管引流术。用seldinger技术置入小的多孔导管，引流导管大小为7～24F，有的作者指出以16F为好，可避免阻塞，在US监控下，导管端放于胸膜腔内，将溶液油吸干净。之后经导管注入硬化剂。硬化剂常用的有两种：一是四环素，每次用量为1～2g四环素溶于100ml生理盐水，与1%利多卡因20ml混合后使用，连续使用3d；二是争光霉素，次用量为60u争光霉素加于5%葡萄糖液50ml中。注入硬化剂后将引流导管夹住1h，每15min变换病人体位，使硬化剂分布均匀。1h后放开引流导管夹子使其引流。24h后将引流导管拔出。须注意下列几点：

(1)要选择合适的引流导管，多用小号引流导管，因其创伤小，痛苦少，病人容易接受此治疗。

(2)注入硬化剂前引流要完全，在做此治疗前，每日引流量要小于100ml，连续5d引流量都要小于100ml/d，这样疗效好。

临床有疗效率达71%。胸膜硬化术后胸膜固定，经临床和X线检查观察，临床症状减轻，渗液未再发生。有的作者指出，有的病例引流量大于100ml/d时，做胸膜硬化术疗效不好。

5.并发症：并发症的发生率很低而且轻微。较常见的是当经引流导管注入四环素到胸膜腔时出现疼痛，而用争光霉素时很少发生疼痛。当出现疼痛时可静脉给予少量麻醉药止痛，亦有报告发生气胸或感染，只要严格遵守操作规程是完全可以避免的。

二、腹部介入性治疗

(一)肝囊肿穿刺硬化剂治疗

肝囊肿是较常见的良性病变，为先天性异常，系由于胆管生长和发育障碍所致，囊液为囊壁上皮所分泌。肝囊肿分为单发、多发和多囊病，一般内含清亮液体，如腔内出血，则呈褐色。有的病例并有肾囊肿和/或胰腺囊肿。肝囊肿具有特征性US表现，多数诊断依靠B超或CT扫描即可确定。小的无症状肝囊肿不需治疗，大的囊肿和/或合症状时应及时治疗。

1.适应证

(1)肝囊肿直径大于5cm。

(2)临床症状多者。

2.禁忌证

(1)任何出血倾向者，如血小板低于$5×10^9$/L，血友病等。

（2）心肌梗死。

（3）严重恶病质者。

（4）肝囊肿与胆管或腹腔交通者。

3. 术前准备

（1）病人准备：同常规腹部US扫描，术前4～6h禁食。术前做血常规和肝功检查。当有的病例有肝囊肿与胆管或腹腔交通的临床表现或特殊病例，术前应做CT增强扫描。

（2）器械和药物准备：腹部穿刺包1个、18G穿刺针，局麻用2％普鲁卡因。硬化剂为无水乙醇。

4. 技术和方法：病人仰卧位，基本原则同肝脏穿刺活检术。先做US扫描，选择穿刺的最佳层面和穿刺点，用光标测出皮肤进针点与靶点距离、进针深度和角度。穿刺法有两种：直接穿刺法和导管法。导管法是用18G穿刺针穿刺囊肿。用0.8cm×60cm J型导引线导引4.5F Teflon扩张器，扩张穿刺路径后再用4.6P 30cm长的猪尾聚乙烯导管插入到囊腔，抽吸引流囊液。由于导管法使囊壁穿刺口扩大，当注入无水乙醇时，乙醇易反流到肝包膜下，病人疼痛，往往难以忍受，只能中止治疗，影响疗效。为此我们常用的是直接穿刺法。用19～20G抽吸针，穿刺时嘱病人屏住呼吸，当针插入囊腔时手感有"落空"的感觉，再做US扫描确定针尖在囊腔内，固定穿刺针，抽吸囊液，计算抽出囊液量，并分送常规化验(红、白细胞计数，蛋白计数)，之后缓慢注入乙醇到囊肿，注入乙醇量，以抽出囊液量的25％计算。如囊肿很大，以此计算有的病例1次注射量会很大，这时应适当减少。1次注入乙醇不宜超过200ml，以防发生乙醇中毒反应。注入乙醇前后各做US扫描1次。保留15～20mm，再将原注入的无水乙醇从囊腔中抽出，再注入少量乙醇保留，其量视囊肿大小而定。之后将抽吸针连同针芯一起拔出，再做US扫查，术后观察4h，嘱病人仰卧位、左右侧卧位各5min，以保留乙醇与囊壁接触。

化剂治疗须注意下列几点：

（1）选好囊肿穿刺的层面、进针点和深度：应避免从大囊肿最膨隆的部位穿刺，因该处囊肿胀力大，可能会引起破裂。选择张力小的部位或从周围有肝实质区进针。穿刺针深度要达到囊肿下的稍上方，有利于抽尽囊液。

（2）巨大肝囊肿抽液时要缓慢，以免腹内压骤然下降。甚至可采取分次抽尽，即每周抽2～3次。每次抽液后仍注入无水乙醇，虽然未抽尽囊液会使无水乙醇稀释，但对抑制囊液的增加是有帮助的。

（3）肝囊肿的穿刺应注意穿刺针道上彩超引导下避开门静脉的1级、2级分支及肝静脉的1级、2级属支。

（二）肝脓肿穿刺抽吸引流术

肝脓肿分为细菌性和阿米巴性两类。细菌性肝脓肿多继发于胃肠道、胆道感染。阿米巴性肝脓肿系因寄生于结肠黏膜的阿米巴原虫经门静脉进入肝脏所致。

肝脓肿可单发或多发，多见于肝右叶。US表现为圆形或卵圆形低无回声光团，内见光点回声，边界较清楚或模糊，围以一因密度低于周围正常肝组织而高于中央脓腔的低回声环状影，此称为"声晕"。

1. 适应证：经临床影像学检查证实的脓胸(包括多房的)，用抗生素治疗效果不明显，或大量的脓液积聚于胸腔者，置管引流是最佳的治疗方法。

2. 禁忌证：严重出血倾向者是主要的禁忌证。

3. 术前准备

病人准备：同常规腹部US扫描，术前4~6h禁食。查出凝血时间、血小板计数和凝血酶原时间测定等。

器械和药物准备：腹部穿刺包1个、18G穿刺针，局麻用2%普鲁卡因，8F猪尾多孔导管一根。

4. 技术和方法：病人仰卧过，基本原则同肝脏穿刺活检术。先做US扫描，选择穿刺的最佳层面和穿刺点，用光标测出皮肤进针点与靶点距离、进针深度和角度。穿刺法有两种：直接穿刺法和导管法。导管法是用18G穿刺针穿刺囊肿，用0.8cm×60cm J型导引线导引4.5F Teflon扩张器。扩张穿刺路径后再用7~8F 30cm长的猪尾聚乙烯导管插入到囊腔，抽吸引流囊液。直接穿刺法用19~20G抽吸针，穿刺时嘱病人屏住呼吸，当计插入囊腔时手感有"落空"的感觉，再做US扫描确认针尖在囊腔内，固定穿刺针，抽吸囊液，引流并固定。

5. 并发症：US导引下肝脓肿置管引流安全，很少发生并发症。置管引流时要始终使导管前端位于脓腔的底部中央水平，引流导管通畅，使引流完全有利于减少并发症的出现（如感染扩散）。

（三）肝血管瘤的介入治疗

肝血管瘤是一种先天性疾病，可分为海绵状血管瘤、毛细血管型血管瘤和血管内皮细胞瘤。文献报道海绵状血管瘤常见，毛细血管瘤和血管内皮细胞瘤少见。肝较小血管瘤无不适症状，不需治疗，位置较特殊或较大的血管瘤需要治疗。因为位于肝前壁表面容易受压破裂，位于肝门处较大时容易压迫血管和胆管。

肝血管瘤分型：根据B超检查测得的径线分四型，小结节型2.5~3.0cm；大结节型4.0~6.0cm；大块型7.0~9.0cm；巨块型>10cm。较大血管瘤容易引起右上腹部不适。传统治疗肝血管瘤的方法是手术治疗，超声介入疗法可以和外科手术得到相同的疗效。

1. 适应证

(1)较大血管瘤，直径大于3cm。

(2)位置较特殊的血管瘤，位于膈下、肝门处、肝前缘近边缘处等容易发生不良反应。

(3)有症状的血管瘤，只要表现为右下腹部不适、隐痛、胀满等。

(4)患者要求介入治疗，患者思想负担重，影响工作。

2. 禁忌证

(1)对鱼肝油酸钠过敏者。

(2)出血倾向者。

(3)位于肝表面，前面又没有正常肝组织。

3. 术前准备

病人准备：术前1~5d做US和/或CT/MRI扫描。血常规、肝功能检查。治疗前禁食6h，术前或术后给予适量的止痛剂和镇静剂。

器械和药物准备：彩色多普勒超声仪、腹部穿刺包1个、18G穿刺针，局麻用2%普鲁卡因、硬化剂、抗生素和生理盐水等。

4. 技术操作：穿刺前常规彩超探测病灶部位、直径及血流。根据病灶部位病人取适当体位，常规消毒铺巾，用已消毒穿刺探头确定穿刺点、进针深度和角度，无需麻醉，仅推入针道少许利多卡因，以便更好地显示针尖，在超声监视下，将穿刺针沿针道刺入病灶预定靶区内，声像图中显示针尖的强回声，确定已达到预定部位，注入硬化剂，病灶内显示弥漫强回声呈云雾状散开，覆盖病灶。穿刺后局部腹带固定，静卧床2～3小时。每次穿刺前，B超检查视病灶内药物吸收情况，酌情增减药物。病灶内注入药物已达到预计总量，推药手感有阻力即可停止注射硬化剂。巨块型病灶1个疗程治疗后6～12个月，视病灶大小也可行第2个疗程达到病灶消失。

无论何型肝血瘤，在住院期间不可能完全消失，治疗后的时间越长，病灶缩小越明显，治愈率及有效率逐渐提高。近期：①临床症状消失；②病灶内声像图由高回声逐渐变弱回声。原低回声逐渐呈接近正常肝组织回声，周边为环状强回声，直径逐渐缩小，无血流信号。远期：出院后半年、1年超声检查，未消失者每年超声复查1次，以3年内为限，随访期1～2年。①3年内经多次B超检查，原病灶处呈正常肝组织回声为消失；②病灶区回声接近肝组织回声，仅遗留隐约可见的边缘包膜，随时间推移仍可继续消失；③病灶直径缩小1/2～2/3. 内部组织已纤维化，回声不均，无血流信号，边界清楚；④病灶大小无变化，3年动态观察无缩小也无增大，仅控制发展为无效。瘤体比出院时增大，与治疗前大小相同为复发。

5. 不良反应及并发症

(1)轻微腹胀、纳差、恶心，偶有呕吐。

(2)四肢乏力、胃寒，一过性发热，体温37.5～38.5℃，极个别偶见39.0℃。

(3)一过性右肩酸困，肝区微痛。

(4)皮肤过敏：手指发黑、角质化、瘙痒，表面皮肤可见散在性红斑。

(5)个别治疗后1～2个月脱发。

(6)腹泻：开始可能腹泻，持续一段时间后可治愈。

(7)出血：药物不吸收；右侧胸腔积液。

对肝血管瘤行细针穿刺治疗相对安全的，但毕竟属一种微创的治疗方法，尤其对肝内出血的并发症要高度重视，应熟悉肝内出血常见的临床症状及体征，若有可疑，即使B超检查腹腔内未探及无回声区，也应按肝内出血常规处理。若探及到无回声区，严密观察血压变化，经判断肝内局部出血已停止，及时抽出腹腔内积血，减少对腹腔的刺激，缓解疼痛。正确选择穿刺径路，向病人反复交代术中呼吸要配合好。使病人精神放松，加强术者心里素质培养：进针时观察针道走行，勿刺入肝内血管，当针尖通过肝被膜和瘤体表面时，要快速进针，以免造成针尖划伤。拔针后指压针跟处。病人勿立即下床。熟练的技术操作，正确的选择适应症，是防止和降低穿刺并发症的关键：①在2D超声引导下使注入药物均匀分布到瘤体内；②严格选择进针途径、深度；③据瘤体大小计算注入药物的总量及分次量，为三项关键技术。

(四)肝癌的微波消融治疗

20世纪70年代微波技术主要用于外科手术中止血和组织切割。近年来，微波技术也应用于开腹术中或腹腔镜下微波针植入凝固治疗肝肿瘤。由于上述微波针形成的疑固性坏死区为长柱形，这个适合经皮穿刺应用。1995年日本学者Seki首先报道应用PMC手术治疗<3cm小肝癌。董宝玮等通过大量动物实验研制成功适用于超声引导经皮穿刺治疗肝癌的

微波仪系统，并且成功地应用于临床，取得了较好疗效。

1. 适应证

(1)原发生肝癌或转移性肝癌，无肝外扩散，肝内病灶最多为5个，无1个病灶大小直径大于5cm。

(2)高龄体弱不能耐受手术治疗，或拒绝手术者。

2. 禁忌证

(1)肝内病灶多发超过5个以上；病灶直径大于5cm。

(2)肝外扩散转移或门脉广泛瘤栓。

(3)严重黄疸，大量腹水。

(4)显著出血倾向者。

3. 术前准备

(1)病人准备：术前1～5d做US和/或CT/MRI扫描。常规血常规、肝功能检查。治疗前禁食6h，术前或术后给予适量的止痛剂和镇静剂。

(2)器械和药物准备：彩色多普勒超声仪、微波仪器、微波针、连接管等与肝肿瘤乙醇疗法相似。2%普鲁卡因、抗生素和生理盐水等。

4. 技术和方法：应用US导引监控。病人躺于检查床上，皮肤消毒、局麻，在无菌操作下，选择好皮肤到病变距离和穿刺行径，之后插入穿刺针，用扩张器扩张，之后在超声监视下放置微波针于病灶中心下方。微波治疗的功率8～30W，照射时间5～10min。在整个治疗过程中需有监控，了解温度的变化、凝固坏死区大小和范围，以及病变周围组织和血管的灌注。治疗结束后在拔出微波针时适当烧一下，避免肿瘤细胞沿穿刺轨道播散和种植。术后严密观察6h，术后24h做US扫描。观察有无出血、气胸、瘘和感染。

5. 并发症：较常见的并发症为右侧胸腔积液和疼痛。少量胸水不必做处理，多量时需做经皮插管引流。疼痛多发生手术后24h，持续不超过1周。可口服止痛药对症治疗。其他少见并发症有肝包膜下血肿(2.48%)、肝脓肿、空肠瘘、腹腔内出血、穿刺部位局部感染等。偶有死亡的报道。至今尚无肿瘤播散和种植的报道。

(五)急性坏死性胰腺炎经皮引流术

急性胰腺炎包括胰实质水肿性炎症和暴发性坏死性胰腺炎。约1/3病例的US表现无异常发现。异常US表现为胰腺弥漫性增大，因继发性水肿呈低回声区；或胰腺局限性增大；胰腺外形不规则，边缘模糊不清，胰周脂肪层回声减低。

急性胰腺炎常见的并发症为胰内和胰周积液，前通小网膜囊，后通前肾旁间隙；胰腺化脓性炎症，为胰腺和胰周化脓性感染。

胰腺化脓性炎症为严重并发症，是由于弥漫性水肿性炎症，积液在间隔内引流不畅所致的蜂窝织炎，有脓肿形成和坏死组织，并有胰外积液。积液内含气是脓肿形成的可靠征象，此征象在化脓性胰腺炎出现率为29%～64%。

急性坏死性胰腺炎的病情最为严重，胰腺组织破坏严重，伴有大量出血，死亡率高达50%。在急性出血1周内，US表现为胰腺内或围绕胰腺有边界不清的肿块，伴有胰和胰周积液，回声低于正常胰实质。1周后血肿消除，回声接近胰积液。

急性坏死性胰腺炎手术治疗死亡率高，达20%～42%，为此近年来采用非外科手术治疗技术，经皮US导管引流治疗急性坏死性胰腺炎是一种新的治疗方法。

1. 适应证

(1)经临床生化检查和US、CT扫描证实的急性坏死性胰腺炎；或经内科保守治未能控制病情。

(2)曾应用内镜引流治疗无效者。

2. 禁忌证

(1)显著出血倾向者。

(2)胰腺坏处与相邻十二指肠之间存在溃疡性缺损，引起大出血者。

3. 术前准备

(1)病人准备：术前做US扫描，并做US导引胰腺穿刺活检证实。

(2)器械和药物准备：穿刺针，扩张器，12～28F导管，连接管等；2%普鲁卡因，生理盐水。

4. 技术和方法：病人仰卧位，US常规扫描确定进针点、穿刺行径和引流放置位置等。皮肤消毒、局麻，先做穿刺活检明确胰腺炎的存在，之后放置引流管。引流导管大小和放置数目均按胰腺坏死腔的大小和部位而定。一般放置1～3根12～28F引流导管于胰腺坏死区做灌注引流。引流导管放置的最直接途径是经腹膜，端避免插入到肠道和实质脏器。放置好引流导管后，需用生理盐水冲洗，几天后做US检查了解引流的疗效。刚引流的最初几天，可应用较小的导管(10～14F)，之后需更换较粗导管(24～28F)，为的是能引流出坏死物碎片。引流时间为25～152d(平均85d)。当24h引流量小于10ml，US扫描确认坏死腔变得模糊不清，亦无瘘管存在，这时可拔引流导管。

有的作者报道US导引经胃引流胰腺，即在US胃镜导引下穿刺胃后壁，用球囊扩张胃后壁建立一个新而宽的通道口，将胰腺坏死组织和积液引流到胃内。

5. 并发症：经皮导管引流技术本身并不引起并发症，此技术是安全、有效的。

(六)胰腺囊肿穿刺抽吸引流术

胰腺囊肿分为两种：一是真性胰腺囊肿，常与多囊肝和多囊肾合并存在，US表现为圆形或卵圆形无回声区，边缘清楚；二是假性胰腺囊肿，是急性、亚急性或慢性胰腺炎的合并症，是胰或胰外液体积聚，有厚的纤维包膜或壁。US表现为单叶或多叶的无回声影，边界清楚，如囊肿内出现不常见的高回声光点，则提示合并感染或出血。假性胰腺囊肿较真性胰腺囊肿多见。假性胰腺囊肿约50%可自发破裂引起严重并发症，死亡率高，因此发现胰腺囊肿后及时抽吸引流是必要的。

1971年，Wiechel等首先报道应用X线透视导引经皮直接穿刺大的囊肿。1976年Hancke等应用超声导引经皮穿刺抽吸治疗14例胰腺囊肿。之后不少作者做了大量研究、疗效较满意。胰腺囊肿穿刺抽吸引流简便、安全、有效。

1. 适应证

(1)真性胰腺囊肿。

(2)假性胰腺囊肿，可减轻囊肿压迫所致的症状，为手术治疗创造条件。

(3)胰腺囊肿合并感染，控制感染。

2. 禁忌证

(1)有出血性体质者。

(2)出血坏死性胰腺炎合并囊肿。

(3)囊性胰腺癌的坏死液化区。

3. 术前准备

病人准备：术前查出血、凝血时间，血小板计数和凝血酶原测定。术前做超声检查，详细了解囊肿部位、大小、胰腺情况以及与相邻脏器的关系。术前可服镇静剂。术前禁食6～8h。

器械和药物准备：同肝脏穿刺活检术，用18～22G抽吸针，常用19～20G抽吸针、引流导管、抗生素。

4. 技术和方法：病人仰卧位。常规US扫描，选好穿刺层面和进针点，进针行径选择最短距离，需避开下腔静脉、肠系膜上动脉等大血管以及胃肠道。胰头胰体部囊肿采取腹前壁前入路进针；胰尾部病变采用侧方斜向或水平向进针，提倡多用22G抽吸针，即使穿过肠曲也是允许的，不太可能引起并发症的发生。禁用切割针。在US扫描监控下，将穿刺针针尖插入囊肿中心，然后拔出针芯，针尾接上注射器抽吸。将先抽出的部分囊液分别做常规、生化、细菌和细胞学等检查。应尽量将囊液抽尽。治疗大的囊肿可用吸引器抽吸囊液或用导管法引流囊液，或经皮经胃穿刺置管引流。穿刺抽吸囊液后，有的病例为了了解囊腔与胰腺导管间有无交通，可向腔内注入造影剂，这对今后的进一步手术治疗是非常重要的。

若囊肿合并感染，在抽尽囊液后用生理盐水多次冲洗囊腔，之后注入抗生素控制感染。若囊肿大，穿刺行径可避开大血管、胃肠道或肝脏，可考虑用导管法(seldinger技术)。方法是用18G抽吸针插入囊腔，经穿刺针放入J型导引线，拔出穿刺针，顺导引线插入扩张器，扩张穿刺行径，再置换合适的导管，将导管端置于囊腔最低水平处。然后固定导管并与引流管和引流瓶相接。引流导管置入2～3d，引流物减少，经CT或B超复查囊腔已明显减少或消失，即可拔去引流导管。胰腺囊肿的穿刺常常既是诊断性的也是治疗性的，应注意避开脾门血管、肠系膜血管及门静脉和腹腔动脉的重要分支。

穿刺抽吸引流术后，病人卧床4～6h，注意观察。

5. 并发症：经皮穿刺抽吸引流术简便、安全、无痛苦，极少发生并发症。偶尔有出血、感染的并发症发生。

(七)肾囊肿穿刺硬化剂治疗

肾囊肿是常见病之一，它分为单发、多发囊肿和多囊肾，具有特征性US征象：圆形无回声区，壁薄而光滑，边缘清楚，与周围肾实质有清楚的界限。如果囊液密度较高或囊肿形状不规则，伴有囊壁增厚或钙化，则可能为复杂囊肿或实质性肿瘤，特别是伴有_状如疼痛、血尿，则提示肿瘤可能。这时应先做囊肿抽吸活检，不宜做硬化剂治疗。

1. 适应证

(1)穿刺活检适应证

a. 疑为炎性囊肿或脓肿。

b. 超声或CT扫描不能明确诊断时。

c. 疑恶性时，外科探查有危险者。

d. 囊性病变的性质确定。

(2)硬化剂治疗的适应证

a. 引起明显肾盂积水的肾盂旁囊肿。

b.压迫肾盏漏斗部造成肾盏扩张积水的肾内囊肿。

c.造成肾实质大量丧失的巨大囊肿。

d.引起肾性高血压的囊肿，或临床症状多，如腰痛。

e.肾囊肿直径大于3cm以上者。

在掌握治疗指征时，要将上述五点综合考虑。有的囊肿虽不大，但位于肾盂旁压迫肾盂明显，伴有较多的临床症状时，亦可考虑硬化别治疗。

2.禁忌证：同肾脏穿刺活检。

3.术前准备

(1)病人准备：检查血常规，出血、凝血时间，血小板计数，凝血酶原时间，尿常规和肾功能试验等。术前最好先做CT增强扫描，了解肾囊肿是否与肾盂相交通。如有造影剂进入囊腔内，表示两者相通，这是硬化剂治疗的禁忌证。因硬化剂从囊肿流入到肾盂、输尿管，将引起剧烈疼痛、尿闭和肾衰竭症状。术前4～6h禁食。

(2)器械和药物准备：腰穿刺包1个，19～21G抽吸针。2%普鲁卡因作局麻用，硬化剂为无水乙醇或聚桂醇。

4.技术和方法：病人体位根据肾囊肿位置，多数采用俯卧位，少数为仰卧位侧方穿刺，避免仰卧位前方穿刺。基本原则同US导引下细针穿刺活检术。先做US扫描，选择穿刺的最佳层面和穿刺点，用光标测出皮肤进针点与病变的直线距离、进针深度和角度。穿刺法有两种：直接穿刺法和导管法。编者采用的是直接穿刺法。用19～20G抽吸针，穿刺时令病人屏住呼吸，当针插进皮肤进入囊腔时要做US扫描，确认针尖在囊肺内之后将针固定，抽出囊液。导管法是用18G穿刺针(4F)穿刺囊肿，用0.8cm X 60cm J型导引线插入到囊腔，将18G穿刺针拔出，应用4.5F Teflon扩张器来扩张穿刺路径，之后拔出扩张器再将4.6F、30cm长的猪尾聚乙烯导管插入到囊腔。抽出囊液要计算抽出量，并分送常规检查(包括红、白细胞计数，蛋白定性)和癌细胞检查。之后缓慢注入无水乙醇，用虽以抽出囊液总量3.7%～44%计算，一般以25%为宜，注入无水乙醇前后各做US扫查1次。保留15～20min。在保留期间可轻轻翻动病人向两侧倾斜，以使囊壁与乙醇充分接触。在保留15～20inin后，将原注入的无水乙醇从囊腔中抽出，再注入少量乙醇(视原囊腔大小而决定注入量，一般为3～10ml)保留。将针芯插入穿刺针套管拔针，再做US扫描1次。拔针后嘱病人仰卧位，左右侧卧位各5min，之后再观察4h。操作中须注意：首先要确定好穿刺囊肿的部位，选好穿刺层面和进针点，以及进针深度和角度。深度要达到囊肿下缘的稍上方，以便将囊液抽尽。抽吸囊液过程中针尖要固定，不要随意移动，尤其在抽取囊液后，囊腔塌陷，如移动针尖可能使针尖移出囊外，或插进肾实质。抽液时要缓慢，尤其是巨大囊肿，以免腹压骤然下降难以适应。硬化剂治疗一般每次抽1个囊肿，多发囊肿可分次治疗，有时间时治疗两个囊肿。分隔囊肿须依次刺破，将分隔内囊液抽尽，否则会影响疗效。当抽出囊液量与囊肿大小不相符时，应想到分隔囊肿或多叶囊肿的可能，改变病人体位或改变针尖方向，再次抽出囊液。囊肿体积的大小测量方法为：

$V = \pi R^3$

式中　$\pi = 3.14$，R＝半径。

实践中认为此公式基本上可算出应抽取囊液量。必要时可注入超声造影剂1ml到囊腔，了解分隔情况。注入乙醇量一般按抽取囊液的25%计算，如囊肿不大，可依

25%～40%计算。如囊肿巨大，注入乙醇量一次不宜大多，以10%～15%计算。注入乙醇到囊腔时速度要缓慢，太快会引起胀痛感，甚至使乙醇外渗到肾周围引起剧烈疼痛，抽过囊液的注射器不能再作为乙醇注射器，这样会降低乙醇纯度。注入到囊腔内的无水乙醇保留15～20min后抽出。抽出液呈乳白混浊色，多数病例可大部或全部抽出，有时仅能抽出少量，尤其分隔囊肿或多叶囊肿，也可能同乙醇与囊液内蛋白成分结合或经囊壁吸收乙醇快有关。应当注意的是残余乙醇于囊腔内可吸收，因此应当将注入囊腔的乙醇抽出后在拔针前再注入少量乙醇保留，实践证明此法是有效的。拔针后嘱病人仰卧位，左、右各侧卧位5min，使保留乙醇均匀的与囊壁接触，有利于提高疗效。硬化剂的种类有：苯酚、碘禾酯、尿素氢化胆乳酸和乙醇等。乙醇在介入放射学中已广泛应用，价廉而副作用小。乙醇治疗肾囊肿机理为使肾囊肿壁上皮细胞固定，使细胞失去分泌能力，于1～3min内上皮细胞死亡，4～12h乙醇慢慢地穿透囊肿包膜，使囊肿收敛、缩小，以至消失，乙醇并不影响肾实质。肾囊肿穿刺应避开肾门大血管及叶间的动、静脉，在尽可能少的经过肾实质及血管的前提下，以最短的入路穿刺囊肿中心。

5. 并发症：约有6%于注射硬化剂时出现可忍受的腰部疼痛，一旦出现疼痛症状，要减慢注入速度，或者暂停几分钟注入，待疼痛消失后再注入乙醇。此疼痛是暂时性的，休息几小时后此症状消失。有时可用止痛针减轻症状。可能出现的并发症是肾周围出血、血尿、发热等。因穿刺径路不当引起肠道损伤是很少见的。

肾囊肿硬化剂治疗方法简单、安全、疗效好。疗效标准分为四级疗效指数，0表示囊肿大小无变化；Ⅰ表示囊肿较治疗前缩小<1/3；Ⅱ表示囊腔缩小>1/2～2/3；Ⅲ表示囊腔基本消失或完全消失。肾囊肿治愈后的US表现为囊腔消失，局部肾皮质皱缩，有的囊壁出现钙化影。其疗效达95%。总之，肾囊肿硬化剂治疗是安全有效的治疗方法，可使病人免除手术之苦，是值得推广应用的一项新技术。

(八)肾脓肿穿刺抽吸引流术

肾脏的炎症和脓肿多为血行感染，少数为上行性感染。急性阶段肾脏增大，疾病进展发生间质性浸润，不规则液化腔形成，即为肾脓肿，伴有脓肿包膜。肾脓肿常为单侧性。当脓肿进一步机化时伴有结缔组织形成，可侵及肾集合系统和肾周间隙。

US导引下肾脓肿穿刺抽吸引流为首选的治疗方法。

1. 适应证

(1)凡经临床影像学检查确诊的肾脓肿都可做穿刺抽吸引流。

(2)作为有些多房性肾脓肿的术前准备，择期手术。

2. 禁忌证

(1)严重出血倾向者。

(2)肾脓肿尚处于实性炎变期，未形成脓腔。

3. 术前准备

(1)病人准备：查出血、凝血时间、血小板计数和凝血酶原时间等。术前禁食4～6h。

(2)器械和药物准备：腹部穿刺包、18～22G抽吸针、导引钢丝、扩张器、引流导管、连接管等。

2%普鲁卡因、抗生素和生理盐水等。

4．技术和方法：病人体位多采用俯卧位。常规US扫查。选择层面、进针点和进针行径同肾脏穿刺活检术，小的肾脓肿可采用直接穿刺抽吸。大的分房的肾脓肿采用seldinger技术。超声监视下针尖进入脓肺内即可做穿刺抽吸，将脓液抽尽后用生理盐水冲洗脓腔，冲洗后注入抗生素。将抽出脓液做化验检查和细菌培养。

5．并发症：肾脓肿抽吸引流的并发症是少见的。最常见的并发症是在置放引流管后12h内出现一过性低热。个别病例在拔引流管后出现明显的出血。置放引流管时要小心谨慎，避免损伤血管和输尿管。只要掌握好操作技术，并发症是可以避免的。

（九）腹腔脓肿和液体积聚穿刺抽吸引流术

腹腔脓肿多数继发于腹部脏器的病变，常见的有胃溃疡、十二指肠球部溃疡、急性阑尾炎和胆囊炎等炎性穿孔、肝脓肿破裂、肠道结核和克罗恩病及并发症、弥漫性腹膜炎、胃肠道肿瘤坏死继发感染，以及外伤或术后继发感染等。液体积聚可以为血肿、假性胰腺囊肿、胆汁积聚、含尿囊肿、淋巴囊肿和浆膜瘤等。明确诊断需紧密依靠临床表现、影像学检查表现及胃肠检查，B超和CT是主要的检查方法。其易发部位是膈下间隙、右肝下间隙、小网膜囊、Douglas窝和回盲部等。

腹腔脓肿是腹部严重的并发症，死亡率高达60％。经皮导管引流腹腔脓肿和液体积聚是一种有效的治疗方法。

1．适应证：经临床和影像学检查诊断的腹腔脓肿和液体积聚，均可做US导引下经皮穿刺抽吸引流，引流物做细菌培养或细胞组织学检查可明确诊断，以此制订治疗措施。这项技术有利于控制和缓解因胃肠道穿孔或肿瘤坏死继发感染所致的中毒症状，改善病人情况，为择期进行手术治疗创造条件。

2．禁忌证

（1）严重出血倾向者。

（2）多发脓肿并发弥漫性血管性凝血者。

（3）严重的恶病质者，是相对禁忌证。

3．术前准备

（1）病人准备：常规查出血、凝血时间，血小板计数和凝血酶原时间等。术前禁食6～8h。术前需US扫描，以便了解腹腔脓肿、液体积聚与大血管关系。术前服适量镇静剂。

（2）器械和药物准备：腹部穿刺包、18～22G抽吸针、导引钢丝、扩张器、引流导管及连接管等2％普鲁卡因、抗生素、生理盐水等。

4．技术和方法：病人仰卧位，常规US扫描，选择穿刺层面、进针点和进针路径，同胰腺囊肿穿刺抽吸引流术。进针路径选择最短距离，避开胃肠道和腹部大血管。在US监控下进针。采用直线、侧方斜向或水平向进针。用抽吸针，切忌用切割针。采用直接穿刺抽吸法或seldinger技术。US再次扫描核实穿刺针尖位于靶点中央，即可做抽吸引流。将抽出脓液或囊液做细菌或阿米巴培养、细胞学组织学检查。抽吸囊液后可注入造影剂到脓腔或囊腔，了解与胃肠道、泌尿系统、胰管、胆道或淋巴系统有无交通，如胃肠道手术后病例，了解有无吻合口瘘，这些对进一步治疗处理是非常重要的信息。置管引流的技术和注意的问题与肝脏脓肿穿刺抽吸引流术是相似的，在此不再赘述。在穿刺中，当置入导管后，如常规灰阶超声显示导管位置困难而又无积液由导管内引流出时，可用彩色多普勒引导下向导管内注入少量含气的生理盐水，可清楚显示导管的位置，并有利于疏通侧孔引流。

5.并发症：并发症发生率为10.4%，严重并发症发生率为2.8%。严重并发症包括出血形成腹腔血肿，系由于针尖试图穿过围绕肿腔的增厚的纤维组织而撕裂损伤肠系膜血管。严重出血时可致死亡、败血症、感染播散及肠穿孔等。轻度并发症为菌血症、浅表皮肤感染及腹膜炎，或穿刺时误穿入胸腔或肠道等。

腹部各种脓肿的治疗目前多采用超声引导抽吸或置管引流治疗，彩色多普勒超声在判断脓肿是否液化中发挥着重要作用。当脓肿内脓液十分黏稠时，灰阶超声多显示为低回声区，而与脓肿早期未完全液化的炎性病变鉴别困难。但通过彩色多普勒超声，可以很容易地将两者鉴别，因为无论多么稠厚的脓肿，只要脓肿已液化形成。彩色多普勒上均显示腔内无血流信号，而未完全液化的炎性病变，彩色多普勒可显示彩色血流分布在低回声区内，以此鉴别。同时可以通过彩超动态观察脓肿的液化过程，当炎性病交逐渐液化为脓肿时，其内血流逐渐消失。

文献报道，彩色多普勒超声在脓肿治疗中的另一个重要应用是观察各种引流导管的位置，众所周知金属的针或导丝通过传统的灰阶超声是较易显示的，但塑料导管有时显示困难，尤其是塑料导管头端所在的位置显示困难，而临床上目前各种内镜下引流量管、超声引导引流量管及术后的各种引流管，均为塑料导管，常规灰阶超声甚至断层US都难以判断置管后引流不畅的原因。而临床上当置管后引流不畅时，判定是出于导管由脓腔内脱落造成的引流不畅，还是出了侧孔阻塞使脓液难以引流的原因是十分重要的。此时可在超声引导下沿导管注入少量含气的生理盐水，则声像图上会立即显示出"暴风雪"样彩色多普勒声像图改变，从而可清楚地显示导管及其尖端的位置，这种方法对于一些术后脓肿置管的危重病人，在重症监扩病房(IC(1)观察导管的位置尤为重要，因为它快捷、方便，可以在床旁进行。

(十)经皮经肝穿刺胆管置管引流

既往胆管引流依靠剖腹手术完成。1969年Kaude等报道经皮经肝穿刺胆汁引流获得成功。1974年经皮穿刺胆系造影推进到临床实用的新阶段，在造影明确的基础上，可以接着再进行胆管穿刺引流因此，经皮经肝胆管穿刺置管引流术在PTC的基础上发展而来的。近年来，由于高分辨力实时超声仪的应用和导管治疗技术的发展，使得经皮经肝胆管引流术可以在不依赖胆管X线造影的先决条件下直接完成。从而使该技术变得更加简便、安全、实用。

1.适应证：凡胆管梗阻导致胆汁淤积并且不能手术或不宜马上手术者，均适于做经皮经肝胆管引流术。下列病症为其主要适应证。

(1)阴囊性黄疸：在重度黄疸情况下进行剖腹手术，其手术死亡率高达20%左右，若术前进行胆管减压，使血清胆红素水平下降到85.5μmol/L，手术死亡率可下降到8%。对于改善肝脏功能，促进伤口愈合以及减少术后并发症均有较好的作用。

(2)不可能切除的癌肿：引起阴囊性黄疸的恶性肿瘤包括胆管癌、胰头癌、壶腹癌以及肝门区转移癌。临床资料证明其中约80%的病人已不可能手术切除。因此，经皮经肝胆管插管引流术可成为这些恶性肿瘤病人的一种姑息性治疗措施，能起到一定的改善症状、延长生命的作用。

(3)胆石症：在合并黄疸或是胆管炎的病例，尤其在发生急性化脓性胆管炎时，病人往往由于败血症而处于中毒性休克状态、病情危重而又难以耐受剖腹手术。此时，施行经皮经肝胆管引流术是适宜的急救措施，简单的外引流即可迅速使胆管减压，改善全身状况，能转危为安。此外，通过留置在胆管内的导管还能进一步发挥造影和扩张取石等诊断和治疗作用。

2. 禁忌证：经皮经肝胆管置管引流术常作为一种抢救措施或是晚期肿瘤的姑息性治疗方法，故绝对禁忌证很少。仅以下列情况考虑作为相对禁忌证。

(1)有严重出血倾向者。

(2)肝内有多发转移癌者。

(3)有大量腹水并波及到穿刺置管范围。

3. 术前准备：需做PTBD病人多有梗阻性黄疸，凝血酶原时间延长。术前使用维生素K使凝血酶原时间改善。术前应常规先做一次超声检查，以明确梗阻的部位、胆管扩张的程度以及病变的情况，作为制定穿刺方案的根据。为预防感染，可术前开始给予抗生素，术前禁食6h，术前30min给予镇静药和镇痛药。

4. 操作方法：选择被穿刺胆管的首要条件是扩张显著并有一定的长度或是距肝门有一定的距离以便于可靠地置管。该胆管超声应能清晰显示，穿刺途径中无肋骨障碍，也不致损伤胸腔内结构。是选择左支或右支系统应根据胆管扩张的情况、病情的要求以及操作者的经验而定。原则上若肝内胆管均显著扩张，超声引导穿刺肝左外下支是常用选择之一。该支胆管最近腹壁，其走向大致与声束垂直，故显示清晰，易于识别，并且在该区做穿刺无肋骨限制，亦无损伤胸膜腔之虑，操作十分方便，然而，置管方向与穿刺针的方向几乎垂直是其缺点，并且从左外下支欲将引流管插至肝门附近，于门静脉左支矢状部还必须拐弯2次，有时引起插管不顺。当然，若胆管扩张显著，如＞1cm，并且操作技术熟练，则不难克服这些置管中的困难。于右侧肋间穿刺右肝管亦为常用方法，多在6～7肋间进针。该段肝管系右肝管近肝门段，较平直固定，超声多能清晰显示，而见门静脉位于其背侧，穿刺时不致被损伤。该段胆管与穿刺针之间的夹角很小，故一旦穿刺成功，置管一般较顺利，而且可以自然延伸至肝门甚至肝外胆管的病灶部位。其不足之处是进针点的选择受到肋间的限制，有时操作不方便。对于肝肿大的病人，若平静呼吸时于肋缘下能显示出右后下支与右前下支肝管时，亦可在肋缘下进针。

进针点选定以后，常规皮肤消毒铺单，换上灭菌穿刺探头，再次复核欲穿刺的胆管支以及皮肤的进针点，局部麻醉后，在皮肤进针点用小尖刀戳深达肌层的小口，将PTC穿刺针放戳孔内，调整探头，使穿刺引导线通过欲穿刺的胆管的穿刺点。让病人在平静呼吸状态下暂停呼吸，迅速将针刺入肝内，当针尖到达胆管壁时，可见其下凹，再稍用力推针常有突破感。此时，荧光屏上可见针尖在胆管内，拔出针芯往往可见胆汁流出，若无胆汁可接注射器抽吸，如仍无胆汁可上下稍稍移动穿刺针，见胆汁即停。再仔细识别针尖在管腔中的位置，若贴近后壁则稍往回拔针，使针尖位于前壁下。其后将针尖斜面转向肝门，并将针体压向体表，使成锐角，目的在于挑起胆管前壁，并减少导丝插入时针与胆管间的夹角，这技巧对左外下支尤为重要(图130)。

在助手协助下将导丝经穿刺针插入抵达梗阻部位后，则用右手固定导丝，左手拔出穿刺针，由助手将穿刺针自导丝拔除。再将大一号的扩张管穿过导丝推进皮肤戳孔，术者用左手固定扩张管尾部的导丝，右手继续前推扩张管经腹壁、肝实质直达胆管。稍停几秒钟，以待针道软组织的扩张，再固定导丝，拔除扩张管。同样，用上述操作方法将引流管自导丝插入胆管内。在引流管插入过程中抵抗力较大有3处，即腹直肌筋膜、肝表面和胆管壁，此时，导管有难以进入之感。要一边捻转导管一边顺势加力推进，每次仅推进一小段，一般都能顺利插入胆管。在胆管内推进时、如遇屈曲明显的部位，又可能受阻。此时，将导丝回拔1～2cm，再推进导管则有可能通过。在置管中，尽可能使引流管进入大胆管内，最好到达梗阻部位。此时，可拔出导丝，使胆汁引流通畅后将引流管缝扎固定于皮肤，此时完成了外引流，即引流管位于梗阻部位以上。若希望引流管进入十二指肠内起引流作用，则需将导丝向阻塞部位试插。有的病例导丝可以通过阻塞部位，则将有多个侧孔8F导管沿导丝插入病灶部位以下或是进入十二指肠，此即为内外引流。

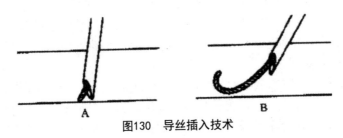

图130　导丝插入技术

A.导丝插入受阻；B.针退至前壁则导丝顺利插入

　　置管后，若引流管的位置不满意或引流不畅，则应注入造影剂，在X线透视下观察引流管与胆管的位置关系，必要时插入导丝再行调整。

　　术后卧床休息24h，每2小时观察血压和脉搏一次，注意引流胆汁中的血液量。检查有无腹膜刺激征。肌肉注射广谱抗生素和维生素K2～3天，每天记录胆汁引流量，引流量突然减少时或是外引流量低于100ml/24h，说明引流管有堵塞，应做造影了解导管通畅情况。

　　5.并发症：经皮经肝穿刺胆管引流术是一种具有一定创伤的操作，并且对于许多病人而言是危重情况下的抢救手术，因而存在严重并发症和死亡率。据Classen等统计的2471例中主要并发症的发生率为7.4%，主要为胆汁瘘、胆汁性腹膜炎、败血症、胆管出血、腹腔出血、后腹膜腔脓肿、膈下脓肿和肾功能衰竭。

　　正常人24h平均排出胆汁约600ml，其中含有高浓度电解质离子。若胆汁大量丢失会导致电解质平衡失调，影响食物消化吸收并危及正常生理代谢。所以应将收集的胆汁经鼻胃管再送入肠道，并根据血液生化检查结果，随时调整水盐输入量。

（刘海杰）

第九章 超声造影

第一节 超声造影理论基础

超声造影(Contrast enhanced ultrasound, CEUS)又称声学造影，是在常规超声检查基础上，通过静脉注射超声造影剂，利用造影剂量后散射回声增强来增强人体的血流信号，实时动态地观察组织微血管灌注信息，提高了人体组织低速血流以及微小血管显示的敏感性，明显提高超声诊断的分辨力、敏感性和特异性以及病变的检出率，并对病变的良恶性进行鉴别，是目前最先进的超声成像技术，被誉为无创性微循环血管造影。

CEUS的灌注成像过程类似CT增强，所不同的是所采用的是高分子量的惰性气体微泡造影剂，一次剂量仅2.5ml左右，安全性高，罕见副反应。CEUS目前已广泛应用于临床多个领域，如消化系统、泌尿系统、血管系统、妇科、浅表器官等等。

1. CEUS的原理：超声造影剂(UCA)能通过改变声衰减、声速和增强后散射等，来改变声波与组织间的基本作用(吸收、反射和折射)，使受检部位区域回声信号增强。由于正常肝组织与病灶对造影剂量取的不同，对比分辨就非常明显。既能增强血流信号，提高信噪比，也能增强组织的灰阶显像。另外，造影剂的密度、浓度、血液流速、颗粒体积及声波发射频率等均可影响造影效果。微泡成像造影剂经外周静脉注射后进入全身血液循环，增强了病灶的回声和血流信号。造影剂微泡在超声声场中的活动特征与微气泡大小、微泡外壳和包裹气体密切相关，更主要是与入射声波超声功率有关，当超声功率较小，微气泡表现为线性振动，使常规灰阶超声和CDFI超声的回声信号增强；随着超声功率的加大，微气泡出现非线性振动现象，释放出多种谐频成分，二次谐波成像能提高信噪比，能发现微小血管内微泡的存在，并判断微循环血流变化；当超声功率达到某一临界点时，微气泡局部受到的压力大于它本身可承受的压力，触发微气泡破裂，产生丰富谐频信号，显示出该病灶区血管容量的信息。

2. CEUS的临床应用特点

与2D及CDFI相比，CEUS能提供更丰富、更明确的诊断信息，其临床应用特点如下：

1)实时动态灌注显像，避免时间取样误差和呼吸影响。

2)空间分辨力高，可探测到更多病灶，提高微小病灶(尤其是<1cm的肿瘤)的显示率，最小显示病灶只为0.3cm。

3)操作简便，可重复性好。对于原发性肝癌TACE术后，CEUS因不受碘油浓度的干扰，敏感性更佳。

4)真正的纯血池造影，显示组织微循环灌注信息，是目前能够实时显示组织微循环血流的最佳、最灵敏的影像学技术。

5)使用剂量小，无须皮试，无X线辐射和肝肾毒性，安全可靠。CEUS特别适用于肝、肾功能不全者以及肝肾器官移植或急性胰腺炎患者等。

3. CEUS的临床应用范围

1)肝、胆、胰、脾、肾、甲状腺、乳腺等肿瘤的定性诊断。

2)肝硬化结节定期进行CEUS排除恶变。

3)手术疗效评估：CEUS能在肿瘤手术或介入治疗前对病灶进行定位、分期，治疗中及治疗后可进行疗效监测(如肿瘤是否完全坏死)以及预后评估(如是否还有残留肿瘤组织或复发)。

4)肝、肾等器官移植动态监测：评价术前受体血供，术中血管吻合情况，术后早期发现血管并发症，早期判断移植器官微循环灌注异常及排斥反应。

5)动态监测肿瘤生物、化学、放射治疗的疗效(CEUS为功能和结构显像，优于单纯的解剖成像)。

6)观察动脉粥样斑块的形态学改变，鉴别诊断其性质，准确判断狭窄程度，有助于预测缺血性脑血管疾病的发生，降低发病风险及监测治疗效果。

7)四肢血管方面可准确诊断血管狭窄、栓塞以及血管畸形等病变，另外能快速简便地对血管溶栓治疗后进行动态监测，实时动态监测溶栓治疗的效果，及时调整治疗方案。

4. CEUS的适应证

1)腹腔实质性脏器、小器官(甲状腺、乳腺)以及腹膜后的肿瘤定性诊断以及早期发现。如对肝脏良恶性病变的鉴别诊断价值已得到肯定，肝脏肿瘤术前检查可以判断卫星病灶的数目、位置，避免"抓大放小"，提高治疗效果。

2)外伤性疾病的明确诊断，腹部闭合性创伤怀疑肝脾非完全性破裂时行CEUS可通过观察肝脾实质内是否有造影剂异常灌注、聚集进行判断。

3)血管狭窄、闭塞或血管畸形的明确诊断，以及栓子的良恶性判断。

4)引导和监测肝脏等实质脏器的微创介入治疗，有助于选择合适的介入治疗窗，避免直接穿刺损伤肝包膜下肿瘤而造成难以控制的出血；肾脏囊肿介入治疗前行CEUS检查可疑明确判断囊性暗区与集合系二者之间的关系，并在第一时间进行疗效评估，比如肝癌射频消融术后实时判断有无残留存活区。

5)缺血性心脏病的诊断和疗效评估。

5. CEUS的禁忌证：目前尚无绝对禁忌证。

1)过敏体质或严重心肺功能障碍者慎用。

2)妊娠期、哺乳期妇女不建议使用。

3)在进行体外冲击波治疗前24小时应避免使用造影剂。

6. CEUS的局限性：当2D显示不清时，如病灶位置较深，声束衰减或病灶被肺气或肠气干扰，CEUS的效果会大打折扣，显示困难。

1)造影剂在进行超声检查中，如果由于肠气或胸廓干扰，采用传统超声检查图像效果不佳，那么造影剂增强的效果也同样不佳，甚至没有效果。

2)心肌造影显像目前仍处于临床研究阶段，由于运动伪差、心肌灌注气泡意外的破坏、心肌组织产生的谐波是导致效果不理想主要的原因。另外，目前心肌造影剂中气泡的稳定性仍需要提高。

7. CEUS的安全性：UCA是一类经静脉注射的药剂，它可形成显著的对比增强的超声成像效果，使组织的微循环灌注得到清晰地显示。目前国内允许投入临床应用的超声造影剂是由意大利博莱科公司生产的新一代超声造影剂——声诺维(Sonovue)，其主要成分为大分子低溶解度无毒惰性气体六氟化硫(SF6)，由人体生物相容的磷脂包裹形成微泡。微泡的直径为2～8μm，与红细胞大小相当，故又称为"血池造影剂"。此造影剂非常安全，无需皮试，且无肾毒性和心脏毒性，不良反应率极低。主要通过呼吸道排出，相关研究显示，其在注入人体约15分钟后即可通过呼吸排除完毕。

一般认为，UCA的安全性较高，副作用发生率很低，约万分之一。

8. CEUS的有效性

1)肿瘤定性诊断：肿瘤血流灌注的差异是良恶性肿瘤临床鉴别诊断的一个极其重要的生物学特征。CEUS能清晰显示肿瘤的微循环血流灌注特性，因此能对肿瘤良恶性做出明确的定性诊断。并可用于肿瘤介入治疗后残余活性部分的判断以及外科治疗后的随访。

2)微小病灶的发现：由于达到了对肿瘤微循环显影的水平，CEUS能清晰显示微小肿瘤或其他微小占位。大量研究表明其显示率甚至优于增强CT，这对早期发现癌瘤有特别重要的临床意义，尤其是肝硬化或者有恶性肿瘤病史的患者。

3)外周血管病变的诊断：CEUS能清晰显示血管狭窄、闭塞以及血管畸形等病变。

4)外伤的快速诊断：由于CEUS能清晰显示微循环的灌注，因此对于外伤引起的创伤性出血，能清晰显示出出血部位和范围。基于同样原理，CEUS亦能对手术后脏器切口处的愈合情况进行监测。

5)心脏功能的准确评估：因造影剂能增强整个心腔的显影，故此心内膜边缘会描绘得更加清晰，这些正是评价左心功能以及室壁节段运动功能的重要前提，同时造影剂也可以进入冠状动脉微循环。

9. CEUS的检查方法：以下简述CEUS的步骤(配有低机械指数CPS成像技术，造影剂声诺维，以进行肝脏造影为例)：

1)医生向病人先解释CEUS过程，签署知情同意书。

2)检查之前首先进行常规超声，彩色多普勒超声的检查。

3)将5～10ml生理盐水溶入造影剂瓶中，配成造影剂溶液(此溶液在6小时以内是稳定的，国内有的医院为了节省成本会将一瓶溶液分为两个患者使用)。

4)将造影剂团注入肘正中静脉。可以重复给药，应在给药参与效应消失后至少5分钟后，而且两次给药间隔至少为15分钟。

5)将超声诊断仪设置在造影专用的模式下，调整机械指数小于0.05～0.2(也有要求小于0.3)。对造影过程全程录像，了解病变血流灌注情况。

10. 应用前景分析：近几年来，超声造影剂在临床超声诊断中的应用中取得了突破性的进展。CEUS在脏器(肝、肾、子宫、乳腺等)的临床应用中，已证实在肿瘤的检出和定性诊断中有着重要的意义。研究表明，在肝肿瘤数量的诊断方面，声学造影优于常规超声和Spiral CT。尤其在检测1cm以下的亚厘米病灶方面，声学造影的诊断能力可优于或至少与Spiral CT具有同样的敏感性。与CT和MRI相比，声学造影拥有更多的优越性，如安全性好、无过敏反应，实时性，检查费用相对较低，将来的超声造影剂将能携带治疗药物和基因进行治疗，等等。

下述章节在临床应用较成熟的脏器作CEUS简单介绍，其余脏器可供参考，更多的经验则希望大家共同探讨研究。

<h1 style="text-align:center">第二节　超声造影的临床应用</h1>

一、肝脏超声造影

【适应证】

1. 肝脏局灶性病变的定性诊断

(1)常规超声或偶然体检时发现的病变，可追踪确诊，减少活检；

(2)慢性肝炎、肝硬化，常规超声筛选时发现的病变，排除HCC；

(3)有恶性肿瘤病史，定期随访中发现的病变，排除MIC；

(4)肝内脉管(门脉、下腔、胆管)内的栓塞物的定性；

(5)复杂性囊肿或囊实性病变是否含组织的判定；

2. 可疑病变，可CEUS下引导穿刺活检。

3. 肝癌肝动脉栓塞化疗等疗效评价。

4. 肝血管瘤的血供类型判定及实施栓塞治疗的效果评估。

5. 肝外伤(包括腹部及其他实行器官)的损伤范围及有否活动性出血及其出血部位。

6. 肝脏肿瘤消融治疗

(1)治疗前明确性质、大小、位置、数目、血供。

(2)治疗中定位，尤其是复发区和残留区的靶向穿刺。

(3)治疗后确定是否补充治疗。

(4)随访局部治疗效果。

7. 移植肝的全面评估。

【造影表现及鉴别】

1. 常见恶性局灶性结节的增强表现

时相　　　种类	动脉相(0~30s)	门脉相(31~120s)	延迟相(121~360»)
HCC	整体高增强见无增强区	等/低增强	等/低增强
少血管型MLC	环状增强/整体高增强见无增强区	低/无增强	低无尤增强
多血管型MLC	整体高增强	低增强	低/无增强
囊性MLC	部分结节样/环状增强	低增强	低增强
ICC	环状增强	低/无增强	低/无增强

2. 常见良性局灶性结节的增强表现

时相　　　种类	动脉相(0~30s)	门脉相(31~120s)	延迟相(121~360s)
血管瘤	周边结节样增强，中央无增强；向心性整体增强，环状增强	部分/整体向心性填充	整体增强见无增强
FNH	整体高增强，见轮辐样动脉离心性填充	高增强，中央疤痕呈低增强	中央疤痕呈低增强
肝腺病	均匀高增强	持续高/等增强	高/等/低增强
肝硬化结节	同步，等增强	等增强	等增强
肝局灶性脂肪变或缺损	同步，等增强	等增强	等增强
肝脓肿	环状增强，中央无增强；内部分隔增强	同前	同前
炎性局灶性病变	高/等增强/不规则环状增强	低增强	低增强
肝囊肿	无增强	无增强	无增强

3. 肝癌介入术后(见图131，图132，图133)及肝内血管或胆管栓子的增强表现

　　1)癌栓：动脉期高增强，门脉期或延迟期增强消退。

　　2)血栓：三期无增强。

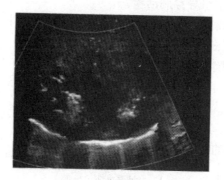

图131　肝癌介入术后

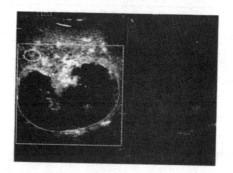

图132　同一肝癌介入术后CEUS动脉相

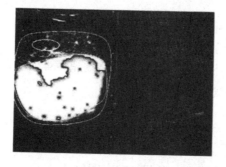

图133　同一肝癌介入术后微血管灌注

二、胰腺超声造影

【适应证】

1. 胰腺局灶性病变的定性诊断

(1)常规超声或偶然体检时发现的病变。

(2)其他影像学发现的病变。

(3)有恶性肿瘤病史，定期随访中发现的病变。

(4)慢性胰腺炎胰腺不规则肿大。

2.可疑病变，可CEUS下引导穿刺活检。

3.临床疑似胰腺肿瘤或实验室相关肿瘤标记物升高，影像检查未能明确诊断的病例。

4.不明原因的胰管扩张。

5.闭合性腹部外伤疑胰腺损伤者。

6.胰腺癌局部化疗、局部放疗、消融治疗等疗效评价。

7.移植胰腺的全面评估。

【造影表现及鉴别】

常见胰腺局灶性病变的CEUS表现：

种类　　　时相	增强早期(0~30s)	增强晚期(31~120s)
导管腺癌	晚于胰腺实质，不均匀低增强	不均匀低增强
神经内分泌瘤	早于/同步胰腺实质，高增强	低/等增强
局限性胰腺炎	同步，等/低增强	等/低增强
浆液性囊腺瘤	多个无增强区，囊壁及分隔均匀增强	同前
实性假乳头状瘤	不均匀等/低增强，可见无增强区	同前
黏液性囊腺瘤	等/高增强	等增强
黏液性囊腺癌	等/高增强	低增强
导管内乳头状黏液性肿瘤	显著扩张的胰管内增强的乳头状结节	
胰腺囊肿/假性囊肿	囊壁、囊内间隔、实性部分均无增强	

三、乳腺超声造影

【适应证】

1.乳腺病变的定性诊断

(1)常规超声良性、恶性鉴别困难的病例。

(2)触诊或其他影像学检查发现异常，而常规超声难以确定是否为病灶。

2.乳腺癌术后复发与瘢痕鉴别。

3.引导乳腺肿瘤活检。

4.乳腺癌非手术治疗的疗效评估。

【造影表现及鉴别】

乳腺良恶性结节鉴别的CEUS表现(图134~图143)：

CEUS特征　　　性质	良性	恶性	术后瘢痕
增强水平	早期均匀高增强	早期均匀高增强	无增强
增强方向	离心性	向心性	
造影前后范围变化	不改变	明显增大	
时间—强度曲线	慢上快下	快上慢下	
微血管显像特征	树枝状	蟹足状	

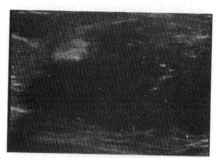

图134　乳腺癌

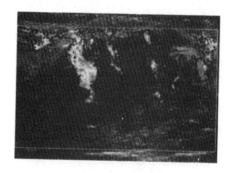

图135　同一乳腺癌CDFI

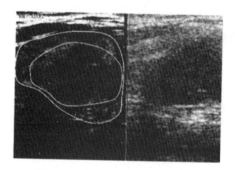

图136　同一乳腺癌CEUS早期

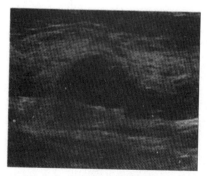

图137　乳腺病并纤维瘤形成

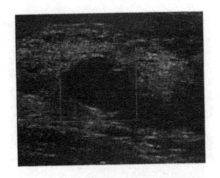

图138　同一乳腺病并纤维瘤形成CDFI

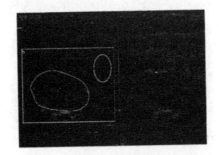

图139　同一乳腺病并纤维瘤形成CEUS早期

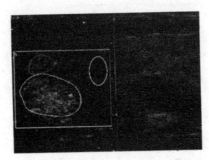

图140　同一乳腺病并纤维瘤形成CEUS晚期

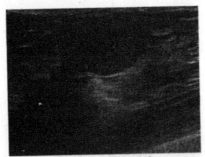

图141　乳腺纤维瘤

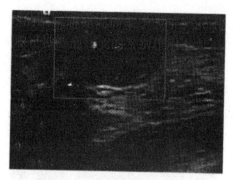

图142　同一乳腺纤维瘤CDFI

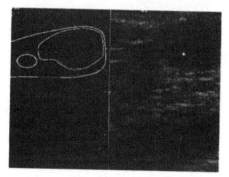

图143　同一乳腺纤维瘤CEUS早期

四、甲状腺超声造影

【适应证】

1. 甲状腺可疑病灶。

2. 甲状腺病变的定性诊断。

3. 超声引导下穿刺活检。

4. 判断颈部淋巴结性质。

【造影表现及鉴别】

甲状腺良恶性结节鉴别的CEUS表现（见图144～图152）：

CEUS特征 性质	良性	恶性
增强水平	周边环状增强，中央均匀/不均匀高增强	不均匀高增强
造影前后范围变化	不改变	可增大
时间—强度曲线	快上慢下	快上快下
微血管显像特征	周边增强	无增强

目前，甲状腺结节CEUS的临床研究尚局限于大于0.8cm以上的病灶，更需要注意的是，对甲状腺滤泡癌与甲状腺良性滤泡病变的鉴别作用不大。

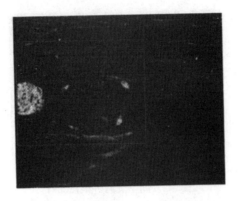

图144　甲状腺滤泡性腺瘤CDFI

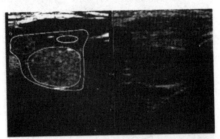

图145　同一甲状腺滤泡性腺瘤CEUS早期

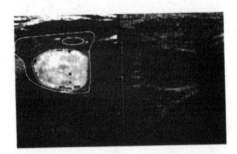

图146　同一甲状腺滤泡性腺瘤微血管灌注

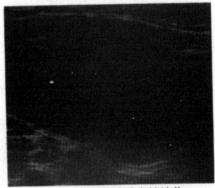

图147　桥本甲状腺炎性结节

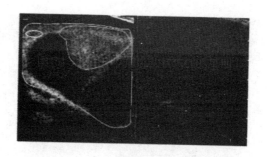

图148　同一桥本甲状腺炎性结节CEUS早期

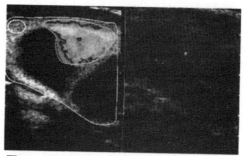

图149　同一桥本甲状腺炎性结节微血管灌注

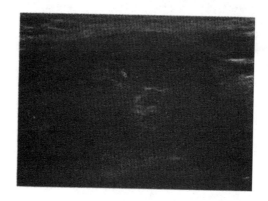

图150　甲状腺乳头状癌

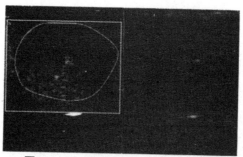

图151　同一甲状腺乳头状癌CEUS早期

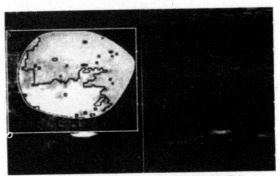

图152　同一甲状腺乳头状癌微血管灌注

（林琳）

第十章 超声介入技术

第一节 超声引导穿刺的技术原则

一、超声仪和穿刺探头的调试

（一）超声仪器的调整

在做超声引导穿刺术之前，对使用的超声仪进行校正是必要的。首先确认选用B型扫描方式。总增益的调节以肝脏作为参考，使肝实质呈现中低水平回声、血管内呈现无回声为宜。通过近场抑制和平场增益的调节使声像图上纵深的回声强度均匀一致。有些超声仪具有分段聚焦调节，则应根据病变距皮表的深度做适当选择。多数情况穿刺深度都在8米以内，故一般选用第1、2两段聚焦即可。最后，将穿刺引导线在荧屏上显示出来。

（二）穿刺探头的调试

用仿体或水槽进行穿刺实验能够证实该探头引导穿刺是否准确，并且可以作为新手训练穿刺的模型。由于仿体价格昂贵，目前在我国多应用水槽作实验亦可获得同样效果。具体方法是将一个小水桶盛满水，有条件者最好在水底放一块吸声材料板。再将一直径约8mm的小橡皮盖于其上，作为穿刺目标，距探头表面深约6cm即可（图153）。操作者手持探头在水面扫查同时眼观荧光屏。发现目标后(小橡皮盖呈强回声团)，移动探头位置，使荧屏上的穿刺引导线穿过目标中心，然后在小幅度来回侧动探头，当橡皮盖显示最清晰时，固定探头不动，迅速将穿刺针沿引导器刺入水中的目标。此时注意观察：

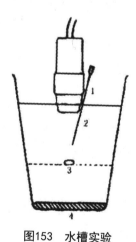

图153　水槽实验

1.穿刺针；2.水；3.靶目标；4.吸声材料

1.针尖是否清晰。纯净的水显示为无回声，其内的针尖呈现为强回声点。实际上是2条短杆状强回声，通常很清晰，如若不显示或显示不清晰一般是针尖偏离了探头的声束轴线平面，或不在其聚焦场内。此时，将针或探头作适当调整即能清晰显示。

2. 针尖是否正好沿着穿刺引导线推进。目前市售的实时超声仪大多配有穿刺探头。仪器内备有相应的电子引导线。在水槽实验时，应看见针尖强回声点正好沿荧屏上的穿刺引导线推进。如若针尖每次偏离引导线一个固定的角度，则说明导向器安装不妥或角度选择不当。若每次偏离的角度和方向均有不同，说明进针时有松动需调紧导向器。有的超声仪无穿刺引导线，则把穿刺探头的导向器安装固定以后，用水槽实验在覆盖于超声仪荧屏上的一张透明塑料腹膜上记下针尖移动的路径，可用作以后穿刺时的引导线。

3. 穿刺操作者仅观察荧屏，刺中目标后停针不动。助手观察针尖在水中的穿刺过程以及是否刺中目标。以刺中小橡皮盖为成功，证实该引导系统准确可靠。

二、穿刺针的显示及穿刺途径的选择

(一)穿刺针的显示

在超声引导穿刺时，穿刺针几乎与声束平行，一般夹角80～150左右。故探头几乎接受不到穿刺针的反射回声。在实际穿刺时，针尖通常显示为强回声点，针杆一般难以显示，或显示出一段来。关于针尖显示的基本声学原理尚不很清楚。目前认为是探头传导声束的声能量使针尖共振。这种共振的能量从针尖向各方向发散，一部分为探头接受，显示为强回声点。穿刺针显示的回声强度取决于综合性因素：探头频率与针的直径之间的共振关系，针与声束间的夹角关系，针表面和针腔内的平滑程度，以及与周围介质的声阻差等关系。为了使穿刺针显示得更清楚，可采用以下方法：

1. 尽可能加大穿刺针与声束之间夹角。

2. 把穿刺针表面打粗糙或是刻痕。可用50～100号的砂纸打磨，或用机器作任意刻痕深约0.1mm。这种针虽然增强了回声显示效果，但是粗糙的表面会增加对软组织的损伤。

3. 将穿刺针的内面或针芯打磨粗糙或刻痕，同样能达到增强共振的效果，又不增加对软组织的损伤。日前，已有不少厂家采用这种方法。

4. 在穿刺到位时将针芯拔出，注入含气泡的水于针腔内；或是将针芯上下提插移动。

5. 近年来，设计了一种专为超声显像用的穿刺针。这种针的表面有一种薄层聚四氟乙烯。这层膜具有许多"波纹"，形成无数小的声学介面。因而在超声引导下穿刺时很容易看见整个针的轮廓，并且这种针不会造成更大的软组织创伤，然而其造价昂贵。

需强调指出，针尖的强回声点在液性暗区中不难识别。但是在实性强回声病变中有时不易识别。须来回提插穿刺针或是其针芯，借助于同步移动的强回声点及其周围软组织的牵动才可鉴别。同时，还可借助于彩色多普勒超声来帮助显示被提插的针芯及组织牵动部位，以便确认针尖部位。

(二)穿刺途径的选择

选择恰当的穿刺途径，能够缩短穿刺距离，提高命中率，降低并发症，故值得在穿刺之前认真研。

(1)选择最短途径：选择自皮表至病变的最短途径做穿刺，可使穿刺成功率大为提高，操作较为容易，并减小对周围组织的损伤。腹部肿块WW来源和大小位置差异很大。有的近前腹壁，有的近正中，有的位于侧腹部，一般都能够从不同方向获得其断足图像。虽然自腹前壁做穿刺见常规入路，似是如发现肿块较深时，则应当在侧卧位以及俯卧位再作扫查，有可能发现更佳入路。如(图154)病例仰卧位自股前壁进针深达7cm，改侧卧位进针仅3cm可达肿块。

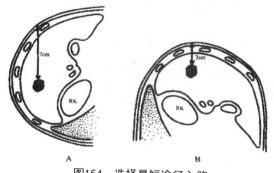

图154 选择最短途径入路

A. 仰卧位；B. 左侧卧位

又如在肋缘下对肝脏向上做斜断层，发现肿块位置很深时，试着左侧位做肋间断层，距离可能大为缩短。为了使穿刺时操作方便，并尽可能使穿刺垂直皮肤进针，在穿刺前应将体表进针点调至最高体位，并且垫置稳当。

(2)上腹部穿刺与胸膜腔的关系：上腹部以及肋间穿刺时要注意避免损伤肺或胸膜腔。实时超声仪能够准确地显示肺底及其在呼吸时的上下移动，但是难以显示胸膜腔的下缘及胸膜窦。肺底至胸膜腔下缘的距离，个体差异较大。据统计在深吸气时，其距离为2.3cm(图155)。

对于近膈面的脓肿，最好在肋缘下进针向上(头方向)做穿刺；或是在肺底强回声带以下3cm处进针，一般可避免污染胸膜腔。位于膈顶部的脓肿，经皮穿刺时则难以避免穿过脑膜腔。故在脓肿穿刺前，须抽胸水并注入抗生素以防胸膜腔感染。

(3)胆囊穿刺：对胆囊穿刺有可能引起胆汁外漏并发胆汁性腹膜炎。非必要时，禁忌胆囊穿刺；因病情需要对胆囊做穿刺时，宜选择经过肝脏胆囊床的入路(图156)，以减少胆汁漏的发生率。

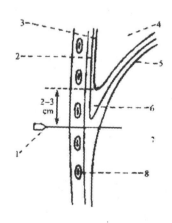

图155 上腹部肋间穿刺与脑膜的关系

1.穿刺针；2.壁层胸膜；3.脏层胸膜；4.肺；5.横膈；6.肋膈窦；7.腹腔；8.肋骨弓

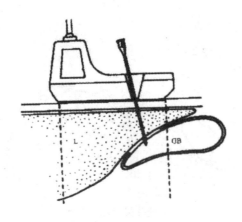

图156　经肝脏胆囊床穿刺胆囊

L.肝；GB.胆囊

　　(4)腹部穿刺与消化道：消化道含有污染物，尤其是大肠含菌量较多。另外消化道充满整个腹腔，由于肠腔含气，干扰较重，超声显示其轮廓多不清楚，因此，腹部穿刺时是否损伤胃肠道而污染腹膜腔是有疑虑的。

　　实际上，腹部穿刺与消化道的关系可大致分三类情况：第一类穿刺的脏器紧邻腹前壁，并且位置较固定，如肝脏、胆囊及肝脏等。在超声引导下做穿刺时，能够准确地选择直接经腹壁的入路，一般不致误伤消化道。第二类是胃肠道本身的肿瘤或病变。已有国内外的报道证明，仅用细针穿刺胃肠道作活检是安全的，不会引起局部感染或腹膜炎等并发症。第三类是腹膜后病变，其中有两种情况：①对胰腺病变穿刺难免要穿过胃或肠，临床实践证明若无梗阻及淤血、肿胀状态仍然是安全的。②如对肾、肾上腺或腹膜后脓肿等穿刺，原则上宜采用侧卧位或俯卧位，经侧腹壁或后腹壁进针，避免穿刺针进入腹膜腔，以防损伤消化道。

　　(5)腹膜后穿刺途径的选择：腹膜后病变的穿刺途径原则上有两种：一种经腹膜腔，另一种则避开腹膜腔。

　　经腹腔途径：多数腹膜后肿块，尤其突向腹膜者，于仰卧位自腹前壁经腹膜腔穿刺并无困难，系常规途径之一。近中线的腹膜后肿块，因受脊柱及厚实的腰大肌影响，腹后壁入路往往较困难，故需由腹前壁穿刺。穿刺针贯穿腹腔时，有可能穿过胃、肠及膀胱等脏器。甚至对某些肾上腺或肾上腺肿块的穿刺有时必须经过肝脏和脾脏。腹腔前壁加压，尽可能排移掉肿块与腹前壁间的消化管道，这样有助于缩短穿刺距离，并减少对腹内脏器的损伤。

　　非腹膜腔途径：侧卧位从侧面或腰部进针；或是俯卧位从背部进针、均可避开腹膜腔达到穿刺腹膜后病变的目的。主要用于：

　　①自腹前壁断层时病变显示不清，或是穿刺途径无法避开重要脏器或大血管，或是显示距离较远者。

　　②腹膜后各种脓肿的穿刺或置管引流，要求避免污染腹膜腔者。

三、影响穿刺准确性的因素

超声引导穿刺的精确性会受到超声仪分辨力和声束厚度等客观性及其他主观性的影响，由于仪器分辨力和声束厚度等客观性影响，误差一般较小，仅为一至数毫米范围，因而当穿刺目标较大时，其影响不明显，然而，当目标较小或要求做精确穿刺时，其影响不可忽视，否则可能导致穿刺失败。

（一）超声仪的分辨力

纵向分辨力是在声束传导的轴线上能够分辨内点之间的最小纵深距离。以最常用的3.5MHz探头为例，纵向分辨力的理论值与波长（λ）相关。

式中　　λ——波长

c ——声速

f ——频率

实际的分辨力由于受多种因素的影响，一般是λ的3～4倍。故3.5MHz探头的纵向分辨力约1.3～1.75mm，取近似值大约为1～2mm，例如，在超声引导对胆管穿刺时，针尖在纵深所显示的位置可能与实际位置有1～2mm的误差。

横向分辨力与探头的宽度有关，更确切地说是与声束宽度有关。目前的聚焦探头，对于单探头，其声束宽度一般不超过2mm，对于线阵探头则不超过4mm。总之，都有一定的声束宽度。当针尖和病灶接近而并非于声束宽度内时，声像图上则呈现针尖位于病灶内的假象。

（二）声束厚度效应（容积效应）

超声断层所显示的图像是一定厚度层面内信息的叠加图像。其厚度可以粗略估计如下。如圆形探头大致与其直径相等；线阵探头大致与其短轴相等。严格讲是与声束的厚度相等。聚焦探头因在不同的深度声束厚度不同，故其层面厚度亦不同。这种声束厚度效应，有可能在穿刺中把垂直于画面方向上接近肿块或管道的针尖，呈现为位于肿块内或管道内的假象（图157），因而导致穿刺失败。

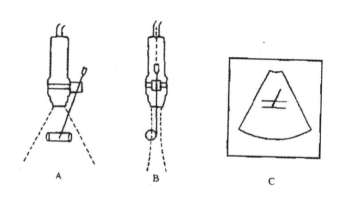

图157　声束厚度效应

A.正位图；B.侧位图；针尖贴近管壁；C.声像图显示针尖位于管腔内的伪像

（三）导向器或引导针的配置不当

应当遵照说明书正确将导向器安装于穿刺探头上；针槽板或导槽、引导针与穿刺针的型号应当匹配。任何装置不当或是有松动均会造成穿刺中发生偏差。术前的水槽穿刺实验能够校正这类误差。

（四）呼吸造成的移动

随着呼吸腹部脏器有不同程度的移动。在平静呼吸时，肝脏平均上下移动2～3cm，脾脏1～3cm，肾脏约2cm。深呼吸时则移动度更大，肝脾可达6～7cm；以往认为胰腺是腹膜后较固定的器官，近年来，实时超声仪的观察证明，随着呼吸亦有移动，在深呼吸时上下平均有2cm的移动范围。为了减小或限制这种移动对穿刺的影响，一般应禁止病人做深呼吸。在准备进针时要求病人平静呼吸，然后嘱病人屏住气不动、并迅速进针。病人呼吸的控制和操作者穿刺动作的配合协调对于穿刺小的肿块尤为重要。必要时应在穿刺前对病人做控制呼吸的训练。完全无法控制呼吸的病人则属相对禁忌。此外，穿刺皮肤或腹膜时，痒痛刺激可能使病人反射性地突然喘气。故使用局部麻醉是必要的。有咳嗽的患者应手术前用镇咳药。

（五）穿刺造成的移动

当穿刺针接触到靶器官时，该器官多少会向对侧移位，因而其内的病变可能偏离穿刺路线。尤其是某些脏器在腹腔内的位置不太固定并质地坚韧，或是肿块较硬并且穿刺针粗钝、进针速度较慢时，则发生偏离更为明显。锋利的穿刺细针和熟练的操作技术可以减小这一影响。

（六）针尖形状的非对称性

针尖形状的非对称性，会在穿刺过程中产生偏离穿刺方向的分力而引起针的偏移（图158）。针尖面斜角越大、穿刺距离越远，组织越硬则针的偏移就越大。受力对称的针尖如圆锥形针尖则穿刺中力是平衡的，无偏离作用。若针尖形态不对称，采用边旋转边进针的方式可以减少这种偏移作用。

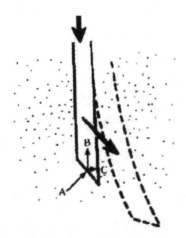

图158　斜面针进针时间背侧偏

针尖斜面阻力A分解为对抗进针的力B

以及使针偏移的力C

(七)组织的阻力过大或是阻力不均衡

细长针具有弹性，十分安全，是其优点。然而当遇到阻力很大的组织，如某些厚实的皮肤、筋膜以及纤维结缔组织、硬化的管道等，细长针则可能发生弯曲变形，因而偏离穿刺方向。此外，在软硬不均的组织中，因受力不均衡，穿刺针也会发生变形和偏移。为了避免细长针穿刺皮肤和腹壁筋膜时发生弯曲，先用粗的引导针穿刺皮肤和腹壁筋膜，再将细活检针通过引导针进针则能保证细针的穿刺方向。此外，力求垂直进针，亦可减少这一偏差。

总之，由于超声仪在空间二维方向上分辨力的限制，即使靶目标和针尖都显示并针尖显示于靶目标内，但实际上有可能偏离数毫米。为了减小这种误差，使穿刺更为精确，操作中要力求使探头声束轴线通过被穿刺目标的轴心。具体方法是，扫查发现目标后再在小范围内移动和侧动探头，以寻找能显示目标的最大断面、最强回声和最清晰结构的位置与角度。然后，将探头在该点做小幅度的侧动，如图159所示。探头光向上倾斜，直至目标不显示再向下倾斜，直至目标不显示为止，反复3～4次，体会A与B之间的夹角θ，进而做若干次微调，最后使探头固定于1/20角度进行穿刺。该该过程应在10余秒之内熟练地完成，否则病人因屏不住气而使目标移动。该瞄准过程若不满意则应从头重做，不能勉强进针。"瞄不准则不进针"应成为超声引导穿刺的基本原则。

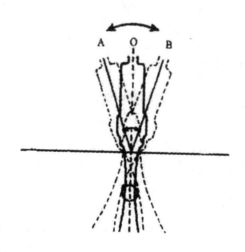

图159　侧动探头法

第二节　超声引导穿刺细胞学检查和组织活检

超声引导下经皮穿刺活检，目前已发展成为临床确诊的重要技术之一，广泛应用于胸腹腔等脏器的病变。在早期主要应用21～23G细针做抽吸细胞学检查以鉴别病变的良恶性。近年来，较大口径针的应用(16～19G)和前端切割缘的改进以及活检小标本处理技术的提高，促进了组织活检技术的临床应用，使之不仅能鉴别肿瘤的良恶性，并且能做出确切的病理组织学类型诊断，准确率达90%以上。

一、超声引导细针穿刺细胞学检查

自20世纪70年代以来，超声引导细针穿刺细胞学检查已广泛应用于临床。该技术确诊率高，并发症少，已成为对良、恶性肿块鉴别诊断的重要方法。

(一)适应证：临床各种影像检查疑有占位性病变经超声显像证实者，原则上均可施行。通常用于对肝脏、胆系、胰腺、肾脏、腹膜后肿瘤以及胸壁和肺的外周型肿瘤良、恶性的鉴别诊断。对贲门、胃肠等肿瘤亦适用。本检查也适用于对囊肿或脓肿的进一步确诊。

(二)禁忌证：有明显出血倾向、大量腹水、动脉瘤、嗜铬细胞瘤和位于肝脏表面的肝海绵状血管瘤，胰腺炎发作期应避免穿刺。

(三)器具和术前准备

(1)超声仪和穿刺探头：宜选用高分辨力实时彩色多普勒超声仪，穿刺探头种类较多，一般可用扇扫、凸阵或线阵穿刺探头。

(2)穿刺针和引导针：超声引导穿刺细胞学检查原则上采用细针(Ghi-ha)，可选用20～23G，带针芯细针长15cm、18cm和20cm。引导针可选用18G，长7cm的针。该针只穿刺腹壁不进腹腔，主要作用是保证细针不偏移方向，并且可以减少沿针道的污染。

(3)术前准备

a.可疑有出血倾向的病人术前查血小板记数和出凝血时间。必要时查凝血酶原时间及活动度。

b.禁食8～12h。

c.向病人说明穿刺步骤，解除紧张情绪。

d.术前常规鉴字。

(四)技术和方法

一般取仰卧位或根据穿刺部位取侧卧位或俯卧位，原则上需将拟穿刺进针局部皮肤处置于最高点，常规超声扫查识别病变部位，确定穿刺点，穿刺区域皮肤常规消毒，铺盖灭菌巾，探头消毒或套无菌套安装穿刺支架及导槽，再次确定穿刺目标和皮肤进针点，测量皮肤至穿刺取样点的距离，局麻后，当屏幕上目标最清晰时，固定探头角度，把引导针沿探头引导槽刺入腹壁但不进入腹腔。然后将穿刺针从引导针内刺入、同时在荧光屏上监视穿刺针前进，直至进入病灶或肿块内的预定穿刺点。拔出针芯，接10ml针筒抽吸，在保持负压状态下，针尖在病灶内小幅度前后移动3～4次，解除负压后拔针。迅速将抽吸物推置于玻片上，立即用1：1的酒精乙醚或95%的酒精固定，涂片染色后，显微镜观察。为了降低取样的假阴性率，应对病灶的不同部位穿刺取样3～4次。

(五)注意事项和并发症

1.注意事项

(1)穿刺时嘱病人屏气不动，尤须注意避免咳嗽和急剧的呼吸动作。

(2)当针尖显示不清时，可稍调整探头角度，即能显示。此外，可根据测量的深度进针，针进入肿物后有阻力感和韧性感即可抽吸。

(3)对肝脏肿块穿刺首先通过1cm以上正常肝组织；对胰腺和肾脏肿块穿刺时要求直接进入肿块，对其周围组织损伤越少越好。

(4)发现肿块中心坏死严重时应再在周边取样。

2. 并发症：早期的穿刺活检使用粗针（12～18G），严重并发症的发生率较高。20世纪70年代以来，超声引导下的细针穿刺已为大量临床实践证明是一种并发症很少的安全活检方法。

（六）临床意义

超声引导针吸细胞学检查对于恶性肿瘤的确诊已被公认，其敏感性达到90％，特异性接近100％。即一般无假阳性。因而对于良、恶性肿瘤的鉴别诊断是一种简便、安全、有效的方法。尤其在临床诊断的早期应用，可以极大地缩短确诊时间。其不足之处是：对恶性肿瘤，除少数几种外，难以做出确切的组织学分类；对良性病变难以提示其组织病理诊断。

二、超声引导穿刺组织学活检

1981年Isler等首先报道改进针尖和穿刺技术用细针可以获得组织学标本，开拓了细针组织活检在临床的应用，将细针穿刺由细胞学诊断推进到组织学诊断的高度。近年来，由于穿刺活检针及活检技术的不断改进，普遍认为用18G针（外径1.2mm）做经皮穿刺活检仍然是安全的，特别是弹射式自动活检枪的应用，使得操作更为简便，所取标本质量更好，已在临床普及应用。

（一）适应证

原则上凡超声显像发现的病变须明确组织病理诊断者皆为适应证。

1. 疑早期肿瘤或细胞学检查未能确诊。

2. CT或超声显示肿块较大、侵犯较广。

3. 手术未取活检或活检失败。

4. 怀疑是转移性肿瘤须确诊。

5. 需明确病理组织学类型以确定放疗。

6. 良性病变需获得组织病理诊断。

（二）禁忌证

有明显出血倾向、大量腹水、动脉瘤、嗜铬细胞瘤和位于肝脏表面的肝海绵状血管瘤，胰腺炎发作期应避免穿刺。

（三）器具

（1）超声仪和穿刺探头：宜选用高分辨力实时彩色多普勒超声仪，穿刺探头种类较多，一般可用扇扫、凸阵或线阵穿刺探头。

（2）组织活检针

大致分为2类：一类是配套抽吸式活检计，其特点是切取组织过程带有负压。如SURE－cut针或Sonopsy－CI针，有16G、18G及21G、22G、23G，一般多选用21G或18G，其针管、针芯与切割针成一体。提拉针栓后既可使针腔内形成负压，又使针尖切割缘空出前端约3cm针腔供切取组织用。为了保证细针穿刺的准确性，一般宜用引导针（18G）穿刺腹壁，引导针的选择，应与细针的直径相匹配。Vacu－cut针虽然不带针筒，在提拉针芯时，针腔内有一定负压，以吸取组织。

另一类是无负压的切割针，目前较常用的是TTru－cut型活检针，有MG、16G及18G内槽型粗切割针，在针芯的前段有一凹槽与针管配合构成活检腔，利用活检腔的启闭进行组织活检。在穿刺前，首先关闭针腔。然后，推进针至肿块或病变区边缘，此时左手固定套管针，右于推进针芯使病变组织陷入槽内，然后推进套管针与针芯相合即完成切割，出针，取出组织条。弹射活检枪则能在一次击发后自动完成上述活检切割过程效率高，质量好。

(四)技术和方法

以脏肿块活检为例。病人一般取仰卧位，常规超声扫查，了解病变位置，确定穿刺部位。若病变靠近外侧，则需适当垫高患侧，以便垂直或接近垂直进针。穿刺区域常规消毒，周围铺盖无菌巾，消毒穿刺探头，再次确定目标并选择适当的进针点及穿刺途径。局麻后，稍稍移动和侧动探头，当病变最清晰并且穿刺引导线正好通过活检部位时立即固定探头，先将引导针经探头引导器穿刺腹壁，于腹膜前停针。嘱病人屏气不动，迅速将活检细针经引导针刺入肝脏，在肿块的边缘停针，提拉针过后迅速将针推入肿块内2~3cm，停顿1~2s，然后旋转以离断组织芯；亦可边旋转边刺入肿块内，最后出针(图160)。把针置于滤纸片上，边后退边推出组织芯，使其在滤纸片上呈直线状，避免卷曲碎裂。肉眼仔细观察大致可以判断所取组织是否满意，标本以高出纸平面细肉条样为佳，每例须取样3~4次。把标本连同纸片置于缓冲甲醛液中固定4日后，取出组织块脱水、石蜡包埋，切片染色后，显微镜下观察。

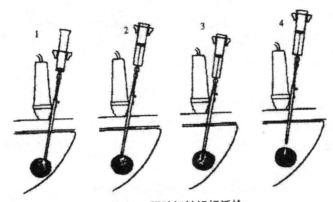

图160 肝脏细针组织活检。

1.活检针在肿块边缘停针；2.提拉针栓；3.切入肿块内并做旋转；4.退针

第三节 超声在各脏器病变穿刺活检中的应用

一、胸壁穿刺活检

(一)适应证

(1)胸壁良恶性肿瘤的鉴别。

(2)胸膜的良、恶性肿瘤，尤其是高度疑为胸膜间皮瘤时的定性诊断。

(3)炎性病变，如结核。

(二)禁忌证

（1）严重肺气肿、肺纤维化、肺心病病人，或心肌梗死者

（2）肺内血管性病变，如动、静脉血管畸形，动脉瘤。

（3）有出血倾向者。

（4）严重恶病质者。

（三）术前准备

一般准备同常规超声检查。咳嗽病人可口服镇咳剂，精神过于紧张可口服少量镇静药。穿刺前做出血时间、凝血时间、血小板计数和凝血酶原时间等常规检查。穿刺前最好先做US扫描，有利于事先制定穿刺活检方案。

穿刺针宜选择粗针、切割针或活性枪。

活检车必须备有急救药物、止血药物以及室内装备氧气管和吸引器。

（四）技术和方法

病人体位为仰卧位或俯卧位。穿刺点选择原则为近针点到病灶的最短距离，即垂直距离或水平距离，应注意避开血管和肋间神经等。多采用斜向水平进针，要掌握好进针深度，不要深插进相邻的肺组织。胸膜活检时应先对不同部位的增厚胸膜做超声测量，选择中等回声的胸膜面做穿刺活检。疑为胸膜间皮瘤做胸膜活检时，先将胸腔积液抽出，将患侧轻度向上垫高，注入经消毒纱布滤过的少量空气，注入量以使胸膜壁层脏层分隔为好，借此显示增厚的胸膜面或结节影，这就是穿刺的靶点，这样可提高穿刺的阳性率。胸膜活检宜用切割针或活检枪，可从不向方向多次采集标本。采集标本置于10％甲醛溶液试管内送病理科检查。

二、乳腺穿刺活检

乳腺疾病是常见病和多发病之一。自20世纪以来，乳腺癌发病率增多，检查方法虽有钼靶乳腺摄影、超声、CT和MRI检查等，有时仅靠影像诊断仍十分困难，需依靠乳腺活检来确诊。

乳腺活检影像导引手段有X线立体定向系统、US、CT和MRI等，但以US引导最为方便快捷。

（一）适应证

（1）乳腺肿块良性、恶性的鉴别。

（2）提供乳腺病变的进一步其他情况，供制定治疗方案时参考。

（3）对临床上未能触及乳腺病变，做针穿刺定位。

（二）禁忌证

1）乳腺炎和化脓性感染

2）有出血倾向者。

（三）术前准备

1. 病人准备：穿刺前先做乳腺US检查，穿刺前做出血时间、凝血时间、血小板计数和凝血酶原时间等血常规检查。

2. 器械和药物准备：穿刺前做出凝血时间检查。

穿刺针为14G、16G活检枪。10ml消毒针管，标本小试管。

（四）技术和方法

病人体位为仰卧位。穿刺定位定点原则同胸壁穿刺活检。穿刺时用左手固定乳腺肿块，多采用斜向水平进针，掌握好进针深度，避免插入到胸腔，在超声引导下当针插入到乳腺肿块内后再做抽吸或切割，采集标本组织。

第四节 腹部穿刺活检

一、肝脏穿刺活检

（一）肝脏弥漫性病变活检

肝脏弥漫性病变一方面多伴有肝功异常，凝血机制差，另一方面对弥漫性病变的确诊常需较大的取材量、通常用粗针活检，因此彩超引导是必要的。通过彩超引导可以避开穿刺入路上门静脉3级以上分支及肝静脉的主要属支。在少血管的较厚肝实质区取材，这样既可保证满意的取材，又可以降低出血等并发症。

（二）肝脏占位性病变活检

肝脏占位性病变分为囊性占位性病变和实性占位性病变。囊性占位性病变应在不规则增厚的囊壁上或经囊性病变的实变区取材，彩色多普勒对确定穿刺部位起着很重要的作用。彩超显示的囊壁内或实变区有血流信号(多系很少的血管)的部位往往是组织细胞生长代谢较活跃的区域，常常也是高度可疑囊性病变局部癌变的区域，因此在彩超显示的有小血流信号的部位取材，可提高穿刺的阳性率。实性占位性病穿刺一般在避开大血管和经过至少1cm正常肝实质的前提下，以最短的入路进入病变区。实性病变应在彩超显示有小血管(尤其是小动脉)的低回声区取材；高度可疑恶性肿瘤的病变，应注意周边取材，同时在彩超引导下可避开瘤内较大的滋养血管，使出血的并发症降低。Leneicni等人报道了彩色多普勒引导下对有高危出血倾向的肝肿瘤病人活检的经验，47例病人具有严重的凝血机制异常，血小板$<50\times10^9$/L。凝血酶原时间比值(正常/病人)$<50\%$，同时伴有严重肝硬化，大量顽固性腹水，彩超引导避开穿刺针道上及肿瘤内血管，采用21G细活检切割针。取材1～3次，病人获得明确病理组织学诊断，而无严重并发症发生，仅1例病人出现0.5cm×0.5cm肝被膜下出血，2例出现一过性低血压但影像学及随访并未发现出血征象。因而认为彩超引导下肝活检对有高危出血倾向病人更安全。

（三）门静脉病变活检

门静脉是血栓和癌栓的好发部位。门脉高压、门静脉系统炎症、手术创伤等均是形成门静脉血栓的诱因，而肝脏肿瘤尤其是肝癌在早期即有75%门静脉侵犯，因此门静脉也是癌栓的好发部位。鉴别门静脉系统的血栓或是癌栓有着十分重要的临床意义。彩色多普勒能清楚地显示实变门静脉血流的充盈缺损区，并且对鉴别门静脉系统的血栓或癌栓有较高的特异性。但由于其敏感性较低，文献报道为80%左右，因此超声引导下活检对于鉴别实变的门静脉栓子的性质是十分必要的。彩色多普勒引导可以更清楚地显示和确立实变区的范围，同时常可显示代偿性扩张的相应肝动脉分支，因而彩超引导可在避开穿刺入路上的大血管和相应肝动脉分支的前提下，经过至少1cm肝实质对肝内门静脉定位穿刺，这样可保证较高的取材成功率，减少出血的并发症。

二、胆囊胆管穿刺活检

1. 胆管(系统)活检：胆管系统病变主要是围绕着黄疸的诊断和鉴别诊断。应用彩色多普勒超声，可以很容易地将扩张的胆管与周围伴行的血管(门静脉和肝动脉)相鉴别，对确立有无胆系梗阻和梗阻的部位提供了重要的帮助。引起梗阻性黄疸的原因主要为胆系肿瘤、结石、良性(炎性)狭窄及胆道外病变侵犯压迫胆管。由于原发胆管肿瘤从血管造影看为少供血肿瘤，彩色多普勒在肿瘤内一般难以引出血流信号，所以对于梗阻原因的鉴别，灰阶超声结合彩色多普勒超声在部分病例鉴别是有一定困难的，因此超声引导下活检是必要的。

肝内胆管与肝动脉及门静脉的相应分支共同包裹了格林森鞘内；肝外胆管与肝动脉、门静脉主干共同包裹于肝十二指肠韧带内，当进行胆管壁、腔内或周围外压性病变活检时，彩色多普勒引导可以避开相应的门静脉和肝动脉分支，以免损伤血管，减少出血的并发症。

再者由于胆道肿瘤多呈浸润性生长，无明显的包膜及边界，并极易侵犯周围的血管，灰阶超声观察肿瘤的范围有一定困难，应用彩色多普勒超声通过观察周围的门静脉和肝动脉，可以帮助确立肿瘤的边界并观察有无血管的侵犯，对于确立超声引导下活检取材的部位，具有一定的指导意义。

2. 胆囊病变活检：胆囊疾病主要是胆囊壁的软组织肿块和/或囊壁增厚性病变的诊断和鉴别诊断。胆囊壁病变主要包括各种急、慢性炎症，息肉和肿瘤性病变，后者又包括腺瘤、胆囊癌及转移癌。彩色多普勒超声关于胆囊癌的研究文献报道较多，认为在胆囊癌时多可显示胆囊壁内和/或肿块内的血流。频谱多普勒可测得较高速度的动脉血流、彩色多普勒有上述表现应高度怀疑胆囊癌。彩色多普勒引导下活检应在低回声区内接近彩色多普勒供血的区域取材，可保证较高的取材阳性率。

另外胆囊疾病活检多经过一段正常肝脏取材，彩色多普勒引导可避开穿刺入路上的肝内大血管，当接近胆囊颈部取材，可避免肝门部大血管的损伤，从而降低穿刺并发症的发生。

三、胰腺穿刺活检

胰腺疾病主要是围绕着对局限性占位性病变的活检，胰腺弥漫性病变，除非高度可疑弥漫性肿瘤浸润，否则是不宜进行活检的。胰腺占位性病变的活检，通过彩色多普勒可将胰管与周围的血管鉴别，同时彩超引导可避开胰腺周围的大血管，如胰尾的穿刺应避开脾门血管，胰腺后部穿刺应避开脾静脉，胰头、胰颈及钩突部穿刺应避开门静脉起始部、肠系膜上动静脉及腹腔动脉。

胰腺肿瘤本身肿瘤血管细小，彩色多普勒有时可看到细小点状血流，彩色多普勒引导应接近肿瘤供血区穿刺，尤其是胰腺含乳头的占位性病变，彩色多普勒超声应观察乳头内是否有血流，有血流的区域往往是肿瘤生长代谢活跃的区域。超声引导下在有血流的乳头内取样，可保证较高的取材准确率。彩超引导下细针活检，在保证准确取材的同时，也使并发症大大地降低。

四、脾脏穿刺活检

脾脏为富含血的器官，原则上脾脏疾病应在严格掌握适应证的前提下细针活检。脾脏弥漫性病变活检的目的常常是临床医师需鉴别脾脏肿大的原因(肿瘤性、淤血性、炎症性等)，以便决定进一步的治疗。彩色多普勒超声引导可帮助定位选择穿刺区域，在避开穿刺路径上脾内较大血管的同时，选择脾实质较厚而少血管的区域取材，可降低穿刺导致的出血的并发症。虽然彩色多普勒本身对鉴别良、恶性肿瘤提供了有益的信息，但对超声结合其他影像学难以确诊的病例，仍需活检。彩色多普勒引导应在尽可能少的损伤脾实质及脾内血管的前提下以最短的入路直接穿刺病灶。对脾脏囊性占位性病变，穿刺前应常规应用彩色多普勒观察囊性占位病变内有无血流，排除脾动脉瘤或脾动静脉瘤。

五、肾脏穿刺活检

肾脏活检包括对肾弥漫性病变、占位性病变和移植肾的活检。肾弥漫性病变和移植肾的活检往往是对各种急、慢性肾脏炎性病变的活检，通过活枪明确各种病变的病理分型，以指导治疗，因此弥漫性肾脏病变活检往往采用14G或16G较粗的组织切割针活检，以保证足够的取材量，才可获得明确的病理组织诊断。肾脏弥漫性病变活检一般选择肾下极(偶选肾上极)实质较厚处取材，彩色多普勒超声引导可避开肾门及叶间大血管。同时活检拔针后彩超可以观察活检针道上有无出血，因为肾脏的活动性出血足以通过彩色多普勒超声观察到。活动性出血彩超上可显示沿针道由肾实质向肾外的彩色血流信号，同时通过彩超动态观察可以显示活动性出血是否及时得到了制止，因为当出血停止时，针道上的彩色血流信号也随之消失，因此对决定治疗方案很有帮助。肾脏实性占位性病变活枪的目的主要是针对实性占位性病变的鉴别诊断。采用多普勒超声本身对鉴别肾良、恶性病变虽然提供了一定的帮助，但很多情况下仍需活检确诊。彩超引导可以避开穿刺入路上血管及瘤内较大的肿瘤血管，在该前提下以最短的入路直接穿刺肿块，在保证较高的取材成功率的前提下，将穿刺所带来的并发症降低到最低限度。

六、肾上腺穿刺活检

肾上腺位于肾上腺的上前内方。右肾上腺前缘相邻下腔静脉，侧缘与肝相邻，内侧为横膈右脚，左肾上腺在左横膈脚前外侧、脾血管和胰尾的侧后方。了解肾上腺的解剖关系对保证穿刺活检的安全系数是极为重要的。

肾上腺区肿瘤包括：

(1)功能性皮质腺瘤，仅见于皮质醇增多症和原发性醛固酮增多症。

(2)嗜铬细胞瘤。

(3)肾上腺癌，功能性和非功能性约各占50％。

(4)转移瘤，最常见的原发病是肺癌，依次为乳腺癌、甲状腺癌和胃肠道癌。

(5)肾上腺囊肿。

(6)髓脂肪瘤。

超声扫描是观察肾上腺形态和肿瘤定位的可靠技术。常规扫查肾上腺的位置、大小和形态。正常肾上腺超声显示率为85％～99％。肾上腺疾病的超声诊断基于肾上腺的形态和轮廓的异常。小的肿瘤表现为肾上腺一侧缘的突出。直径＞1cm的肿瘤诊断的正确率较高；当直径＜1cm的肿瘤，超声扫查不易发现。直径在2～3cm的肿瘤，US表现为圆形的肾上腺外形，正常边缘消失。肿瘤＞4cm时，呈不规则肿块影。US扫描不仅可判断肿瘤的来源，常可勾画肾上腺肿物相邻的结构关系。当肾上腺肿瘤巨大时，其起源用US亦难以判断，不能与来自腹膜后肿瘤鉴别，重要的是它与肾上腺区假肿瘤的鉴别。常见的假肿瘤，在左侧为脾的内侧分叶和副脾、或扭曲的脾动脉近端，因其靠近肾上腺侧支，类似肾上腺小肿瘤。右侧很少产生假肿瘤征象，偶与扭曲的肾血管混淆。此外，还有胃肠道结构和胃憩室等，也可产生假肿瘤征象。需要鉴别时给予超声造影，注药后扫描可显示血管结构，明确诊断。这对穿刺活检是极为重要的，可避免误伤血管和并发症的发生。

　　超声是观察肾上腺解剖形态和肿瘤定位可靠的检查方法。US在鉴别肾上腺增生和腺瘤，肿瘤的良恶性方面有较高的正确性，但有时也难以诊断。为此US导引下肾上腺穿刺活检是明确诊断的有效手段。

　　1. 适应证

　　(1)肾上腺腺瘤与腺癌的鉴别。

　　(2)肾上腺无功能性肿瘤的定性诊断

　　(3)转移瘤，寻找原发灶。

　　2. 禁忌证

　　(1)有出血倾向者。

　　(2)肾上腺嗜铬细胞瘤者。

　　3. 术前准备

　　病人准备：同肾脏穿刺活检术。

　　器械和药物准备。

　　同肾脏穿刺活检术，穿刺针为20～21G抽吸针。

　　4. 技术和方法：肾上腺病变采取病变侧侧卧位，即左侧肾上腺病变采取左侧卧位，右侧肾上腺病变采取右侧卧位。侧卧位可使膈肌升高，减少膈肌活动度，易使针尖到达正确的位置。右侧卧位使膈脚和肝之间的间隙增宽，可改善右肾上腺病变的显露。当肾上腺病变较大时亦可考虑俯卧位进针，应避免侧方进针或仰卧位前方进针。文献中有报道经肝、脾穿刺右、左肾上腺的方法，笔者认为对此应取慎重态度。穿刺针用20～21G抽吸针，不宜用切割针或活检枪。常规US扫描，选择好最佳穿刺路径。严格掌握好进针深度，切勿穿入到下腔静脉或腹上动脉。穿刺时小心谨慎，在US扫描监控下分步插入到病变中央。抽吸采集标本时针尖移动范围只能局限于病变区内。要多次抽吸，最后拉紧注射器针塞连同穿刺针和注射器一起拔出。标本分做涂片和石蜡包埋切片。术后严密观察。

　　5. 并发证：肾上腺穿刺活检是安全的，并发症极少发生。有发生出血、低血压和少量气胸的报告。文献报告并发症发生率为8.4%。

七、腹膜后疾病的穿刺活检

　　腹膜后为一潜在的腔隙，原发于腹膜后的肿瘤以间叶中胚层来源的肿瘤多见，腹膜后也是各种原因所致淋巴结(炎症性、转移性肿瘤)肿大的好发部位，因此超声引导下活检对鉴别上述疾病是有重要临床意义的。腹膜后间叶组织来源的肿瘤，需有一定的取材量才可获得明确的组织学诊断，因此活检多采用18G组织切割针(枪)活检。腹膜后活检时禁忌通过大血管穿刺，彩色多普勒可清楚地显示腹主动脉及其主要分支，下腔静脉及其主要属支。特别是在病理情况下，较大肿瘤推压血管造成大血管移位或肿瘤侵蚀包绕大血管，灰阶超声显示大血管困难时，彩色多普勒可帮助辨别大血管的位置，避免穿刺针道上经过大血管。当采用活检枪穿刺时，彩色多普勒帮助准确估测活检枪与大血管前壁之间的距离，以准确设定弹射位置，预防大血管的损伤。另外腹膜后囊性占位性病变，活检前应通过彩色多普勒观察囊性病变内是否有血流，在排除腹主动脉瘤的前提下活检。

八、淋巴结活检

经皮穿刺淋巴结活检术是用于发生在淋巴系统或通过淋巴系统播散的疾病的介入性诊断方法。US导向经皮穿刺淋巴结活检术，特别适用于其他检查未发现、淋巴造影不显影、小于2cm、深在的和血管旁的淋巴结活检。

1.适应证

(1)淋巴结肿大的鉴别诊断，包括炎症、转移瘤和淋巴瘤。

(2)多发部位肿瘤的淋巴结肿大的鉴别。

(3)淋巴瘤分类、分期。

(4)淋巴瘤治疗后怀疑残余或复发。

2.禁忌证

(1)严重出血倾向，经治疗不能纠正者。

(2)极度衰弱不合作者。

3.术前准备

大多数活检可在门诊施行，术前检查凝血酶原时间和血小板计数。凝血功能障碍者需术前纠正。盆腔活检前需充盈膀胱，口服造影剂显示肠道，静脉注射造影剂以区分淋巴结和血管及肠道结构视需要行静脉内镇静和止痛。2%普鲁卡因局麻、皮下和深部组织麻醉。

4.技术和方法

穿刺技术原则同胰腺穿刺活检术。常规US扫描，选择穿刺点和进针行径。腹膜后淋巴结肿大可根据解剖部位和病灶大小选用仰卧位从腹前壁穿刺。腹主动脉旁、膈脚后淋巴结可采用俯卧位后路途径，从脊柱旁做斜行穿刺。盆腔淋巴结肿大可根据其部位选用前壁经腹膜及腹膜旁穿刺或后路途径。后路途径较前壁穿刺疼痛轻。进针途径选择原则为避开实质脏器及大血管，避免造成不必要损伤。前壁穿刺时可能通过肠壁，为此需采用细针(22G)。肠蠕动会引起进针方向偏移，可在US监控下予以纠正。如淋巴结周围无血管结构，进针行径又不穿行肠道时，可考虑用18～21G Sure-Cut针。当淋巴结有完整包膜，须快速进针以克服包膜阻力。穿刺针尖置于淋巴结中央，用10ml或20ml注射器反复抽吸直到见到血栓物质为止。根据镜下和/或细胞计数分析，确定抽吸次数，以获得足量满意的标本。也可先将19G针尖插入到淋巴结表面之后，用顶端略弯的22G针反复穿刺抽吸直至取得满意标本为止。抽吸标本分别做涂片和石蜡包埋切片。术后观察病人1h以上，口服或肌注抗生素以预防感染。

5.存在的问题

综合文献报道，腹膜后淋巴结肿大的检出正确率为72%；淋巴瘤的检正确率为

80％；生殖、泌尿系统转移性淋巴结肿大的正确率为65％～97.5E％。影响正确率的因素有标本抽吸量不够及盆腔穿刺时US扫描技术的问题，如胃肠胀气、造影增强不足以区别血管和肠道结构等。

九、肌肉骨骼穿刺活检

肌肉骨骼系统病变依赖X线片、断层、血管造影、US、CT和MRI等综合影像手段，多数病变均可做出诊断，但由于肌肉骨骼病变表现多种多样，一些病变的诊断是困难的，活检病理是明确诊断的有效方法。早在1930年，Marlin和Ellis首次成功报道8例骨骼肌肉系统的针吸活检，之后相继有不少报道，积累了丰富的经验，US导引下肌肉骨骼穿刺活检已逐渐成为常规诊断手段之一。

（一）适应证

（1）原发软组织和骨骼肿瘤的组织学诊断。

（2）原发骨肿瘤和继发骨肿瘤的鉴别。

（3）临床已确诊为转移瘤，而原发灶不明，发灶。

（4）骨肿瘤和炎性病变为鉴别。

（5）内分泌代谢病变。

（6）组织细胞培养和实验性研究。

（二）禁忌证

无绝对禁忌匠，相对禁忌证是未治愈的出血性体质。

（三）术前准备

病人准备：术前常规做出血凝血时间、血小板计数和凝血酶原时间等测定。精神紧张者可服用镇静剂。尤需特殊准备。

器械和药物准备：穿刺活检包1个，还有手术刀、针筒、存标本小试管及载玻片等。穿刺针包括Ackermann针、粗抽吸针、切割针和活检枪。Chiba针用于软组织肿瘤和溶骨性病变活检。

2％普鲁卡因10ml，用于局麻。

（四）技术和方法

先做常规US扫查，选择最佳穿刺层面和穿刺点，即避开局部的血管神经结构，确定穿刺针经皮肤到穿刺靶点的最短距离，用光标测出皮肤进针点与靶点之间距离和角度。皮肤常规消毒，用2％普鲁卡因10ml局麻（有的病人用量可达15～20ml）。将抽吸出的标本做涂片，细菌学检查，其余抽吸标本放置于10％甲醛溶液试管内，送病理科做细胞学和病理学检查。

病人的体位、进针方向角度根据病变的部位而定。

1.肌肉软组织活检：有的病例术前做US增强扫描，显示血管和病受区结构。由于上肢血管神经多位于内侧，穿刺点应选择外侧，两下肢血管神经多位于后侧，穿刺点宜选在前方或侧方。穿刺针选用切割针。

术后，穿刺局部加压数分钟包扎。严密观察。

2.滑膜活检：当其他诊断方法难以提出特异性诊断时可考虑做关节滑膜活检，所有大关节如髋、膝、踝、肩、肘关节和腕关节等都可做滑膜活检。滑膜活检需先做常规US扫描，这有利于判定滑膜增殖的部分，以作为活检的靶点。穿刺针可单用Trucut针14G，或与Jamshidi环钻针(长9cm)配套使用。

髋关节滑膜活检是病人仰卧位，下肢内旋。穿刺行径采取前外侧入路，穿刺靶点选择关节的下内内隐窝区，因该区在轻度滑膜增殖时即呈肿胀变化、容易采集到滑膜组织。操作时先用Jamshidi针穿刺达股骨头头颈结合的中部，当与骨接触后将针退出少许，拔出针芯，即将14GTrucut针(长15.4cm)置放到Jamshidi套管针，轻轻地将Trucut针插入关节。多点采取样本。变换Jamshidi环钻针的倾斜度和位置，便于Truct针从不同部位采取滑膜组织，提高校出阳性率(见图161)。

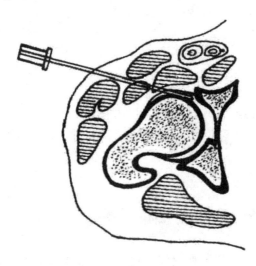

图161　髋关节滑膜活检示意图

膝关节滑膜活检采取前外侧入路。

踝关节滑膜活检穿刺靶点选择踝关节的前隐窝，即胫距关节的中部。

肩关节滑膜活检采取前上入路，穿入旋转环带间隔。肩胛骨应保持外旋位，以免损伤肱二头肌长头腱。

肘关节滑膜活检穿刺靶点取肘关节的后外侧。腕关节则取腕关节的后隐窝入路，即通过尺侧腕伸肌和指总伸肌肌膜的后内侧入路采取滑膜组织。

滑膜活检常用于感染性滑膜炎和滑膜肿瘤的诊断，如化脓性滑膜炎、结核性滑膜炎、绒毛结节性滑膜炎之间的鉴别诊断。有时痛风、结节病、淀粉样变性、风湿性病变等亦做滑膜活检。

上面介绍应用滑膜活检的方法，约81%可采取到滑膜标本。至于未能采取到真正滑膜组织，这主要见于退行性关节病变和/或伴有滑膜纤维性萎缩。

(五)并发症

US导引下肌肉骨骼活检是一种安全检查，并发症发生率为0.2%，死亡为0.02%。肌肉骨骼活检最严重的并发症是脊髓和神经的损害，只要操作者注意到这一问题，小心渐进式地进针，熟悉进针行径和血管神经的分布与走行，并发症是可以避免的。

第五节　彩色多普勒在实性占位性病变治疗中的应用

超声引导下实性占位性病变的治疗，目前报道最多的是集中在肝癌的介入性治疗。自1983年日本学者杉浦信之首先报道肝癌超声引导下经皮无水乙醇治疗以来，20多年来超声引导下介入性治疗发展迅速。目前在临床上应用的介入性超声治疗肝癌的方法有：①各种液性制剂治疗，无水乙醇局部注射治疗，醋酸或热盐水局部注射治疗；②各种的热疗：如Nd：YAG激光局部导入治疗、微波治疗、射频治疗、高能量聚焦超声治疗等；③另外行液氮冷冻治疗和各种间质同性素治疗，如超声引导下钇^{90}、磷^{32}等肿块内间质注射治疗。肝癌不管采用上述哪种方法。有一点是共同的，即希望在肿瘤原位将之全部杀灭，发生肿瘤的完全性坏死，而在介入性治疗中如何达到肿瘤完全性坏死及治疗后如何评价肿瘤的坏死程度，以早期发现其复发转移，彩色多普勒超声发挥着重要作用，可以说彩色多普勒超声在肝癌介入性治疗中的应用，将肝癌的介入性治疗水平向前推进了一步。肿瘤赖以生存和发展的前提条件是有肿瘤滋养血管，血供丰富的肿块，其营养代谢好。肿瘤生长迅速，供而少的肿瘤，营养代谢差，肿瘤生长缓慢；如阻断肿瘤供给血管，肿瘤的营养代谢随之中断，肿瘤则发少坏死，因此目前各种介入性治疗方法很多是围绕着如何阻断肿瘤血管、达到肿瘤的完全性坏死进行的。目前研究认为，多数肿瘤通过分泌血管生成因子而刺激新生血管的生长。在肿瘤内一般可以观察到两种新生血管：一种为新生的较大的肿瘤血管，彩色多普勒上多可显示一条较连续的血管，频谱多普勒分析多为高速血流，这种肿瘤血管一般起源于动静脉分流；另一种为新生的较小的肿瘤血管，彩色多普勒超声多显示为点状血流，难以显示一条连续的血管，频谱多普勒分析多为低速低阻血流，收缩期与舒张期血流无明显的差异，这种肿瘤血管一般认为系瘤内小的滋养血管，与缺乏肌壁层的血窦间隙有关。从肝脏血管造影及彩色多普勒超声对肝肿瘤的检查结果看，原发性肝癌多为血供丰富的肿瘤，且以动脉供血为主，门静脉作为肿瘤营养血管，主要分布于肿瘤周边。从文献报道看，彩色多普勒显示原发性肝癌瘤内有血流的占90%～95%，其中30%～40%左右显示肿块内动脉和门静脉血流同时存在。作者应用声振白蛋白进行门静脉声学造影，20例肝癌肿块由门静脉参与供血者约66%，而肝癌TAE后多有门脉供血，彩色多普勒超声观察肿瘤供血与血管造影相比的优越性在于，它不仅能观察肿瘤的动脉供血。还可同时观察到肿瘤的门静脉供血。因此在引导介入性穿刺治疗和评价肿瘤治疗前后疗效方面发挥着独特的作用。作者应用彩色多普勒超声检查肝癌肿块内低回声区，经穿刺后证实多为成分较单一的肿瘤细胞，且局部肿瘤生长活跃，因此彩色多普勒能准确引导介入性治疗和判断超声引导介入性治疗的疗效。肿瘤治疗前应常规用彩色多普勒检查肿瘤内的血供情况，并详细记录。

在实践中提出了体表定位和时针定点法记录血流的分布和性质。所谓体表定位就是准确确定扫查的部位和探头的方向，并以该点所看到的血流的部位按时针所显示的时间记录标定，并用频谱多普勒分析血流的性质，分为动脉样、门静脉样和静脉样3种血流。进一步根据瘤内供血丰富情况，将瘤内血供分为4级：0级为瘤内无血供；Ⅰ级瘤内有血供但血供较少，为1～2个点状血流；Ⅱ级瘤内有较丰富的血流，一般为3～4个点状血流或为1～2个血管；Ⅲ级为丰富的肿瘤供血、大于4个点状血流或有2个以上血管。

从声像图上观察到，肿瘤血管存在的区域，往往为肿瘤生长、代谢活跃的区域，彩色多普勒引导下应首先接近肿瘤血管穿刺，用各种介入性治疗方法，首先阻断肿瘤血管。对于酒精、醋酸、钇^{90}等药物治疗，通过阻断血流，减少药物经血流向正常肝实质的弥散，使各种药物在瘤区保持高浓度，达到良好的治疗效果。对于超声引导下穿刺肿瘤导入微波、激光治疗肝癌，通过阻断血流，减少了经血流散热的机会，使能量集中作用于瘤区，热效率提高，凝固性坏死范围更佳。如果一个肿瘤有多处供血，则需多点多方位进针，分别阻断肿瘤血供，彩超引导下准确地定位肿瘤血管，精确地穿刺是保证较好疗效的关键。小肿块一般肿瘤血管纤细，声像图上多观察到为点状血流，多系瘤内小的滋养血管，这种血管经较短期的药物治疗或低能量的微波治疗，即可阻断血流，达到较好的治疗效果。而较大肿瘤其供血往往不仅来源于瘤内小的滋养血管，而且来源于较大的肿瘤血管，彩色多普勒上显示为一条连续的血管，彩色多普勒分析多为高速动脉血流。阻断这样的血流往往需要高能量的微波作用或一次注入高浓度的药物，有时需多点多方位穿刺治疗，才可完全阻断血流。在彩超引导下肝癌的介入性治疗中，观察到血流的减少或消失；多与肿瘤的缩小、AFP的下降、症状和体征的表现相一致，也与组织学活检标本显示完全性坏死的结果相对应，因此是疗效满意的特征。反之，如治疗后瘤内仍有血流信号的存在，则须继续治疗。因此彩超对于评判介入性治疗的疗效发挥着重要作用。

尽管彩色多普勒超声在指导介入性治疗和评价治疗疗效中发挥着重要作用，但在应用中也存在着以下问题：

1. 与血管造影相比，过低速血流或很细小血管，彩色多普勒不能显示，因此易出现假阴性，应通过进一步的CT增强扫描排除假阳性，而且即使CT增强扫描局部无强化，进一步的活检仍是必要的，因此在评价肝癌的介入性治疗的疗效时，提出了综合判断指标，即影像学彩色多普勒和增强CT相互印证为基础；AFP、症状体征的改变为重要参考组织学活检为依据，评价肝癌介入性治疗的疗效，因而彩色多普勒超声仅作为评判疗效的重要指标之一，不能作为最终的评判结果。

2. 介入性治疗前后，肿瘤血流速度的改变一般不做系统检测，其原因是同一肿瘤血管，不同的方向、角度、位置观察时，测得的血流速度相差很大，而且重复性差，因此其定量研究目前受到限制，有待今后深入研究。

（林琳）

第十一章　肾脏系统常见病的诊治要点

第一节　肾小球疾病(Glomerular Disease)

一、肾小球肾炎

肾小球肾炎是指一组肾脏疾病，其中大多数病因不清，但均具有肾小球的组织学异常。临床表现变异较大，可以无症状仅有尿检异常，也可以具有典型肾脏疾病表现。病程进展可以缓慢，也可以进展迅速短期内死亡。目前认为肾小球肾炎是在免疫机制的基础上发生的。(图162)

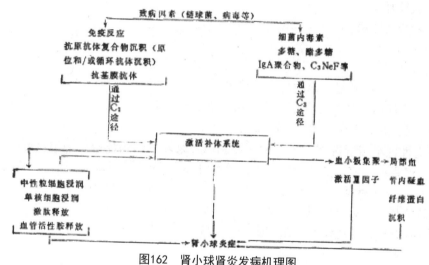

图162　肾小球肾炎发病机理图

目前这一组疾病的病因，发病机理尚未完全阐明，故尚不能按病因或发病机理进行分类。现多按病理改变分型或根据临床表现加以分类。

（一）病理改变分型　原发性肾小球疾病的主要病理改变在肾小球，其性质有的以变性为主，有的以炎症为主。按病变波及的范围，可分为弥漫性及局灶性(病变侵及部分肾小球)或节段性(病变只侵犯肾小球毛细血管袢的个别节段)两类。

1. 炎症不明显的肾小球病变①微小病变；②膜性肾病；③局灶性硬化或局灶性玻璃样变。

2. 以炎症为主要表现的肾小球病变①弥漫性内皮、系膜性肾小球肾炎；②肾小球囊新月体性肾炎；③系膜增殖性肾炎；④局灶性增殖性肾炎；⑤膜增殖性肾炎。

（二）临床分类　临床分类国内外尚缺乏统一标准。国内多用1977年肾炎座谈会的标准。

1. 肾小球肾病(简称肾病)。

2. 肾小球肾炎：可分为①急性肾小球肾炎；②急进性肾小球肾炎；③慢性肾小球肾炎，又可分为普通型、肾病型(简称肾炎肾病)、高血压型；④单纯性蛋白尿和/或血尿(亦称隐匿性肾炎)。

1985年第二届全国肾脏病学术会议对1977年"原发性肾小球疾病临床分类方案"组织了讨论与修订。现将修订之方案介绍如下：

1. 原发性肾小球疾病

(1)急性肾小球肾炎。

(2)急进性肾炎。

(3)慢性肾炎：根据临床表现又分为：①普通型；②高血压型；③急性发作型。

(4)肾病综合征：①I型：相当于原分型之肾病；②Ⅱ型：相当于原分型之肾炎肾病。

(5)隐匿性肾小球疾病。

2. 继发性肾小球疾病继发于全身性疾病：

(1)狼疮性肾炎。

(2)紫癜性肾炎。

(3)淀粉样变肾病。

(4)糖尿病肾病。

(5)其他。

近年国内外亦有来用其他的临床分类法：

1. 真急性肾小球肾炎综合征　是一组急性起病的肾小球疾病，主要表现为血尿、蛋白尿及管型尿，并有少尿、水肿及高血压。

2. 急进性肾小球肾炎综合征　起病与急性肾炎综合征相似，但病情发展迅速，迅速发生贫血、低蛋白血症、肾功能减退，常于数周及数月内发展为尿毒症。

3. 慢性肾小球肾炎综合征　为一组慢性进行性的肾小球疾病，多有较长时间的高血压、水肿等症状，常有蛋白尿、管型尿及镜下血尿；肾功能受损，病程迁延一年以上。

4. 肾病综合征　大量蛋白尿(每日$>3.5g$)、严重水肿、血浆白蛋白降低(白蛋白$<3g/d1$)，常伴有高脂血症。

5. 无症状蛋白尿和/或血尿　无水肿、高血压等症状，主要表现为轻中度蛋白尿(每日$<2.5g$)和/或血尿。

6. 反复的肉眼血尿　血尿为唯一表现。

二、急性肾小球肾炎(Acute Glomerulonephritis)

【病因及发病机理】　急性肾炎多发生于感染后，尤以β溶血性链球菌"致肾炎菌株"感染之后多见。这种前驱感染常是咽峡炎和皮肤化脓性感染。除链球菌外，其他细菌如葡萄球菌、肺炎双球菌、伤寒杆菌以及疟原虫、血吸虫、病毒感染均可引起急性肾炎。本病发病过程基本上是一种免疫复合物性疾病。其病理变化主要是弥漫性增生性肾小球炎症。病变大多数在4—6周内逐渐消退。

【诊断】

(一)发病前2—3周常有链球菌感染或其他感染病史。

（二）主要表现为浮肿、少尿、血尿、高血压以及疲乏、厌食、恶心，呕吐、腰痛、头痛等症状。

（三）尿改变包括血尿(肉眼血尿或镜下血尿)、尿蛋白阳性，多为中等量蛋白尿、也可以仅微量。尿沉渣可见多量红细胞，甚至红细胞管型，少量白细胞，上皮细胞和颗粒管型。

（四）患者常出现一过性血尿素氮及肌酐增高，但尿比重正常或增高。大多数在起病1—2周后，肾功能恢复。少数病人可发展为尿毒症。

（五）血清抗链球菌溶血素"0"滴度可增高。血清C_3在1周内多下降，从第2周开始髓病情好转逐渐恢复，多在6周内达正常水平。C_3降低明显者病情严重，持续不恢复者多提示预后不良。

（六）轻型病例可无自觉症状或仅轻微眼险浮肿，尿检时发现有异常。严重病例可出现高血压脑病、急性心力衰竭、急性肾功能衰竭。

【鉴别诊断】

（一）发热性蛋白尿　高热患者可出现一过性蛋白尿及轻度镜下血尿，但无水肿，高血压，随着热退蛋白尿即消失。

（二）急性肾盂肾炎　尿检以白细胞为主，可有白细胞管型，尿细菌培养阳性，一般无水肿及高血压。

（三）慢性肾炎急性发作　多在感染后即时或3—5天内出现症状，常伴有贫血、低蛋白血症、持续性高血压、网膜病变及肾功能减退等，而且短期内不能恢复。

（四）IgA肾病　本病呈发作性血尿。常发生于感染后3—5天，血清C_3正常，一般无高血压及水肿，血清IgA可增高。

（五）继发性急性肾炎综合征　系统性红斑性狼疮、原发性血管炎，过敏性紫癜，感染性心内膜炎等均可发生急性肾炎表现。应注意其他系统表现以资鉴别。

【防治】

（一）预防措施　预防链球菌感染，可使链球菌感染后肾炎发病率下降。

（二）治疗原则

1.休息　急性期应卧床休息，在肉眼血尿消失、消肿、血压正常后可逐步活动。

2.饮食　应进易消化，富含维生素的低盐饮食。出现肾功能不全应限制蛋白质入量。

3.控制感染灶　可用青霉素等抗生素。

4.对症治疗　降压、利尿、控制心力衰竭及高血压脑病等。

【疗效判定标准】

（一）治愈　症状消失，能从事一般劳动，活动后无症状及复发性蛋白尿。尿检正常，肾功能正常。

（二）好转　症状消失，一般活动后无症状，尿蛋白在"+"以内，活动后不增多。尿镜检有少许红，白细胞及管型。肾功能正常。

（三）无效　经治疗半年至一年症状仍不消失或复发作者，不能从事一般活动，活动后症状加重。尿检蛋白不减少，肾功能逐渐减退。

三、急进性肾小球肾炎(Rapidly Progressive Glomerulonephritis)

【病因及发病机理】

大多数病因不清，故又称特发性急进性肾炎。它也可发生于链球菌或其他感染后及其他继发性肾小球疾病如肺出血肾炎综合征、系统性红斑狼疮、感染性心内膜炎、结节性多动脉炎、过敏性紫癜等。急进性肾炎中一部分属于抗基膜抗体型，一部分属于免疫复合物型，也有一部分无免疫性病变的任何证据。广泛的肾小球囊壁层上皮细胞增殖，形成新月体为病理特点，一般认为肾切片中50%或更多的肾小球新月体，病理诊断即可成立。

【诊断】

(一)多发生于中年男性，部分有前驱感染。

(二)急骤起病，临床上除具备血尿、蛋白尿、浮肿、高血压等急性肾炎综合征表现外，肾功能迅速进行性减退及早期出现少尿、无尿是其显著的临床特征。

(三)若得不到有效的治疗，病人多于数周或数月后发展为尿毒症。少数病人可有肾病综合征表现。

(四)确诊需肾活检，凡80%以上肾小球有新月体形成者预后不良。

【鉴别诊断】

(一)急性肾炎 部分急性肾炎起病严重，发展急骤，但急性肾炎有自然缓解趋势。如少尿及肾功衰竭迁延一个月以上怀疑本病时应行肾活检以资鉴别。

(二)急性肾小管坏死所致的急性肾功能衰竭多有明确病因，一般无明显的血尿，蛋白尿，水肿及高血压。

(三)肺出血肾炎综合征 多发生于青年，有咯血、呼吸困难、血尿、蛋白尿，水肿及高血压，迅速发生肾功能衰竭，如无有效的治疗多于6个月内死亡。

(四)其他继发性急进性肾炎综合征 结节性多动脉炎、韦格内氏肉芽肿、进行性系统性硬化、过敏性紫癜、系统性播散性红斑狼疮等。应注意其他系统及周身表现以资鉴别。

【防治】

(一)一般治疗 与急性肾炎相同。

(二)血浆置换疗法 对重症有一定效果，临床症状好转，肾功能及免疫指标也可能有所改进。

(三)大剂量激素冲击疗法 甲基强的松龙每次坨或10—15mg/kg静脉点滴，每日或隔日一次，3—7次为一疗程. 也有人主张更大剂量每次30mg/kg，隔日一次，3—6次为一疗程。冲击后口服强的松60—80mg/日，服数周后逐渐减量至维持量。

(四)四联疗法 即糖皮质激素，血小板解聚药、抗凝药、细胞毒药物联合应用，疗程一般要持续数月。

1. 抗凝药 肝素多采用小剂量每日8000u静滴，一般用2—6周。

2. 血小板解聚药 潘生丁每日400—600mg/日或苯磺唑酮每日600—800mg，3—5周。

3. 糖皮质激素 强的松每日60—80mg或每日1—2mg/kg，1—3周后逐渐减量。

4. 细胞毒药物 硫唑嘌呤每日1—2mg/kg，或环磷酰胺每日3mg/kg，服药期如白细胞<3500，血小板<10万/mm。应减量或停药。

【疗效判定标准】

（一）治愈　临床症状消失，尿检基本正常。

（二）好转　症状基本恢复，尿检仍持续异常。

（三）无效或恶化　临床症状严重，肾功能进行性恶化，持续性或无尿引起肾功能衰竭。

四、慢性肾小球肾炎(Chronic Glomerulonephrltis)

【病因及发病机理】

由多种病因引起，与链球菌感染无肯定关系，仅15—20％有明确急性肾炎史，大部分找不到明确病因．慢性肾炎的发病机理，同样是免疫反应过程。其病理随病程而变化，早期可保留一些肾小球弥漫性细胞增生性炎症的特点，以后可表现不同程度的系膜增殖性、膜增殖性、膜性、局灶性肾小球硬化以及早期固缩肾等。

【诊断】

大部分隐袭起病，少数由急性肾炎病程迁延不愈一年以上发展为慢性。临床表现为不同程度蛋白尿、镜下血尿、管型、高血压、水肿、肾功能损害等。一般根据临床表现又分为三个亚型，诊断标准为：

（一）普通型　病程迁延、常有轻度或中度水肿、中度高血压、中等程度蛋白尿、尿沉揸红细胞超过10/HPF、管型尿、可有一定程度的肾功能损害。

（二）肾病型　符合肾病综合征的表现，但尚伴有镜下血尿、高血压及肾功能损害。

（三）高血压型　具普通型表现，但以血压持续性、中等度以上升高为特点。

【鉴别诊断】

（一）慢性肾炎普通型的鉴别诊断

1.慢性肾炎与慢性肾盂肾炎鉴别　（表5）

2.继发于全身疾病的肾脏损害　如过敏性紫癜、系统性红斑狼疮等。应注意病史及其他系统损害以资鉴别。

3.遗传性肾炎(A1port+ssyndrome)　本病少见，具有慢性肾炎表现，有血尿、蛋白尿、高血压、肾功能不全等。但本病有家族史，并伴有逐渐发展的神经性耳聋及晶体、色素膜、视网膜病变，视力下降可帮助鉴别。

表5　慢性肾炎与慢性肾盂肾炎的鉴别

慢性肾炎	慢性肾盂肾炎
1.有或无急性肾炎史	1.有泌尿系感染史
2.常有水肿、高血压	2.常无
3.尿枪可见各炎管型及红细胞	3.尿检白细胞明显有白细胞管型
4.尿细菌培养多阴性	4.尿细菌培养阳性
5.较大量蛋白尿，以大中分子蛋白尿为主	5.尿蛋白较轻，多为小分子量蛋白
6.肾小球功能损害明显	6.肾小管损害先出现
7.I.V.PW～I，肾盏正常	7.I.V.P双肾影不对称，外形不规则，可见肾盏变形

（二）慢性肾炎肾病型的鉴别诊断

1.肾小球肾病　无肉眼血尿，偶有镜下血尿，但少于10/HPF、无高血压及肾功能损害。选择性蛋白尿多为高选择性，尿C_3正常，尿FDP阴性有助于鉴别。

2. 系统性红斑狼疮　系统性红斑狼疮肾炎可呈慢性肾炎肾病型表现。下列特点有助鉴别如多发生于青年女性、常有发热、皮疹、关节疼及其他系统受累的表现，血浆球蛋白明显增高，血液中可查到狼疮细胞以及血液中抗核(或抗DNA)抗体阳性等。

3. 糖尿病肾小球毛细血管间硬化　多见于糖尿病病期较长的患者，表现类似慢性肾炎肾病型。如糖尿病患者出现蛋白尿及水肿应想到本病的可能。

(三)慢性肾炎高血压型的鉴别诊断

1. 原发性高血压伴有继发性肾脏损害，其特点为多发生在40岁以后，有多年高血压史，尿蛋白量不多，虽有肾损害但贫血常不严重，常同时有视网膜动脉硬化及心、脑小血管硬化的表现。

2. 恶性高血压　恶性高血压肾脏小动脉严重受累，以血尿和急骤发展的肾功能不全为特点，伴蛋白尿及贫血，早期发生严重的视网膜病变＜视乳头水肿、眼底出血及广泛渗出性病变)及心脏受累心力衰竭等。

(四)慢性肾炎急性发作与急性肾炎的鉴别见急性肾炎

【防治】

(一)休息　凡有明显水肿、血压较高，一般情况差者应卧床休息。

(二)饮食　尿蛋白多，血浆蛋白低而无氮质血症者可进高蛋白饮食。出现氮质血症时，应限制蛋白入量。血压高、水肿者应给低钠饮食。

(三)利尿　水肿重者可使用利尿剂。

(四)降压　神经节阻滞剂可引起肾血流量下降，加重肾功能损害应慎用。硝普钠代谢产物(氰化物)经肾排泄，肾功不全者易蓄积中毒应慎用。其他各种类型降压药均可选择应用，也可联合使用。

(五)糖皮质激素及免疫抑制　适用于慢性肾炎肾病型。普通型尿蛋白较多，经其他治疗无效者亦可应用。糖皮质激素一般用量为1mg/kg，4—6周为一疗程，如无效应加用其他免疫抑制剂联合治疗。

(六)非激素类消炎药　通过抑制前列腺素合成，抑制白细胞趋化因子，抑制血小板的凝聚及炎症介质的释放，而抑制炎症反应过程。无免疫抑制作用。如消炎痛、炎痛喜康，布洛芬等。

(七)抗凝及抑制血小板凝聚药　潘生丁及肝素、双香豆素类均可试用。

【疗效判定标准】

(一)治愈　临床症状基本消失，尿检基本正常。

(二)好转　临床症状稳定，血压稳定，水肿消退，尿蛋白及镜检持续有少量蛋白及细胞。

(三)无效　临床症状无好转，水肿不消退，尿蛋白无明显减少，血压持续升高，肾功能逐渐减退。

五、单纯性蛋白尿和/或血尿(隐匿性肾炎) (Latent Glomerulonephritis)

【病因及发病机理】

为一组常见的临床症候群，不是一个最终的疾病诊断。本组症候群中可能包括的疾病有，急性肾炎的迁延恢复期，轻型的肾小球疾病(微小病变型，系膜增殖性肾炎、膜型肾病等。)；以及遗传性肾炎的轻型或早期，IgA肾病等。因病因不同其病理变化亦是多样表现。

【诊断】 本病起病隐匿，临床表现轻微，可大体区分为三类：

(一)长期单纯蛋白尿，尿蛋白<1.5g/日。

(二)单纯表现为反复发作性血尿。

(三)蛋白尿和血尿兼有，但无肾炎其它临床表现，如水肿、高血压，肾功能不全等。

【鉴别诊断】

(一)功能性蛋白尿 高热、剧烈体力劳动后，造成肾血管痉挛、充血或血pH下降，使肾小球毛细血管壁通透性增加，可引起微量蛋白尿，但诱因去除后即消失。

(二)体位性蛋白尿 约5%的青少年直立时，因腰椎前突压迫肾静脉引起肾静脉淤血，产生暂时性蛋白尿。这种蛋白尿卧位时即消失。

(三)血尿 反复性血尿者，应与其他泌尿系统疾病引起的血尿鉴别，如泌尿系统结核、无痛性小结石、泌尿系统肿瘤、前列腺炎等。

(四)系统疾病 某些系统疾病可引起少量蛋白尿和/或血尿，如系统性红斑狼疮、过敏性紫癜，糖尿病、淀粉样变、感染性心内膜炎等，应注意鉴别。

【防治】 一般不需特殊治疗。应定期随访，特别是肾功能的变化。

六、IgA肾病(1gA Nephropathy)

【病因及发病机理】 尚未明确，由于免疫荧光检查可见肾脏及皮肤毛细血管壁IgA及C_3沉积，支持本病是一种免疫复合物介导的全身性疾病。可能与感染源或肠道及呼吸道病变后上皮细胞的免疫反应分泌的IgA有关。其病理改变呈局灶或弥漫性系膜增生或局灶性硬化。免疫荧光检查在肾小球系膜区有显著的颗粒性IgA沉积为其特点，并常伴有C_3、IgG、IgM、降解素沉积。

【诊断】

(一)多发于20—30岁，男性多于女性。病人常于呼吸道感染后1—3天出现症状。

(二)血尿 几乎全部病例都有反复发作性肉眼或镜下血尿。

(三)蛋白尿 可持续或间歇出现轻度或中等程度蛋白尿，90%蛋白尿坨/日以内。少数可表现为肾病综合征。

(四)高血压 一般无高血压。

(五)肾功能 大多数肾功能正常，约有1/4病例可出现肾功能不全及尿毒症。

(六)血清免疫球蛋白 血清IgA可增高，抗链"O"有时增高。

(七)肾活检 肾小球系膜区内如有弥漫的IgA沉着即可确诊，通常还伴有IgA及Cs沉积。但要排除全身性疾病继发性肾脏损害包括系统性红斑狼疮、紫癜肾炎、乙型肝炎病毒相关性肾炎、肝硬化等。

【鉴别诊断】

(一)血尿 应与其他泌尿系统疾病引起的血尿相鉴别，如泌尿系统结核、结石、肿瘤等。

(二)与其他类型原发性肾小球疾病相鉴别，主要依据肾活检的免疫荧光检查。

（三）某些全身疾病肾损伤时如系统性红斑狼疮、紫癜性肾炎、病毒性肝炎、肝硬化等其肾脏在免疫荧光下也可有与本病相似的表现，单从肾活检上区分有一定困难，必须从临床表现及实验室检查排除之。

【防治】 本病无特殊治疗。部分可自愈。有报告用糖皮质激素可改善蛋白尿，对表现为肾病综合征者有效。

七、遗传性肾炎(1nherited Nephritis)

【病因及发病机理】 本病为与遗传有关的肾小球肾炎。遗传方式以常染色体显性遗传最常见。发病机理目前尚不明了，很可能继发于基膜内原发性代谢性缺陷，导致基膜内蛋白和胶原的异常合成及异常分布。

【诊断】

（一）在同一家族中，若父母和子女或兄弟姐妹之间有两人以上患肾炎时应想到本病的可能。

（二）肾脏症状 血尿为最早症状，初为间歇出现，以后持续存在。蛋白尿早期轻，逐渐加重，少数呈肾病综合征。部分病人有管型尿及氨基酸尿。病程中可有浮肿、高血压及肾功能不全，多在晚期出现。

（三）耳聋 属内耳性神经性耳聋，男性发病率较高。多在5—10岁出现，呈进行性，双侧对称。

（四）眼症状 可有白内障，眼球震颤，球状晶体，色素性视网膜炎，角膜色素沉着，衬网膜剥离等。

【鉴别诊断】

（一）良性家族性血尿 此病为良性过程，尿蛋白可随血尿发作而出现，但不发展成肾炎及尿毒症。

（二）肾炎—耳聋—血小板减少及巨血小板症三联征 本征可有家族史，除肾炎、耳聋外，尚有血小板减少、巨细胞体积增大、功能异常以及凝血机制障碍。

（三）慢性肾小球肾炎肾功能衰竭 如无耳聋和眼症状者临床堆以区别。

【防治】 目前尚无有效治疗。出现肾功能衰竭按一般尿毒症治疗。

八、乙型肝炎相关性肾炎(Viras Hepatitis Associated Nephritis)

【病因及发病机理】 乙型肝炎相关性肾炎的发病与体液免疫有关。乙型肝炎表面抗原大量存在肝细胞内，不断刺激机体产生抗体形成免疫复合物沉积在肾脏引起肾炎。其病理类型包括膜增殖性肾炎、膜性肾炎、增殖性肾炎及间质性肾炎等。

【诊断】 肝、肾组织活检可提供可靠的诊断依据。在肾活检中证实HBsAg沉积是诊断的主要条件。临床上可参考宋氏的诊断标准；

（一）血清HBsAg持续或反复阳性。

（二）有肝炎病史。

（三）有SGPT或SGOT反复或持续升高、肝脾肿大，γ球蛋白升高等慢性肝炎表现。

（四）有肾炎的特点

1. 与一般肾炎比较具有不典型、多样和多变的特点。

2. 起病隐匿，血尿反复出现或持续存在。

3. 药物治疗不理想，对激素大多耐药，但另一方面患者有自愈倾向。

4. 血尿明显者血沉增高不明显。

5. 抗"0"不高。

6. 无明显高血压。

【防治】　由于对乙型肝炎病毒目前尚无特效治疗药物，本病的治疗与其他原发性肾小球肾炎相同。

第二节　肾病综合征(Nephrotic Syndrome)

【概念】

肾病综合征(NS)是由多种肾小球疾病引起的一组临床表现相似的综合征。不是一个捕名。1905年miiller首先提出"肾病"(nephrosis)，最初认为是肾小管上皮变性疾患，现在认识到主要病变在肾小球，可伴有肾小管病变。不论病因如何此综合征主要是持续大量蛋白尿的后果，病理生理上有相似之处，治疗上也有某些共同点。但原因不同引起的NS其预后相差悬殊，故对其病因应尽量弄清。

成人NS诊断标准：

(一)必要条件

1. 蛋白尿　持续蛋白尿>3，5g/日。

2. 低蛋白血症　血浆总蛋白<6.0g/dl，白蛋白<3.0g/dl。

(二)非必要条件

1. 高脂血症　血清总胆固醇>250mg/dl。

2. 浮胀。

(三)参考条件：

脂肪尿尿中可出现游离脂肪，卵圆形脂肪小体，脂肪管形、双屈光小体。

【病因】　病因很多，可归纳为：①原发于各种类型肾小球肾炎。②原因不明的肾小玲病(微小病变型肾小球病、特发性膜性肾小球病、局灶性肾小球硬化等)。③感染(亚急性细菌性心内膜炎、梅毒等)。④全身性疾病：如结缔组织病(系统性红斑狼疮、结节性多动脉炎等)、代谢性疾病(糖尿病性毛细血管间肾小球硬化、淀粉样变性等)、恶性肿瘤(何杰金氏病、淋巴系统肿瘤等)。⑤先天性及遗传性疾病(遗传性肾炎、先天性肾病综合征)。⑥血循环障碍(肾静脉血栓形成、缩窄性心包炎等)。⑦毒素及药物过敏(汞、金、铋、青霉胺、丙磺舒、血清病等)。⑧过敏源(花粉，蛇咬等)。⑨其他(妊娠毒血症、肾移植后)。

肾病综合征最常见的病因是增殖性肾小球肾炎、微小病变型肾小球病、特发性膜性肾病、糖尿病、系统性红斑性狼疮，其他原因少见。成人与儿童的常见病因布所不同，儿童肾病综合征以微小病变型常见，占75%左右，成年人则以增殖性肾小球肾炎常见，特发性膜性肾小球病小于20%，微小病变型占15%—25%。

【病理生理及临床表现】

(一)大量蛋白尿　多数病人每日尿蛋白5—20g，多者可达30—40g。其发生原因主要是因肾小球病变使滤过膜上的孔径扩大，通透性改变，上皮细胞表而的负电荷丧失，故造成大量血浆蛋白漏出。主要是血浆白蛋白，其次是γ—球蛋白，其他血浆蛋白成分较少，一般无纤维蛋白元。各种血浆蛋白成分从尿排出与其分子量的大小有关，即各种血浆蛋白的肾清除率与其分子量成反比。如α$_1$—球蛋白（粘蛋白）＞β—球蛋白＞γ—球蛋白（1gG）＞α$_2$—球蛋白。不问肾小球疾病引起毛细血管壁受损部位及程度不一，因而分子量不同的蛋白质漏出的比例也不等，致使蛋白尿内各种蛋白成分存在差异，这就是蛋白尿选择性测定的依据。如尿蛋白主要是白蛋白，大分子蛋白较少，即为高选择性蛋白尿，提示病变轻，对激素疗效反应好；若尿蛋白除白蛋白外，含有较多的大分子蛋白，即属低选择性蛋白尿。

（二）低蛋白血症　低蛋白血症是肾病综合征的一个重要特点，其降低原因主要是山肾小球滤过丢失，肾小管回吸收不良亦为一因素。以白蛋白下降明显，一般＜3g/d1，重者可＜1g/d1。血浆蛋白电泳主要白蛋白减少，此外γ—球蛋白亦多降低，α$_1$—球蛋白轻度降低或正常，α$_2$—球蛋白，β脂蛋白及纤维蛋白元相对或绝对升高。应用丙烯酰胺凝胶分离法发现血浆中有一种特殊的α$_2$-巨球蛋白潴留，是α$_2$-球蛋白升高的原因。肾病综合征患者的尿中蛋白经免疫化学方法证实与病人血浆的各种蛋白成分完全相同。低蛋白血症可伴有低钙血症、低尿钙、肠钙吸收减低，这可能是由于胆骨化醇在肝与肾之间运载发生障碍所致。

（三）高脂血症　肾病综合征患者血浆中胆固醇、胆固醇酯、磷脂，游离脂肪酸均增加，一般总胆固醇＞300mg/d1，可高达1000mg/d1。在脂蛋白方面，极低密度，前日脂蛋白井高，低密度脂蛋白多升高，而伐脂蛋白多降低。肾病综合征的脂代谢紊乱原因尚不十分清楚，可能有以下因素：

1. 与低蛋白血症有关　蛋白的丧失能促进肝内蛋白的合成，还刺激肝内生成胆固醇与脂蛋白，此外，还动员脂肪组织内储存的未经脂化的脂肪酸转运入肝而诱发"运输性高脂血症。由于组织缺乏蛋白质，脂肪组织及肌肉摄入甘油三酯及非脂肪酸的过程削弱从而也导致高脂血症。

2. 血浆中血脂清除因子的缺乏　如脂蛋白脂酶缺乏，它是脂肪分解过程中必需的酶，血浆白蛋白亦有清除血脂作用。

3. 储存脂肪的利用与高脂血症的关系　有人认为大量蛋白从尿中丢失，使体内蛋白转换率加速，大部分生糖性氨基酸均被用作蛋白合成而使肝糖元合成减少，于是储存脂肪被动员以供能量，逐引起高脂血症。

患者除有高脂血症外，常伴有肪脂尿，尿沉渣可见卵圆形脂肪小体，双届光小体、脂肪管型，长期高脂血症可诱发动脉硬化、冠心病。

（四）水肿　与低蛋白血症有关，当血浆白蛋白＜1.6g/d1时多出现水肿，但亦有白蛋白很低寸不小现水肿，故还有其他因素，如血浆容量减少可致①肾血流量下降，仟小球滤过率减少，致水钠潴留。②醛固酮及抗利尿激素分泌增多。

水肿的发生可急可缓，多自疏松组织开始继而蔓及全身，甚至体腔积液，严重者水肿液可达20—30升，且伴有食欲不振，乏力，苍白。甚有低钠血症及水中毒表现。少尿时可发生高血钾。

（五）甲状腺功能　多有基础代谢率降低，但尚无足够证据说明甲状腺功能低下。

（六）其他　蛋白丢失过多擦营养不良。表现头发稀疏，枯干发黄，营养不良性贫血，皮肤无光泽，肌肉消瘦，耳软骨变软，甲床苍白带等。由于尿中丢失免疫球蛋白致免疫功能低下，抵抗力下降，易继发感染。部分病人山现血液高凝状态，致使静脉血栓形成，少数病人有效血容量降低致低血压、低血容量休克。

肾功能变化：依其原发病而不同，一般初期肾功能多正常，虽有水钠潴留尚能排除氮质代谢产物。病后期肾小球损害日渐严重而出现氮质血症。

【诊断】　根据大量蛋白尿、低蛋白血症、高脂血症及水肿等诊断不困难，但要确定其病因，原发或继发，以及病理类型，才能正确估计预后与合理治疗。就其不同病因所致的仔病综合征卧临床特点可归纳为：

（一）原发性肾小球肾病（病变微小型）　多见于儿童，可反复发作多年，肾功能良好，多呈高选择性蛋白尿，尿沉渣细胞成分较少，无高血压，对激素或烷化剂有良好反应，预后良好。

（二）特发性膜性肾病　以青年及成年人多见，常有典型肾病综合征临床表现，肉眼血尿少见，蛋白尿多为非选择性，病程发展缓慢，对激素及免疫抑制剂多数无效。

（三）特发性增殖性肾小球肾炎　本病的临床表现与其他类型的增殖性肾炎相似，蛋白尿为非选择性，大多数病人在病程中都发生肾病综合征，血清C_3补体多降低，起病后病程进展迅速，数年内发展至慢性肾衰，少数病人亦可暂时性缓解，使病程延长达数年。发生肾病综合征者预后恶劣，对肾上腺皮质激素及免疫抑制剂疗法反应不佳。

（四）局灶性肾小球硬化　是一种病因不明的肾小球病，多发生于儿童及青少年。临床表现以肾病综合征常见。蛋白尿为非选择性，肉眼血尿及高血压常见，对肾上腺皮质激素多无反应。

（五）系统性红斑性狼疮（SLE）　约有70％的SLE病人有肾脏损害，肾小球的病理变化可星系膜性、局灶增殖性、膜性、弥漫增殖性和膜增殖性。除系膜性外其它类型均可引起肾病综合征，且多伴有SLE其它全身表现，亦可为首发的症状，先于SLE其他表现和血清学阳性检查。本病发生肾病综合征后，血脂可维持正常，晚期才升高、常对皮质激素和/或免疫抑制剂有效。但总的来说预后不佳。

（六）糖尿病　肾脏受累常发生在未能很好控制的糖尿病10—15年以后，糖尿病性肾小球毛细血管间硬化很少发生在糖耐量减低以前。从蛋白尿出现发展到终末期肾衰约5年，一旦出现肾病综合征的临床表现常伴有高血压及肾功能不全。糖尿病性肾病的90％患者有视网膜病变。肾上腺皮质激素不但无效，还可使糖尿病加重，免疫抑制剂亦无效，预后不佳。

（七）过敏性紫癜　过敏性紫癜多见于儿童及青年人，肾受累发生率为20—90％，其中10—20％表现为肾病综合征，多先有皮肤、关节和腹部的临床表现，部分病人对肾上腺皮质激素和/或雷公丁有效。

【治疗】

（一）饮食　有水肿者应给低盐饮食，每日摄入氯化钠在0.5—2.0g，大量皮质激素治疗时更应限制钠盐。但应用强力利尿剂时可适当放宽摄钠量，若有严重低蛋白血症，摄入适量钠盐在提高血浆渗透压及维持血容量上有一定作用。除非病人有肾功能衰竭或氮质血症，一般给予高蛋白饮食，每日可给蛋白1.5—3.0g/kg体重，热量应维持平衡。在应用肾上腺皮质激素期间如摄入热量过高，会很快发生肥胖。

（二）利尿剂　对皮质激素有良好反应或轻度浮肿者，一般不需要利尿剂。若水肿特别；严重，出现危及生命的胸水，心包积液、肺水肿，下肢及会阴明显水肿而有造成皮肤破损引起蜂窝织炎或败血症时。激素疗效未出现前尿量少，水肿加重，特别是每日尿量不足500ml，甚出现肾前性氮质血症。激素或免疫抑制剂无效或水肿不能完全消失者。不适宜应用激素治疗者均可使用利尿剂，易采用袢利尿剂如速尿，当有氮质血症或低蛋白血症时，静脉注射比口服效果好，但有时需要剂量逐增才开始利尿。另外病人常有继发性醛固酮增高，则可与安体舒通或氨苯喋啶联合匣用。如过度应用利尿剂时，应注意血浆电解质紊乱和血液浓缩。

（三）人体血清白蛋白及血浆代用品应用　指征：①因低血容量引起的体位性低血压，病人有虚脱及晕厥发作。②有些病人因血浆蛋白过低，血浆容量减少，肾血流量明显减少，此时应用皮质激素或利尿剂不能引起利尿，可应用白蛋白使肾血流增加引起利尿。③有些病人由于抗利尿激素释放过多，体内水潴留大于钠潴留致低钠血症，注射白蛋白可能促进水的排出。

（四）肾上腺皮质激素及免疫抑制剂　依据肾活检资料可选用皮质激素和/或免疫抑制剂。病变微小型、数型狼疮性肾炎、多动脉炎早期、过敏性血管炎和弥漫增殖型对激素治疗敏感，对激素治疗无反应的病变微小型和狼疮性肾炎等可能对免疫抑制剂有效。成人可用强地松每天40—70rog（1mg/kg体重），达到治疗缓解后逐渐减量，至最小维持量半年至一年，防止复发。若应用激素4～6周无反应，认为是对激素有抵抗。当用激素期间出现严重的并发症时应迅速停药。对个别的肾病综合征患者如血管炎所致可采用甲基强地松龙冲击疗法有时获效。膜性肾病，局灶性肾小球硬化、膜增殖性肾炎一般对激素有抵抗。对继发于糖尿病、遗传性肾炎、原发性淀粉样变的肾病综合征。目前尚无好的治疗方法。

免疫抑制剂对肾病综合征的作用机制尚不十分清楚。近年来多主张与皮质激素联合应用临床上环磷酰胺较常用，剂量为2—3mg/kg/日，开始可静脉注射，病情好转后改用口服，蛋白尿消失后给以维持量半年。环硫酰胺无效改用其他免疫抑制剂如硫唑嘌呤，苯丁酸氮芥等有时奏效。在使用此类药时注意其毒性作用，定期观察血象变化。

（五）其他　适应于激素治疗的肾病综合征若效果不佳，可加用或单用雷公丁治疗有时奏效。若病人有高凝状态，尿少，血和尿的FDP增高时可加用抗凝药：如肝素，华法生、抗血小板药物：如潘生丁等；纤溶促进药物：如尿激酶等。对危重而发病急剧者也可联合应用血浆交换疗法（Plasma exchange）前列腺素E（PGE）等治疗。一般由感染引起的肾病综合征和肿瘤引起的肾病综合征，随原发病治疗可缓解。

【疗效判定标准】

六个月以内为近期疗效，超过六个月为远期疗效。可分为：

1. 完全缓解　尿蛋白阴性，血清蛋白正常；临床诸症状消失。

2. 不完全缓解Ⅰ型　尿蛋白减少在1—2g以下，但不低于300mg/日，血清白蛋白正常，顺床诸症状消失。

3. 不完全缓解Ⅱ型尿蛋白及血清蛋白与Ⅰ型同，但临床症状不完全消失。

4. 无效。

第三节　肾血管性疾病

一、肾血管性高血压(Renovascular Hypertension)

【病因及发病机理】　肾血管性高血压是指肾动脉血管床的阻塞性病变引起的高血压。由于被阻塞的肾动脉造成肾组织缺血性病变，进而激活肾素—血管紧张素—醛固酮系统，产生高血压。狭窄可以影响一侧肾对脉、双侧肾动脉或它的肾内分支。引起肾血管性高血压的原因，在我国以大动脉炎为最常见，其次为肾动脉粥样硬化。肾动脉纤维肌性增生在国外常见，国内少见。其他如结节性多动脉炎、肾动脉栓塞、肾动脉血栓形成，创伤或手术引起肾动脉损伤等亦可引起肾动脉狭窄。

动脉粥样硬化受累的内膜处有脂质和复合糖类的积聚，出血和血栓形成，纤维组织增生和钙沉着。中层亦可有病变。多侵犯肾动脉靠近主动脉近端的1/3处。

纤维肌性增生是肾动脉的纤维和肌肉增生区与血管中层毁坏区相间，结果形成微动脉瘤，呈串珠样改变。多累及肾动脉中，远端1/3处。

大动脉炎则属于血管炎的一种。

【诊断】

(一)临床表现和原发性高血压相似，高血压多突然发牢或突然升高，血压多较高尤以舒张压为显著，常在200/120mmHg以上。约有半数病人表现为恶性高血压。

(二)上腹部或脐部可听到连续性或收缩期杂音。亦可在侧腹部，背部，脊肋角听到。杂音音调高，强度可有变化。杂音在空腹，腹肌放松，深呼气末时更易听到。

(三)快速连续静脉肾盂造影　单侧肾动脉狭窄具有诊断意义的征象为患侧肾脏长径较健侧缩短1，5cm以上，患侧肾脏肾盏延迟显影和后期患侧造影剂较健侧密度增高。

(四)肾图　单侧肾动脉狭窄患侧肾肾图分泌段、排泄段延长，呈抛物线型曲线。

(五)血浆肾素活性测定　血浆肾素活性升高提示存在有功能意义的肾动脉狭窄(肾动脉管径减少70%或以上)。如能测定一侧肾脏肾静脉内肾素浓度并计算同侧肾素的比值将有助于提高诊断水平。

(六)单剂量巯甲丙脯氨酸试验　对鉴别肾血管性高血压与高肾素性原发性高血压有帮助，此法简而易行，一次口服巯甲丙脯氨酸后，肾血管性高血压血浆肾素活性升高超过40mg/ml/h，如用β—阻断剂后血浆肾素活性升高超过50rig/ml/L，而高肾素性原发性高血压血浆肾素活性则无明显升高。其方法如下：

1. 试验前停各种药至少2周(包括利尿剂，转换酶抑制剂或非固醇类抗炎药物)，可以继续服用β—阻断剂。

2. 正常或高钠饮食，如钠摄入量太低可引起假阳性。

3. 试验日病人取卧位，半卧位或坐位，但测定时患者需保持原体位。

4. 在测量血压稳定后(约10—20分)，取血测血浆肾素活性。

5. 取血后口脈巯甲丙脯氨酸25mg，弄碎加水30ral成混悬液后口服，然后杯子用清水冲洗后再叫病人饮下。

6. 一小时后测定血压及血浆肾素活性。

(七)数字减影血管造影(Digital Subtraction Angiography) 对确定肾动脉损害准确性可达90%，不仅对肾动脉，对肾动脉分支及肾内小血管的病变亦可显影。

(八)肾动脉造影为诊断肾血管性高血压最重要的方法。肾动脉造影可确定狭窄部位和范围，对确定手术方法，估计手术效果有一定帮助。

【防治】 肾动脉狭窄届可治愈性高血压，对适合外科治疗者应早期手术治疗，以免影响肾功能。肾动脉狭窄可行修复术，而肾动脉分支狭窄则必须作部分肾切除术，也可应用经皮管腔血管成型术(Percutaneous Transluminal Angioplasty)，对年龄较大患者或不适合手术者可给于转换酶抑制剂和日阻断剂治疗。

【疗效判定标准】

(一)治愈 肾血管畸型纠正，血压恢复正常，肾功能良好。

(二)好转 不适合外科手术或手术后效果不满意，但血压能用药物控制，肾功能稳定。

(三)无效 血压不能控制，肾功能进行性恶化。

二、肾梗塞(Renal infarction)

【病因及发病机理】 肾梗塞是指肾动脉或及一支被栓子堵塞，其所属区的肾组织发生缺血性坏死。其病因包括：

(一)栓子的栓塞 常见于风湿心脏病、感染性心内膜炎，心肌梗塞等。

(二)胆固醇栓塞 常见于有主动脉或肾动脉粥样硬化病变的高脂血症者，其动脉粥样硬化病灶中的胆固醇结晶从病变的血管壁中逸出。

(三)血管损伤 血管壁内皮受损可引起继发性血栓，常见于动脉粥样硬化。

【诊断】

(一)突然出现腰疼，发热、镜下血尿。小的梗塞常无临床症状。

(二)梗塞后1—2周可发生血压升高。

(三)血白细胞及中性多形核细胞升高，血沉加快，血清转氨酶和磷酸激酶升高。

(四)广泛梗塞肾体积可缩小，可经X线和超声作出诊断。完全性肾梗塞患者无造影剂排出而不显影。

【防治】 早期施行栓子切除术，可使栓塞的肾脏免于坏死。

三、肾静脉血栓形成(Renal Vein Thrombosis)

【病因及发病机理】

(一)任何原因的肾病综合征。

(二)肾淀粉样变。

(三)肾上腺样瘤。

(四)损伤。

(五)婴儿胃肠炎及严重脱水。

【诊断】

(一)急性肾静脉血栓形成多伴有急性腰背疼，发热，镜下血尿，少尿。肾脏多增大，有浮肿，进行性肾功能衰竭等。

（二）慢性肾静脉血栓形成多无症状，或表现为肾病综合征或原有肾病综合征蛋白尿突然加重。

（三）静脉肾盂造影患侧肾影多增大，同位素肾图二侧肾功能不一致。

（四）下腔静脉造影于肾静脉以下注射造影剂，正常时相当于肾静脉水平处因有肾静脉血流可见有压迹，如肾静脉血栓形成则不产生潮流作用。

【防治】

（一）急性血栓形成可使用抗凝剂如肝素及口吸抗凝药物。也可应用链激酶或尿激酶治疗。

（二）慢性肾静脉血栓形成抗凝治疗多无效。

四、过敏性紫癜(Allergic Purpura)

【病因及发病机理】　本病以皮肤表现，胃肠道症状，关节疼及肾脏病变为特点。儿童较成人多见。病因大多不明，有些病人发生在链球菌感染以后。肾小球内可见免疫球蛋白、补体及纤维素提示可能与免疫机制有关。肾脏受损情况不一，约1/2病人有明显肾脏病变。肾活检呈局灶增殖型变化，表现为局灶性肾小球内皮细胞、上皮细胞和系膜细胞增生，也可出现坏死及空泡。免疫荧光在肾小球系膜区有免疫复合物沿肾小球毛细血管呈颗粒状沉积。

【诊断】

（一）临床表现可有皮下紫癜，关节疼、胃肠道症状。有时可伴有荨麻疹等过敏性皮疹。

（二）肾脏以血尿具有特征性，也可有不同程度蛋白尿及管型尿。肾炎症状可出现于疾病任何时期，但以紫癜发生后一周最常见。绝大多数在8周内出现，少数在3—5月后出现。

（三）蛋白尿多发生在严重病例，可发展为肾病综合征。少数病人有进行性肾小球损害，引起肾功能不全。

（四）血小板计数，出血时间、血块收缩时间，凝血时间均正常，毛细血管脆性试验阳性。骨髓检查正常。

【防治】

（一）应设法消除病因，积极控制和预防感染。

（二）急性期应卧床休息。

（三）抗过敏药物。

（四）糖皮质激素及免疫抑制剂。

（五）雷公藤糖浆或酊剂。

五、原发性血管炎

血管炎是指以血管炎症性损害的一组疾病。原发性血管炎是指血管病变是病理过程的原发病灶的一组疾病。其病因及发病机理尚未完全清楚，目前倾向认为大多数是免疫现象。由于循环中抗原—抗体免疫复合物沉积于血管壁，并结合与激活其中一部分补体，产生趋化因子，吸引多核白细胞浸润血管壁，释放细胞浆内的溶酶体酶，使血管壁损伤及坏死。血管炎的基本病理改变是血管壁的炎症和坏死。其临床表现复杂，取决于所侵犯的器官。而器官损害的程度及性质，又取决于病变血管的大小、部位及严重程度。

由于本病病因尚不十分清楚，目前尚缺乏完善的分类方法。1978年Gocke氏综合血管炎的临床病理特点将血管炎分为原发性、继发性和反应性三类。

原发性血管炎　血管病变是病理过程的原发病灶包括结节性多动脉举、变应性或过敏性脉管炎、变态反应性肉芽肿病及脉管炎，韦格内肉芽肿、巨细胞动脉炎、多发性大动脉炎等。继发性血管炎血管病变是某些疾病的一部分包括风湿病、类风湿性关节炎，系统性红斑性狼疮、系统性硬皮病、皮肌炎等。

反应性血管炎　血管病变是对邻近组织损伤的炎症反应如感染、外伤等。

本节仅对原发性血管炎中与肾脏关系较为密切的疾病加以介绍。

六、结节性多动脉炎(Polyarteritis Nodosa)

结节性多动脉炎临床表现多有发热伴关节炎，神经病变，腹疼及皮损等。化验检查有白细胞增多，血沉快及球蛋白增多。

肾脏表现80%以上有蛋白尿和镜下血尿，肾脏表现多根据病理改变而有很大变异。病理变化包括有局灶肾小球肾炎，弥漫性肾小球肾炎或肾动脉炎引起的肾栓死。故临床表现可为轻度，无症状性蛋白尿伴随镜下血尿；急性肾小球肾炎肾功能不全；或由于多发小动脉闭塞引起的急性肾功能衰竭。偶可发生肾病综合征。也可出现选择性的肾小管功能受损如失盐性肾炎或浓缩功能降低引起尿崩症。高血压多认为是肾血管损害的晚期表现。

化验检查尿沉渣多有红细胞、白细胞，红细胞管型以及颗粒管型等。

肾动脉造影如发现有叶间小动脉有动脉瘤样扩张伴局部地区小动脉狭窄对诊断有帮助。

病理表现肾脏有多数新发生的和陈旧性梗死，镜下奉现为动脉炎包括弓形动脉及小叶间动脉。急性期表现为动脉壁纤维样坏死，内弹性膜破坏，腔内血栓以及炎性侵润包括动脉壁出现多核、单核和嗜酸性细胞。愈合期表现为动脉壁纤维母细胞侵润，血栓机化，炎性侵润捎退。动脉内弹性膜的断裂可形成动脉瘤。

肾脏损害为最常见死亡原因，应用激素以前，一般发生肾损后一年内死亡。应用激素后5年生存率可达48%。故早期诊断并给予激素治疗对改进预后有积极作用。

七、韦格内肉芽种(Wegner's Granuloma)

【病因及发病机理】　抗原不明确，主要侵犯小动脉、小静脉、微动脉和毛细血管。病理表现为坏死性血管炎伴肉芽肿，病变可侵犯任何部位，多见于鼻窦、呼吸道、肺及皮肤。肾脏也常受累，除坏死性血管炎外，半数以上伴有局灶性、节段性坏死性肾小球肾炎，可伴有系膜、上皮细胞增生和/或半月体形成，尚可有肾小球内出血和纤维素沉着。

【诊断】

(一)临床表现可有二种类型

1.经典型　有典型的三联征即鼻、副鼻窦炎，肺部浸润和坏死性肾小球肾炎。

2.局限型　病变局限于肺及上呼吸道，不累及肾脏。

(二)上呼吸道症状主要为流涕、鼻腔阻塞、鼻衄、嗅觉丧失、声嘶哑、吞咽困难、咽喉炎、鼻窦炎。

(三)肺部症状为咳嗽，咯血、肺炎，胸膜炎。肺累及可呈单个或多个结节，伴空洞形成或脓肿。

(四)肾可有局灶性肾炎或急性暴发性肾炎，尿液检查与急性肾炎改变相似，约半数病例与慢性肾炎表现相同。少数表现为肾病综合征。肾功能进行性减退，亦可发生急性肾功能衰竭。

(五)血沉增快，轻度贫血、白细胞增高。血清IgA及IgG升高。

(六)确诊靠活检，一般取材于鼻腔组织，也可做肾活检。

【防治】

(一)激素可延长生存时间但不能取得完全缓解。

(二)细胞毒药物可延长存活期，环磷酰胺1—2mg/kg·d，白细胞<3000者应停药。严重病例可与激素合用。

八、过敏性脉管炎(Allergic Vasculitis)

【病因及发病机理】 多由于药物(碳胺、青霉素、砷、碘等)，异种血清或感染引起，也可由于乙型肝炎病毒抗原引起。本病主要累及小血管(微小动脉，毛细血管和微小静脉)，故又称微小血管性血管炎。病变呈均一同期改变，表明病呈发作性而非持续性。可引起多系统病变，但常见于皮肤、浆膜，也可累及肺。肾受累常见。病变主要为坏死及炎症。

【诊断】

(一)肾脏主要表现为坏死性肾小球肾炎，以高血压。急性肾炎，肾功能不全及尿毒症多见。尿检可有血尿、蛋白尿、管型尿。可发展为急进性肾小球肾炎的表现。亦可呈现为隐匿性或慢性进展的慢性肾炎症状。

(二)肾外表现 可有皮疹(荨麻疹、红斑、紫癜、皮下结节，疱疹)。也可有发热，腹疼、关节疼及局灶性坏死性肺炎。累及肠胃道可有腹疼、腹泄等。

(三)病变部位活检可确诊

【防治】 去除病因是治疗的关键。有些患者可以是自限性的。病情严重者可考虑应用糖皮质激素和免疫抑制剂。

第四节 代谢性疾病与肾脏

一、糖尿病性肾病(Diabetes Nephropathy)

【病因及发病机理】 糖尿病可引起多种肾脏损害。包括肾小球硬化、肾小动脉硬化性肾硬化、肾盂肾炎，肾乳头坏死等。糖尿病性肾病一般是指肾小球硬化症而言。而糖尿病所导致鸵糖、脂肪、蛋白质代谢紊乱可能是肾脏病变发生的主要因素之一。其病理变化可表现为弥慢性肾小球硬化症，以肾小球毛细血管及其基膜弥慢性轻度不规则的肥厚和玻璃样变为特征，也可表现为结节性病变和渗出性病变。除肾小球病变外，肾小管可有脂肪变化。肾间质有纤维化和淋巴细胞浸润。

【诊断】

(一)初期症状不明显，仅有蛋白尿，有不同程度高血压。约1/4—1/3的青年型糖尿病患者可发展为肾病综合征和氮质血症。

(二)蛋白尿开始为间歇性，以后逐渐持续存在，可伴有管型尿。肾功能逐渐减退。

(三)诊断标准包括

1.确诊有糖尿病。

2.糖尿病患者出现蛋白尿或肾病综合征。

3.有肾功能不全。

4.眼底有糖尿病视网膜炎。

5.肾活检表现为弥慢性肾小球硬化症。

【鉴别诊断】　本病需要和糖尿病合并其他肾脏疾病相区别。一般糖尿病肾病大都有持续性进行性过程，病情逐渐发展，且常有其他系统的并发症(心血管、视网膜，神经病变)。若起病较急，并发症少而肾功能良好者，应多考虑非糖尿病性肾病。

【防治】　早期诊断和治疗可能有助于肾脏病变的改善。良好的控制糖尿病可以减缓肾脏病变的进展。

【疗效判定标准】

(一)缓解　糖尿病控制在好及较好水平，即空腹血糖在110—130mg/d1，24小时尿糖在5g以下。尿蛋白及肾功能稳定。

(二)无效　糖尿病控制差，空腹血糖＞150mg/d1，24小时尿糖在5g以上，尿蛋白持续，肾功能逐渐减退。

二、尿酸性肾病(Uric acid nephrOpathy)

【病因及发病机理】　尿酸性肾病是由高尿酸血症及/或高尿酸尿症所引起的肾脏损害。原发性高尿酸血症患者大多找不到明确的病因，可能与嘌呤代谢异常有关。继发症高尿酸血症包括：①肾功能不全时，尿酸不能充分排泄而储留。②某些药物可通过干扰尿酸排泄而导致高尿酸血症，如某些利尿剂(利尿酸，噻嗪类药物)、水杨酸、烟酸等。③促进核酸分解代谢的一些疾病如白血病、溶血性贫血以及有些恶性肿瘤向骨髓转移，恶性肿瘤使用放疗，化疗后均可引起高尿酸血症。

尿酸性肾病特征性病理改变为放射状针形尿酸结晶沉积于肾髓质间质，乳头和锥体，伴有淋巴细胞，单核细胞和浆细胞的浸润。如高尿酸血症长期持续，肾单位可缓慢进行性破坏而引起肾功能衰竭。

【诊断】　凡中年以上男性，肾脏损害伴关节病变或痛风石表现，或有尿结石应怀疑本病。凡血尿酸增高，尿尿酸排出增加，尿液变化和肾功能减退者，尿酸性肾病的诊断可以成立。尿酸性肾病临床表现主要有三种类型：

(一)尿酸结石　原发性高尿酸血症约10—20%可发生尿酸结石。继发性高尿酸血症40%可发生。尿酸结石形成的主要条件是尿尿酸增高和尿pH值降低。尿酸在pH6以下溶解度极差，而在pH7以上时溶解度显著增加。尿酸结石症状与其他结石症状相同，可有肾绞痛，血尿、继发肾盂肾炎等。

（二）慢性尿酸性肾病（痛风肾） 是长期高尿酸血症，尿酸盐在锥体部位蓄积引起非特异性炎症反应而造成的肾脏损害。组织学表现为间质性肾炎。是痛风患者最常见的关节外并发症。肾脏早期变化为浓缩功能减退，以后逐渐发生肾功能不全。尿检可有轻度蛋白尿，可持续或间歇地出现。晚期患者可有高血压，水肿等。

（三）急性高尿酸血症肾病（急性肾小管尿酸沉积） 多见于淋巴和骨髓增生性疾病使用细胞毒类药物治疗过程中。由于核蛋白代谢更新增快，血尿酸迅速升高，尿酸沉积于远曲；小管，集合管，肾盂和输尿管等处，产生肾内外梗阻。临床表现为少尿和无尿及迅速发生的氮质血症。初期尿酸排出增加，尿检有多形结晶，血尿。

【鉴别诊断】

（一）慢性肾功能衰竭伴高尿酸血症

1. 血尿酸与肌肝比例 原发尿酸性肾病血尿酸/肌酐之比多＞1.3。慢性肾衰者血尿酸及肌肝多平行增高。

2. 原发尿酸性肾病关节症状明显，慢性肾衰者即使血尿酸很高，也很少发生关节症状。

3. 原发尿酸性肾病肾功能减退进展缓慢，先损害肾小管功能，以后波及肾小球功能。慢性肾衰则以肾小球功能受损明显。

（二）急性高尿酸血症肾病与其他原因引起之急性肾功能衰竭的尿尿酸/肌酐＞1多为急性高尿酸血症肾病，＜0.9多为其他原因引起的急性肾功能衰竭。

【防治】

（一）控制饮食 限制食物中含嘌呤和蛋白质的食品。

（二）碱化尿液 碳酸氢钠每日3—8g，使尿pH维持在6.5或以上。

（三）尿酸合成抑制剂 别嘌呤醇0.2—0.4/日。

（四）促进尿酸排泄 丙磺舒250mg，日两次，逐渐增加剂量，每日最大量可达3g，一般用量为1—1.5g/日。肾功不全时慎用。

（五）多饮水 每日尿量维持在3000ml以上，有利于尿酸排泄。

（六）避免血管尿路造影及胆囊造影，因造影剂在肾脏内可促进尿酸盐沉淀。

【疗效判定标准】

（一）缓解 血尿酸维持在正常范围，尿检正常，肾功能稳定。

（二）无效 高尿酸血症不能控制，血尿，泌尿系统结石，肾功能持续减退。

三、肾脏淀粉样变性(Amyloidosis of Kidney)

【病因及发病机理】 肾脏淀粉样变是肾脏内有大量淀粉样物质沉积引起的肾脏损害。一般分为原发性与继发性两大类。原发性少见，多见于老年患者。继发性多合并于各种慢性炎症，多发性骨髓瘤，类风湿性关节炎、支气管扩张，慢性骨髓炎、结核病以及各种新生物撕自血病、癌肿等。

原发性淀粉样变病因尚不清楚，可能与异常丫球蛋白代谢有关。是异常的免疫球蛋白或其碎片，可能是部分或全部轻链通过毛细血管壁沉着于组织形成。

继发性淀粉样变与淀粉样A蛋白增高有关。

病理上淀粉样物质可沉积肝、脾、肾和结缔组织内。肾脏淀粉样物质沉积，肾实质肿大。淀粉样物质为嗜伊红，均匀性细胞外物质，沿毛细血管内层表面呈小结节状沉积，也可沉积于肾脏髓质和皮质的间质及小动脉。病变发展，小结节集合使肾小球结构遭到破坏而消失。肾小管有致密嗜伊红性管型形成，以致肾小管萎缩。

【诊断】

(一)临床表现　早期首先表现为无症状性蛋白尿，约50％可发展成肾病综合征。亦偶见尿崩症或肾小管酸中毒等。一般均有不同程度的氮质血症，但最终可发展为肾功能衰竭。

(二)患者血清淀粉样A蛋白可升高，肾小球滤过率降低，尿沉渣可有透明管型和颗粒管型，尿细胞镜检正常。淀粉样变侵及膀胱时，可有镜下血尿。

(三)确诊应组织活检证实有淀粉样物质沉积。可选择直肠粘膜、齿龈，皮肤及肾组织进行活检。

(四)原发性淀粉样变　除肾脏损害外可表现有无力、体重下降、踝关节肿胀、感觉异常等。主要检查可有巨舌、紫癜、肝脾肿大、皮疹。侵犯心脏可出现心力衰竭。

(五)继发性淀粉样变　有一定的病变基础出现肝脾肿大，蛋白尿或肾病综合征者，尿；检无肾炎的证据则应考虑本病。

【防治】　无特效治疗。继发性淀粉样变应积极治疗其原发病，以减缓肾功能的进一步受损。原发性淀粉样变伴肾病综合征者可试用马法兰、青霉胺、强的松等。

第五节　结缔组织疾病的肾损害

一、系统性红斑性狼疮(Systemic Lupus Erythematosus)

系统性红斑性狼疮是多系统损害的疾病，临床表现差异很大，多根据LE细胞阳性和/或抗核抗体等血清学异常确诊。

临床表现常包括关节炎或关节疼、发热、皮损、淋巴结炎、体重下降。浆膜炎或多发性浆膜炎，雷诺氏现象也很常见。

肾脏损害常见且严重。临床及实验室诊断肾损发生率为40—70％；组织学诊断可达78—100％。

肾脏表现可呈持续性无症状蛋白尿和血尿或表现为肾病综合征，急性肾小球肾炎或慢性进行性肾功能衰竭。确诊系统性红斑性狼疮后第1—2年内不出现肾损则预后良好。

按WHO肾脏病病理学分类标准，SLE肾脏表现可分为正常肾组织、系膜增殖性狼疮性肾炎、局灶性增殖性狼疮性肾炎、弥漫性增殖性狼疮性肾炎及膜性狼疮性肾炎。

狼疮性肾炎一般由肾小球系膜损伤开始，系膜增殖性狼疮性肾炎是狼疮性肾炎的早期表现。系膜细胞呈弥漫性或局灶性节段性增殖，多数伴系膜基质增多。内皮细胞无改变，毛细血管管腔狭窄，无组织坏死。免疫荧光法可见弥漫性系膜区免疫球蛋白及补体沉积。本型可无肾脏病临床表现或仅有轻微蛋白尿伴血尿，偶尔只有镜下血尿。少数病例有轻微高血压及轻微肾功能受损。

局灶性增殖性狼疮性肾炎：是SLE肾损最常见类型，常表现为轻度蛋白尿及镜下血尿，也可发生肾病综合征。病理表现特点为系膜和内皮细胞节段性增殖，毛细血管祥塌陷或闭塞，局灶性硬化，节段性坏死，毛细血管袢与包氏囊粘连，少量节段性新月体形成，间质炎症细胞浸润。

弥漫性增殖性狼疮性肾炎：此型病变几乎损害全部肾小球，常伴有临床化验检查进行性加重，常于数月或几年内发展为肾功不全死亡。有不同程度的蛋白尿及血尿，常有红细胞管型，约半数病人病初可表现肾病综合征。2/3患者病程中出现高血压。约半数病人在诊断时已出现中度氮质血症。病理表现几乎全部小球受损，受损肾小球为全球性损害，坏死很常见。内皮下可见大量免疫复合物沉积，肾小球基膜变厚呈"白金耳"样改变，系膜细胞插入形成成"双轨"征。有时可见具有诊断意义的苏木紫小体。此外，可见较多的细胞性及纤维性新月体。局部小球硬化、间质炎症及硬化。

膜性狼疮性肾炎：形态学与原发性膜性肾炎类似，光镜下特点为肾小球毛细血管壁弥漫增厚。不伴有细胞增生，坏死及粘连。电镜可见系膜区及内皮下有电子致密物沉积，间质淋巴细胞浸润等。临床表现几乎均出现肾病综合征。大部分患者伴镜下血尿，约1/3在发病时即有中等程度肾功不全及高血压。

狼疮性肾炎的特征之广是各病理类型间的转变较为常见。另一特点是各种病理类型可混合出现。

目前狼疮性肾炎的治疗仍以肾上腺皮质激素为主，配合使用免疫抑制剂如环磷酰胺，硫唑嘌呤、瘤可宁等。个别患者还可合并使用某些抗凝药物等。严重患者可试用血浆置换疗法。终末期肾功能衰竭患者与一般肾功能衰竭相同。

二、硬皮病(Scleroderma)

本病病因不清，其特征为皮肤，滑膜和某些内脏特别是胃肠道、肺、心、肾有不同程度出血管性病变，包括炎症、纤维化和萎缩。

肾脏表现包括蛋白尿、高血压或氮质血症。一般可分为急性或慢性两种表现。

急性表现为突然起病，类似急进型高血压综合征，头疼、高血压，视物模糊、蛋白尿和/或血尿，继之数周内少尿、尿闭、肾功能衰竭。

慢性表现为在患系统性硬皮病多年后，逐渐发生轻度蛋白尿和/或镜下血尿，高血压和氮质血症。病程发展缓慢。

硬皮病最显著的病理改变表现在血管上，肾脏叶间小动脉内膜有粘蛋白或胶原物质堆积，引起血管腔变窄，管腔内可见有血栓。入球小动脉可有纤维样坏死，也可侵及肾小球。肾小球损害往往不一致，有些肾小球正常，有些呈纤维样坏死。肾小球也可有毛细血管壁增厚及血管腔内血栓。肾小管萎缩，伴有间质慢性炎性侵润及间质纤维化。电镜显示肾小球毛细血管壁增厚是由于基底膜的变厚所致，内皮下可见电子致密物沉积。小动脉内皮下也可见相似的物质沉积。免疫荧光检查在肾小球，小动脉可见免疫球蛋白，主要是IgM和纤维蛋白元的沉积。

第六节　药物和肾脏

肾脏是药物排泄的主要途径，有些药物直接由肾脏排泄，有些药物最初由肝脏代谢，其代谢产物由肾脏排泄，故药物与肾脏的关系极为密切。一方面某些药物直接引起肾脏损害，称之为肾毒性药物，另一方面，由于药物由肾脏排泄，因此，肾功能衰竭时必需调整药物的剂量，以免引起药物血浓度过高，药物活性延长，造成体内药物中毒。

一、肾毒性药物

(一)磺胺及抗生素　磺胺类药物本身或其乙酰化衍生物可沉淀于肾小管引起梗阻或阻塞肾盂和输尿管，引起急性肾功能衰竭。

四环素：服用部分分解的过期四环素可引起可逆性近曲小管损害和Fanconi综合征。

先锋霉素Ⅱ：超过治疗剂量可引起管型排泄率增高和近曲肾小管坏死。

链霉素、卡那霉素、万古霉素、新霉素对肾脏均有毒性，可引起急性肾小管坏死。肾功衰竭时排泄均延迟。

(二)非郡西丁与止痛药　非那西丁可引起肾乳头坏死，病变组织易继发感染。滥用大量止痛药者可引起间质性肾炎。

(三)有机溶剂　四氯化碳可引起快速的急性奸近曲小管坏死，伴长期无尿。乙烯二醇可迅速代谢成草酸盐而引起严重的全身性酸中毒，草酸钙沉积于肾小管可引起肾功能衰竭.丙烯二醇能引起血管内溶血而导致肾功能衰竭。

(四)三甲双酮、青霉胺、苯茚二酮及某些重金属如金、汞，铋可引起肾病综合征。

(五)汞化合物，铋、铀等可引起急性肾小管坏死。

(六)保泰松，低分子右旋糖酐，肾盂造影剂及血管，胆囊造影剂亦可引起急性肾小管坏死。

(七)青霉素，甲氧苯青霉素、氨苄青霉素等可引起间质性肾炎。

二、肾功能衰竭时的用药

(一)抗微生物药

1.青霉素族　除双氯青霉素、邻氯青霉素、乙氧萘青霉素在慢性肾功不全治疗间隔时间不需改变外，其他如青霉素G、氨苄青霉素。甲氧苯等均需延长用药间隔时间。由正常间隔4—6小时给药一次，延长至8—12小时给药一次。

2.氨基甙类药物　均需延长用药间歇时间，由正常的8—12小时给药一次，延长至24—72小时给药一次。

3.四环素族　除强力霉素、金霉素不需改变外，均需由正常的6小时间隔延长至12—48小时给药一次。重度肾功损害者72小时给药一次。

4.先锋霉素族　需由正常6小时给药一次延长至6—12小时给药一次。先锋Ⅱ号因对肾有毒性，严重肾功受损者需24—36小时给药一次。

5.氯霉素、红霉素一般不需延长给药间隔时间。

6.磺胺类肾功严重损害者需延长给药间隔时间。

(二)镇静、安定和止痛药

1.镇静药　安定，速可眠给药时间不变，苯巴比妥在肾功严重受损时需8—16小时给药一次。利眠宁，眠尔通亦需延长给药间隔时间。

2.吗啡、哌替啶、可待因给药时间不变。

3.乙酰水杨酸　重度肾功受损需8—12小时给药一次。

（三）抗心律失常药　利多卡因、心得安给药时间不变。普鲁卡因酰胺及奎尼丁需延长给药间隔时间。

（四）抗高血压药　利血平给药时间不变，甲基多巴延长至12—18小时给药一次，胍乙定则24—48小时给药一次。

（五）强心贰　狄高辛轻度肾功损害24小时给药一次，中度24—36小时给药一次，重度则36—48小时给药一次。洋地黄毒贰也需相应延长。

（六）利尿剂　氨茶碱、速尿不需改变给药时间，中度至重度肾功损害应避免使用汞制剂，噻嗪类、安体舒通及氨苯喋呤。

（七）抗凝药　肝素、华法令给药间隔时间不变。重度肾功损害应避免用氨基己酸。

（八）细胞毒类药物　烷化剂，环磷酰胺给药时间不改变。硫唑嘌呤由12小时延长至18—24小时一次。甲氨喋呤由24小时延长至36—48小时给药一次。

（九）降血糖药　中度肾功受损时胰岛素应8—12小时给药一次，重度受损则12—24小时给药一次。应避免使用氯磺丙脲和苯乙双胍（降糖灵）。甲苯磺丁脲（D_{860}信）由8小时延长至8—24小时给药一次。

第七节　妊娠和肾脏(Pregnarcy and Kidney)

妊娠期由于生理和解剖上的改变，使肾脏发生功能上和病理性的改变，引起一系列病变。

一、正常孕妇肾脏生理变化

（一）肾小球滤过率自妊娠第三个月开始增加40—50％，并持续至第八个月末，以后逐渐恢复正常。此因心搏出量增加，肾血流量增加之故。

（二）由于肾小球滤过率增加，肾脏对尿素，肌酐清除率增加。血肌酐平均为0.46±0.06mg/d1（非妊娠妇女平均为0.65±0.07mg/d1），血尿素氮平均为8.7±1.5mg/d1（非妊娠妇女为13±3.0mg/d1）。由于肾小球滤过率增加水及肾小管再吸收减少，可使纤娠早期血尿酸下降25％，至妊娠中、后期又恢复至非妊娠的水平，此可能由于肾小管再吸收增加所致。

（三）妊娠期因肾小管对葡萄糖最大重吸收率降低，以及肾小球滤过率增加，可使尿中出现葡萄糖（＞100mg/日），其发生率可达40％。产后一周多降至正常。

（四）妊娠期尿中组氨酸排出增多。

（五）妊娠期可出现乳糖尿。

（六）妊娠期体内总钠量增多，正常妊娠体内钠储留可达500—800mmol。分布在细胞外液、子宫及其内容物。此与醛固酮分泌增加，雌激素储钠作用有关。正常妊娠水储留多于盐储留，可引起血钠浓度下降4—5mmol/L。

二、正常妊娠肾脏结构变化

约90％的妊娠妇女肾盏、肾盂和输尿管上段明显扩张，早在妊娠6—10周即可出现，妊娠22—24周达高峰，40周即减轻，产后一周很快恢复正常，有的要到产后6周才恢复正常。一般认为与激素作用及机械因素有关。

三、妊娠期肾脏病变

(一)妊娠中毒症(妊娠高血压综合征)

【病因及发病机理】

尚不完全明了。一般认为在妊娠期，子宫肌层及绒毛膜能合成大量肾素，释放至血循环中可引起肾素—血管紧张素—醛固酮系统兴奋，导致小血管痉挛，水钠储留，血压升高。此外胎盘合成前列腺素E减少及泌乳素增加对发病可能也有影响。最近还发现妊娠中毒与免疫反应有一定关系。早期病理变化为肾小球普遍增大，血管内皮细胞肿胀并有纤维蛋白沉积，系膜细胞含有被吞噬的纤维蛋白。严重者上皮细胞增殖及新月体形成。肾小球及肾小管间毛细血管内纤维蛋白沉着及纤维性血栓形成，引起局灶性肾小球坏死。

【诊断】

1.临床表现包括水肿、高血压、蛋白尿。重症时出现抽搐、昏迷，心力衰竭和肾功能衰竭，出现少尿或无尿，氮质血症，代谢性酸中毒和高血钾症。

2.眼底检查常有明显小动脉痉挛。

3.实验室检查 尿检以蛋白尿为主，肾小球滤过率有降低趋势，血尿酸升高。重症者血尿素氮及血肌酐升高。有代谢性酸中毒者血pH下降。

4.妊娠高血压综合症临床一般又分为妊娠水肿，妊娠高血压，轻度先兆子痫，重度先兆子痫，子痫五类，其诊断标准如下：

(1)妊娠水肿：孕20周后下肢浮肿。经休息不消失或体表无明显浮肿，但每周体重增加0.5kg，无高血压及蛋白尿。

(2)妊娠高血压：孕前无高血压症，孕20周后血压增至130/90mmHg或较基础血压增高30/15mmHg，无水肿及蛋白尿。

(3)轻度先兆子痫：孕20周后出现水肿，高血压(<160/100mmHg)，蛋白尿。多数有轻微自觉症状。

(4)重度先兆子痫：孕20周后血压>160/100mmHg，蛋白尿阳性或伴水肿，有头疼，眩晕、眼花、胸闷呕吐，上腹不适等。

(5)子痫：在重度先兆子痫基础上出现抽搐或昏迷。

【防治】

1.水肿者可给利尿剂，限制食盐摄入量，每日2—4g，注意适当休息。

2.控制高血压，可选用降压灵，血压达静，甲基多巴等。

3.高血压危象抽搐者可使用安定10—40mg或利眠宁200mg静脉滴注。

4.先兆子痫药物治疗无效或子痫控制抽搐后8—12小时结束分娩。

【疗效判定标准】

1.治愈 症状消失，血压恢复正常，水肿消失。

2.好转 症状不同程度减轻，但血压未恢复正常，尿蛋白有所减少，子痫抽搐停止。

(二)急性肾功能衰竭

【病因及发病机理】

妊娠并发急性肾衰可见于二种情况：

1. 急性肾小管坏死　妊娠早期多发生在不妥当的人工流产后，常因革兰氏阴性菌败血症或流产后大出血或引产用药物引起。在妊娠晚期则多因产科大出血引起，特别是胎盘早剥或隐匿性胎盘后出血，并易并发肾皮质坏死。临床表现与其他原因引起之急性肾衰相同。

2. 产后肾功能衰竭　多发生于正常妊娠分娩后1—10周内。是一种血栓性毛细血管病，通常有不明原因的微血管病性溶血性贫血，与溶血性尿毒症综合征相类似。亦有称产后的溶血性尿毒症综合征。临床表现为不明原因的发热，急进性高血压，视网膜病变，心脏扩大，少尿以及迅速发展的严重的肾功能衰竭。

【防治】

1. 急性肾小管坏死　人工流产术前后应给予抗生素，预防感染。极纠正休克：出现急性肾功能衰竭者按一般急性肾衰处理。

2. 产后肾功能衰竭　早期可用抗凝治疗，肝素或潘生丁等药物，法。出血多，有休克者应积也可试用血浆置换疗。

【疗效判定标准】

1. 治愈　肾功能恢复正常。

2. 好转　肾功能衰竭有改进，但未恢复正常。

（三）尿路感染　由于妊娠孕酮分泌的增加，使输尿管及肾盂蠕动减弱或扩张，导致尿路功能性梗阻以及妊娠期常有的糖尿，故易发生无症状性细菌尿，如不给予治疗，其中30%以上的患者可发生急性肾盂肾炎，诊断标准请参考尿路感染节。

【防治】　妊娠早期应常规做中段尿培养，阳性者应给予治疗，以防止发生肾盂肾炎。治疗上由于妊娠的关系，在用药上应更加慎重，现将常用药物分述如下。

1. 碳胺类　妊娠早期可用，但临产前尤其是产前24小时内禁用，因磺胺药物可替代胆红质竞争与白蛋白结合，使胎儿易发生核黄疸。如本药尚未在母体内降解或排泄掉以前，胎儿就脱离母体循环，可引起胎儿致死性中毒。

2. 氨苄青霉素　妊娠期可用，但本药与磺胺一样可与胆红质竞争结合蛋白，高浓度氨苄同样可释放胆红质，增加核黄疸的危险。氨苄并可出现在母乳中，使喂奶婴儿发生念珠菌感染和腹泄。

3. 先锋霉素　多数研究者认为可用于妊娠各阶段，但母体有效浓度可通过胎盘使脐带血达到有效浓度，羊水内浓度亦可增高。一般治疗量无副作用。有的婴儿可发生Coomb假阳性反应。

4. 卡那霉素与庆大霉素　对母体及胎儿危险性不大，但因是肾毒性药物，肾功不全者慎用。一般治疗不要超过7—10天。

5. 四环素　由于四环素对骨有亲合力，妊娠3月后母体服用四环素，婴儿乳齿可着色。另外也可引起婴儿肝脂肪变性，肝坏死伴肝功损害等，故一般不主张用。

6. 呋喃旦啶　对妊娠妇女泌尿系感染为安全、有效的药物。

7. 氯霉素　由于骨髓抑制作用，故不主张应用。

8. 链霉素　妊娠期应用最大的危险是对胎儿的毒性，可引起先天性耳聋，应避免用大剂量。

【疗效判定标准】 参考尿路感染节。

(四)原发性肾小球疾病

1.肾病综合征 妊娠期可发生肾病综合征。

(1)病因及发病机理:①妊娠中毒症;偶可发生肾病综合征。②妊娠期特发性肾病综合征:可发生在妊娠的各个阶段,临床上少见,产后可自行恢复,再次妊娠可复发。③肾静脉血栓:妊娠期因处于高凝状态,较易发生肾静脉血栓,发生肾病综合征。

(2)诊断及防治与其他原因肾病综合征相同。

2.急性肾小球肾炎 妊娠期偶可发生急性肾小球肾炎,胎儿死亡率较高。在妊娠晚期发生应与妊娠毒血症相区别。

第八节 肾小管疾病(Renal Tubular Disease)

肾小管疾病是一组g1肾小管功能紊乱为主要表现的,与遗传、中毒或炎症有关的疾病。小管形态学改变无特异性。临床上以水,电解质平衡紊乱为主要表现,后期才累及肾小球,进而产生氮质血症。下面列举常见的肾小管疾病。见表6。

表6 常见的肾小管疾病

疾病名称	肾小管功能障碍特点	血、尿生化特点及临床特点
一、单一肾小管功能障碍		
(一)肾性糖尿	对葡萄糖重吸收功能↓	葡萄糖尿,血糖正常
(二)氨基酸尿		
1.典型胱氨酸尿	二碱基胱氨酸转运系统缺陷,重吸收↓	尿中胱,赖,精、鸟氨酸排量↑尿路结石
2.二碱基氨基酸尿	二碱基胱氨酸转运系统缺陷,重吸收↓	尿中胱,赖,精。鸟氨酸排量↑胱氨酸正常
3.高胱氨酸尿	胱氨酸转运系统缺陷	尿中胱氨酸↑
4.Hartnup病	单氨基单羧基氨基酸转运系统缺陷,重吸收↓	尿中苏、丝、天门冬,组、谷、丙,亮、异亮、酪、苯丙、色、瓜氨酸排泄量↑吲哚↑糙皮病
5.亚氨基甘氨酸尿	脯、羟脯、甘氨酸转运缺陷,重吸收↓	尿中脯、羟脯、甘氨酸排量增加
6.二羧基氨基酸尿	二羧基氨基酸转运系统缺陷,重吸收↑	尿中谷,天门冬氨酸排量↑
(三)抗维生素D佝偻病	磷酸盐重吸收↓1.25(OH)2D3	尿磷↑血磷↓血钙正常或↓血PTH正常或↓
(四)假性甲状旁腺功能减退症	磷重吸收↑,肾小管对PTH反应	尿磷↓血磷↑血钙↓血PTH正常佝偻病或骨软化症
(五)肾性尿崩症	对水重吸收功能减低	多尿,低比重尿,血液浓缩,脱水
(六)失盐性肾炎	对钠阈节功能障碍,重吸收↓	尿钠↑血钠↓临床类似阿狄森氏病
(七)低钾性肾病	低血钾致肾小管功能障碍,排钾↑	尿钾↑血钾↓临床低血钾症状
(八)特发性高尿钙	对钙重吸收↓常伴有小肠吸收钙↑	尿钙↑尿磷↑血钙、磷正常,便钙、磷↓
(九)Liddle病(假性醛固酮增多症)	对钠重吸收↑钾重吸收↓	尿钠↓血钠↑血钾↓血和尿中醛固酮不增高,临床类似原发性醛固酮增多症

疾病名称	肾小管功能障碍特点	血、尿生化特点及临床特点
（十）肾镁丢失症	对镁重吸收↓	尿镁↑血镁↓常有低血钾
（十一）肾小管酸中毒	远曲小管泌氢，产安↓ 近曲小管重吸收【HCO3—】能力↓	尿酸化功能障碍，尿钠，钾，钙排出↑ 代谢性酸中毒，可分为Ⅰ，Ⅱ、Ⅲ、Ⅳ型
二、多种肾小管功能障碍		
（一）Fanconi综合征	葡萄糖，氨基酸。磷酸盐重吸收↓ 部分病人钾，钠，尿酸重吸收↓	葡萄糖尿，氨基酸尿，磷酸盐尿，可低血钾，钠，尿酸降低，代谢性酸中毒，肾性骨病，尿路结石
（二）Lowe'S综合征	葡萄糖，氨基酸。磷酸盐、钾，钙重吸收↓	全氨基酸尿，尿磷，钙、钾，葡萄糖↑血钙，磷↓脑发育不全，眼畸形

一、肾小管性酸中毒(Renal Tubular AcidoSis)

由于肾小管泌氢或回吸收碳酸氢钠能力损害，导致的代谢性酸中毒称为肾小管酸中毒。

【病因】　远端肾小管酸中毒通常为一孤立的常染色体显性遗传疾病，几乎均为女性，亦可继发于自家免疫性疾病，如：高球蛋白血症，干燥综合征，与某些遗传性疾病并存，如：凡可尼综合征：Wilson's病、lowe's综合征，亦可出现于多发性骨髓瘤、长期低血钾、高尿钙、肾钙化、髓质囊性变，肾移植术后及磺胺、过期四环素、二性霉素B、醋唑磺胺等引起的肾病。

【发病机理】　肾脏通过三个互相关联的过程来调节酸碱平衡。

1. 回吸收碳酸氢钠　一个正常人每天原尿中约含4700mEq/日的碳酸氢盐(相当395g碳严氢钠)，其中85%由近曲小管回收，15%从远端肾小管回吸收，终尿排除几乎为零。

2. 排泄可滴定酸和生成氨　每人每天饮食中蛋白质分解生成50—70mmol氢离子，远曲小管通过泌氢形成可滴定酸排泄其中的30mmol，而剩余部分和出现酸中毒时，每天排出的大量氢离子则通过增加铵的排泄来调节。当上述三过程发生紊乱时即形成肾小管酸中毒。

【诊断】　常见临床表现有四种类型：

（一）Ⅰ型肾小管性酸中毒——远曲小管酸中毒　远曲小管酸化功能不全，使尿液不能；降低到pH6以下，即使在酸中毒的情况或服用氯化铵也不能使尿酸化至pH5.5以下。尿中碳酸氢钠的耗费不超过滤过量的3—5%。患者早期表现烦渴、多饮、多尿、手足搐搦及由钾和钙的异常而造成的突出症状。尿钾增多是由于远曲小管处氢离子减少，钾代之与大量释放的钠交换而耗钾，可表现明显的低钾血症肌无力和周期性麻痹。小管重吸收钙不足，尿钙增多可造成肾钙化、肾结石，佝偻病和病理性骨折。血液化验低血钾、低血钙、低血钠、低血磷、血碱性磷酸酶增加、高氯性酸中毒、阴离子间隙正常。尿检pH6以上，尿钙>200mg/24h，尿钾>40mmol/24h，尿醛固酮增高。

（二）Ⅱ型肾小管性酸中毒——为近曲小管重吸收碳酸氢钠减少所致　在血浆【HCO3—】水平正常时，到达远曲小管的【HCO3—】量增多，超过了钠、氢交换能力，尿中碳酸氢钠增多为滤过量的15%以上。当酸中毒时，血浆【HCO3—】较少，吸收较完全，可以使尿液酸化呈)PH5.5以下。一般临床表现高氯性酸中毒及水、电解质失衡较轻，高尿钙，低血钾、结石、脊病均较罕见，但常可伴近曲小管功能障碍如糖尿、氨基酸尿，磷酸盐尿及尿酸尿。婴儿期生长发育迟缓。

(三)Ⅲ型肾小管性酸中毒——为Ⅰ型和Ⅱ型的混合　在酸中毒时，尿液仍不能酸化至pH5.5以下，尿【HCO3—】排泄为滤过量的5—10％，临床表现随病变程度而不同。

(四)Ⅳ型肾小管性酸中毒——表现高氯性酸中毒和高血钾　多见于有肾脏病的患者。一般认为酸中毒主要是由于肾实质减少，远曲小管产氨能力下降，H+分泌排泄减少所致，且因存在小管——间质病变，对醛固酮反应低下或醛固酮产生减少，而使阳离子交换障碍，排钾减少而引起高血钾。临床上部分病人可见到肾上腺皮质功能不全和轻度氮质血症表现。

【鉴别诊断】

(一)氯化铵试验　口服氯化铵0.1g/kg体重，服药后3—8小时之间，每小时收集一次尿液，测pH值，如不能使pH<5.5，则为远曲小管酸中毒。

(二)碳酸氢钠负荷实验　缓慢静注5％NaHCO₃(每分钟4ml速度)500ml，每60分钟收集尿液一次，在间期抽血测血浆和尿的肌酐和【HCO₃⁻】。

结果判断：

1. 在血浆【HCO₃⁻】达正常以前，近曲小管酸中毒病人尿中已出现【HCO₃⁻】。

2. 计算排泄分数

排泄分数＝｛【尿（HCO₃⁻）浓度mg%×血浆肌酐浓度mg%】/【血浆（HCO₃⁻）浓度mg%×尿肌酐浓度mg%】｝×100%

如排泄分数＞15％支持近曲小管酸中毒。

如排泄分数＜5％支持远曲小管酸中毒。

【治疗】

(一)防治原发病。

(二)纠正代谢性酸中毒　Ⅰ型可补NaHCO₃80—100mg/kg体重/日，分次口服或服用改良枸橼酸钠溶液(枸橼酸钠100g，枸橼酸60g加水1000ml)每日50—100ml，分三次口服。Ⅱ型补碱量大，需800mg/kg体重/日。

(三)补钾　口服10％枸橼酸钾10—20ml，3次/日或枸橼酸钠钾合剂(枸橼酸钾200g，枸橼酸钠300g加水1000ml)每次20ml，3次/日，禁用氯化钾，要注意大剂量补钾可抑制钠—氢交换，加重酸中毒并使尿排钠、钙增加。

(四)治疗骨病可补充钙剂及VitD₂或D₃，但要监测血钙数值，超过10mg/d1时停用。

(五)对Ⅳ型高血钾病人可服用盐皮质激素，严重者可行透析治疗。

二、Fanconi's综合征

Fanconi's综合征是一组常合并胱氨酸尿、以近曲小管多种功能缺陷为特征的疾病。

【病因】

(1)先天性Fanconi's综合征常合并其它的遗传性疾病。如胱氨酸病(Lignac—Fanconi's综合征)，是一种常染色体隐性遗传病，胱氨酸在许多器官沉积。还可合并肝豆状核变性、眼脑肾综合征(Lowe's综合征)、半乳糖血症、糖元累积症，酪氨酸血症。

(2)后天获得性Fanconi's综合征可由于过期四环素，重金属及化学药物中毒，亦可出现于肾移植、多发性骨髓瘤和淀粉样变的病人中。

【发病机理和临床表现】　以上病因可造成以近曲小管功能缺陷为主要表现的多种Fanconi's综合征的类型，每型可具有如下某个或某些特点：

(一)近曲小管酸中毒　碱藏耗费，尿中【HCO_3^-】增多，高氯性酸中毒，(详见肾小管酸中毒)。

(二)低磷性佝偻病　尿磷酸盐排泄增多，血磷低，血钙正常。

(三)全氨基酸尿　尿中有胱氨酸及丙氨酸、缬氨酸等其它氨基酸，血氨基酸减少。

(四)糖尿　肾小管对糖的重吸收减少，出现多尿、口渴。

(五)低血钾　肾小管重吸收钾减少，尿钾增多且使水、钠、尿酸等的重吸收障碍。

(六)Lignac—Fanconi's综合征　肾脏及其它器官因缺乏酶而造成胱氨酸沉积，多于幼儿发病，表现身材矮小，发育迟缓，佝偻病。裂隙灯下可见角膜处胱氨酸沉积，视网膜有斑状脱色，病人畏光，肝脾肿大，肾脏呈间质性肾炎表现。患儿可因进行性肾功能衰竭而致命。

【诊断和治疗】　诊断可根据以上表现及肾功能异常，特别是糖尿，磷酸盐尿和氨基酸尿而作出。尿蛋白很少，肾小球滤过率多正常。

治疗无特殊，可针对酸中毒补充苏打或枸橼酸溶液，补钾及对症治疗。合并肾衰者，可进行透析治疗或肾移植术。

三、肾性糖尿(RenalGlycosurin)

肾性糖尿是指血糖正常或低于正常时，尿中出现葡萄糖者，肾小管仅单一功能损害，其它肾功能正常。为常染色体显性遗传，偶有隐性遗传。

近曲小管在生理情况下，回吸收约100％的肾小球滤过的葡萄糖，因而尿糖定性阴性。随着血糖增高，肾小管回吸收糖量增加。当肾小球滤过的糖量超过了近曲小管重吸收葡萄楮的最大能力之后才出现尿糖。此每分钟原尿中的糖数值320mg/分(尿)【320mg％(血糖)×100ml/分(FGR)】即称为肾小管葡萄糖最大重吸收量，简称T_mG。糖尿病的尿糖即如此形成。

肾性糖尿产生的原理，A型肾性糖尿，T_mG降低，使葡萄糖残存于尿中。B型肾性糖尿宜T_mG正常，但肾阈降低(即出现尿糖的血糖数值，正常肾阈为160—180mg/d1血)，以致于血糖低于正常时，尿中依然有糖。其原因可能为管—球失衡，也就是说在肾脏全都肾单位中，有部分肾小球滤过的糖增多，超过了相接的肾小管回吸收能力，而出现尿糖。

肾性糖尿一般无症状，个别者有口渴多污，饥饿感。少数病例最后发展为糖尿病。

【诊断】

(1)可用特殊试验排除果糖尿、半乳糖尿。

(2)禁食一夜后，血糖耐量正常而尿中有糖。

(3)排除症状性糖尿和糖尿病。可采用两次葡萄糖耐量试验。

本病一般无需治疗。

四、肾性尿崩症　(Nephrogenic Diabetes Insipidus)

肾性尿崩症是指肾小管对抗利尿激素(ADH)缺乏反应，尿液不能浓缩，而其它肾功能正常者。为一性遗传疾病，多为隐性。男性Hemozyons对ADH完全无反应，女性杂合子可反应正常。生理情况下，垂体抗利尿激素作用于远曲小管和集合管，增加了此处水的通透性和大量回吸收，继而通过逆流倍增机制，水分大量被动性回吸收入血液，使尿液浓缩。肾性尿崩症患者ADH的分泌、形成和体内降解过程正常，唯肾小管对其缺乏反应，而形成大量的稀释尿。

临床表现烦渴，多尿3000—8000ml/日，尿比重多在1，006以下，尿渗透压50—100mO_sm/L。发生于婴儿期的患者，因不能诉说口渴，可引起高渗性脱水，表现高烧，呕吐、抽搐、谵妄而死亡，或因脑损伤而智力低下。患者肾小球滤过率及其它肾功能正常，鉴别诊断见表7。

本病还要和其他一些对ADH不敏感的疾病鉴别，如低血钾，高血钙、镰状细胞贫血、淀粉样变、肾盂肾炎、髓质囊性变等肾脏疾患。

治疗为积极补液，以输入低张液2.5—3％葡萄糖为宜。成人满足口渴的要求，甲可避免一系列并发病。噻嗪类利尿剂对控制多尿、口渴有所帮助。

表7　各种尿崩键的鉴别诊断

	精神性多饮	垂体尿崩症	肾性尿崩症
发病年龄	多见于成人	多见于20岁以下	于婴儿期，出生后一个月内
性别	女性多见	男，女均可发病	几乎全为男性
加压素试验	尿量减少，比重增加	尿量减少，比重增加	无反应
高渗盐水试验	尿量减少，比重增加	无反应	无反应

五、低血磷佝偻病(抗维生素D佝偻病) (Hypophosphatemic Rickets) (Vitamin D–Resistant Ricket)。

本病多数为家族性，少数为后天获得性。家族性低血磷佝偻病为一种性染色体显性遗传病，男性骨病变严重，且发病率高。后天获得性者可合并间质良性肿瘤。

主要的生理异常为近曲小管磷的重吸收减少及小肠钙的吸收不足，体内甲状旁腺激素和VitD水平正常，可能因$1.25(OH)_2D_3$合成障碍，而对维生素D无反应。

临床表现程度不一。轻者可仅有低血磷，一岁以下的儿童可见到头颅狭小，手足搐搦。稍大儿童可有佝偻病及发育迟缓。成年人多表现骨软化。患者肌肉松软无力，骨痛，有假骨折，肌肉骨骼附着处突出(Outgrown)而影响运动，但骨盆及脊柱很少有变化。化验检查血磷降低1—3mg/dl，血钙正常，血碱性磷酸酶增高，尿中大量磷酸盐，尿钙少，无蛋白尿、尿糖及氨基酸尿。

治疗原则为磷酸盐和VitD联合应用。①口服中性磷溶液1—3g/日，可改善小肠钙的吸收及低血磷症，对早期骨改变可使之复原。②维生素D一般剂量通常无反应。剂量可从15000—25000U/日开始，4—6周内逐渐增加达50000U/日或更多，直到血碱性磷酸酶降低，出现骨愈合为止。治疗中要监测血钙，防止出现高血钙，引起肾脏及其它器官损害。

③少数成人病例在切除良性实质瘤后，病情可有明显的改善。

六、胱氨酸尿症　(Cystinuria)

胱氨酸尿症为一种常染色体隐性遗传病，近曲小管胱氨酸重吸收减少，尿排泄增多，且因其在尿中溶解度低，而易于形成沉淀和结石。此病常合并二碱基氨基酸(赖氨酸、鸟氨酸、精氨酸)尿中排泄增多，但因易于溶解，而不形成结石。

临床多无症状，如形成胱氨酸结石，可有腰痛、血尿、肾绞痛及一时性少尿。结石多在肾盂，可单侧或双侧。双侧肾盂梗阻可引起感染和肾功能衰竭。X线可于肾盂或膀胱显示不透光结石影像。尿检可见黄棕色六角形胱氨酸结石，用色谱法等可确定有胱氨酸尿。

治疗：①手术摘石。②内科治疗：可通过大量饮水，碱化尿液使尿pH升至7.5，睡前口服醋唑磺胺250m$，来增加胱氨酸溶解度，口服D—青霉胺250mg—2g/日，可显著减少胱氨酸从尿中的排泄，形成易于溶解的二硫化物胱氨酸—青霉胺，使结石溶解，但约有50%病人对本药有发烧，皮疹，全血减少等反应。

七，高钙性肾病　(Hypercalcemic Nephropathy)

高钙性肾病可出现于各种原因的高钙血症中

【病理生理和临床表现】

(一)表现原发病的症状　如甲状旁腺机能亢进，多发性骨体瘤，恶性肿瘤，甲状腺机能亢进、维生素D中毒等疾病的各自特点。

(二)高血钙的临床表现　见表8。

表8　高血钙的临床表现

消化道症状	厌食，便秘，恶心，呕吐，溃疡病样疼痛、急性胰腺炎
泌尿系统症状	多尿，多饮，肾功能不全、结石
神经系统症状	肌肉无力、疲乏，腱反射减低，定向力障碍，木僵，昏迷
精神症状	淡漠，抑郁，精神不正常
转移性钙化	角膜带状钙化，肾钙化、血管钙化、关节周围钙化，软骨钙化

(三)高血钙引起的肾脏损害

1.肾浓缩功能障碍　钙离子可使细胞膜致密，并拮抗ADH，而引起对加压素无反应的多尿、多饮、烦渴。

2.高血钙可通过酶的作用，抑制肾小管的回吸收，引起脱水、低血钾、低血钠、低血镁。

3.血钙超过15mg/dl，可出现高血钙危象，引起腹痛，极度乏力，嗜睡、呕吐、脱水，很快引起昏迷，肾功能衰竭。

4.长期高血钙可引起钙盐沉积，引起间质肾炎、肾钙化、肾瘢痕纤维化，晚期多数肾单位损害引起肾功能衰竭。

5.尿检蛋白量不多，可有红，白细胞及管型。

【治疗】　预后取决于原发病的性质，高血钙程度和持续时间及肾功能损害严重程度，治疗：①首先治疗和去除引起高血钙的原因，②纠正水和电解质紊乱。对肾功能尚好者，可通过补充盐水，扩充血容量及应用利尿剂来加速尿钙的排泄。③服用中性磷溶液1—3g/日，降低血钙，但要预防转移性钙化。④光辉霉素25～tg/kg体重静脉注射降低血钙作用明显而持久。⑤降钙素：(Calcitonin)1—5mRcii/kg/日。

八、缺钾性肾病 (Hypokalemic Nephropathy)

因严重缺钾引起的肾小管病变和肾功能改变称为失钾性肾病。缺钾指细胞内液和细胞外液两者而言。常见失钾原因为：

1. 摄入不足而肾脏仍每天排出15mmol/日。

2. 胃肠道失钾，如呕吐、腹泻、造瘘、结肠输尿管吻合术等使大量含钾碱化液丢失。

3. 肾脏失钾　肾小管疾患、醛固酮增多症、应用皮质激素及排钾利尿剂，使近曲小管钾回吸收减少，远曲小管泌钾增多。多数病例失钾历史数月或数年，也有几星期即可引起低/址钾肾病者。最初为功能性损伤，随着失钾的继续增多，体钾严重缺失，当超过体钾含量的25％，则产生特征性的组织学变化。+主要为肾小管细胞空泡样变，尤其是近曲小管变化.尤著，晚期出现肾小球硬化，小管萎缩和间质纤维化。

临床表现有低血钾症状，如肌无力，肢体瘫痪、肠麻痹，心律失常及呼吸困难等。肾浓缩功能减退，出现口渴、多尿、夜尿多、代谢性碱中毒、尿氯增多、尿比重低、对加压素无反应、尿pH7以下，多数尿检正常，也可右蛋白尿，血尿和管型。晚期可表现间质肾炎症状，并进展出现氮质血症。

诊断依据长期失钾历史，低血钾的临床症状和心电图表现，以及肾功能损害特点，必要时作肾活检。

治疗原则为控制原发病和补钾。可口服氯化钾或枸橼酸钾40—60mmol/日，严重者可静脉补钾。通常在纠正低钾6周到4个月内，肾功能恢复，纠正数月至一年内组织学异常可望纠正。

第九节　其他肾疾病

一、肾结核(Renal Tuberculosis)

肾结核是继发病变，原发病灶几乎都在肺内。全部肺结核病人中约有1～4%发生泌尿系统结核，从死于肺结核的尸解材料发现，泌尿生殖系结核的发病率高达26%。

【发病机制】　泌尿系统最先发生结核病变的部位是肾脏。结核杆菌从原发病灶经血液，尿路，淋巴管或直接蔓延四条途径到达肾脏，其中以血行为主要的感染途径。当结核杆菌经血行进入肾脏，最初主要是在肾皮层的肾小球毛细血管丛中发展，形成多发的，双侧的病灶。但大多数病例，肾皮层结核病灶能全部愈合，不引起任何症状，也不被发觉。只有当个别病灶不能愈合，病变从肾皮质蔓延到肾髓质，在肾乳头发生溃疡面进入肾盂，才形成临床的肾结核。这种肾结核约90%临床上为单侧病变。10%为双侧。肾实质病灶可融合，发生于酪样变，形成空洞，病变也可经淋巴管或肾盂播散，造成肾脏各个部位的结核病变，随之形成干酪样空洞并进而纤维化、钙化，且可引起输尿管、膀胱、尿道的结核，造成尿路狭窄梗阻进一步加重肾脏损坏，形成全身结核性肾积脓。一侧肾结核也可蔓延至对策肾脏。

【诊断】 肾结核多发生在青壮年，其临床特点是肾脏本身症状很少，几乎均表现为膀胱刺激症。男性可合并附睾炎。早期尿频，为脓尿刺激所致，当形成膀胱结核性溃疡时，尿频、尿急、尿痛加重，晚期膀胱挛缩可产生尿频，每天50—100余次，甚至尿失禁。血尿多为终末期血尿或全程血尿，当有血块通过输尿管时可有肾绞痛。脓尿为米汤状，可含干酪样物和血丝。病人可伴有脊柱和腰痛，如并发肾积脓，腹部可触及肿块，双肾受累严重者可发展为尿毒症，尿液呈酸性尿，pH多在6以下（必须新鲜尿），尿检有蛋白，红、白细胞，浓缩尿培养科找到结核杆菌。

X线检查腹平片7—30%可见肾钙化，肾外形因肾脓肿而向外突出或呈分叶.状。静脉或逆行肾盂造影可见肾盏破坏、变形星虫蚀状，可形成空洞。输尿管腔边缘不齐可见溃疡、狭窄，管道僵直。膀胱镜可见膀胱充血、水肿及粟粒样结节，以输尿管口和三角区最为明显。晚期可见结核性溃疡，易出血，膀胱容积缩小，输尿管口呈洞状。

【治疗】 肾结核是进行性病变，不经治疗不能自愈。由于抗结核药物的发展，作为根治肾结核病灶，化学疗法已代替了部分肾切除。药物常采用联合方案。首选链霉素、雷米丰对氨水杨酸；耐药菌可用利福平加雷米丰或利福平加乙胺丁醇；还可选用环丝氨酸、紫霉素、卷须霉素等，治疗1～2年，尿结核菌培养及泌尿系统造影随访5年。部分病人可选择进行肾病灶或部分肾切除术，输尿管成形术或全肾切除。术前、术后都应药物治疗以保存肾功能。手术应严格选择适应症。

【预防】

预防主要是防治肺结核和注意结核病人的尿液改变。肾结核早期治疗绝大多数可治愈. 双肾结核的五年死亡率近年来已从80％降至8％。

【疗效评定标准】

（一）治愈标准 临床症状体征消失，病灶无活动性，病灶或病肾切除，肾功能良好，尿菌连续阴性一年或以上者。

（二）好转标准 临床症状体征好转，病灶好转，尿菌连续阴性三个月以上者。

（三）恶化标准 尿菌阳性，病变扩大或累及对侧肾脏、膀胱等尿路器官，肾功能减低。

二、肾结石 (Urinary Calculi)

泌尿系结石中以肾结石最为重要，并有增多趋势，发病率因地区而不同，多发生于青壮年，男性比女性多3—9倍。

【发病机理】

（一）局部因素

1. 尿路梗阻 如先天性多囊肾，海绵肾及后天引起的肾积水，前列腺疾患，长期卧床（肾位置低及骨质脱钙）等。尿路梗阻导致局部尿流缓慢，尿内晶体物易于沉积。

2. 尿路感染 细菌和脓块可作为核心，某些细菌分解尿素使尿液碱化，而利于磷酸盐沉积。

3. 尿路异物　使结石具备核心，然后晶体沉积于上。

(二)全身因素　正常尿内含一定量的晶体物，如钙、镁、草酸盐，尿酸等，在如下情况时，尿内晶体物增多，并达到过饱合时，可产生沉淀而形成结石。

1. 高血钙和高尿钙　甲状旁腺机能亢进，结节病，骨转移瘤及某些实质性肿瘤，维生素D中毒、甲状腺机能亢进、肾小管酸中毒Ⅰ型，乳碱综合征和原发性高尿钙等。

2. 高尿酸　痛风、淋巴瘤及肿瘤治疗中。

3. 胱氨酸尿　胱氨酸病、肾小管酸中毒Ⅱ型。

4. 高草酸盐尿　原发性高草酸盐尿，维生素B_6缺乏。

5. 药物结石　服用醋唑磺胺、索密痛，四环素等。

【诊断】　参考表9。

(一)肾结石的症状取决于结石的原因、结石的大小、部位，活动度及有无梗阻和感染。典型症状为疼痛和血尿　可有背痛或为从侧腰部沿输尿管放射到大腿内侧的肾绞痛。可伴恶心，呕吐、腹胀和肠绞痛。当有梗阻和感染时，出现发烧，血尿、尿频或受累肾脏的暂时无尿。

(二)尿检　可正常，也可肉眼或镜下血尿，无菌性脓尿，可见尿结晶，胱氨酸结晶出现在浓缩的酸性尿中，可提示为胱氨酸结石。

(三)特殊检查　腹平片可见阳性结石及肾钙化，尿路造影可显示阴性结石及结石的部位，并可了解双肾功能及有无畸形、梗阻的情况。

【治疗】　(参考表9)。

大量饮水3000ral/日以上，夜间也要饮水200ml，以防止夜尿浓缩而形成结石。疼痛时，可用吗啡或杜冷丁。控制感染。对较大结石，有严重梗阻和感染者或急性梗阻无尿者应行摘石术。下尿道或输尿管结石未嵌紧者可通过内窥镜插管取出结石。调节尿酸碱度可使结石溶解。为碱化尿液可长期服用苏打或枸橼酸钠。服用维生素C，枸橼酸3—9g/日，乌梅茶可达到酸化尿液的目的。祖国医学对"石淋"、"砂淋"的治疗有丰富的经验，常用的中药有排石汤、溶石汤，三金汤(鸡内金、海金沙，金钱草)等。近来应用激光和冲击波技术治疗尿路结石，取得良好效果。

表9　结石的理化性质

	X光显影	外形外观	易于形成结石的尿酸碱度	尿路感染
草酸钙	佳	桑椹状或星状、褐色、质硬	碱性	早期常无感染
磷酸钙	佳	鹿角状、白色、质脆	碱性	常有
磷酸镁铵	佳	同心层状。白色、质脆	碱性	常有
尿酸	不显影	圆形、枣核状、黄褐色、质实	酸性	早期无感染
胱氨酸	不显影	不定形、光滑、淡黄色、质软	酸性	早期无感染

【预防】

(一)分析结石原因　首先详细询问病史，寻找引起结石的全身因素和局却因素，有条件者对结石进行化学和晶体扫描来分析结石成分。低钙低磷饮食三天后测定尿钙、磷。如>200mg/24h为高尿钙。测血钙、血磷，碱性磷酸酶，对可疑甲状旁腺机能亢进的病人作肾小管磷重吸收试验，测定血清PTH等。测血。尿pH、氯化铵试验除外肾小管酸中毒；

测血、尿尿酸，除外痛风，临床上1/2病人找不到结石原因，可能为尿中保护性物质减少之故。

表10　溶解和预防各种结石的化学标准及治疗方法

结石种类	溶解条件	预防条件	治疗方法
尿酸结石	pH>6.7 尿尿酸<250mg/日 尿量>6000ml/日	pH>6.0 尿尿酸<300ml/日 尿量>4000ml/日	大量饮水 口跟苏打2—5g/日，碱化尿液嘌 别岭醇200—400mg/日，饮食控制
胱氨酸结石	pH7.6 胱氨酸<150mg/日	pH7.0 胱氨酸<300mg/日	大量饮水 口服苏打，碱化尿液 饮食控制 青霉胺250mg～2g/日 V1+B650～100mg/日 睡前Diamo×250mg口服
磷酸钙	尿pH<5.6 尿钙<90mg/日 尿磷<230mg/日 尿量>2700ml/日	尿pH<6.4 尿钙<240mg/日 尿磷<900mg/日 尿量>1400ml/日	低钙低磷饮食 氢氧化铝凝胶16—20m13/日 美蓝10—12g/日，酸化尿液 乙酰水杨酸1g/日 控制感染
草酸钙	尿钙<90mg/日 尿草酸<3mg/日 尿量>6000ml/日 pH5.8—6.2	尿钙<240mg/日 草酸<25mg/日 尿量>1200ml/日 pH<6.5	大量饮水 饮食控制 氯化铵酸化尿液 氧化镁100mg/3日 Vi+B6100mg/日 Vi+C30mg/日 美蓝65mg/日

（二）创造条件预防结石见表10。

【疗效制定标准】

（一）治愈　结石经手术取出或自行排出，肾功能正常，临床症状体征消失。

（二）好转　部分结石排出，绞痛缓解或积水减轻。

三、肾肿瘤　(Tumors of the kidney)

肾脏肿瘤多数为恶性肿瘤，可发生于各年龄组。国内报告肾肿瘤占各种肿瘤的0.7％。

【病理及发病情况】

（一）肾细胞癌（肾癌）　来源于肾实质细胞，为肾脏最常见的恶性肿瘤，占成人肿瘤的1—2％，占肾肿瘤的75—85％。多于40—60岁发病，肿瘤内易出血、坏死，恶性度较高，可全身转移，其中肺转移约占40—75％，治疗5年存活率可达50％。

（二）神经成纤维瘤　来源于肾结缔组织，交感神经链。多见于8岁前儿童，常发生于腹部、胸部或球后，肿瘤表面不光滑，转移较早，多转移至骨和肝脏。

（三）肾胚胎瘤　（Wilm′s瘤）来源于肾胚胎始基。占儿童肿瘤第一位，最常见于幼儿，75％在5岁以前。肿瘤表面光滑，质硬、固定。巨大型肿块在腹部可达髂脊，小者可无症状，可累及双侧肾脏，转移较晚，多转移至肺。治疗2年存活率80%，5年存活率50%。

（四）肾盂肿瘤来源于肾盂移行上皮者为乳头状癌。来自输尿管、膀胱者多为鳞癌，腺癌。多于40—60岁发病，男性多于女性。多单侧。可单发或多发性肿瘤。易引起肾盂积水。可沿尿路转移或远处转移至肺、肝。鳞癌恶性度较高，但较少见。

【诊断】

（一）临床表现疼痛、肿块、血尿三大症状　血尿是一个严重的预兆，提示肿瘤已侵犯肾盂，肾盏，约70—80%病人出现无痛性、间歇性、全程肉眼血尿，可有血块或血丝。肿块常为儿童肾肿瘤的第一症状，在成人约占20—30%，小的肿瘤不易发觉。疼痛约占50%，多为上腹部或腰部纯痛或隐痛，肾盂肿瘤可有肾绞痛。

（二）不典型症状　①不明原因发烧，低烧，间歇热或弛张热。②高血压为一不祥之兆，可因节段性缺血或肿瘤压迫肾蒂造成肾缺血，使肾素活性增高，引起高血压。③高血钙可出现于无骨转移的肾肿瘤病人，可表现厌食，便秘，多尿，脱水、神经过敏及结石，肾绞痛等症状。④红细胞增多症约占肾肿瘤的3%，为促红细胞生成素增多之故。⑤常见贫血，部分病人有类白血病反应。⑥肿瘤形成异位内分泌激素而较多表现为柯兴氏征及男性乳房发育、溢乳等内分泌异常。⑦肿瘤压迫及转移症状，可表现咯血、气短，肠梗阻、腹水、下肢浮肿及精索静脉曲张等。

（三）特殊检查　X线平片可见肾体积增大，形态异常，肾移位或钙化，静脉肾盂造影显示肾实质肿块及压迫症，肾盂肾盏缺损。腹主动脉造影见一新生的血管网呈弓形或小动脉瘤状。造影剂在肿瘤内扩散呈米粥状。超声波及断层均可协助诊断。肾肿瘤细胞学检查，少数可查到瘤细胞，骨髓中找到瘤细胞常对肾脏神经成纤维瘤的诊断有所帮助。

【治疗】　早期诊断及治疗已使5年生存率达50%。

（一）手术治疗　肾根治术或局部肿瘤切除为治疗肾肿瘤的主要手段。原发肿瘤切除后，转移病变可退化。

（二）放疗　一般肾肿瘤对放疗不敏感，但应用超高伏性能的放射治疗可提高五年生存率并使无手术机会的病人减轻症状。

（三）化疗　丝裂霉素、氟脲嘧啶，环磷酰胺可作辅助治疗或用于晚期转移病人。

（四）内分泌治疗、免疫治疗及中药治疗多作为辅助治疗。

（五）选择性肾动脉栓塞术　根据肿瘤的部位和范围，选择性的栓塞肾动脉的主干或其分支，作为肾肿瘤的术前准备，这样可大大提高手术的安全性，防止瘤栓脱落和转移。对于不能切除的晚期肿瘤，也可因减少血供而缩小瘤体，控制血尿，减少疼痛，个别病例还可以使转移灶消退。

【疗效判定标准】

（一）治愈　行根治性肾切除。术中无转移，术后症状体征消失。

（二）好转　晚期肿瘤不能切除。经保守治疗（放疗、化疗，免疫及肾动脉栓塞治疗）症状改善。或单纯肾切除，已有淋巴转移。术后症状改善者。

（三）无效　晚期肿瘤，虽经支持疗法，仍无改善者。

四、间质性肾炎　(Tubulointerstitial Nephritis)

间质性肾炎是指一组以肾小管—间质区病变为主要表现的临床病理综合征。以间质炎反应为主者，称为间质性肾炎，而以间质萎缩、硬化、或间质细胞增生为主者，称为间质性肾病。且根据起病急、缓，临床特点及病理上纤维化程度，分为急性、慢性两大类。

【病因】　非常复杂，可概括有下述各类，其中90％是可治疗的。

（一）感染　因细菌、病毒、原虫或霉菌直接引起的肾间质感染，包括肾盂肾炎在内，也可有免疫性损害的参与。

（二）免疫性损害　因药物过敏（如磺胺、青霉素，利福平，抗癫痫药、利尿药）、肾移植排斥反应、系统性红斑狼疮、干燥综合证等免疫反应导致间质炎证。

（三）中毒性损害　药物（止痛药、抗生素、头孢霉素、光辉霉素、二性霉素）、重金属（铝、镉、铍、汞）中毒等对肾间质的毒性损害。

（四）代谢异常　尿中含有较高浓度的代谢产物（高尿钙症、高尿酸尿症、高草酸尿），以及肾小管酸中毒、低钾血症、胱氨酸病、多发性骨髓瘤引起的间质性肾炎。

（五）肾间质浸润　淀粉样变、淋巴瘤、白血病、浆细胞病、微球蛋白浸润病等直接侵犯肾间质所致的间质性肾炎。

（六）血管性病变　肾小动脉硬化、血管炎、动脉狭窄、镰状细胞贫血等引起肾间质缺血导致间质损害。

（七）非感染性肉芽种　类肉瘤、结节病。

（八）物理因素　巴尔干肾病、放射性肾病。

（九）遗传性疾病　遗传性肾炎、先天性肾囊肿，髓质囊性变也常表现间质肾炎症状。

【临床症状和病理变化】

（一）急性间质性肾炎

1.由于全身严重感染如金葡菌或链球菌败血症引起者表现有发烧，寒战、乏力、食欲不振等毒血症状，外周血白细胞增多。

2.药物或感染引起者可出现高烧、皮疹，关节痛，淋巴结肿大等过敏反应。血嗜伊红细胞增多、血清IgE增高。

3.肾脏损害，肾体积肿大，间质水肿，单核细胞、中性粒细胞及嗜酸性细胞浸润，小管细胞有不同程度的退行性变和坏死脱落。免疫荧光检查于小管基底膜处可见IgG、C_3和药物抗原呈线样沉积、临床表现少尿，血尿、蛋白尿、尿沉渣有红、白血细胞及嗜伊红细胞管型等各类管型。肾功能有不同程度损害，严重者引起急性肾衰。此时常合并肾区疼痛。

（二）慢性间质性肾炎　肾脏病变缓慢进展，肾体积缩小，表面凹凸不平，因中毒，代谢疾病及免疫因素引起的慢性间质性肾炎多为双侧对称病变，梗阻、肾盂肾炎或局部放疗可仅累及一个肾脏。病变以髓质较明显，肾小球较少波及，肾间质明显的纤维化增生及单核细胞浸润，肾小管上皮细胞萎缩，退变，管腔中可见管型。

临床症状隐匿，多数在出现贫血，高血压和肾功能衰竭症状之后才发现。间质肾炎的特点为病程早期即出现肾小管机能不全的症状，可表现：①尿浓缩功能差，多尿、低比重尿、烦渴、夜尿多。②尿酸化功能不全，出现高氯性肾小管性酸中毒。③肾储钠功能低下引起失钠性肾病，易于出现低血压，低血容量而加重肾功能不全。④可引起低血钾或高血钾。⑤内分泌紊乱，引起与氮质血症不对称的高血钾、贫血及肾性骨病。

尿路梗阻、糖尿病及严重展路感染病人，可因肾乳头部缺血而引起肾乳头坏死。此时会出现发挠、肾区疼痛、血尿、脱落的坏死组织可引起肾绞痛。尿中可见坏死的乳头组织，静脉肾盂造影，肾乳头部呈现典型的戒指状或龛影。

【诊断】　确诊较困难。可参考：①详细的病史(如感染、过敏，中毒、代谢疾病、遗传等)。②肾小管的功能损害较为突出。③尿蛋白量不超过2.5g/日，且为管性蛋白尿。④X线检查可见肾盂积水，肾盏变形，肾乳头坏死征。⑤肾活检可帮助确诊。

【治疗】　因90％病因是可治疗的，如积极控制原发病，病变可望恢复和改善，积极治疗和解决不利因素，如梗阻、糖尿病，动脉硬化等。同时要注意预防感染及纠正水、电解质失衡等对症治疗。慢性肾衰可行透析疗法。

五、梗阻性肾病　(Obstructive Nephropathy)

梗阻性肾病占慢性问质性肾炎的一半，各年龄组均较常见。

【病因和发病机理】　梗阻可发生于从肾漏斗部至尿道口的任何部位。病因繁多，可因先天性尿道狭窄，尿路畸形，尿路结石，肿瘤，前列腺疾患，膀胱输尿管返流，神经性膀胱，腹膜后纤维化及妊娠或盆腔肿物对尿路的压迫。

一个下尿路梗阻可在4—6周之内，形成不可逆的肾脏损伤，机械性梗阻，激素作用及反复的感染构成了梗阻性肾病的基本病变基础。

当发生下尿路梗阻后：由于尿液阻滞和输尿管、肾盂的逆蠕动使梗阻近端腔内静水压增高，压力传到肾盂、肾盏及肾小管，使肾小管为之扩张并压迫肾小球造成肾小球滤过率下降，同时由轰小管扩张，压迫了管周的血管，造成肾实质贫血性萎缩。总之，病变首先累及肾髓质，使肾小管机能不全，继而皮质变蒋，肾小球数目减少，滤过率降低，最终导致肾功能衰竭。

【诊断】

(一)临床症状取决于梗阻的部位、急性或慢性、完全或不完全；单侧或双侧，暂时或持久、以及是否合并感染　常表现肾区疼痛，于急性梗阻或大量输液后，尿液潴留使肾体积增大，肾包膜扩张而疼痛。后者可作为本病的试验性诊断。慢性梗阻可引起肾盂积水，偶于腹部触及肿大的肾包块。尿路继发感染引起发烧、尿频、尿急，尿失禁或夜尿。间歇性梗阻病人表现突然无尿和多尿交替。单侧梗阻可出现肾素依赖性或容量依赖性高血压及红细胞增多症。不全梗阻或双们梗阻病人，因肾小管机能不全可表现多尿，浓缩功能降低。疾病晚期出现肾功能衰竭。

(二)特殊检查　静脉肾盂造影、"B"超可见暇集合系统扩张，逆行造影和膀胱镜检查，可明确下尿路梗阻原因，了解膀胱机能。

【治疗】

(一)手术治疗　可根据不同的梗阻原因和部位，选择不同的手术方法。

(二)积极控制感染，必要时紧急导尿或经皮肾造瘘。

(三)神经性膀胱处理较困难，可采取手法耻骨上压迫，口服新斯的明或留置导尿管。

六、止痛药肾病　(Analgesic NephrOpathy)

由于长期滥用止痛药引起的慢性间质性肾炎，称为止痛药肾病。欧、美、澳大利亚、芬兰等地多见。国内鲜见报道。女性明显多于男性。常因头痛、腰腿痛面长期服用镇痛药，尤其是阿斯匹林和非那西汀等止痛药合用时，更易发生此病。产生肾损害的总药量尚不清楚。一般认为平均每日服药1g以上，持续3年或总量达2kg以上，便会发生止痛药肾病。

发病机理尚未明确。其病理特点为广泛的肾乳头坏死和由此造成的间质硬化、纤维化。皮、髓交界处病变显著。

临床症状，早期轻微不易察觉，随病情进展可出现血尿，尿路感染症状，如尿频、尿痛、脓尿及细菌尿。急性肾乳头坏死症状。慢性间质性肾炎症状，贫血和肾功能不对称。约50％病人有高血压以及因止痛药引起的消化道症状，如消化道出血等。

诊断主要依靠服用止痛药的历史及对本病的警惕性，如能早期发现，及时停药和控制泌尿系感染，临床症状和肾功能会得以改善，晚期并发尿毒症，则需透析治疗或肾移植术。

七、肾盂肾炎　(Pyelonephritis)

尿路感染包括肾盂肾炎、膀胱炎、尿道炎和慢性细菌尿。膀胱炎和尿道炎属于下尿路感染，肾盂肾炎称为上尿路感染。临床上两者很难区分，而统称尿路感染。

肾盂肾炎常常合并下尿路感染，肾盂肾炎是由于细菌、病毒而引起的肾脏弥漫性、化脓性的炎症损害。分为急性及慢性两期，肾实质感染以髓质病变为主，故又称感染性—间质性肾炎。

【发病机理】

（一）肾盂肾炎　在女婴，妇女及老年男性中是多发常见病，感染途径有四种，最主要途径为致病菌从尿路逆行而上感染肾脏；其次为血源性感染，淋巴途径及邻近组织感染直接蔓延到肾脏。

（二）致病菌　以大肠杆菌最为多见，占逆行感染的85％，其次为其它革兰氏阴性杆菌和阳性球菌如产气杆菌、变形杆菌，粪链球菌、绿脓杆菌，厌氧菌、念珠菌等。血行感染常为金黄色葡萄球菌，可引起肾皮质和肾周脓肿。

（三）易感因素　女性发病率高于男性，这和女性解剖、生理特点有关。如尿道短，尿道口易被污染，性交、分娩易于损伤尿道以及妊娠期膨大子宫压迫输尿管造成不全梗阻和雌激素使膀胱输尿管反流易于产生等多种因素的作用，使肾盂肾炎发病率更为提高，膀胱输尿管反流为细菌逆行提供条件，儿童期较多见，尿路梗阻，膀胱残余尿增多，长期服用激素或免疫抑制剂。又如患有糖尿病、高血压、慢性肾脏及肝脏疾患使人体抵抗力低下以及尿路器械操作及导尿等，均可使发病率增高。

【病理】　急性期肾脏肿大，肾盂肾盏粘膜充血水肿，有脓性分泌物。病变的特点是肾脏损害呈斑片状，可形成从肾乳头至皮质大小不等的楔状区。间质和小管腔内有大量中性粒细胞，尤其在集合管可见白细胞管型。肾小球和血管结构多完整。当合并输尿管梗阻时，病变可波及全肾，形成多发皮质脓肿、肾周脓肿和肾乳头坏死。变化以疤痕形成为特征。疤痕区肾小管及肾小球完全破坏，病变外围可见外表正常的肾小球和扩张呈囊状的肾小管。肾盏因疤痕挛缩而变形。晚期肾脏固缩、变小而表面凹凸不平。

【诊断】

(一)临床症状　急性肾盂肾炎典型表现为发冷、发烧、寒战、腰痛、恶心、呕吐及尿频、尿急、尿痛等膀胱刺激症状。肾区叩痛，耻骨上压痛、尿液混浊呈脓尿。病变反复发作迁延不愈超过半年以上，就会形成慢性肾盂肾炎。经常反复发作者，多数有易感因素，或长期应用抗生素产生细菌耐药性及形成尿原浆型菌(L-变型菌)。故慢性肾盂肾炎是一种难治的有进展趋势的疾病。如仅表现低烧、疲乏、尿液无明显改变而尿培养细菌阳性者，称为慢性无症状性细菌尿。

(二)尿液检查　无菌法收集尿液，取中段尿或清洁导尿作为尿检的基础。尿pH常碱性(由于尿素分解酶分解细菌所致)。尿蛋白以小分子管性蛋白为主，蛋白常小于1g/日。尿沉渣可见白细胞增多，大于5个/HP，可见特征性的白细胞管型，红细胞增多，偶见明显血尿。尿培养菌落计数标准为>10万/ml，球菌繁殖慢，1000～10000/ml即有诊断意义。尿涂片革兰氏染色可查见细菌，个别慢性不愈病人可作高渗培养查找L—变型菌或作厌氧菌培养。Addis计数，3小时计数法白细胞<20万/h为正常，>30万/h即有诊断意义。尿中有大量细菌时，亚硝酸盐还原试验(Griess试验)、氯化三苯四唑试验(TTC)可阳性。尿液抗体包裹细菌测定，肾盂肾炎可阳性。肾功能检查，尿浓缩功能和酚红试验急性期可有短暂减低，慢性期两者持久变化。高氯性酸中毒和电解质紊乱等小管功能损害出现在氮质血症之前。

(三)特殊检查　尿路造影可见肾体积变化，两侧大小不对称，肾盂肾盏疤痕性狭窄或扩张变形及肾盂积水征，诊断的阳性率不高，但对除外梗阻、畸形、结石和鉴别肾结核、肾肿瘤有所帮助。怀疑下尿路感染可作膀胱镜检查。

【鉴别诊断】

(一)肾结核　症状和肾盂肾炎相似，但肾结核膀胱刺激症状更为明显、尿液酸性，亚硝酸盐还原试验阴性，可找到抗酸杆菌，普通细菌培养阴性。病程迁延不愈，静脉肾盂造影可协助诊断，病人可有肺、骨和生殖器结核病灶。

(二)慢性肾小球肾炎　多无明显膀胱刺激症状，血尿、蛋白尿较常见，以球性蛋白尿为主。尿细菌培养多阴性，肾小球的损害较肾小管功能损害明显，且发生在前。

(三)下尿路感染　多五全身症状，膀胱灭菌后的尿培养，如细菌计数仍多，支持肾盂肾炎。尿沉渣抗体包裹细菌阳性，85%为肾盂肾炎(慢性前列腺炎亦可阳性)。必要时作膀胱镜检查，直接从输尿管取尿作培养，以确定感染部位。

【治疗】

(一)急性肾盂肾炎

1.一般治疗　应卧床休息，多饮水。

2.抗生素应用　应在送尿化验和尿培养后立即开始。常用药：呋喃坦丁0.1g，3次/日；复方新诺明2片，2次/日，吡哌酸0.5g，3次/日，先锋Ⅳ号0.5g，4次/日，氨苄青霉素1g/6小时一次或8小时一次。亦可用庆大霉素、卡那霉素、链霉素、氯霉素等。一般2周为一疗程，用药48小时无效应根据尿细菌培养敏感试验选择换药。停药期间每周复查尿常规及尿培养2—3周。6周后再复查一次，如为阴性，可称临床治愈。如有复发，应再用药一疗程。

(二)慢性肾盂肾炎

1.寻找不利因素，设法予以纠正。

2.选择敏感药物，每疗程2—3周，多联合用药，并定期作尿培养及细菌敏感试验。也可选择2—3组药物轮流应用。每组1—3周，停药5—7天，再开始下一疗程。间歇期加用呋喃坦丁或萘啶酸0.5g，4次/日。轮番用药至尿细菌阴性为止。总疗程3—4月。停药后每月复查，随访6个月。复发率常在停药后2周内，再治疗时，疗程应延长。如为再感染，则应根据新菌种选择适当药物。

3.服用苏打碱化尿液，可加强庆大霉素、卡那霉素及红霉素的抗菌作用。

【预防】　90%急性肾盂肾炎能迅速治愈。慢性肾盂肾炎积极治疗，预后也良好。只有反复发作，长期不愈者，才发展至尿毒症，后者约占慢性肾衰透析病人的10—15%。

预防肾盂肾炎应讲究妇幼卫生，注意发现易患因素，在易感的病人可预防投药，在其睡前或性生活后排空膀胱，服用呋喃坦丁100mg或复方新诺明2片。

【疗效判定标准】

（一）治愈　临床症状消失，尿检正常。尿培养连续阴性，急性肾盂肾炎随访6周，慢性期随访6个月。

（二）好转　临床症状消失或明显好转，尿检正常，尿菌未转阴。

第十节　肾功能衰竭

一、急性肾功能衰竭　(Acute Renal Failure)

急性肾功能衰竭是指在短期内（通常一周之内）肾脏急速丧失了维持内环境平衡的能力，出现进行性氮质血症，"少尿"（少于500ml/日）或无"少尿"的一组临床综合征。

【病因】　广义而言，急性肾衰可由于肾前性、肾性和肾后性原因所引起。

（一）肾前性　严重水、电解质丢失、失血、败血症、心功能不全等原因所致的肾血流灌注不足。

（二）肾后性　结石、肿瘤、腹膜后纤维化、神经性膀胱及前列腺疾患所致的尿路梗阻。

（三）肾性

1.急性肾小管损伤和坏死　缺血（如肾前性的病因、严重创伤、大手术、大面积烧伤等），中毒（如重金属汞，砷，镉、某些抗生素及磺胺等药物、生物毒碱及造影剂等），血红蛋白尿，肌红蛋白尿对肾实质的损害。

2.急性肾小球肾炎。

3.急性肾动脉栓塞和肾静脉血栓形成。

4.急性小管—间质性肾炎　感染及药物过敏、肾盂肾炎、止痛药肾病等引起的间质病变。

5.肾内沉积　高血钙、高尿酸血症、多发性骨髓瘤直接损害肾实质。

急性肾衰病因繁多，急性肾小管坏死是最常见和最具有特征性的病因，且肾前性急性肾衰进一步发展也会转化为急性肾小管坏死。本章将主要讨论急性肾小管坏死。

【发病机制】　急性肾小管坏死的主要原因是肾中毒和肾缺血。两者相互依存，在不同病例和不同时期各有侧重。具体引起肾小管坏死的机制和以下原因有关。

（一）肾小球滤过率急剧下降　它是肾入球小动脉持久的痉挛使肾小球有效滤过压下降及肾小球滤过膜通透性降低的结果。产生机理可能是各种原因引起的肾缺血和肾中毒：①使肾小管上皮损伤，近曲小管钠回吸收减少，增多的钠在远曲小管致密斑处刺激球旁器释放肾素。②肾缺血使肾入球小动脉灌注不足，直接刺激球旁细胞释放肾素，使血管紧张素Ⅱ活性增高，进一步加重入球小动脉的痉挛，特别是肾皮质肾小球血流灌注减少，使滤过率下降。③毛细血管内皮损伤、肿胀，使肾小球滤过膜通透性降低，滤过率减少。

（二）肾小管液体外溢　肾出球小动脉血流减少使肾小管因供血不足而损伤，坏死，基底膜破坏，肾小管管壁破裂，原尿外溢，液体经间质回吸收入血面少尿。

（三）肾小管堵塞　脱落的上皮细胞和渗出物以各种管型阻塞小管管腔，加上肾间质因炎细胞浸润或尿液外溢而间质水肿，增加了肾内压力，压迫肾血管和肾单位使肾小球滤过率进一步下降。

【病理】　肉眼见肾体积增大，肾皮质苍白缺血，髓质呈暗红色。镜下可见肾小管上皮变平，混浊肿胀、变性、脱落，管腔内有管型及渗出物。肾中毒所致急性肾小管坏死，以广泛近曲小管变性坏死为主，小管基底膜完整。肾缺血者肾小管各段呈灶性坏死，基底膜易断裂、破溃、间质水肿。部分病例肾小管并无形态学变化，故命名急性肾小管坏死不全面。近年来实验证明，急性肾衰时肾小球和肾血管主要是功能上的变化，结构改变甚微，但其对肾水球滤过率下降的影响是很重要的。

【诊断】

（一）临床表现　通常把急性肾衰分成四期：

1. 前驱期　约12—24小时，多表现原发病的症状及肾脏功能性损害，尿浓缩功能差。

2. 少尿期　平均10—14天，短可1—2天，长可达6—8周。

（1）尿量改变：发病12—24小时后，尿量开始减少在50—400ml/日。尿量极少说明病情严重，约有20%的病人无少尿，可能因肾小球滤过率降低，而肾小管重吸收能力亦减少之故，病情较前者轻，但也有浓缩功能障碍及氮质血症。

（2）氮质血症：血肌酐可每日上升1—2mg/dl，血尿素氮10—20mg/dl/日，血尿酸增高，后期可达20mg/dl，然而血尿素氮数值作为早期肾衰的指标可有误熟因其可因蛋白质分解增加而增加。（如输血反应，手术、创伤、胃肠道出血等）。

（3）高血钾、高血镁、高血磷、低血钙等电解质紊乱，一般血清钾上升缓慢1mg/dl/月，但当创伤、败血症、溶血时，细胞内钾大量外出，而尿量少排钾减少，使血钾迅速上升，4—5天后就可达危险水平，成为第一周内最常见的死亡原因。

（4）低血钠常为中等度（血清钠125—135mmol/L）多为稀释性低钠，和体液过剩水中毒相平行。

（5）代谢性酸中毒很常见，在少尿期第3—4天出现，严重者可危及生命。

（6）高血压和心力衰竭：主要是钠、水潴留所致，也和肾缺血、血管紧张素Ⅱ增加有关。血压可达140/90—200/110mmHg，并可引起心力衰竭、肺水肿。

（7）其他：少尿期病人抵抗力降低，极易继发肺感染，伤口感染、败血症。此外常有轻、中度正色素、正细胞性贫血及出血倾向。

3. 多尿期　一般1—3周，能渡过少尿期，尿量突然增加或逐日增加达1500ml/日，即进入多尿期。最初数日肾小球清除率仍低，血肌酐和尿素氮仍可继续上升。到多尿期4—5天后，由于肾小管机能不全和原来少尿期潴留的液体较多及尿素氮增高而渗透利尿作用，便，出现大量利尿3000—8000ml/日，大量钠、钾、水从尿中排出，又可造成脱水，低血钾（<3mmol/d1），低血钠和高氯性酸中毒。严重者如不及时纠正，仍可引起死亡。

4.恢复期　尿量逐渐恢复正常，血尿素氮下降，但小管功能尚雷经数月才能恢复。

（二）尿液检查　对诊断十分重要，在急性肾小管坏死时，尿量少<17ml/h，<400ml/日，尿色深，可呈酱油色，尿蛋白(+—++)，尿比重低，甚至固定于1.010—1.012，尿钠增高>30mmol/L，尿尿素氮浓度降低<1g/d1，尿BUN/血BUN<15，尿渗透压/血渗透压<1.5，尿沉渣对病因判断有意义，可见数量不等的红，白血细胞，小管细胞，小管细胞管型、色素管型和肾衰的粗大管型。

【鉴别诊别】

（一）急性肾小管坏死和肾灌注不足少尿鉴别：后者为一些可引起急性肾小管坏死的原因如休克，脱水、失血，心排血量减少所引起的少尿，当其肾脏处于功能性损伤阶段，积极治疗可不发展至急性肾衰，否则会引起器质性改变导致急性肾小管坏死，因而鉴别非常重要。

1.可通过血、尿的检查见表11。

表11　肾灌注不足和急性肾小管坏死所至少尿的鉴别

实验室检查	肾灌注不足少尿	急性肾小管坏死
尿比重	>1.020	<1.010
尿液透压	>400mosm/L	<400mosm/L
尿液透压/血液透压	>1.5～2：1	<1.1：1
尿尿素氮	>1g/d1尿	<1g/d1尿
尿尿素氮/血尿素氮	>10	<4
尿钠	<20meq/L	>30meq/L
血尿素氮/白肌酐	10～20：1	<10：1

2.治疗试验　①积极抢救休克，补充血容量，以5％糖盐500—1000ml在30—60分内静脉输入，当血压回升或输液后，尿量增加每小时超过40ml/h，尿比重>1.018，则支持肾灌注量不足少尿。②20％甘露醇100—200ml，10分钟内静脉滴入，必要时2—3小时后再重复一次，如尿量～40ml/h③或对无低血压和低血容量的病人给以速尿40—80mg静脉注入，5—10分钟后尿量增加，则支持后者。如一小时后仍尿量不多，可加大剂量至320～640mg静注，如仍无效则应按急性肾小管坏死处理。④也可应用利尿合剂（普鲁卡因1芭、氨茶碱0.25g、咖啡因0.25g、维生素C　3g加于10％葡萄糖300ml，50％葡萄糖60m1）或血管扩张药罂粟碱30mg肌肉注射2—3小时一次或苄胺唑啉10—20mg稀释后静滴，每分钟0.3mg速度，进行治疗试验但要注意利尿药物的应用和判断效果，应在无低血容量的情况下进行。

【防治】

（一）预防急性肾衰常可通过积极处理可能的诱发因素，而达到预防的目的。因而要：①维持正常的体液平衡、纠正休克、补充血容量。②控制感染、败血症。③甘露醇可高渗利尿及消除间质水肿，可用于血管内溶血的病人，直至色素尿消失。④急性少尿早期，可用20％甘露醇、速尿和血管扩张药以增加尿量，但它并不能缩短病程，而且要注意血容量扩张、心衰的危险。

(二)治疗

1. 积极控制原发病。

2. 少尿期治疗。

(1)严格控制水分摄入量：

每日入量＝前一天尿量＋肾外丢失量(呕吐、胃肠减压等)＋不显性丢失500ml。

每天应测量体重，以每日体重减轻0.5kg以下为准绳，来矫正每日水份入量。

(2)限制蛋白质入量和供给足够热量：每日热量800—1500千卡以上，可给葡萄糖100—150g，优质蛋白质8—12g/日，口服或静脉缓慢滴入必需氨基酸12—18g/日，也可加用苯丙酸诺龙等蛋白合成药。

(3)限制钠、钾摄入：患者低血钠常为稀释性低钠，故除非有特殊丢失应不补充钠。积极预防高血钾，一旦发生可采取紧急治疗：①葡萄糖、胰岛素静滴。②纠正酸中毒。③静注葡萄糖酸钙可拮抗高血钾对心肌的毒性。④钠型阳离子交换树脂30—50g分次口服。⑤透析治疗。

(4)避免滥用药物，调节从肾排泄的药物剂量。

3. 多尿期时注意和治疗脱水、低血钾及酸碱平衡紊乱。

4. 酸中毒　常为中等度，当$CO_2CP<13.5mmol/L$时可静脉补碱。透析疗法可纠正酸中毒。

5. 血液净化疗法　急性肾小管坏死应尽早进行血液透析或腹膜透析治疗。

【疗效判定标准】

(一)治愈　临床症状消失，尿量正常，生化及肾功能指标恢复正常。

(二)好转　尿量恢复正常，临床症状明显好转，肾功能尚未完全恢复正常。

(三)恶化　尿量持续减少，症状加重，肾功能和生化指标恶化。

二、慢性肾功能衰竭　(Chronic Renal Failure)

慢性肾衰是指在各种慢性肾脏疾病后期，肾脏排泄和调节功能失调，而产生的一系列表现。

【发病机理和病因】　在多种引起肾功能衰竭的慢性肾脏病中，以慢性肾小球肾炎为最主要原因，其次为慢性肾盂肾炎和肾小动脉硬化。下尿路梗阻及全身性疾病如糖尿病肾病、高尿酸肾病、结缔组织疾病，多发性骨髓瘤、多囊肾等也可发展为尿毒症。慢性肾衰从机能损害程度上可分为四期。

第一期肾储备减少期，肾功能单位已减少至7％，肾小球滤过率虽减至70ml/分，仍能维持肾功能正常。

第二期肾功能不全代偿期，GFR<70ml/分，>50ml/分，经代偿，血尿素氮、血肌酐正常，临床可有肾浓缩功能损害如多尿，低比重尿等。

第三期氮质血症期，GFR<50ml/分，血尿素氮~20mg/dl，血肌酐>2mg/dl，出现乏力，厌食及轻度贫血。

第四期尿毒症期GFR<20ml/分，血尿素氮>60mg/dl，肌酐>5mg/dl，尿毒症毒素蓄积，水电解质平衡失调，出现代谢性酸中毒。晚期尿毒症GFR<10ml/分，终末期尿毒症

GFR＜5ml/分。

尿毒症毒素过去认为是尿素、肌酐、尿酸等氮质潴留。近年来认为主要是血中的胍类、酚类、吲哚类及一些激素。多肽等中分子物质(分子量500—5000道尔顿)的潴留对末梢神经病变，心包炎、贫血、恶性高血压的产生有密切关系。

【诊断】

(一)临床表现　病人常于尿毒症期才觉察。

1. 胃肠道症状较早出现，患者厌食、恶心、呕吐、口腔炎，口有苦味、腹泻，严重者胃肠道溃疡和出血。

2. 神经系统症　状困倦、乏力，思维迟钝，进一步发展为意识障碍，嗜睡，头痛谵妄、惊厥甚至昏迷。神经肌肉应激性增强可表现粗大肌纤维震颤，四肢不自主运动或抽搐。混合性末梢神经炎，感觉异常、足尖痛逐渐至肌无力，运动障碍。

3. 心血管症状　常见高血压，心力衰竭和尿毒症性心包炎。原因为钠水潴留、肾素活性增高、前列腺素分泌减少及尿毒症毒素蓄积。同时可有全身小动脉硬化、冠不全。

4. 造血系统症状　贫血见于每个病人，原因为：①红细胞生成素减少及红细胞生成素活性受抑制使红细胞生成减少。②红细胞寿命缩短，破坏增多。③营养障碍造成蛋白质、铁、叶酸等造血因素减少。④易于溶血和出血，与血小板质量差及毛细血管脆性增加有关，可有鼻衄、紫癜、便血等。

5. 皮肤干燥、脱屑、无光泽，尿素从汗液排出形成尿素霜，病人可有奇痒及色素增加。

【实验室检查】

1. 氮质潴留、血肌酐、尿素氮、尿酸增高。

2. 酸中毒　一般中等度CO_2CP15—20mmol/L，严重者可在4.5mmol/L以下。原因为；①酸性代谢产物潴留，阴离子间隙大于12。②肾小管泌氢，产氨减少。③肾小管回吸收碳酸氢盐减少。④腹泻更加重碱藏的丢失。

3. 低血钠和钠潴留　低钠原因为(1)限制钠摄入。(2)肾小管回吸收钠减少。(3)腹泻丢失及利尿剂应用。但当摄入钠过多时又可造成钠潴留。

4. 低血钙和高血磷　肾排磷减少导致高血磷。血磷增加及肾脏1—25(OH)$_2D_3$生成障碍，使肠道钙吸收减少，引起低血钙。两者刺激甲状旁腺，引起继发性甲状旁腺机能亢进，造成尿毒症性骨炎，如纤维性骨炎、骨软化，骨硬化、骨质疏松。血钙虽低，但在酸中毒时，游离钙接近正常，不表现抽搐，而当纠正酸中毒，补碱过快时，则出现手足搐搦。

5. 高血钾和低血钾　肾衰时尿排钾量固定，当腹泻、利尿或摄入减少时可引起低血钾。而当摄入钾超过排钾速度，应用保钾利尿剂，感染、酸中毒，细胞内钾外出时，则可引起高血钾。

6. 高血脂症　血甘油三脂及前刚旨蛋白增高。和肝脏合成增加及胰高血糖素增加有关。

7. 糖耐量减低，和胰岛素作用减弱和抗胰岛素作用增强有关。

8. 尿检　尿量常相对固定于1—4升。尿渗透压接近血浆水平(320mO$_s$m)，夜尿多，浓缩功能损害。尿沉渣变化和原发病有关。可有为数不等的红、白血细胞。尿蛋白晚期反减少甚至阴性，可见细胞管型及特征性的粗大、蜡样管型。血象有中等度正细胞、正色素贫血，多在5—9g/dl，血小板汁数减少，血小板功能障碍。

【治疗】

(一)积极治疗原发病，对可纠正的原因如水、盐丢失，尿路梗阻，感染，代谢失常采取针对性治疗。

(二)营养和水、盐摄入

1. 较重的尿毒症应限制蛋白质，每天为20—30g，以鸡蛋、奶、肉优质蛋白为主。

2. 口服或静脉补充必需氨基酸11—12g/日，60年代又提出"酮酸疗法"，即服用必需氨基酸对应的酮酸，如含苯丙酮酸、缬氨酮酸等α-酮酸制剂，它可改善蛋白代谢，促进蛋白合成，减轻氮质潴留，减轻残余肾单位的过度超滤，保护肾功能，同时可降低高血磷及PTH水平，改善骨病变。

3. 热量维持35千卡/kg/日，可用糖、奶油补充。

4. 液体量依病情而定，脱水应及时补充，少尿时应限制在900ml左右。

5. 钠摄入一般不限，除非有浮肿和高血压。

(三)酸中度轻度时不需治疗 当$CO_2CP<15mmol/L$，可口服苏打1g 3次/日或10%枸橼酸钠10ml 3次/日。严重酸中毒应静脉补碱。补碱不能过快，当出现手足搐搦时，可静注10%葡萄糖酸钙10—20ml。

(四)低血钙、高血磷 可服用氢氧化铝或碳酸铝以限制肠道磷吸收，同时可服用双氢速变固醇(AT10)0.125—1mg/日，及碳酸钙、乳酸钙或葡萄糖酸钙。治疗中监测血钙，磷，以免过量造成转移性钙化。

(五)贫血治疗 可服用苯丙酸诺龙或丙酸睾丸素25—50mg，肌肉注射2—3天一次，氯化钴30mg 3次/日及补充叶酸5—10mg/日，$VitB_{12}$、$VitB_6$、铁剂等。但这些治疗效果较嗟。严重贫血或有症状时，可少量输血，以输血细胞为宜。

(六)充血性心衰时应限钠，毛地黄的应用应减量，速尿在肾功能差时仍有效，剂量可达到160—1g/日。

(七)高血压应积极控制，以保护肾功能。应限钠，服用抗高血压药物如甲基多巴，肼苯达嗪，敏乐定(可从2.5mg，2次/日逐渐增加至40mg/日)。对肾素活性高者可加用心得安40—200mg/日，但要注意肾功能，以免反跳。双氢克尿塞或速尿亦可配合应用。

(八)纠正低血钾或高血钾。

(九)血液净化治疗。

(十)肾移植术。

尿毒症患者药物治疗详见表12。

【疗效判断标准】 慢性肾功能衰竭除非成功的进行肾移植术，不能达到治愈，血液或腹腔透析疗法亦仅能暂时缓解症状和改善生化指标。

表12　尿毒症蠹人治疗药物的选择和剂量

	照常量使用或可正常低量的药物	须按肌酐清除率减量的药物	不宜使用或在肌酐清除率小于20ml/s时不宜用的药物
抗生素	青霉素钾盐 氨苄青霉素 邻氯青霉素 双氯青霉素 苯唑青霉素 红霉素 氯霉素 强力霉素 甲氧苄氨嘧啶 利福平	羧苄青霉素 先锋霉素Ⅰ* 先锋毒素Ⅳ 庆大霉素* 卡那霉素* 链霉素* 四环素 万古霉素 复方新诺明	多粘菌素 粘菌素 磺胺类 呋喃坦丁** 孟德立胺 萘啶酸
降压药	肼苯达嗪 血压达静 甲基多巴 心得安 可乐宁 硝普钠*** 氯苯甲噻二嗪		胍乙啶 美加明 硝吡啶 优降宁
利尿药	安体舒通 速尿 利尿酸钠		汞利尿剂 双氢克尿噻** 甘露醇
强心剂		地戈辛 西地兰	
镇静药	可待因 吗啡 度冷丁 美撒痛 镇痛新		水杨酸类 非那西汀
镇痉药	苯巴比妥 异戊巴比妥 苯妥英钠 安定		

*有肾毒性，尽量免应用

　**肌酐清除率降至20叫分寸不宜使用

　***不宜长期使用

（刘盈盈）

第十二章　糖尿病肾病

一、概述

糖尿病可由不同途径损害肾脏，这些损害可以累及肾脏所有的结构，从肾小球、肾血管直到肾间质，可以有不同的病理改变和临床意义，包括与糖尿病代谢异常有关的肾小球硬化症、小动脉肾硬化以及感染性的肾盂肾炎和肾乳头坏死。但其中只有肾小球硬化症与糖尿病有直接关系，故又成为"糖尿病性肾病(DN)"，是糖尿病全身微血管症发之一。

二、流行病学

随着人民生活水平的不断改善和人口的老龄化，我国糖尿病的发病率逐年升高，糖尿病肾病患者也随之增加。DN是糖尿病常见而严重的慢性微血管并发症，已成为终末期肾衰竭的主要原因之一，死亡率逐渐上升。所以如何有效地防治糖尿病肾病，已是当前糖尿病和肾脏病学者们共同的重要课题。

由于遗传等因素的影响，并非全部糖尿病患者都会发生糖尿病肾病，1型和2型糖尿病中肾病的发生率也有所不同。据一般统计1型糖尿病患者肾病的发生率为30%～40%，2型糖尿病为20%～60%，糖尿病病程与糖尿病肾病的关系密切。

糖尿病肾病的发生率也有种族差异，病程大于20年的美国人比印第安人和日本人糖尿病肾病的发生率高达50%～60%，美国黑人2型糖尿病导致终末期肾病比其他人种高2～6倍，墨西哥裔美国人则高达4.5～6倍。国内报道糖尿病肾病患病率在19.1%～54.7%之间。在西方发达国家，糖尿病肾病是慢性肾衰竭的首位原因。在美国，2002年糖尿病肾病占新进入终末期肾衰竭替代治疗患者的44%。而且因糖尿病肾病所致的终末期肾衰竭(ESRD)所占的比例有逐年增长的趋势，2002年较1990年增加162%。在我国，糖尿病肾病已成为慢性肾衰竭的第3位原因，根据中华肾脏病学分会1999年统计，糖尿病肾病占血液透析患者的13.5%，占腹膜透析患者的12%。

三、病因

糖尿病肾小球硬化症是糖尿病全身性微血管病变的一部分。其特征为毛细血管基底膜增厚，其中有一种糖蛋白(羟赖氨酸与葡萄糖基半乳糖的结合物)沉积，此种微血管病变常伴有微循环异常，是并发许多脏器病变的病理基础。其发病原因尚未完全阐明。

1. 由于血糖增高，肾小球内皮细胞、上皮细胞和系膜内某些酶的活力增高，糖蛋白合成加强，加上糖尿病时(尤其青年糖尿患者)血中生长激素增加，使血糖持续升高，在肾脏葡萄糖基转移酶作用下，糖蛋白合成更高，沉积于基膜，使之增厚和系膜内基质样物质增加。

2. 这种代谢造成的内皮细胞和系膜损害又可导致血中纤维蛋白在内皮下和系膜中沉积，致基膜更厚。

3. 近年来有人认为，硫酸肝素浓度降低致肾小球阴离子屏障减少，促使糖尿病肾病的发生。

4.糖尿病致肾血流动力学改变和高血压均可加速肾小球损害。有些学者认为，肾血流动力学因素较代谢因素在发病学上更为重要。

四、发病机理

1.葡萄糖的毒性效应　由胰岛素代谢障碍而致长期高血糖是DN发生的最关键原因，葡萄糖本身代谢异常所致的一系列后果是造成肾脏病变的基础。高血糖、晚期糖基化产物及多元醇途径，是导致糖尿病肾病的重要原因之一。持续的高血糖可使血浆蛋白及组织蛋白糖基化，导致晚期糖基化终末产物(AGEs)的生成。AGEs的储积不仅与肾内微血管病变有关，还可促进系膜基质的合成，降低其降解，使系膜区扩张。高血糖本身也可导致内皮细胞、系膜细胞的结构及功能异常。此外，高血糖时肾血管内己糖基酶呈饱和状态，过剩的葡萄糖进入多元醇旁路途径代谢，使细胞内山梨醇浓度升高，后者与糖尿病各种晚期并发症有关。

2.肾内血流动力学　改变在糖尿病早期甚至诊断的IDDM和某些NIDDM患者，表现为GFR明显增高，这种肾小球高滤过状态常伴有肾血流量(RPF)增加和肾脏体积增大，动物实验证明在整个肾脏或单个肾单位GFR增加约40%。Stalder与Schmid指出这种早期改变可能与随后发生糖尿病肾病有关，因为GFR和滤过分数(FF)的增加，伴随肾小球毛细血管壁滤过压和通透性的增加而引起形态学损害。

肾脏血流动力学异常是DN早期的重要特点，表现为高灌注(肾血浆流量过高)状态。高灌注造成的后果有：①蛋白尿生成；②肾小球毛细血管切应力改变形成病变；③局部RAS兴奋；④蛋白激酶C(PKC)、血管内皮生长因子(VEGF)等基因进一步激活。

导致高灌注的原因有：①扩张入球小动脉的活性物质(包括前列腺素、NO、心钠素等)过多或作用过强；②肾小管、肾小球反馈(TGF)失常；③肾髓质间质压力过低。近来认为，近端肾小管中钠、葡萄糖协同转运过强使钠盐在该处过度重吸收是发病的关键。由于这种过度重吸收使鲍曼氏囊压力降低，肾小球滤过被迫增多；与此同时又使到达致密斑的NaCl减少，TGF的抑制作用减弱；同样的机理又使髓质间质的压力改变，反馈性地使入球小动脉过度扩张。导致近端肾小管对钠重吸收过强的原因不明，可能与血管紧张素。在该处的作用过强有关。

肾小球的高滤过和肾小球内高压是糖尿病肾病发生肾小球硬化的一个主要因素。无论是1型还是2型糖尿病，肾小球的高滤过状态及肾小球肥大都普遍存在。肾小球滤过率增高的原因尚不十分清楚，可能与高血糖、胰岛素、生长激素、高血糖素、前列腺素等水平改变及高蛋白饮食等因素有关。

3.生长因子及细胞因子　体外细胞培养显示许多生长因子及细胞因子，如胰岛素样生长因子(IGF—1)、血小板源性生长因子(PDGF)、上皮生长因子(EGF)、血管紧张素Ⅱ(AgⅡ)、白细胞介素—1(IL—1)、转化生长因子β(TGF—β)等可促使系膜细胞的生长及细胞外基质蛋白的合成。

4.肾小球滤过屏障的改变　GBM中蛋白聚糖的高度阴离子，决定了毛细血管滤过屏障的电荷选择性，试验证明与中性葡聚糖相比，带阴电荷的葡聚糖的清除减低，而阳离子铁蛋白分子的通过性较之同样大小的中性或阴离子铁蛋白分子增高。所以GBM上硫酸GAG的电荷改变对糖尿病或其他原因尿蛋白时肾小球的通透性改变起着重要的作用。

5. 种族及遗传因素　不同种族的糖尿病患者其糖尿病肾病的发病率有很大差别，美国黑人糖尿病肾病的发生率是白人的3～6倍，墨西哥人及印第安人的发生率也较高。遗传因素在DN的发生中也起重要作用，孪生同胞是糖尿病肾病的1型糖尿病患者，另一人患糖尿病肾病的危险因素显著增加。

6. 其他因素　糖尿病患者的前列腺素合成增加，可能与糖尿病早期肾脏高灌注和肾小球高滤过改变有关，各种前列腺素合成抑制剂可以消除糖尿病早期肾小球的血流动力学改变。吸烟是糖尿病肾病的危险因素。在新诊断的1型糖尿病患者中，吸烟者中8.2％及有吸烟史者中7.3％可发生严重蛋白尿，其发生率明显高于不吸烟者。高脂血症也是糖尿病，尤其是2型糖尿病患者发生肾病的危险因素。高脂血症常导致动脉粥样硬化及肾小球硬化，糖尿病时LDL的非酶糖化及氧化增加，使脂蛋白易于被巨噬细胞摄取，形成泡沫细胞，导致肾小球进一步损伤。

五、分类

50％的糖尿病患者肾衰竭时肾脏体积正常或增大，其余则缩小。组织学检查主要有两种病变，即结节性和弥漫性病变。结节性病变可能是弥漫性病变进一步发展的结果。

1. 弥漫性肾小球硬化　其改变为肾小球系膜细胞呈弥漫性增生，有基膜增厚，且呈玻璃样变。电镜观察，90％以上有轻重不等的肾小球病变，即肾小球毛细血管基膜呈弥漫性增宽，同时有系膜基质增多。

2. 结节性肾小球硬化　约见于半数糖尿病肾病患者，是糖尿病肾病的特征性病理改变。典型改变为在肾小球毛细血管袢外周的系膜区有PAS染色阳性的均质圆形结节；免疫荧光显微镜下可见IgG、IgM、纤维蛋白原沿着肾小球毛细血管基膜呈连续线形荧光，并在结节中心沉积；电镜可见肾小球基膜明显增厚，这些结节中心有一部分发展为微血管瘤。

六、分度

在排除泌尿系感染、糖尿病酮症酸中毒、心力衰竭、肾小球肾炎等情况下，根据尿蛋白定性及肾功能情况来判断。按严重程度可分为：

可疑：尿蛋白微量。

Ⅰ级：尿蛋白＋，肾功能正常。

Ⅱ级。尿蛋白＋以上，尿素氮轻度升高或尿蛋白＋＋以上。

Ⅲ级：尿蛋白＋以上，尿素氮在40mg/dl以上。

七、分期

Mogensen等将近10年提出来的糖尿病肾病分期的各期特点做出总结(见表13)。

(一)非胰岛素依赖型糖尿病(NIDDM)肾病的分期

NIDDM的肾病分期，根据病程及尿白蛋白排出量和肾功能分为5期：

1. 初发病期　尿蛋白(一)。

2. 无肾病期　尿内偶见白蛋白。

3. 早期肾病期　尿白蛋白排出率介于20～200mg/min。

4.临床肾病期 尿白蛋白(+)，肾小球滤过率(GFR)下降，血压升高。

5.尿毒症期 GFR下降，血压升高，肾脏体积增大。

(二)胰岛素依赖型糖尿病(IDDM)的肾脏改变分期

1.第一期 肾小球高过滤和肾肿大期。许多作者观察到IDDM早期的肾小球高过滤状态，肾小球滤过率(GFK)高达正常值的140%，而且GFR与血糖浓度呈正相关。用胰岛素治疗后，GFR开始下降，但即使血糖得到良好控制，GFR仍高于正常对照25%～40%。

2.第二期 早期肾小球病变期。IDDM发病后18～24个月，肾小球基底膜出现轻度增厚，在3.5～5年后变得明显。发病

表13　糖尿病肾病分期及各期特点

项目	1期肾脏肥大功能亢进症	2期肾脏有病变临床无表现	3期隐性糖尿病肾病	4期临床显性糖尿病肾病	5期终末期肾衰竭
病期	糖尿病诊断时，控制不好可持续几年	糖尿病诊断后2年，缓慢进展，持续几年	30%～40%的糖尿病患者发病后10～15年	30%～40%的糖尿病患者发病后15～20年	糖尿病诊断后20～25年
主要结构变化	肾脏、肾小球增大，肾单位肥大增生	肾活检有基膜增厚，系膜扩大	未研究	弥漫性或继发性肾小球硬化包膜中断，小动脉玻璃样变	肾小球关闭
肾小球滤过率	增加20%～40%	增加20%～30%	增加20%～30%	不治疗每月下降1ml/min	<10ml/min
肾血浆流量	正常或稍增	正常或稍增	隐性缓慢降低	不治疗每月下降5ml/min	低
肾小球对右旋糖酐清除率	正常	正常	正常	很大分子的右旋糖酐清除率异常	—
蛋白尿(基础运动后)	增加(用胰岛素前)	大多数正常，几年后不正常	10～300μg/min，每年增加25μg/min，基础蛋白尿加重	进行性临床蛋白尿未研究	由于肾单位关闭而有所减少，未研究
严格胰岛素治疗后的可逆性	可逆	未知	未知	既不能可逆也不能终止	不可逆转
血压	正常	正常	隐性增高运动后更明显	增高	增高
抗高血压治疗可逆转或终止	无高血压，肾小球循环可有改变	无高血压治疗，可逆转或终止	或许有可能，正在研究中	早期治疗高血压，可进行性降低到140/80～90mmHg	未研究

2～3年后，肾小球基底膜也开始膨胀且超过肾小球容积增加的比例。在此期，惟一的临床证据是运动后出现微白蛋白尿。

3.第三期 隐匿的糖尿病肾脏病(DMNP)即微白蛋白尿期。一般以尿白蛋白排出率20～20μg/min(或20～200mg/d)诊断为微白蛋白尿。此期，GFR仍能维持正常。开始为间歇性，高血压、高血糖、运动、泌尿道感染、高血容量、蛋白负荷等因素均可使之加重。此期，高血压的程度还不是GFR下降的附加危险因素。在IDDM发病5～15年后，25%～40%

的患者进入本期。若不积极干预，大多数患者逐渐进展。此期约有40％的患者出现高血压。

4.第四期　临床肾脏病(蛋白尿，GFR下降)期。诊断蛋白尿，一般以尿白蛋白排出率大于200～300μg/min(或300～500mg/d)为标准。在IDDM发病15～20年后，约20％～40％患者进入此期。若不积极干预，则GFR将以约每月1mL/min的速度下降，而尿蛋白的排出率以约每年2500g/min的速度增加。此期，肾病综合征常见，出现水肿时的血浆白蛋白水平要比其他病因如肾病高，可能由于糖尿病患者的白蛋白转化为糖基化白蛋白，而后者穿过毛细血管膜比正常白蛋白更容易些。此期病理上为弥漫性肾小球硬化，典型的Kimmelsti－Wilson结节性肾小球硬化仅见于50％的病例。

5.第五期　终末期肾脏病(ESRD)。IDDM在发病20～30年后30％～40％的患者进入此期。IDDM患者出现尿毒症的症状和体征时，其肌酐清除率要高于非糖尿病的ESRD。

按Mogensen建议，根据糖尿病患者肾功能和结构病变的演进及临床表现分为如下5期：

Ⅰ期：肾小球高滤过期。特点为肾小球肥大，肾血流量增加，肾小球灌注压及肾小球内压增高。在使用胰岛素治疗后部分患者可以恢复，肾小球滤过率亦可部分降低。

Ⅱ期：无临床症状的肾损害期，即正常白蛋白尿期。此期在糖尿病确诊后2年即可发生，并可持续多年。此期主要的病理学表现是GBM增厚，常有肾小球系膜区扩张。肾小球滤过率显著增加，肾脏体积也相应明显增大，但尿白蛋白排泄率在20μg/min以下。

Ⅲ期：微量白蛋白尿期，也称为早期糖尿病肾病。常发生于糖尿病发病10～15年后，微量白蛋白尿是在非酮症非感染状态下，3次尿白蛋白排泄率(UAE)检查至少有2次位于30～300mg/24h之间。无论是1型还是2型糖尿病，尿中排出的白蛋白量每年增加20％。

此期可发生高血压，高血压的发生率随着微量白蛋白尿的增加而增加。正常白蛋白尿、微量白蛋白尿及大量白蛋白尿时高血压发生率分别为19％、30％和65％。GFR可为正常或稍高于正常，若不出现临床肾脏病表现，则此水平的GFR可维持5年。此期肾脏的主要病理学表现仍是GBM增厚及系膜区扩张，但较Ⅱ期时更为显著。

Ⅳ期：临床糖尿病肾病或显性糖尿病肾病。此期常发生于1型糖尿病发病后15～25年，尿蛋白排出量＞0.5g/24h，UAE＞200μg/min或＞300mg/24h。多数患者为持续性中等量至大量蛋白尿，大约30％患者为肾病综合征。水肿在此期早期即可出现，随着病情进展，几乎所有患者都合并高血压。GFR已降到正常以下，并呈持续下降趋势。此期形态学改变也更显著，GBM明显增厚，肾小球硬化更为普遍，间质小管病变也更明显，约36％的肾小球已荒废。

Ⅴ期：终末期肾衰竭。糖尿病患者一旦出现持续性蛋白尿发展为临床糖尿病肾病，由于肾小球基底膜广泛增厚，肾小球毛细血管腔进行性狭窄和更多的肾小球荒废，肾脏滤过功能进行性下降，导致氮质血症和肾衰竭，最后患者的GFR多＜10ml/min，血肌酐和尿素氮增高，伴严重的高血压、低蛋白血症和水肿。患者普遍有氮质血症引起的胃肠反应、食欲减退、恶心呕吐和贫血，并可继发严重的高血钾、代谢性酸中毒和低钙搐搦，还可继发尿毒症性神经病变和心肌病变。这些严重的合并症常是糖尿病肾病尿毒症患者致死的原因。

八、临床表现

1.肾外表现　典型病例有多尿、多饮、多食、消瘦、皮肤瘙痒的症状，但轻者可以无症状，起病和发展缓慢，且常有糖尿病的其他并发症，如动脉硬化、冠心病、视网膜病变、白内障、对称性以及多发性周围神经病变等。诊断完全依靠实验室检查。

2.肾损害的表现　糖尿病肾病，临床表现与肾小球硬化程度呈正相关。

九、检查

1.血糖的测定　达到糖尿病的标准。

2.尿沉渣　蛋白尿主要为白蛋白，有较多白细胞时，提示并发尿路感染；若有大量红细胞，提示可能为其他原因的肾小球疾病。

3.尿白蛋白排泄率(UAE)　测定UAE＜20μg/min，为正常白蛋白尿期；若UAE20～200μg/min，即为微量白蛋白尿期，临床诊断为早期糖尿病肾病。目前主张采过夜晨尿标本，比留24小时尿更精确和方便。

4.GFR测定　糖尿病肾病早期，GFR可升高。

5.肾脏B超　糖尿病肾病早期，肾脏体积增大。

十、诊断

1.糖尿病肾病没有特殊的临床和实验室表现。在新诊断的IDDM患者，通过精确的肾功能检查、X线及超声测量肾体积，可发现有GFR增高和肾体积增大，这种改变是可逆的，还不能据此诊断为糖尿病肾病。但是早期有GFR增高的糖尿病患者比无此改变者以后更容易发展为临床糖尿病肾病。

2.与GFR上升和肾体积增大相比，尿蛋白仍是诊断糖尿病肾病的主要线索，尤其目前用敏感的放射免疫法测定运动后尿中白蛋白，能在常规方法测出尿蛋白之前，早期发现肾脏损害。UAE＜20μg/min，为正常白蛋白尿期；若UAE20～200μg/min，即微量白蛋白尿期，临床诊断为早期糖尿病肾病。目前主张采过夜晨尿标本，比留24小时尿更精确和方便。判定时至少应在6个月内连续查2～3次尿，取平均值达到20～200μg/min方可诊断。

3.糖尿病患者血和尿的β_2—微球蛋白可有改变。在无白血病、淋巴瘤、胶原病等全身性疾病的患者，测定血和尿的β_2—微球蛋白改变也可作为糖尿病肾病的一项临床检查指标。

4.临床糖尿病肾病多合并有糖尿病视网膜病变，出现糖尿病肾病综合征者，几乎都合并有视网膜病变。

5.明确的糖尿病肾病并不是肾穿刺活检的指征，但多达20％的患者蛋白尿是由非糖尿病性的肾小球疾病产生。糖尿病患者存在以下几种情况应行肾脏活组织检查，以除外其他原因的肾小球疾病。①大量蛋白尿，糖尿病的病程短于5年，缺乏糖尿病外周神经病变和糖尿病视网膜病变者；②肾脏疾病呈急性过程，不符合糖尿病肾病的缓慢进展特征；③尿中含有多量异常形态红细胞。

十一、诊断标准

(一)早期糖尿病肾病的诊断标准

鉴别微量蛋白尿有关的各种疾病后维持存在微量蛋白尿的糖尿病患者可诊断为糖尿

病肾病。微量蛋白尿可由如下尿样标准诊断：白天尿，白蛋白排泄率(AER)＞20μg/min；24小时尿，AER＞15μg/min；全夜尿，AER＞10μg/min。

(二)糖尿病肾病的诊断标准

临床糖尿病肾病的诊断标准为：糖尿病患者有持续蛋白尿(多次尿总蛋白定量大于0.5g/24h，临床尿蛋白定性阳性)。尿蛋白排出量介于正常人和临床糖尿病肾病之间者称为早期糖尿病肾病，患者的尿总蛋白定量为0.15～0.5g/24h，尿白蛋白排出率为15～200μg/min。诊断糖尿病肾病时应排除可导致尿中白蛋白升高的其他因素。

(三)糖尿病性肾脏微血管病变的诊断标准

1. 糖尿病患者出现蛋白尿如能除外其他因素应考虑本病的可能性。

2. 糖尿病同时并发肾病综合征则临床可以确诊。

十二、鉴别诊断

1. 与其他肾小球疾病鉴别病史很重要，糖尿病肾病必须是在糖尿病的基础上出现肾脏损伤，而其他肾小球疾病患者无糖尿病。

2. 与糖尿病合并其他肾小球疾病鉴别

(1)糖尿病与肾病起病的时间间隔不同：糖尿病肾病多见于糖尿病后10～20年间，糖尿病5年内出现肾损伤一般不考虑糖尿病肾病。

(2)血尿：糖尿病肾病可能会有轻微血尿，如果有较多异常形态红细胞则考虑合并其他肾小球疾病。

(3)有无糖尿病的其他靶器官损坏：有其他靶器官的损害，考虑糖尿病肾病可能性大；如果没有其他靶器官的损害，则考虑糖尿病合并其他肾小球疾病，最主要的是是否有眼底病变。

(4)有无高血压：糖尿病肾病血压升高达80％，如显性DN时血压仍正常，考虑糖尿病合并其他肾小球疾病。

(5)急性肾衰竭：如患者出现急性肾衰竭，则考虑合并其他肾病。

(刘盈盈)

第十三章　高血压性肾损害

一、概述

根据其程度和持续时间，高血压能引起轻重不等的肾脏损害。良性高血压能引起良性小动脉肾硬化，恶性高血压则引起恶性小动脉肾硬化。高血压分为原发性和继发性，本节主要涉及原发性高血压引起的良性小动脉肾硬化和恶性小动脉肾硬化。

二、流行病学

我国高血压患者群正迅速增长，流行病学调查1959年高血压患病率为5.11%，2002年为18.8%。来自美国肾脏数据系统(USRD)的资料表明，高血压是导致终末期肾衰竭(ESRD)的第2位原因。

不同地区因高血压造成ESRD的患病率有所不同：美国最高(28.5%)，欧洲次之(13%)，日本最低(6%)，中国为7.1%。高血压和肾脏损害密不可分，一方面，肾脏通过体液调节参与血压的形成，一旦这种调节失衡将导致高血压的发生；另一方面肾脏也是高血压肾损害的重要靶器官之一。高血压和肾脏损害互为因果，互相促进，存在恶性循环。

大量研究充分证明血压升高是慢性肾脏病(CKD)进展最重要的危险因素之一。多危险因素干预试验(MRFIF)的资料显示，血压升高已成为进入ESRD的独立危险因素。我国ESRD患者中原发性肾小球肾炎仍占第一位，但随着经济发展和人民生活水平提高，高血压肾损害近年已在快速增长。据1999年统计，在我国全部透析患者中，高血压肾硬化症占9.6%，并预测这个比例还会大幅度上升，将有更多的高血压患者进入昂贵的肾脏替代治疗，给国家、家庭带来沉重的经济负担。

三、病因

1. 良性肾小动脉硬化　常见于病程较长的原发性高血压患者，也好发于老年人，以及糖尿病、慢性肾小球病、肾间质病、原发性醛固酮增多症等伴发高血压患者。肾小动脉硬化与血压升高程度及持续时间有关，且其本身又可加剧高血压，两者相互影响，呈恶性循环。

2. 恶性肾小动脉硬化病　因主要为急进性高血压。部分发病时即为急进型，而有些初起为良性高血压，在病程中演变为急进型高血压。此外，还可继发于肾上腺皮质功能亢进、嗜铬细胞瘤、肾动脉狭窄等。

四、生理病理

1. Alba等结合临床概括原发性高血压病程中肾脏功能和病理变化

(1) 第一阶段(早期)：血压轻度升高但不稳定，肾血流量(RBF)和肾小球滤过率(GFR)均增加，盐负荷后有钠利尿现象。肾小动脉壁可出现不规则灶状玻璃样物质沉积，肾小球一般正常。

(2)第二阶段(中期)：血压持续稳定升高，但舒张压不超过14.7kPa(110mmHg)；RBF有一定程度降低，肾小管对缺血敏感，可能出现轻度损伤，表现为尿N-乙酰-β-葡萄糖苷酶(NAG)、β_2微球蛋白排出增加；GFR一般正常，滤过分数增加。肾小动脉有普遍的玻璃样变，小叶间动脉出现中层肥厚和纤维化，但内径并未缩小，肾小球和肾小管可以有轻度缺血性变化，即局灶性毛细血管壁增厚和毛细血管袢皱缩，局灶性小管萎缩，基底膜增厚、分裂。

(3)第三阶段(晚期)：舒张压明显升高＞14.7kPa(110mmHg)；RBF继续减少，开始时出球小动脉收缩、张力增加，GFR和球内毛细血管静水压尚能维持，以后GFR开始下降。肾小动脉壁明显增厚，管腔狭窄，肾小球有程度不等的缺血性病理改变甚至整个硬化，硬化的和正常或代偿肥大的肾小球交叉存在，小管萎缩，间质纤维化。

由于缺血性肾小管病变，尿浓缩功能减退，患者夜尿增多；由于缺血性肾小球病变而出现蛋白尿。而相对正常肾小球的代偿肥大反映在病理生理上是肾小球的高灌注和高滤过，其中一部分是代偿的，另一部分是系统性高血压通过入球小动脉对肾小球血流的直接影响，并促进毛细血管内压升高，进而还可能发展成局灶节段硬化病理变化，此时尿蛋白的排出可能更为明显。总的说来，当原发性高血压肾小球硬化已有缺血性肾小球和肾小管病理变化而出现临床症状(夜尿增多、蛋白尿等)时，从整体看，其肾小球的血液供应状态是缺血的，处于高灌注状态，代偿的肾小球只是一小部分，不占主流地位。

2.原发性恶性高血压引起的恶性小动脉肾硬化的病理肾脏的大小可以正常，肾表面可有点状出血如蚤咬。镜下可见两种特征性病理变化：①入球小动脉的纤维素样坏死；②小叶间动脉的增生性动脉内膜炎。

增生的内膜有3种类型：

(1)洋葱皮型：由拉长的肌内膜细胞和结缔组织原纤维同心性层层包绕而成，中层被向外撑挤。

(2)黏蛋白型：由半透明嗜碱性染色的非晶体不定性物质组成，细胞成分少。

(3)纤维型：由粗大的胶原结缔组织、玻璃样沉积物和增厚的内弹力板组成。电镜下观察，增厚的内膜中典型的细胞都是变形的肌肉细胞，被称为肌内膜细胞；而在细胞与细胞之间，在单纯的洋葱皮型为多胶原纤维，在黏蛋白型为粗大的电子透明带伴散在的细颗粒状物，在纤维型则为众多的胶原束。

典型的肾小球病理为局灶、节段性纤维素样坏死，它往往是入球小动脉坏死的延续，但绝不会累及整个肾小球，最多只占5%～30%；在坏死区内可伴节段增生病变和半月体形成；坏死的毛细血管破裂出血也能构成肾表面所见到的点状出血。免疫荧光检查在纤维素样坏死的小动脉壁有α-球蛋白、纤维蛋白原、白蛋白和某些补体成分沉积；有些肾小球，特别在坏死病变区，有γ-球蛋白、白蛋白和补体，毛细血管基底膜有纤维蛋白原；在洋葱皮和黏蛋白增厚的小叶间动脉内膜亦可见到纤维蛋白原的沉积。

五、发病机理

1.原发性高血压引起的良性小动脉肾硬化高血压与小动脉硬化病变(肌内膜肥厚和玻璃样变)的因果关系是比较明确的，根据大量原发性高血压患者肾活检的材料分析，良性小动脉肾硬化的发生率与高血压的严重程度和持续的时间呈正相关，而在高血压病程的早期可以不出现肾血管病变。有些学者认为高血压持续5年以后才能出现一些肾小动脉硬化病变。其他可能影响原发性高血压患者的肾损害因素还有性别、种族以及原发性高血压的常见并发症，如糖尿病、高血脂症和高尿酸症。

(1)性别：在同一高血压水平绝经前女性心搏出量较男性高，而外周血管阻力较低（绝经后不再有差别），男性更倾向于发生高血压性血管病变。

(2)种族：美国黑人高血压发病率是白种人的两倍；黑人高血压容易发生肾血管阻力抵抗，黑人是发生终末期肾病的特殊危险因素。

(3)糖尿病：原发性高血压常伴有糖代谢异常，表现为对胰岛素的抵抗；Reaven将高血压合并胰岛素抵抗、糖耐量减退、高胰岛素血症、极低密度脂蛋白甘油三脂升高，以及高密度脂蛋白胆固醇水平降低冠以"X综合征"；Kaplan认为肥胖、糖耐量降低、高甘油三脂血症和高血压这致命的四联征有一个共同的发病机理，BP可能都与胰岛素抵抗相关。

(4)高脂血症：原发性高血压还常伴有高脂血症，二者均有红细胞膜钠－锂反转输的增加，都可能与遗传因素有关，而钠反转输的增加和血脂的增加都可以是细胞内脂代谢异常的结果。

(5)高尿酸血症：在原发性高血压 Ⅰ 期，肾血流已可出现一定程度的降低，由于肾小管对缺血敏感遂能发生轻度损伤，表现为尿酸分泌障碍而造成高尿酸血症。据统计，26%～33%未经治疗的轻度原发性高血压患者有高尿酸血症，由此高尿酸血症可作为原发性高血压的早期肾损害的一个指标。

2. 原发性恶性高血压引起的恶性小动脉肾硬化

(1)严重的高血压－压力学说：此学说认为本病小动脉的纤维素样坏死和增生性动脉内膜炎是由严重的高血压对血管壁的机械性应力直接造成的。

(2)血管中毒学说：有学者提出从一个没有多少症状的严重的良性高血压，突然转变为有明显症状、多系统损害的恶性高血压，除高血压外可能还有其他诸多因素参与，血管中毒即为其中之一。

(3)肾素－血管紧张素(RA)系统的激活：恶性高血压常有了A系统的激活，有些患者血浆RA水平升高，也常发现有肾小球旁器增生、肾上腺皮质球状带的增生和结节化。

(4)加压素：Mohring等发现恶性高血压动物的血浆加压素(AVP)水平亦增加，而有些患者可能对AVP敏感，或AVP能加强机体对AH或儿茶酚胺的加压反应，甚或AVP对血管有直接毒性作用，从而促进恶性高血压的形成。

(5)局部凝血：高血压的血管内皮损伤可以引起局部血管凝血，由此加重病情；在动物模型中可以出现微血管病溶血性贫血。为此，有学者提出凝血异常可能是良性高血压转向恶性的另一原因。

(6)前列环素(PGI_2)合成减少：吸烟者和口服避孕药妇女易患恶性高血压，这是因为烟和避孕药可以损及血管内膜而影响PGI_2的合成。据测定，这两种人血中PGI_2的稳定性代谢产物6－酮－前列腺素F1α（6－keto～PGF1α）水平降低，而提高PGI_2的合成可能作为减少高血压血管损伤的一种方法。

(7)细胞内钙含量增加：细胞浆钙过量可能是恶性高血压发病的一个重要因素。

(8)低钾饮食：Tobian认为南美黑人突出的低钾饮食风俗可能是容易罹患恶性高血压的一个原因，并至少能部分解释他们患高血压后容易导致肾衰竭的原因。

(9)免疫机理：Gudbirandsson等观察20名由高血压恶性状态恢复过来的患者免疫指标，发现与相应年龄和性别的正常对照组相比，其抗人动脉抗原的T—淋巴细胞反应增加，不论这种反应是原发的还是继发于血管损害，都可能加重血管壁损害。

(10)激肽释放酶—激肽系统：Ribeiro发现与正常人和良性高血压相比，恶性高血压患者血浆激肽原水平明显降低。

(11)血管内皮产生的松弛因子和内皮素：有学者报道高血压患者有血管内皮功能变化，包括松弛因子合成减少，收缩因子合成增加。

六、分类

根据其程度和持续时间，高血压能引起轻重不等的肾脏损害。

1. 良性小动脉肾硬化　良性高血压引起良性小动脉肾硬化。

2. 恶性小动脉肾硬化　恶性高血压引起恶性小动脉肾硬化。

七、临床表现

(一)良性小动脉肾硬化的临床表现

1. 原发性高血压引起的良性小动脉肾硬化出现临床症状的年龄一般在40～60岁。首发的临床症状可能是夜尿增多，这反映肾小管已经发生了缺血性改变，尿浓缩功能开始减退。

2. 继之出现蛋白尿，表示肾小球已发生病变。蛋白尿的程度一般是轻至中度(＋～＋＋)，24小时定量一般不超过1.5～2g，但亦有出现大量蛋白尿的报告，其原因可能是代偿肥大的肾小球高灌注、高滤过状态，毛细血管内压升高，甚至已发展至继发性局灶节段硬化。

3. 原发性高血压引起的其他器官，主要是心和脑的合并症。

(1)心脏并发症：最常见的是高血压性左心室肥厚，它是由多年比较明显和持续的高血压所造成。

(2)脑的并发症：脑的血管结构比较薄弱，发生硬化后更脆弱，易在血压波动时致脑出血；也有人认为高血压引起的脑内小动脉微动脉瘤是脑出血的原因。另外，小动脉硬化有利于血栓形成而发生脑梗塞。

(二)恶性小动脉肾硬化的临床表现

1. 平均发病年龄为40～50岁，很少超过65岁，男女之比为2：1。大多数发病前有一段良性高血压病史。起病一般很急，最常见的症状有头痛、视力模糊和体重下降，其次为呼吸困难、疲劳不适、恶心呕吐、上腹痛、多尿、夜尿增多和肉眼血尿。

2. 恶性高血压对血管的损害表现为全身性进展性血管病，累及肾脏的时间相对比较晚，其临床表现可以从无肾功能损害的少量蛋白尿到严重的肾衰竭，后者有时甚至无法与终末期的原发性肾实质疾病相区别，可大致分为4种类型。

(1)亚急性进展(数周至数月内)，直至终末期肾衰竭(1年内死亡)，见于无充分治疗病例。

(2)只有暂时的肾功能损害，见于在发病初期即能有效的控制血压者。

(3)发现恶性高血压时已有高血压神经视网膜病变、严重的高血压和肾衰竭。

（4）少尿型急性肾衰竭。

3. 恶性小动脉肾硬化常首先表现为突然出现的蛋白尿，约20％患者同时伴有无痛性肉眼血尿，50％伴有镜下血尿，24小时尿蛋白定量<2g、2～4g、>4g者大约各占1/3。在无其他肾实质及泌尿外科疾病情况下，血尿是诊断恶性小动脉肾硬化的一个条件。

4. 高血压神经视网膜病变视乳头水肿，眼底絮状渗出及出血等表现。

5. 其他脏器损害脑出血、脑血栓、左心衰竭等。

八、检查

1. 良性小动脉肾硬化　通常仅有轻度蛋白尿，其严重程度与高血压呈正相关(血压降低后尿蛋白可减少)；尿沉渣一般正常，无红、白细胞尿。原发性高血压早期，肾功能检查正常，随着病情缓慢进展，可逐渐出现肾功能不全。最早出现的肾功能异常是肾小管最大马尿酸清除率(TmPAH)降低和肾脏浓缩功能减退，表现为夜尿增多，尿比重和尿渗量降低。

2. 恶性小动脉肾硬化急性发展的蛋白尿或原来的蛋白尿迅速加重，肉眼血尿(20％～25％)或镜下血尿，可有红细胞管型，少量透明管型、颗粒管型和白细胞，在疾病的起始阶段肾功能可正常，但随即急剧恶化，血肌酐、尿素氮迅速升高，进入肾衰竭阶段，血沉增快，约2/3的患者脑脊液压力升高和脑脊液内蛋白增加。

九、诊断标准

(一)良性小动脉肾硬化的诊断

1. 临床诊断

(1)必需的条件：①为原发性高血压；②出现蛋白尿前一般已有5年以上的持续性高血压(一般>20/13.3kPa(150/100mmHg))；③有持续性蛋白尿(一般为轻至中度)，镜检有形成分少；④有视网膜动脉硬化或动脉硬化性视网膜改变；⑤除外各种原发性肾脏疾病；⑥除外其他继发性肾脏疾病。

(2)辅助或可参考的条件：①年龄在40～50岁以上；②有高血压性左心室肥厚、冠心病、心力衰竭；③有脑动脉硬化和(或)脑血管意外病史；④血尿酸升高；⑤肾小管功能损害先于肾小球功能损害；⑥病程进展缓慢。

2. 病理诊断　如临床诊断发生困难，可做肾活检，病理符合原发性高血压引起的良性小动脉肾硬化，其肾小动脉硬化程度与肾小球、肾小管以及间质缺血和纤维化病变程度相一致。但由于本病有高血压和小动脉硬化，肾穿刺容易出血，需加以注意(尤其老年患者)。

(二)恶性小动脉肾硬化的诊断

1. 有恶性高血压，而且是原发的。

(1)血压持续性明显升高，一般舒张压需超过16kPa(120mmHg)。

(2)伴有广泛的急性小动脉病变，累及中枢神经系统、心、肾及其他组织器官，其中常以肾脏损害最为显著。

(3)眼底检查有条纹状、火焰状出血和棉絮状软性渗出，称为高血压神经视网膜病变，此为诊断所必需。

(4)如不经治疗将在1～2年内死亡，大多数死于尿毒症。

2.有蛋白尿和血尿。

3.肾功能进行性恶化。

十、鉴别诊断

(一)良性小动脉肾硬化的鉴别诊断

1.慢性肾小球肾炎继发高血压若有一段时间尿异常，而后出现高血压，慢性肾小球肾炎可能性大；反之，原发性高血压引起的良性小动脉肾硬化可能性大。若病史高血压和尿异常先后分辨不清，尤其已有肾功能不全的晚期病例，鉴别诊断可能出现困难，表14所列各条可作为二者鉴别的参考，实在有困难时可行肾活检。

表14 高血压肾小动脉硬化和慢性肾小球肾炎继发高血压的鉴别

项目	高血压肾小动脉硬化	慢性肾小球肾炎继发高血压
高血压家族史	(＋)	(－)
肾炎既往史	(－)	(＋)
年龄(岁)	40～60	20～30
高血压与尿异常的先后关系	高血压在先	尿异常在先
水肿	少见	常见
尿异常表现	轻至中度蛋白尿(＋～＋＋)，有形成分少	尿蛋白可比较多(＋＋＋～＋＋＋＋)，红细胞、管型常见
肾功能与眼底病变关系	眼底病变相对重，肾功能较好	眼底病变相对轻，肾功能较差
左心室肥厚	多见	少见
肾性贫血	相对轻	较重的氮质血症时血红蛋白60～90g/L，尿毒症时＜60g/L
血尿酸	容易升高，肾功能不全时更高	肾功能不全时升高，其程度与血肌酐和BUN平行
脑动脉硬化、脑血管意外、高血压性心脏病、冠心病程进展	可能有，慢	少见，比较快
预后	进入尿毒症前，多数已死于心、脑血管合并症	多数死于尿毒症
肾脏病理	良性小动脉肾硬化	各种病理类型的慢性肾炎，可合并肾小动脉硬化

2.慢性肾盂肾炎继发高血压 多为女性，多次泌尿系感染发作，肾区叩痛(尤其是一侧为主)，尿异常在先而高血压续后，尿白细胞增加，多次尿培养获阳性结果，B超二肾大小不等，核素肾图二侧不一致，肾盂造影有肾盂肾盏扩张和变形，抗感染治疗有效。

3.肾动脉粥样硬化 患者多在50岁以上，肾主干病变狭窄可引起肾血管性高血压和整个肾脏缺血缩小，主要分支狭窄则其供血范围的肾实质缺血纤维化，可引起肾表面比较明显的收缩瘢痕；患者可出现少量蛋白尿，亦可出现肾功能不全，γ-闪烁肾动态造影和肾动脉造影对诊断有帮助。

4.肾小动脉胆固醇栓塞 胆固醇栓塞可作为动脉粥样硬化性肾脏疾病的一种表现，本病常发生在广泛的主动脉和其他动脉粥样硬化基础上，或由于主动脉粥样硬化斑块的自然剥脱，或在主动脉外科手术、主动脉造影、冠状动脉或肾动脉经皮腔内血管成形术后发生；老年人在上述经历后出现蛋白尿，甚至出现肾衰竭，尤其伴有其他部位动脉栓塞时应高度怀疑本病。

5. 原发性高尿酸血症引起的尿酸肾病　原发性高尿酸血症95％见于男性患者，4％有遗传家族史鉴别要点是：

(1)病史：高血压及高尿酸血症谁发生在先是鉴别的关键，阳性家族史可供参考。

(2)伴随症状：原发性高尿酸血症常伴痛风关节炎及尿路结石，继发少有。

(3)尿尿酸化验：原发性高尿酸血症早期尿尿酸增多，而高血压所致继发性高尿酸血症尿尿酸碱少。

(4)必要时肾活检病理检查可助诊断。

6. 止痛药性肾病　临床表现常有轻度蛋白尿、尿浓缩功能减退和血压偏高，长期服药史(每日服用止痛药如非纳西丁、阿司匹林等1g以上，持续2～3年，药物累积量超过1～3kg)为诊断本病所必需。

(二)恶性小动脉肾硬化的鉴别诊断

1. 急进性肾炎　病情发展急剧，由蛋白尿、血尿迅速发展成少尿性急性肾衰竭，但急进性肾炎多见于青壮年，高血压并不突出，没有高血压神经视网膜病变，B超检查双肾常增大，血C_3可降低，可能有前驱感染史，无原发性高血压既往史等，有助鉴别。

2. 系统性血管炎　本病系指一组以血管壁炎症和坏死为基本特点的疾病，这些病的发生大多与免疫机理有关，都可以有蛋白尿、血尿、高血压、肾功能减退等肾损害表现，其中结节性多动脉炎和韦格纳肉芽肿还可以继发恶性高血压。但各种系统性血管炎都有它们各自的临床特征，鉴别困难病例可做肾活检明确诊断。

3. 慢性肾小球肾炎继发的恶性高血压　临床诊断为恶性高血压及恶性小动脉肾硬化者，如缺乏原发性高血压和慢性肾小球肾炎既往史，高血压和尿异常先后分辩不清，则判断此恶性高血压及恶性小动脉肾硬化是由原发性高血压来还是由慢性肾小球肾炎继发而来比较困难。年纪比较轻，有贫血和双肾缩小有利于后者的诊断。如有慢性肾炎病史或有一段时间尿异常，而后出现恶性高血压，则慢性肾炎继发恶性高血压可能性大。如先有一段原发性良性高血压病史，在发生恶性高血压的同时或不久出现蛋白尿、血尿和肾衰竭则为原发性高血压引起的恶性小动脉肾硬化。

4. 其他疾病继发的恶性高血压　慢性肾盂肾炎、肾血管性高血压以及其他病因继发的恶性高血压，可根据各自疾病的特点，并参照上述慢性肾小球肾炎继发恶性高血压的方法，与原发性高血压及恶性小动脉肾硬化相鉴别。

(刘盈盈)

第十四章　狼疮性肾炎

一、概述

系统性红斑狼疮(SLE)是一种累及全身多个系统的自身免疫病，血清出现多种自身抗体，并有明显的免疫紊乱。狼疮性肾炎是系统性红斑狼疮的常见并发症，一般认为当已确诊为SLE，又存在"肾炎"表现时即可确诊为狼疮性肾炎。

二、流行病学

系统性红斑狼疮以年轻女性多见，育龄妇女占患者总数的90%～95%，但也见于儿童和老人。男女之比为1：7～1：10。我国患病率高于西方国家，约为70/10万人口，海外华裔人群同样有较高患病率。美国黑人患病率比白人高3倍。

在过去20余年中对狼疮肾炎的认识有着迅速的发展。若根据临床表现，肾脏受累在SLE中占1/4～2/3。肾脏受累表现与肾外器官受累可不平行，有些患者肾外表现明显而肾脏受累轻；有些患者有慢性的肾病综合征或肾功能损害却无明显的多系统受累。根据一般病理检查，肾脏受累者约占90%，加上电子显微镜及免疫荧光检查，则几乎所有系统性红斑狼疮均有程度不等的肾脏病变。肾脏病变程度，直接影响系统性红斑狼疮的预后。随着糖皮质激素及细胞毒药物的应用，本病的预后已有很大改观。尽管如此，肾脏受累及进行性肾功能损害仍是本病主要死亡原因之一。

三、病因

病因不明，可能与遗传、性激素、环境等多种因素有关。

1. 遗传　SLE患者的近亲发病率为5%～12%；据统计异卵孪生的发病率为2%～9%，同卵孪生则高达23%～69%，说明遗传和本病的发生有关。

2. 性激素　大部分SLE是育龄妇女。对SLE动物模型NZB/NZWF1雄鼠在新生期予阉割后，其SLE发病增高，与模型雌鼠的发病相似，给发病的小鼠使用雌激素可加重病情，而雄激素则可减少发病。在人类无论是男性或女性SLE，体内的雌酮羟基化产物皆增高，且妊娠可诱发本病。由此可见性激素和本病的发生有关。

3. 环境

(1)感染NZB/NZWF1：小鼠组织中可分离出C型RNA病毒并在肾小球沉积物中查到抗C型病毒抗体。在人类发病中尚未证实与任何原发病有直接关系。病原体可能只是一种多克隆B细胞刺激因素，促发了本病。

(2)日光：日光过敏见于40%SLE患者。紫外线的照射使皮肤的DNA转化为胸腺嘧啶二聚体，提高了免疫原性，并使角质细胞产生白介素－1，增强了免疫反应。

(3)食物：改变实验动物的饮食成分，如脂肪种类、牛白蛋白的含量、能量水平均影响实验性结缔组织病的病情。说明食物的变化也可能和本病的发生有关。

(4)药物：药物进入人体后可以改变其细胞而成为自身抗原。在服用某些药物如普鲁卡因酰胺、肼苯达嗪、氯丙嗪、甲基多巴、异烟肼等后或过程中，有人会出现狼疮样症状和血清ANA（＋），停药后均自动消失，即所谓的药物性狼疮。

四、发病机理

1988年以来建立了移植物抗宿主小鼠狼疮样肾炎模型，为本病机理研究提供了条件。公认本病是一免疫复合物介导性炎症，其证据为：①本病患者血浆球蛋白、γ球蛋白及IgG增高，血清中具有抗DNA抗体等多种对自身细胞成分有特异作用的抗体；②患者循环中免疫复合物阳性，免疫荧光检查证实肾、皮肤、脑等多处均有DNA－抗DNA免疫复合物沉积；③患者呈低补体血症；④组织学改变呈免疫反应特征，包括淋巴细胞及浆细胞浸润。

（一）自身抗体

自身抗体的产生是患者及实验动物系统性红斑狼疮的特征性表现。本病患者血清中可查得多种多样的抗自身组织成分的抗体。

1. 抗核抗体　抗双链DNA及单链DNA抗体、抗Sm抗体、抗核糖核蛋白抗体、抗SSA及SS～B抗体、抗增殖细胞核抗原抗体等。

2. 抗细胞浆抗体抗细胞骨架抗体等。

3. 抗细胞膜抗体抗红细胞抗体、抗血小板抗体、抗白细胞抗体、抗磷脂抗体等。

4. 抗球蛋白抗体类风湿因子、IgM型冷球蛋白、抗IgG抗体等。

5. 其他抗甲状腺球蛋白抗体、抗微粒体抗体、抗平滑肌抗体等。

自身抗体如何引起抗体产生导致自身免疫性疾病，这是免疫学上研究的重点课题之一。其可能在抗原刺激下抗体生成细胞中免疫球蛋白分子的V－line基因DNA改变而形成抗体。这种抗原可以是自身抗原，也可以是在结构上与自身抗原有相似之处的异种抗原；或因免疫稳定功能失调使机体在发育过程中已产生的自我识别能力减弱或消失，使原已形成的"禁株"释放出来，产生大量自身抗体，形成自身免疫反应。

（二）免疫复合物的形成与沉着

关于免疫复合物沉着的机理目前尚有争议，可能有两种机理。

1. 中等分子量的可溶性DNA免疫复合物经过血循环至肾脏（或其他器官）而沉积于肾小球或其他器官的组织。

2. 近十年来，一些研究工作表明，更重要的是"原位"形成免疫复合物。DNA对肾小球基底膜具有亲和力，它能结合到GBM上，再吸引抗DNA抗体形成免疫复合物。

近年来发现组蛋白对GBM也有很高亲和力，因此DNA一组蛋白颗粒能沉积于GBM上，再吸引抗DNA抗体原位形成免疫复合物。沉着于肾小球的免疫复合物，通过经典途径激活补体，本病患者血清补体C_{1q}、C_3、C_4成分均明显下降，而备解素及B因子含量正常或仅稍下降。但亦有研究提示可同时存在着旁路途径激活补体。被激活后的补体系统除形成膜攻击复合物（$C_{5b～9}$）外，并吸引炎症细胞，特别是单核细胞等直接损伤组织。此外，浸润的白细胞、血小板及肾脏固有细胞处于炎症状态时，可产生多种细胞因子进一步介导炎症损伤。但另一方面，还应看到补体系统对免疫复合物的溶解吸收有重要的作用。

（三）免疫调节障碍

本病发生时多克隆B细胞高度活化产生众多自身抗体，是免疫调节障碍的结果。

1. 抗个体基因型网络紊乱。

2.淋巴细胞及其因子调节网络紊乱 T淋巴细胞对B淋巴细胞的调控失常是自身免疫发病的重要关键。但是这些改变常常是不一致,不恒定的。

(1)辅助性T细胞:狼疮患者伴有严重肾损伤和(或)血小板减少,而无全身多器官受累者常有CD_4^+下降及CD_4^+/CD_8比值下降,这可能是抗T细胞自身抗体作用的结果。

(2)抑制性T细胞:狼疮患者Ts缺陷见于EB病毒刺激Ts细胞反应减弱,其他抗原激活Ts细胞反应也减弱,提示Ts细胞及功能减弱可能是自身抗体失控产生的原因之一。

(3)T细胞产生的淋巴因子:IL-1、IL-2在本病时均减少。

(4)B淋巴细胞:B细胞高反应性及自发性多克隆激活是本病患者及动物模型的特点之一。

(四)黏附因子与细胞浸润

近年研究表明,本病时肾脏功能损害的程度与间质T细胞、巨噬细胞浸润及主要组织兼容(MHC)抗原表达的程度呈明显正相关。在实验性及人类狼疮肾炎时,细胞间黏附因子(ICAM)及MHCII抗原与肾小管的表达与间质细胞浸润有关。

(五)自身免疫功能紊乱的促发因素

1.遗传及体质 本病的遗传易感基因定位于第6对染色体。妇女发病率明显高,提示内分泌因素的作用。

2.环境因素 由上可见遗传因素只是一种易感倾向,环境因素在本病的促发中起重要作用。

(1)病毒感染:病毒基因序列的某些片段可插入正常细胞DNA邻近癌前基因的部位导致癌前基因的表达及细胞激活。

(2)药物因素:肯定与本病有关的药物有肼苯达嗪、普鲁卡因酰胺、异烟肼、甲基多巴、氯普吗嗪及奎尼丁等,尤以前二药为普通,可能与药物中肼及胺、巯基团有关。

(3)日光(紫外线):紫外线可使DNA转化为胸腺嘧啶二聚体,而使抗原性增强,促发本病。

五、分类

1.ISN/RPS 2003年狼疮性肾炎分类标准(表15)

表15 ISN/RPS 2003年狼疮性肾炎分类标准

I型系膜轻微病变型狼疮性肾炎

光镜下基本正常,免疫荧光可见系膜区免疫复合物沉积

II型系膜增生型狼疮性肾炎

光镜下任一程度的单纯系膜细胞增生或系膜基质增多,伴系膜区免疫复合物沉积,免疫荧光或电镜下可见少量孤立的上皮下或内皮下沉积物,但光镜下不能见到

III型局灶型狼疮性肾炎

活动或非活动性、局灶、节段或球性、毛细血管内或毛细血管外增生性

肾小球肾炎,受累肾小球占全部肾小球的50%以下

III(A)型活动性病变:局灶增生型狼疮性肾炎

III(A/C)型活动性伴慢性病变:局灶增生硬化性肾炎

III(C)型慢性非活动性病变伴肾小球纤维化:局灶硬化性肾炎

IV型弥漫型狼疮性肾炎

活动或非活动性、弥漫性、节段或球性、毛细血管内或毛细血管外增生性肾小球肾炎，受累的肾小球占全部肾小球的50%以上，典型病例常伴弥漫性内皮下免疫复合物沉积，伴或不伴系膜病变。此型又分为弥漫节段型狼疮性肾炎(50%以上的受累肾小球表现为节段性病变)及弥漫球型狼疮性肾炎(50%以上的受累肾小球表现为球性病变)。此型也包括弥漫性白金耳形成而极少伴有或不伴有球性增生

Ⅳ—S(A)型活动性病变：弥漫节段增生性狼疮性肾炎

Ⅳ—G(A)型活动性病变：弥漫球性增生性狼疮性肾炎

Ⅳ—S(A/C)型活动性伴慢性病变：弥漫节段增生硬化性狼疮性肾炎

Ⅳ—G(A/C)型活动性伴慢性病变：弥漫球性增生硬化性狼疮性肾炎

Ⅳ—S(C)型慢性非活动性病变伴肾小球纤维化：弥漫节段硬化性狼疮性肾炎

Ⅳ—G(C)型慢性非活动性病变伴肾小球纤维化：弥漫球性硬化性狼疮性肾炎

Ⅴ型膜型狼疮性肾炎

免疫荧光或电镜下可见球性或节段性上皮下连续性免疫复合物沉积，或光镜下可见因上皮下免疫复合物沉积所导致的形态学改变，伴或不伴系膜病变。

Ⅴ型狼疮性肾炎可以联合发生Ⅲ型或Ⅳ型(即在同一病例中可以同时存在Ⅴ型与Ⅲ型或Ⅴ型与Ⅳ型)，Ⅴ型狼疮性肾炎也可以表现为进行性硬化

Ⅵ型进行性硬化型狼疮性肾炎

超过90%的肾小球呈球性硬化，非硬化肾小球不伴活动性病变

2. 几种特殊类型的肾脏病变

(1)新月体型狼疮性肾炎：在前述的Ⅲ型或Ⅳ型基础上，有广泛的大新月体形成。

(2)间质性肾炎：肾小球病变轻微而以肾血管间质病变为主者。

(3)肾淀粉样病变：为本病偶见表现，常见于合并慢性感染或其他结缔组织病时。

六、临床表现

1. SLE的肾外表现　SLE常有明显的肾外症状，但有些病例开始时可仅有肾累及症状。临床表现多样性，可由没有明显症状，而仅有红斑狼疮细胞或抗核抗体阳性，直至凶险的爆发型。

(1)一般症状：大部分患者表现全身乏力，体重下降，90%的患者有发热，热型不定。

(2)皮肤黏膜的患者可以出现面部蝶形红斑，脱发见于50%的患者，是SLE活动的敏感指标之一。网状青斑常见，是血管炎的典型特征，多有神经系统症状。此外，还可见荨麻疹、盘状红斑、甲周红斑、紫癜、裂片状出血、口腔及鼻黏膜溃疡等。

(3)关节和肌肉：90%的患者有关节疼痛，常见于四肢小关节，约10%的患者可有轻度关节畸形，但一般无骨侵蚀现象。1/3的患者有肌痛，有的甚至出现明显的肌无力或肌肉萎缩。

(4)心血管：活动性SLE患者发生心包炎者可高达2/3的病例，一般为短暂、轻度的临床表现。10%的患者可有心肌炎的表现。此外还可出现雷诺氏现象、肺动脉高压和复发性血栓性静脉炎。

(5)肺和胸膜：40%～46%的患者可发生胸膜炎。急性狼疮性肺炎并不多见，表现为呼吸困难，可无胸痛和咳嗽，严重者可发生大量咯血。少数可发展至弥漫性肺间质纤维化。

(6)血液系统：①红细胞：50%～75%的患者呈正色素正细胞性贫血；②60%的患者白细胞<4500/mm³，特别是淋巴细胞下降；③血小板：一般为轻度降低，少数<3万/mm³。

(7)胃肠道：部分患者有恶心、呕吐，腹痛常见，可能与腹膜炎及腹腔脏器病变有关。肝、脾肿大分别见于30%、20%的患者。

(8)神经系统：临床表现复杂多样，常表现为精神异常；其他可见癫痫、偏头痛、偏瘫、舞蹈病、外周神经病及视网膜病变等。

(9)其他：月经不规则，经前症状加重，特别是偏头痛。

2.狼疮性肾炎的肾脏受累表现　以程度不等的蛋白尿及镜下血尿为多见，常伴有管型尿及肾功能损害。

(1)轻型占30%～50%，无症状，血压正常，无水肿。仅有尿常规检查异常，尿蛋白阴性或少于＋＋，或每日<1g，常有镜下血尿及红细胞管型，肾功能正常。

(2)肾病综合征型：约40%患者起病呈肾病综合征表现，有肾病综合征者占40%～60%。狼疮性肾炎的肾病综合征有两种类型。①单纯性肾病综合征，呈大量蛋白尿、低蛋白血症及水肿，但血胆固醇常不升高，时有少量尿红细胞；②除肾病综合征外伴明显的肾炎综合征，有血尿、高血压、肾功能损害，常伴有全身性活动性狼疮的变形表现。

(3)慢性肾炎型：占35%～50%，患者有高血压、不同程度的尿蛋白，尿沉渣中有大量红细胞及管型，肾功能损害以至肾衰竭。

(4)急性肾衰竭型：患者于短期内出现少尿性急性肾衰。常伴有全身性系统性病变活动表现，常为以上肾病综合征型或轻型转化而来。

(5)肾小管损害型：国内报道有44%狼疮病例存在着不同程度的肾小管功能损害。

(6)抗磷脂抗体型：抗磷脂抗体阳性，临床上主要表现为大、小动静脉血栓及栓塞，血小板减低及流产倾向。

(7)临床寂静型：临床症状及体征均无肾受累表现，尿常规化验阴性，但病理阳性。

3.病情活动的临床指标　Urowitz分析病情活动指标：①关节炎；②实验室检查发现白细胞减低，低补体血症及抗DNA抗体阳性；③皮肤黏膜损害；④胸膜炎、心包炎；⑤精神、神经系统损害；⑥血管炎；⑦血尿。以上7项中符合2项以上则可100%肯定为活动病变。

七、检查

1.一般检查

(1)血常规：大部分患者(80%)有中等度贫血(正细胞正色素性贫血)，偶呈溶血性贫血，血小板减少，约1/4患者呈全血细胞减少。

(2)血沉：90%以上的患者血沉明显增快。

(3)血浆蛋白：血浆蛋白降低可能与蛋白尿丢失及肝脏合成能力下降有关。球蛋白显著增高，电泳呈γ球蛋白明显增高。但重度非选择性蛋白尿时，因从尿中丢失，球蛋白也可反而降低。一些患者类风湿因子阳性，或呈混合性多株IgG/IgM冷球蛋白血症。

2.免疫学检查

(1)抗核抗体：应用间接免疫荧光法可发现抗核抗体阳性，膜状分布时诊断意义较大。抗核抗体检查敏感度达90%以上，但特异性较低。

（2）抗天然（双链ds）DNA抗体：于未治疗患者抗体阳性率50%～80%，本实验特异性较高。

（3）抗Smith抗体及抗RNP抗体：抗Sm抗体阳性见于25%～40%本病患者，抗RNP抗体见于26%～45%本病患者，抗Smith抗体对诊断系统性红斑狼疮特异性极高。

（4）抗组蛋白抗体：见于25%～60%本病患者，特异性也较好。

（5）抗SSA及抗SSB抗体：前者见于30%～40%本病患者，后者仅0%～15%。

（6）其他抗体：SLE还有多种其他自身抗体如溶血性贫血时抗红细胞抗体及坏死性血管炎时抗中性粒细胞胞浆抗体等，近年来尤其重视抗磷脂抗体，见于34%的患者。

（7）循环免疫复合物：本病时循环免疫复合物常增多，一些报道认为循环免疫复合物与疾病的活动性密切相关。

（8）补体：本病存在着明显的补体消耗现象，血清总补体CH50下降，可经典途径激活，使C_3、C_{1q}、C_4下降，也可经旁路途径激活，使C_3、备解素及B因子下降。

（9）皮肤狼疮带：暴露部位非皮损的表皮与真皮连结处，应用直接免疫荧光法可查得一条IgG和（或）C_3呈颗粒状沉着得黄绿色荧光带，见于本病70%以上患者。

3.尿液成分的变化　尿液成分的变化包括单纯性蛋白尿到重度蛋白尿伴明显肾炎样尿改变，如血尿、白血病尿、红细胞管型等，肾功能正常或下降。

八、诊断

（一）1982年美国风湿病学会修订的系统性红斑狼疮分类标准

本病的诊断标准大多参照美国风湿病学会1982年提出的分类标准，11项标准中符合4项或以上即可诊断为本病（表16）。据国内多中心试用特异性为96.4%，敏感性为93.1%。本标准易漏诊一些早期、轻型、不典型的病例。国内加抗核抗体、血清补体C_3及皮肤狼疮带试验等诊断标准后，特异性为9.36%。

表16　1982年美国风湿病学会修订的系统性红斑狼疮分类标准

标准	定义
1.颧部红斑	遍及颧部的扁平或高出皮肤固定性红斑，常不累及鼻唇沟部位
2.盘状红斑	隆起红斑下复有角质性鳞屑和毛囊栓塞，旧病灶可有皮肤萎缩性瘢痕
3.光敏感	日光照射引起皮肤过敏
4.口腔溃疡	口腔或鼻咽部无痛性溃疡
5.关节炎	非侵蚀性关节炎，累及两个或两个以上的周围关节，特征为关节的肿、痛或渗液
6.浆膜炎	①胸膜炎－胸痛、胸膜摩擦音或胸膜渗液
	②心包炎－心电图异常，心包摩擦音或心包渗液
7.肾脏病变	①蛋白尿＞每日0.5g或＞＋＋＋
	②细胞管型－可为红细胞、血红蛋白、颗粒管型或混合性管型
8.神经系异常	①抽搐－非药物或代谢紊乱，如尿毒症、酮症酸中毒或电解质紊乱所致
	②精神病－非药物或代谢紊乱，如尿毒症、酮症酸中毒或电解质紊乱所致
9.血液学异常	①溶血性贫血伴网织细胞增多或
	②白细胞减少＜4000/μl，至少2次
	③淋巴细胞减少＜1500/μl，至少2次
	④血小板减少＜100000/μl（除外药物影响）

标准	定义
10. 免疫学异常	①LE细胞阳性或 ②抗dsDNA抗体阳性或 ③抗Sm抗体阳性或 ④梅毒血清试验假阳性
11. 抗核抗体	免疫荧光抗核抗体滴度异常或相当于该法的其他试验滴度异常,排除/药物诱导"狼疮综合征"

(二)我国1982年风湿病学术会议关于SLE的诊断标准

1. 临床表现　①蝶形或盘状红斑;②无畸形的关节痛、关节炎;③脱发;④雷诺氏现象和(或)血管炎;⑤口腔黏膜溃疡;⑥浆膜炎(胸膜炎或心包炎);⑦对光敏感的皮疹;⑧神经精神症状。

2. 实验室检查结果　①血沉增快($>20mm/h$);②白细胞减少($<4\times10^9/L$)和(或)溶血性贫血;③蛋白尿(持续$>+$)和(或)管型尿;④γ球蛋白升高;⑤狼疮细胞阳性(每片至少2个或至少2次阳性);⑥抗核抗体阳性。

凡符合以上临床表现和实验室检查结果共6项者,即可确诊为SLE。

九、鉴别诊断

典型病例诊断并不难,但由于临床表现多种多样,本病误诊率较高,国内资料为31.5%,临床上必须与以下疾病相鉴别。

1. 原发性肾小球疾病　如急、慢性肾炎,原发性肾小球肾病。这些疾病多无关节痛和关节炎、无皮损,无多器官受累表现,血中抗dsDNA阴性。

2. 慢性活动性肝炎　本病也可出现多发性关节炎、疲劳、浆膜炎、抗核抗体阳性、狼疮细胞阳性、全血细胞下降,也可有肾炎样尿改变,但一般肝肿大明显,有蜘蛛痣、肝病面容及肝掌等肝病表现,必要时可行肝活检。

3. 发热应与并发感染鉴别　SLE并发感染时经细心检查可发现感染灶,无其他疾病活动的表现,如关节痛、皮疹等。同时,并发感染时血沉和C反应蛋白均可升高,而狼疮活动时,血沉可升高,C反应蛋白常不变或轻度升高。

此外,应注意与痛风、感染性心内膜炎、特发性血小板减少性紫癜、癫痫、混合性结缔组织病等鉴别。

(刘盈盈)

第十五章　代谢系统疾病急诊

第一节　甲状腺机能亢进危象

甲状腺机能亢进危象(简称甲亢危象)是指甲亢的表现有致命性的加剧。发病急、进战快、病情重、死亡率高。是甲亢少见的急性并发症。除急性感染、精神创伤等诱因外，主要表现为高热、心动过速、大汗、呕吐、腹泻、烦躁不安、谵妄、甚至昏迷。甲状腺危象主要发生于弥漫性甲状腺肿伴甲亢和多结节性甲状腺肿伴甲亢者，其他类型甲亢者发生危象较少。

【发病机理与诱因】

一、发病机理

甲亢危象的发病机理尚未完全阐明，可能与下列因素有关。

1. 大量甲状腺激素(TH)释放入血：在甲亢危象的诱因中，有不少因素促使甲状腺腺素的释放增加，如甲状腺手术，放射性^{131}I治疗、甲状腺多次较重的按压等，使血中TH增高。正常人及部分甲亢患者服用大剂量的TH可产生危象，这些事实均支持危象时大量TH释放入血的看法，甲亢危象都发生于甲亢未被控制者，而甲亢控制良好者不发生危象，当机体接受精神创伤或感染等刺激时，高级神经活动失调，使甲亢失去控制，致使甲状腺内分泌过多的TH。

2. 血游离TH浓度增加：感染、应激等情况下，抑制甲状腺激素结合的循环抑制剂活性增强，促使TH从甲状腺结合球蛋白中游离出来，FT_3、FT_4均明显增高，同时T_4在周围组织中降解增强，使FT_3的绝对值和T_3/T_4比值升高，以上情况的改变是短暂的，只持续1~2d，这与甲亢危象一般在2~3d脱离危险是一致的。

3. 机体对TH耐量衰竭：甲亢危象时各脏器系统常有功能衰竭。对甲亢范围内的甲状腺激素适应能力减低。对进一步升高的TH更不能适应，于是产生甲亢失代偿，造成危象。

4. 肾上腺能活力增强。应激状态下，交感神经和肾上腺髓质的活动增加，儿茶酚胺受体数目增加，亲和力加强，于是在甲状腺激素作用下出现儿茶酚胺反应过度的症状。

5. 肾上腺皮质功能减退。甲亢患者糖皮质激素代谢加速，肾上腺皮质负担过重，时间已久，有功能减退的倾向，贮备力差在应激情况下，机体对糖皮质激素的需要量增加，更显肾上腺皮质激素不足，以致发生危象。

二、诱因

其诱因和以下因素有关：

1. 感染：最常见，以上呼吸道感染为主，其次为胃肠道及泌尿道感染，偶有皮肤感染，腹膜炎等。

2. 应激：精神刺激。劳累过度、高温、饥饿、心绞痛、心衰、糖尿病酮症酸中毒、肺栓塞、洋地黄中毒、胰岛素性低血糖、严重药物过敏、高钙血症、妊娠、分娩。脱水等。

3. 其他：不适当地停用；抗甲状腺药物，多次过重按压甲状腺，此外，甲状腺手术、外伤，有时也可引起甲亢危象，放射性碘治疗。

【临床表现】

1. 危象先兆：原有甲亢的症状加量，发热，但未超过39℃，心率120～159次/min，纳差、恶心、烦躁、多汗、近期体重明显下降。淡漠性甲亢病人表现为神志淡漠、嗜睡、乏力加重。

2. 危象：体温＞39℃，有时可达42℃，呈持续性高热，心率＞160次/min，可伴心律失常，包括期外收缩、心房纤维性颤动，心房扑动，房室传导阻滞和阵发性心动过速。血压的变化与甲亢相同，常见脉压增大，少数严重病例可出现休克症状，血压下降或测不到，心力衰竭也可见到、有的系甲亢。心脏病，有的则为有其他器质性心脏病合并存在之故。患者可有轻度水肿，呼吸困难，心脏扩大及心尖部非特殊性收缩期杂音。患者可有大汗淋漓，继而汗闭，皮肤红润。呕吐、腹痛、腹泻、黄疸、脱水、极度烦躁、谵妄、昏迷。淡漠型甲亢则进一步神志淡漠、嗜睡、虚弱、恶液质、体温低、心率慢，最后进入昏迷。死亡原因多为高热虚脱、心力衰竭、肺水肿、水电解质代谢紊乱。

【实验室检查】

1. 周围血象：白细胞计数增高，中性粒细胞增高，核左移。

2. 血清酶学：血清转氨酶升高。

3. 肾功能：血尿素氮、血肌酐可有升高。

4. 同位素测定：TT_3、TT_4、FT_3、FT_4，往往显著增高，个别可不增高。

5. 尿液：尿儿茶酚胺升高。

6. 电解质紊乱；约半数患者有低钾血症，1/5有低钠血症。轻度酸中毒。

【诊断与鉴别诊断】

原有甲亢病史，诱因明确，症状突然加重，结合化验检查，一般不难确诊。但须与严重感染性疾病，急性肝炎、急性胃肠炎等疾患相鉴别淡漠型甲亢危象心率不快，体温偏低，呈木僵状态，须注意与抑郁性精神病区别。

【治疗】

一、降低循环中甲状激素水平

1. 抑制TH的合成：丙（甲）基硫氧密啶，首剂600mg，口服或鼻饲，以后200mg，每6～8h一次。也可用他巴唑（甲亢平），首剂60mg，以后20mg，每6～8h一次。

2. 抑制TH的释放。应用抗甲状腺药物后1～2h，加用抑制T3、T4释放的药物。复方碘溶液（lugol氏液），首剂30～60滴，以后15～30滴，每4～6h一次，或用碘化钠0.5～1.0g溶于10%葡萄糖500ml静脉滴注，每8～12h一次碘化物的浓度过高或滴注过快会引起静脉炎。症状缓解后，逐渐减量，病情稳定后停用碘剂。

3. 特殊疗法：包括

（1）换血：此法能迅速移走TH含量高的血，输入血内的TH结合蛋白和红细胞均未被T_4饱和，可再从组织中吸回一些TH。

（2）血浆除去法：24小时内取病人血5～7次，每次500ml，离心、将压缩红细胞加入乳酸复方敦化钠液中再输入。

(3)腹膜透析法和血液透析法：可降低血中$T_3$1/3～1/2。

二、降低周围组织对TH的反应

1. β－肾上腺能阻滞剂：心得安1～5mg·iv，每4～6h一次，或40～80mg，每4～6h一次，口服。对心衰、Ⅱ度以上房室传导阻滞、心房扑动、支气管哮喘应慎用或禁用。

2. 利血平与胍乙啶：二者能使组织中贮存的儿茶酚胺消耗，阻断其作用。利血平还能对中枢神经系统有抑制作用。利血平0.75～1.5mg/d，分次口服，也可1～2mg，肌肉注射，每4～6h一次，或1～2mg加入5%～10%葡萄糖溶液中静脉滴注。胍乙啶1～2mg/kg·d，分次口服，二者也可联用，利血平0.25mg，胍乙啶20mg，均采取每日3次口服。

三、糖皮质激素的应用

氢化可的松100mg稀释后静脉滴注，每6～8h次。或每日用氢化可的松200～500mg加液体中静脉滴注。也可用氯美松15～30mg/d加液体中静脉滴注。病情好转后逐渐停药。激素有提高机体的应激能力。减少甲状腺素的释放和抑制T_4转变为T_3的作用。

四、其他

高热者须降温，物理降温，如酒精擦浴，冰生理盐水灌肠，敷冰袋、冰毯等，超过可予人工冬眠疗法：氯丙嗪50mg，异丙嗪50mg，度冷丁100mg，5%葡萄糖液250ml静脉滴注。忌用水杨酸类解热药，因该药能与血中甲状腺激素载体蛋白结合，置换结合部位，使游离T_3、T_4、增加，加重病情。补充大量维生素和能量，多种氨基酸也可酌情使用。纠正水电解质紊乱，每日进水量应不少于2500～3000ml。积极控制感染，及时给氧，纠正心衰、肾衰、休克等。

第二节　高血钙危象

血钙浓度高于或等于2.75mmol/L(11.0mg/dl，5.5mEq/L)为高钙血症，当血钙高于或等于3.75mmol/L(15.0mg/dl，7.5mEq/L)时称为高血钙危象。

【病因和发病机理】

一、病因

1. 原发性甲状旁腺功能亢进：简称为原发性甲旁亢，本症是高血钙最常见的原因。
2. 恶性肿瘤：支气管肺癌，胰腺癌、肾癌、卵巢癌、结肠癌、乳腺癌、前列腺癌、多发性骨髓瘤、急性白血病、淋巴瘤等。
3. 药物：维生素D中毒、氯噻嗪利尿剂。
4. 风湿性疾病：结节病。
5. 某些内分泌疾病：肾上腺皮质功能减退症、甲状腺功能亢进症等。
6. 其他。乳－碱综合症、儿童特发性高钙血症、类肉瘤病、急性肾衰的多尿期等。

二、发病机理

原发性甲状旁腺功能亢进症主要由甲状旁腺腺瘤(90%)、增生(6.6%)和癌(3.4%)分泌甲状旁腺激素(PTH)过多所致。甲旁亢时骨细胞、破骨细胞和成骨细胞的活性均增加，骨细胞的骨溶解和破骨细胞的骨吸收较骨形成占优势，因而导致钙磷释放到细胞外或进入血循环。过多的PTH可促使肾脏对磷的清除增加，钙清除减少。PTH能直接或间接地通过降低血磷作用增强$25-(OH)D_3-1-a$羟化酶活性，使$25-(OH)D_3$在肾脏中变成$1，2-(OH)_2D_3$。$1，2-(OH)_2D_3$作用于肠，促进钙的释放。

1. 恶性肿瘤：约10%～20%的肿瘤病人有高钙血症。这些肿瘤可以分泌PTH或PTH样的多肽物质，故称为异源性PTH综合征又称假性甲状旁腺功能亢进症。肺、前列腺和肾癌等分泌过多的前列腺素E：而使骨吸收增加。恶性肿瘤未伴骨转移者，如肾癌、胰腺癌、头颈部肿瘤、食管鳞状上皮癌、肺癌和子宫颈癌等能分泌一冲溶骨因子，促使骨吸收，致血钙增高。恶性肿瘤伴溶骨性转移，多见于乳腺癌、肾癌、肺癌和前列腺癌等，溶骨性转移大量骨质破坏，造成高血钙。多发性骨髓癌、白血病和淋巴瘤等分泌破骨细胞刺激因子，促使骨质溶解。

2. 维生素D中毒：能促进肠粘膜上皮细胞的细胞核合成运钙蛋白(或称钙结合蛋白)。运钙蛋白浓集在肠粘膜细胞的刷状缘上，对肠腔中钙离子有较强的亲和力，加速了钙的吸收。在促进钙吸收和运转的同时也促进磷的吸收和运转，$1，25(OH)_2D_3$促进肾近曲小管对钙磷的量吸收，以提高血钙和血磷的浓度：与PTH协同促进骨质吸收，旧骨脱钙，使钙磷在血中浓度增加，长期服用较大剂量维生素D(每日大于25,000U)，可引起中毒而致血钙增高，常伴有血磷升高和转移性钙化。

3. 结节病：主要是由于结节病患者对维生素D特别敏感而致钙吸收增加所致。患者体内$25-(OH)D_3$及$1，25(OH)_2D_3$均不增高，少数患者可因接触阳光拔多而发生血钙升高，同时有尿钙增高。

4. 肾上腺皮质功能减退：肾上腺危象或肾上腺切除后的病人，在肾上腺皮质激素浓度低的情况下，有时可发生血清钙升高。近几年来对因各种原因引起的高钙血症，给予皮质激素治疗后均有良好反应。与加强肠钙吸收，促进骨质吸收和抑制肾对钙的排泄有关。

甲亢时可增加肾小管对钙的重吸收而致血钙增高，同时甲状腺激素使骨吸收增加。

5. 乳—碱综合征：有大量服食牛奶和碱性药物治疗溃疡病史，由于钙的吸收增加而致血钙增高。常伴有高磷酸盐血症，代谢性碱中毒，进行性肾损害和转移性钙化。

6. 儿童特发性高钙血症：多在1～2岁时发病，可能与对维生素D敏感性增加有关。

7. 类肉瘤病：由于小肠对维生素D的敏感性增加，故吸收钙增多；氯噻嗪类利尿剂，能增加肾小管对钙的重吸收，使尿钙排出减少致高钙血症，特别原有甲旁亢的病人或接受大量维生素D治疗的病者更易发生。急性肾衰的多尿期，特别是有肌肉病损的病者(如横纹肌溶解症)可有高钙血症。

【临床表现】

除有引起高钙血症的病因存在及原发病的表现外，同时可有以下几方面的表现：

1. 消化系统：高血钙时消化道平滑肌张力低下，因此可有食欲不振、恶心、呕吐、吞咽困难、便秘、腹胀、腹痛。高钙血症时胃酸和胃蛋白酶均增加，故可发生难治性消化性溃疡。此外，易发生急性胰腺炎。

2.泌尿系统：高钙血症时，肾浓缩能力降低，同时有溶质性利尿，故可出现多尿、烦渴、多饮，尤其是夜尿增加明显。可发生肾钙质沉着，尿路结石。晚期出现肾小球滤过率下降，少尿和肾功能不全。

3.心血管系统：高钙血症可增强心脏收缩，引起心律紊乱，传导阻滞，心动过速或心动过缓，心力衰竭。当血钙＞3mmol/L，可因心律失常或心搏骤停而猝死，心电图示Q－T间期缩短，T波增宽，血压轻度升高，易发生洋地黄中毒。

4.神经肌肉系统：高血钙时神经肌肉应激性减退，表现为乏力、情绪低沉或不稳定，记忆力力减退，注意力不集中、失眠、表情淡漠。重者可有严重虚弱、嗜睡、恍惚、幻觉、妄想、肌张力低，深浅反射减低或消失、木僵、甚至昏迷。

5.异位钙化：如钙质沉积于角膜、胸膜、软骨、关节和皮肤软组织，也可沉着于肾，血管满、心肌等处。

6.高血钙危象：当血钙浓度超过3.75mmol/L时可出现高血钙危象，病人出现严重呕吐、失水、高热、酸中毒、高氧血症、尿闭、肾功能不全，精神失常，严重心律紊乱、抽搐、昏迷。如不迅速降低血钙、可导致死亡。

【实验室和辅助检查】

1.高血钙：血清钙＞2.75mmol/L，高血钙危象时血钙＞3.75mmol/L。

2.低血磷：血清磷正常值为0.97～1.62mmol/L，原发性甲旁亢者血磷可降低，

3.碱性磷酸酶(AKP)升高：骨病变时AKP升高，反映骨组织或成骨细胞活跃程度，而成骨细胞活动和破骨细胞活动往往同时存在，因此，AKP升高代表甲状旁腺功能亢进有骨改变存在，骨病变越严重，AKP值越高。恶性肿瘤伴高血钙者，AKP升高有两种可能，一为肿瘤转移至骨，破骨细胞活跃，一为肿瘤转移至肝，同功酶升高。

4.电解质和基础酸：PTH可以改变重碳酸盐的回吸收，产生高氧性酸中毒。原发性甲旁亢常伴有此种酸中毒，氯/磷比值往往高于35。恶性肿瘤伴有高血钙时，常引起低气酸性代谢性碱中毒。

5.血清iPTH浓度：正常＜25pg/ml。原发性甲旁亢和恶性肿瘤产生的异位PTH均增高，但后者产生的iPTH免疫活性低。

6.X线表现及骨活检：甲旁亢病人X线片常显示指骨内侧骨膜下皮质吸收，骨质疏松及纤维，性囊性骨炎。恶性肿瘤可见骨转移灶，骨活检有助于进一步诊断。

7.心电图检查：S－T段降低，T波倒置、Q－T间期缩短。

【诊断与鉴别诊断】

凡测定血清钙高于正常值者，即可诊断为高钙血症，＞3.75mmol/L时可诊断为高血钙危象。确定高血钙的原因非常重要，结节病、维生素D中毒、甲亢、肾上腺皮质功能减退、乳碱综合症等，通过病史、体征和化验检查，常能区别开来。

【治疗】

1.积极治疗原发病。

(1)甲状旁腺功能亢进。手术切除病变，并留下足够维持甲状旁腺正常功能的组织。

(2)恶性肿瘤：可以手术、放疗和化疗。

2.高血钙的治疗。

(1)水及电解质的补充：为了促使钙大量的外排，所以要大量的补充液体，同时还能及时纠正脱水。若有心功能不全和高钠血症，应使用葡萄糖溶液，若无上述情况，一般用

生理盐水，因葡萄糖进入细胞间隙不能带出大量钙。对低钾性碱中毒患者，在补充盐水时应及时补钾。因洋地黄对心肌的收缩和阻滞传导方面与高血钙有协同作用，故在高血钙未控制前，使用洋地黄类药物应慎重。低镁可增加洋地黄的毒性，使用洋地黄时若有低镁应及时补充。

按失水情况补给生理盐水，于24小时内可补给2000～4000ml，在开始补给1000～2000ml后可给予速尿40～80mg静注，以后可按情况每2～6h重复注射一次，最大每日量1000mg。这样作既能防止充血性心力衰竭，又能加强尿钙的排出。也有人主张用低渗硫酸钠液以小于35～40mmol/目的速度代替生理盐水滴注，其在体内可形成不被肾小管重吸收的硫酸钙，增加了尿钙的排出。噻嗪类易于造成钠、钙利尿作用的脱节，而致血钙进一步升高，故禁用。

(2)乙二胺四乙酸二钠(依地酸二钠，EDTA－Na_2)：与钙结合成不分解的钙复合物而降低血钙浓度。50mg/kg(总量<3g)加入5%葡萄糖液中静脉点滴，4～6h滴完，肾功能不全者慎用。

(3)降钙素：安全，有中等度的立刻降钙作用，1～5MRC单位/kg·d或50～100MRC单位肌注或皮下注射，每6小时1次，能减少骨质量吸收，少数病人有恶心、脸部潮红等反应。用药后6～9h可发挥最强作用，能降低血钙0.25～0.5μmol/L。

(4)光辉霉素：25μg/kg一次静脉注射，几小时之内即有抑制骨吸收，降低血钙的作用，持续作用2～5d，故72h后可再重复应用。其毒性作用有骨髓抑制及肝肾损害，应监测白细胞、血小板及肝、肾功能。

(5)磷酸盐溶液：能形成不溶解的磷酸钙储存于肝及小动脉壁中，危急情况下可考虑应用一磷酸盐溶液500ml【每升含磷酸氢二钠($Na_2HPO_4$0.081mol)，磷酸二氢钾(KH$_2PO_4$)0.019mol】，6～8h滴完，每日1次，当血钙mg/dl×血磷mg/dl大于70时，可导致严重转移性钙化，应予注意。

(6)糖皮质激素：可减少肠道吸收钙和抑制骨质量吸收。对维生素D中毒，多发性骨髓痛、结节病、淋巴瘤、白血病和乳腺癌等恶性肿瘤均有效。强的松每日40～80mg或氢化可的松30mg/kg。

(7)消炎痛：25mg，每日3次，可抑制前列腺素的合成，用于治疗前列腺素增多引起的高钙血症。

(8)透析疗法：如经上述治疗无效，必要时可用腹膜透析疗法或血液透析(使用无钙透析液)，特别适用于肾功能衰竭或严重心功能不全合并高钙血症者。

(9)饮食控制：控制饮食钙，给予富含草酸、磷酸盐饮食可作为治疗中的一种方法。肌醇六磷胺钠具有结合钙的性能，使血钙及尿钙下降，正常大肠道含有相当量的肌醇六磷酸酶，可将肌醇六磷酸盐水解成肌醇和无机磷酸盐，起治疗作用的是磷酸盐而不是完整的肌醇六磷酸盐分子。

(10)口服磷酸盐合剂：【磷酸氢二钠(Na_2HPO_4)3.66g，二水磷酸二氢钠(NaH$_2PO_4$·$2H_2O$)1g，橙皮糖浆适量，加水至60ml】每次20～60ml，每日3次，长期服用磷剂，尤其是血磷较高者，可使钙盐在异位组织内沉着。肾功能不全者口服磷酸盐合剂宜小于60ml/d。

(何青青)

第十六章 血液及造血系统疾病

第一节 过敏性紫癜

过敏性紫癜是机体对某些过敏物质发生速发型变态反应或抗原抗体复合物反应而引起全身毛细血管的渗透性增加，以至造成出血症状。本病一般不累及血小板和凝血因子，临床上除有皮疹和水肿等过敏表现外，常伴有不同程度的胃肠道、肾脏和关节受累的表现。其原因可能与细菌或病毒的蛋白、寄生虫代谢产物、食物以及药物等因素有关。

【诊断要点】

一、一般在紫癜出现前1～2周内有发热、感染及全身不适等前驱症状。少数病例先有腹痛、关节痛或肾脏病变。

二、首起症状常为皮肤紫癜，尤其是下肢伸侧及臀部，有分批出现、对称分布、大小不等、颜色深浅不一、可融合成片、略高出皮肤表面的丘疹、斑丘疹样紫癜。

三、多数病人在紫癜出现前后有腹痛、便血或关节痛症状。部分病人尚有少尿、浮肿、血尿及高血压偶有累及心脏、中枢神经系统、呼吸道等且产生相应症状。

四、实验室检查：1.轻症病例红细胞、血红蛋白正常，重症轻度贫血，白细胞正常或轻度增高，嗜酸粒细胞增多，血小板数正常或轻度减低，一般不低于$80×10^9/L$，尿常规可见有蛋白尿、血尿和管型尿。粪常规检查可有虫卵及/或隐血试验阳性。2.免疫学试验：抗"0"增高，70％以上病人血沉增块，血清白蛋白和球蛋白降低，IgG及IgA可增高，以IgA增高明显。3.出凝血试验：出凝血时间正常，血块收缩正常；30～50％的病人毛细血管脆性试验阳性，70～80％的病人甲皱毛细血管镜检异常；血小板粘附、聚集和第3因子有效试验正常。

【抢救措施】

一、去除病因：如清除感染灶，驱除寄生虫；避免食用鱼、虾、奶、蛋等过敏食物。对某些药物如青霉素、异烟肼、链霉素等过敏者应停用。

二、脱敏疗法：可应用抗组织胺药物，以降低全身组织对组织胺反应和毛细血管渗透性。可应用苯海拉明25～50mg3次/d、异丙嗪3次/d、扑尔敏4mg，3次/d以及安其敏2次/d或息斯敏10mg，3次/d，配用10％葡萄糖酸钙10ml加25葡萄糖液20ml静注，效果更好。

另外，可用组织胺球蛋白，1支/周皮下注射，4～6次为一疗程，根据病情停2～3个月，可再应用。

三、封闭疗法：用0.5％普鲁卡因10ml加25％葡萄糖20nil静注或150～300mg加5％葡萄糖液500mt静脉滴注1次/d，5～10次为一疗程。该药有调节中枢神经系统及植物神经系统的功能，并抑制变态反应过程，使毛细血管功能恢复正常，但应用前应做皮试，阴性方可用。

四、肾上腺皮质激素：可用泼尼松30mg/d，分3次口服，地塞米松1.5mg，每日3次口服，病情重可每日用氢化可的松100～200mg或地塞米松10mg加入5％葡萄糖液500ml内静滴，连用3～5日，待病情好转改为口服。但消化道出血等要慎用。

五、止血药物：有明显出血者可用止血敏0.25～0.5克肌注，3次/d，或安络血10～20mg肌注，2～3次/d。氨基己酸(EACA)250～500mg加入5％葡萄糖液500ml内静滴，但剂量不宜过大，在少尿或血压低时禁用，严防肾功能衰竭。

六、免疫抑制剂：对肾性紫癜应用其他方法无效时可用此法，与肾上腺皮质激素联合应用能提高疗效，如环磷酰胺200mg加生理盐水20ml静注或加5％葡萄糖液500ml静滴，每日1次至见效后改50～100mg/d，分1～2次口服，连用个月。但应注意付作用。此外尚可用硫唑嘌呤50mg，2～3次/d，见效后减量25～50mg/d，维持或合用泼尼松30～40mg/d，待蛋白尿转阴后改为隔日顿服法，疗程6个月。

七、对过敏性紫癜腹痛时的处理：可皮下注射0.1％肾上腺素0.3～0.5mg；肌注或口服麻黄素30mg或山莨菪碱10～20mg减轻疼痛。

八、中药治疗：治疗原则应辨证论治，一般用凉血止血法。常用犀角地黄汤加减，热毒清除后加归脾汤加减。此处昆明山海棠片4～6片/次，每日3次口服，雷公藤9.0～12.0熏煎2小时，每日一剂，水煎2次口服，可连续使用。

九、抗凝疗法：鉴于本病是变态反应性血管炎，会造成高凝状态和肾小球毛细血管血栓形成。近来有人主张用肝素，华法令与肾上腺皮质激素、免疫制剂联合或交替应用，可望对肾功能改善有一定疗效。

第二节　急性溶血性贫血

急性溶血性贫血是指在短时期内红细胞大量破坏而骨髓造血功能代偿不足时发生的贫血。除贫血造成的组织器官缺氧外，大量红细胞破坏形成的碎片可引起心、肺、肾等脏器的损害，凝血功能障碍和抗原抗体反应。严重者可危及生命。可分为血管外溶血、血管内溶血、遗传性或获得性溶血。

【诊断要点】

一、临床：起病急骤，突发寒战、高热、腰酸背痛、气促、乏力、烦躁，如是大量血管内溶血，可出现血红蛋白尿，重者出现休克和急性肾功能衰竭。

二、实验室检查：

1. 红细胞生存时间缩短，目前常用有^{51}Cr、$^{32}P-DFP$或$^{3}H-DFP$标记红细胞法。

2. 红细胞破坏过多：

①血清间接胆红素增多，表现黄疸。

②尿内尿胆原增加。

③血浆结合球蛋白显著减少或消失，但有感染、炎症、恶性肿瘤或糖皮质激素治疗时可以增多。

④血浆内出现游离血红蛋白或(及)高铁血红蛋白。

⑤尿内出现血红蛋白或高铁血红蛋白。

3. 红细胞代偿性增生：

①网织红细胞增多。

②骨髓内幼红细胞增生显著增多。

③红细胞多染性、嗜碱性点彩细胞增多、大小不均、异彩，出现有核红细胞。

【抢救措施】

一、病因治疗：如输血引起立即停止不合血型的输入；药物引起者立即停用引起溶血的有关药物；对特殊类型的溶血性贫血亦采取和应的措施。

二、肾上腺皮质激素：适应于血型不合引起之溶血性贫血、阵发性睡眠性血红蛋白尿、温抗体自体免疫溶血性贫血等。

三、输血：适宜于自体免疫性溶血性贫血。

四、其他：脾切除、骨髓移植等。

第三节 再生障碍性贫血

再生障碍性贫血(再障)系多种原因引起骨髓造血组织显著减少，致造血功能衰竭，临床上以全血细胞减少为主要表现的一组综合征。根据病因可分为先天性再障和获得性再障两大类：获得性再障可分为原发和继发性两型。又可按临床表现、血象和骨髓象不同，分为急性和慢性两型。引起再障的主要因素有：①化学因素如某些化学药品及抗生素等；②物理因素如X线、放射性同位素等；③感染因素如严重的细菌、病毒及寄生虫感染等；④先天性Fancoin贫血等。

【诊断要点】

一、临床：发病急，贫血进行性加剧，常伴感染和内脏出血。

二、血象：除血红蛋白下降较快外，需具备下列三项中二项：1. 网织红细胞<1% 或绝对值<$1.5×10^9$/L；2. 白细胞相对减少，中性粒细胞绝对值<$0.5×10^9$/L；3. 血小板<$2.0×10^9$/L。

三、骨髓象：呈多部位增生低下，三系造血细胞明显减低，非造血细胞增多，骨髓小粒非造血细胞和脂肪细胞增多。另外骨髓活动组织检查和放射性核素骨仪扫描、造血祖细胞培养等均有助于诊断。

【抢救措施】

一、病因治疗，设法去除引起再障的各种因素。

二、支持治疗：

1. 积极预防感染。注意个人卫生，重视口腔清洁。

2. 控制感染：无明显感染或发热，不宜采用舍身预防性的抗菌素治疗，有明显感染发生者，则应给予适当的抗菌素治疗。

3. 止血：对皮肤、口、鼻出血，可选用糖皮质激素，可用药7～10天未见效，即应停用，以防招致或扩散感染，出血严重者尤其合并内脏出血者，可输入浓集的血小板或富血小板的血浆。

4. 输血：适应于贫血较严重并有缺氧性症状者，一般认为血红蛋白低于60g/L，应考虑输血。

三、6-甲基强的松龙：系免疫抑制剂，可单用或与雄激素、骨髓移植、抗胸腺细胞球蛋白或环孢菌素A等合用。

四、抗淋巴细胞球蛋白(ALG)和抗胸腺细胞球蛋白(ATG)；有丝裂原作用，增加白细胞介素－2的生成，降低干扰素水平，解除骨髓抑制，促进造血功能，可单用或与其他措施合用。

五、环孢菌素A(CSA)：主要抑制T淋巴细胞，减少白细胞介素一2.抑制细胞毒性T细胞，阻断粒－巨噬祖细胞(CFU－C)抑制性T细胞的刺激功能等，疗效与ALG相似，但可引起肾损害。

六、骨髓移植(BMT)：适应予重症再障，尤其对年龄低于21岁、移植前输血＜15次、输入骨髓细胞＞3×10^9/kg体重者，疗效较好。

七、雄激素：为治疗慢性再障首选药物。常用制剂有睾丸酮类和蛋白合成激素。前者包括丙酸睾丸酮、环睾和庚酸睾丸酮，后者包括氟羟甲雄酮、葵酸诺龙、康力龙、大力补等。对急性、严重再障无效，对慢性再障有一定的疗效，但用药剂量要大、持续时间要长。用药期间须注意其付作用，尤应注意对肝脏损害的预防，剂量为：丙酸睾丸酮50～100mg/d肌注，或康力龙6～12mg/d口服，疗程至少6个月以上。

八、其他：可应用左旋咪唑、士的宁、一叶萩碱、莨菪类药物、碳酸锂、氯化钴，大剂量心得安等，以及中医药。选择有一定指征的病人做脾切除有助于改善患者血象。

第四节　急性白血病

急性白血病是造血系统的一种恶性疾病，其特点为体内有大量白血病细胞广泛而无控制地增生，出现于骨髓和许多其他器官和组织，并进入外周血液中。根据细胞形态可分为粒细胞型、淋巴细胞型、单核细胞型。1985年重新修正分型标准，分为急非淋、急淋两大类。急非淋白血病共分7型，急淋白血病共分3型。

【诊断要点】

一、起病急骤，突然出现高热、衰竭或(及)血症状，贫血迅速发展，口腔及皮肤感染。

二、全身淋巴结轻度肿大，肝脾肿大，以急淋白血病显著。可发生中枢神经系统白血病。

三、血象：血红蛋白、红细胞、血小板明显减少，白细胞多增多。同围血中可见大量不成熟白细胞(多为原幼及早幼白细胞)。

四、骨髓象：白细胞系极度增生，大多为原始及早幼白细胞。幼红细胞减少，巨核细胞减少。另外可做细胞遗传学、细胞免疫学检查及骨髓细胞培养对诊断、临床分型、判断预后和指导治疗均有一定意义。

【抢救措施】

一、支持治疗：

1.增加营养，注意口腔卫生，预防感染，给予高蛋白高维生素饮食。

2.控制感染：给予广谱抗生素。

3.输血：贫血严重者可输新鲜血。

二、化学治疗：分诱导缓解和缓解后治疗两个阶段。常用化疗药物：强的松、6-硫嘌呤、环磷酰胺、长春新碱等。

三、骨髓移植：骨髓移植有利于造血和免疫功能重建。此疗法优于一般化疗，可使部分白血病患者获得治愈，是急性白血病治疗的一大进展。

第五节　弥散性血管内凝血(DIC)

弥散性血管内凝血(DIC)由多种原因引起的一种中间病理过程。又称为消耗性凝血障碍或去纤维蛋白综合征。其特征是毛细血管内弥散性纤维蛋白沉积和血小板聚集，导致凝血因子消耗和纤维蛋白溶解亢进。引起低凝状态而发生多部位出血。临床主要特征是微循环障碍、出血倾向及脏器功能衰竭。

【诊断要点】

一、临床上存在容易引起DIC的基础疾病(严重感染、产科并发症、手术和创伤等)，同时兼有下列二项以上的临床表现如多发性出溶血倾向，不宜以原发病解释的低血压及休克、多发性微血管栓塞症状和体征。

二、实验室检查有3项以上异常者，如血小板明显减少或进行性减少，凝血酶原时间比正常对照延长3秒以上或呈动态性变化，纤维蛋白原含量低于1500mg/L、3P试验阳性或FDP超过40mg/L，血片中破碎红细胞超过2％以上。

三、排除重症肝病合并凝血功能异常和原发性纤溶症。

【抢救措施】

一、清除病因和诱因：是治疗成败的关键，如及时清理病理产科的子宫内容物，积极有效地控制感染和败血症等。

二、抗凝治疗：以阻断DIC病理过程，抑制微血栓形成及各种凝血因子及血小板的消耗。临床常应用肝素。其抗凝血机理主要是通过抗凝血酶III(AT-III)作用。适应于诊断明确，微循环障碍或出血症状进行性加重，而病因不能迅速控制者。不宜应用或慎用于蛇咬伤所致DIC、先天性或获得性出血性疾病、近期有咯血、呕血或外伤后渗血不易控制及在DIC后期伴继发性纤溶亢进为主的出血等。

用法、用量：原则上是早期、足量、及时。剂量因人而异。一般首次剂量为0.5～1mg/kg，每4～6小时给一次维持量，维持量一般为：0.25～0.5mg/kg，用药过程中可测定凝血时间及凝血酶原时间作为凝血象监测指标。

停药指征：

1. 诱发DIC的原发病已控制或缓解。

2. DIC病情明显改善。

3. 凝血时间超过肝素治疗前2倍以上，或超过30分钟，或凝血酶原时间超过30秒。

4. 出现肝素过量症状，如出血征象加重。

三、补充凝血因子和血小板：在充分抗凝治疗基础上输新鲜血液、血浆、纤维蛋白原、血小板悬液、凝血酶原复合物及血浆因子VIII浓缩剂。

四、抗纤溶治疗：抗纤溶药物可对纤溶酶原致活因子产生竞争性抑制。

治疗原则：

1. DIC早期禁用。

2. 中期可在抗凝治疗基础上使用小剂量抗纤溶药，β宜单独应用。

3. 后期以纤溶亢进为主而出血者，可单独抗纤溶治疗和输注纤维蛋白原。

临床上常用EACA、PAMBA、t—AMCHA。

五、溶栓治疗：常用链激酶或尿激酶等，其应用剂量参考有关章节，当以纤溶为主时，应禁用。

六、肾上腺皮质激素：在DIC时是否应用尚有争论，因其具有抗炎、抗休克、抗过敏及减低血管通透性等作用，有利改善微血管灌注，增加机体抗内毒素能力及止血功能，在内毒素性休克、急性肾上腺皮质功能衰竭综合征、出血倾向明显及DIC晚期以纤溶为主时，可短期应用。

七、抗凝血酶Ⅲ(ATⅢ)浓缩剂的应用：每日静滴1000u肝素的同时，静滴ATⅢ1500u/d(相当于血浆1500ml内的含量)，可提高疗效。

（何青青）

第十七章 休克

【概述】

休克是一种低血压和低组织灌注急性综合征。早期的休克定义强调体循环动脉压急骤下降。目前认为：休克的主要血流动力学问题是组织灌注不足，甚至在休克早期血压下降之前，体内就已出现微循环血液灌注障碍。各种病因的休克(包括低血容量性休克、心源性休克、血流分布异常性休克等)，其侵袭因子所造成的细胞损伤和细胞代谢障碍可先于血流动力学改变而存在，但微循环障碍乃是各型休克发生发展的最后共同通路，而休克时的神经—体液因素(包括交感—肾上腺体质系统、儿茶酚胺、肾素—血管紧张素系统、垂体加压素、血栓素A_2、白三烯、内皮素、肿瘤坏死因子、组胺、溶酶体—休克因子系统、内源性鸦片样物质等)可能是休克微循环障碍的基础。低血压和组织低灌注状态可导致进行性器官功能损害，如不迅速逆转这种状态，可造成组织严重缺血，细胞死亡，并会引起不可逆性多器官功能损害，甚至死亡。

在休克病理生理发展过程中，存在着多个病理生理环节的交互影响，其中包括：①微循环障碍和组织灌注不足以及组织恢复灌注时的再灌注损伤。②神经—体液性调控体内环境稳态失调。③细胞代谢障碍及全身性代谢反应等。这些环节的交互影响决定了休克临床过程中的复杂性，也为休克治疗带来了新的挑战。

一、休克过程

休克是一个多层次动态演变过程。很多神经体液因子都参与了器官微循环的调控或在休克的某一阶段发挥重要作用。临床医师习惯于从血流动力学角度来考察休克过程，但实际上这只是休克问题的一个方面。Zweifach曾将休克过程中微循环的变化人为地分为3期：

(一)代偿期

该期内因交感—肾上腺体质系统兴奋，儿茶酚胺大量释放。α—肾上腺素能受体受刺激而造成微动脉及毛细血管前括约肌收缩反应增强。皮肤、腹腔内脏及肾脏等α—受体占优势的器官和组织的血管收缩尤为明显。同时，β—受体兴奋又导致动—静脉吻合支开放，小静脉扩张瘀滞。一些体液因素(如肾素—血管紧张素系统、垂体加压素、血栓素A_2、内皮素等)也可因交感—儿茶酚胺活性和血容量减少等的诱导而参与血管收缩作用。上述变化的总效应是造成微循环血流灌注锐减，周围血管收缩(皮肤湿冷)，心动过速，但心、脑血液供应仍得以维持，心输出量和动脉血压可获得一定程度的代偿(血压维持正常或轻度降低)。在该期内，如能及时判定病情并予有效治疗，休克有望成功逆转。

(二)可逆性失代偿期

如微循环血流灌注障碍持续存在，因组织缺氧缺血导致酸中毒及具有血管扩张活性的代谢产物生成增多(如腺苷、组胺、激肽类等)，使血管平滑肌对儿茶酚胺的反应性降低，血管舒张期延长，毛细血管开放，血液流动缓慢。加上血管通透性增加，血浆外渗，血黏度增高，红细胞聚集，白细胞嵌塞毛细血管，更会加重组织缺氧。由于外周阻力降低及有效血容量减少，动脉血压明显下降，器官灌注恶化，出现神情淡漠、尿量减少或心律失常、胸痛等征象。

(三)不可逆性失代偿期

如果上述病情演变未能获得积极、有效矫治，则休克进入难治期。这时血管紧张性丧失，舒缩反应停止，微循环严重瘀滞，器官功能障碍成为突出表现。患者血压持续降低，对升压药物反应极差。当收缩压降至9.3—10.7kPa(70—80mmHg)以下时，冠状动脉就难以维持足够灌注；收缩压降至8kPa(60mmHg)以下，脑血流量严重不足。患者呈现反应迟钝、意识紊乱、嗜睡或昏迷。肾灌注不足会导致少尿或无尿，肾功能恶化，甚或发生不可逆性肾小管坏死。肺通气—血流比例失调，出现肺水肿或导致急性呼吸窘迫综合征发生，内脏灌注不足会损及胃肠黏膜屏障功能，导致细菌及其毒素入侵，并可诱导应激性胃肠出血发生。肝功能衰竭的出现常是凶兆，最后患者常死于循环衰竭、弥漫性血管内凝血或多脏器功能衰竭。

【诊断】

(一)凡遇原因不明尿量骤减、心率增快、皮温降低，收缩压突然下降或呈现体位性低血压伴脉率增速等情况，均应疑及早期休克的可能性。

对这类患者，应迅速开始呼吸、循环的支持性治疗，以求稳定或逆转病情，并立即着手寻找导致休克的基础病因，包括心血管病因、致血容量降低病因、感染性或过敏性病因，以及影响静脉回流和(或)动脉血输出的病因(如张力性气胸、心脏压塞)等，并给予相应的处理。病史中应追询平时血压水平和服药史(例如利尿剂、抗心律失常药及其他药物)。

下列表现有助于休克诊断的确定：

1. 有导致休克的病因和致病因素。

2. 收缩压<10.7kPa(80mmHg)　原有高压血者，收缩压较基础水平降低20%—30%，脉压<4kPa(30mmHg)。

3. 尿量减少　<20ml/小时或无尿。

4. 四肢皮肤湿冷，可伴有苍白、紫绀或皮肤花纹　胸部皮肤指压征阳性(指压后再充盈时间>2秒)。

5. 精神障碍　早期意识清醒，渐显焦躁不安，后转为淡漠，反应迟钝，甚至昏迷。

6. 可出现代谢性酸中毒表现。

(二)患者监测

1. 标准监测

(1)生命体征监测。体温、呼吸、血压监测、心电图及持续心电监测，留置Foley导尿管监测每小时尿量。

(2)血液/生化监测。全血细胞计数及分类，尿液分析，血清电解质，血肌酐、尿素，动脉血气分析，脉搏血氧饱和度监测，红细胞压积。

(3)胸部X线摄片。

(4)针对可能的病因及有关病情所需的监测。血培养、心肌损伤标记物、血小板及纤维蛋白裂解产物检测等。

2. 有创监测及其适应证

(1)动脉内测压。对血流动力学不稳定的休克患者，连续的实时动脉压评估可提供最真实可靠的压力参数。所用动脉导管放置的位置取决于患者状态及检测目的。

(2)中心静脉压检测。如无明显肺疾患或左心衰竭存在，该项检测可反映体循环和中心容量状态的变化。低血容量患者对增加液体容量的反应是动脉压和心输出量的增高，而中心静脉压仍保持在正常范围内。心肌功能受损者，增加血容量可导致中心静脉压迅速升高。导管除监测压力外，还可用于评估机体对初期输液的反应。正常中心静脉压为60—120mmH$_2$O。测压导管一般留置不超过5天。

(3)肺动脉压检测。对于需进行有创性血流动力学监测的重症休克患者，仅评估中心静脉压显然不够，利用肺动脉漂浮导管(Swan—Ganz导管)可检测右房、右室、肺动脉压力和肺动脉楔压(PAWP)，以评估右室前负荷(右室舒张末压和右房压)和左室前负荷(肺动脉舒张压和PAWP)。在Swan—Ganz导管基础上利用热稀释法监测心输出量，更有助于治疗方法的选择和监测。

【治疗】

治疗休克应与治疗致休克的基础病因同时进行。因此，及早辨识器官灌注不足和早期代偿征象以判定休克的存在，以及尽快鉴别致休克的基础病因，乃是成功地针对不同病理生理环节进行有效干预的前提。

休克治疗的即时目标是改善全身组织，特别是重要生命器官的血流灌注，恢复有效血容量，改善组织和细胞的代谢环境；因此，治疗休克并非是单纯提升血压，而是要强调细胞保护，在确定和逆转原发病因的同时，必须重视纠治由休克继发的各种病理性后果。

(一)即时措施

1.体位　患者应取仰卧位。头低脚高的Trendelenburg体位妨碍通气且无助于心输出量改善，因此不宜常规采用。

2.建立静脉通路，扩充血容量　应选用大孔径穿刺针(14号或16号)，建立1—2条静脉通路。如无液体过度负荷征象(肺部啰音及颈静脉压增高)宜快速投予首次补液500ml，目的是维持一定的灌注压 【收缩压12—13.3kPa(90—100mmHg)】 ，而非谋求恢复原有血压水平、对大多数休克而言，补充容量是治疗的基础，以期改善重要生命器官的灌注。即使是心源性休克者，也需小心排除低血容量成为患者低血压原因的可能性。另外，舒张期顺应性差的心室也需要较高的充盈压来维持足够的舒张末期容量(前负荷，例如急性心肌梗塞伴低血压时)。不过心脏患者易发生容量相关性并发症(如左心衰竭)，应以有创监测技术指导容量补充。中心静脉压增高至150mmH$_2$O以上，表明容量扩大已超逾正常上限；PCWP＞1.8kPa(13.5mmHg)时预示将濒临肺水肿发生。鉴于目前还无准确测定液体需要量的简便方法，补充容量前的临床估计，扩充容量过程中的疗效反应，以及一些相关监测技术提供的参数均有助于安全有效地进行容量补充。

3.畅通气道及给氧　气道畅通极为重要，如有阻塞，应予纠正(例如气管插管)。休克患者治疗初期均需给氧，一般可予鼻导管或面罩给氧，使动脉血氧饱和度达到90%以上或氧分压在9.3kPa(70mmHg)以上。但原有阻塞性肺病者，其PaO$_2$通常较低，不宜迅速提升至9.3kPa(70mmHg)，以免导致呼吸停止。严重低氧血症者常需正压通气，但若低血容量状态未获适当纠治，正压通气造成的胸内压升高可能妨碍静脉回流，导致心输出量下降，因此应用时尤宜谨慎监测。

4.纠治酸中毒　休克时组织缺氧代谢性酸中毒。酸中毒会影响细胞生存的环境，并影响血管活性药物和心肌变力药物的药理效应，在给氧的同时纠治酸中毒。但不适当使用碳酸氢钠，过度纠治酸中毒，以致造成代谢性碱中毒，会使氧解离曲线左移，从而加重组织缺氧，并招致钠、水负荷过度。体液pH变动过速可能会加重中枢神经系细胞内酸中毒。

5. 针对休克病因的处理　如心肌梗塞致心源性休克时的镇痛，心包填塞时的心包穿刺术，低血容量休克时的容量补充，存在感染时的抗生素疗法等。

6. 休克并发症的处理　如弥散性血管内凝血（DIC），呼吸窘迫综合征（ARDS），多器官功能衰竭，各种感染等。

7. 建立抢救记录　需随时记录血压、血气及酸碱状况、补液量及尿量等。尿量是器官灌注状况的可靠指标，尿量应保持在每小时0.5ml/kg以上，尿量<25ml/小时提示肾灌注不足，应予积极处理。此外，应随时记录机体对治疗药物的反应以及有关的不良效应。

（二）药物治疗

休克药物治疗需强调个体化原则。合理的治疗需建立在对处于休克不同发展阶段的患者病理生理状况不断作出评估的基础之上，其最终目的是争取患者存活。

1. 容量扩张剂　在液体容量未获适当补充之前，仅用血管加压药或血管扩张剂均属不妥。但扩张容量的首选液体常难认定，常用者有晶体溶液（生理盐水、乳酸盐林格液）和胶体溶液（右旋糖酐、白蛋白、血液制品）两大类。鉴于休克主要问题是组织灌注不足，因此用等渗晶体溶液及胶体液扩张容量有理论上的优点。但晶体液易迅速离开血管，大量输注易致组织水肿及容量相关性心肺并发症，必须加强监测。在快速补液初期不宜输注含葡萄糖液体。近年有主张用高渗氯化钠溶液（3%）或高渗氯化钠与中分子右旋糖酐溶液治疗失血性、感染性及内毒素性休克者，这种高渗溶液会增加血管内容量而不显著增加血管外容量，并可减轻组织和细胞水肿，加强心脏功能。

胶体溶液能提高血浆渗透压，其维持循环血容量的时间比晶体液长。但大量右旋糖酐会影响凝血机制；白蛋白除在低白蛋白血症者外，并无明显优点。

2. 血管活性药　血管加压药宜在适当补充容量后仍有器官灌注不足征象时使用。必须牢记：休克的关键是组织灌注不足，而不是血压过低。血管加压药选择性的血管收缩作用固然有助于使血流重新分布到重要器官，并可因动脉血压的提高和心输出量的增加而使缺血区灌注增多，但血压明显增高也会导致后负荷增大及心肌氧耗量增高。因此，使用血管加压药物时应避免过高提升血压，而应以使组织灌注达到充足水平为度。过度的血管收缩对重要器官的不良影响也是一个潜在的威胁。

（1）多巴胺（Dopamine）　儿茶酚胺类药物对相关受体的激活取决于所用的药物剂量和靶器官本身的受体亚型分布。多巴胺在小剂量时（每分钟1—2μg/kg），主要激活肾脏，肠系膜、冠状动脉等血管的多巴胺能受体，导致这些器官和组织的血管扩张，并呈现利尿作用。中等剂量时（每分钟3—10μg/kg），主要兴奋心脏的β1—受体，使心率增快，心肌收缩力增强，心输出量和心肌耗氧量增加。大剂量时（每分钟10—20μg/kg）。能激活大多数血管床的α1受体，使血管收缩，外周血管阻力增加，血压升高，但外周微循环进一步恶化，血流分布至心脏、肾脏、大脑、肠系膜。剂量>每分钟20μg/kg时，常易招致心律失常。通常宜使用最小有效量，再逐渐调整剂量，长时间使用会出现失敏现象。该药作用时间短，血浆半衰期仅2分钟左右。

（2）多巴酚丁胺（Dobutamine）　为β1—受体相对选择性激动剂，也有一定的β2受体兴奋作用(周围血管扩张)，对α—受体作用弱，无多巴胺受体激活作用。可使心肌收缩力增强，心输出量增加，外周血管阻力及肺动脉嵌压下降，其升压作用纯系心输出量增加所致，升压效果不及多巴胺，而正性肌力作用则优于多巴胺。肾血流量增加也系于心输出量增加，尿量因而增多。血浆半衰期约2—3分钟。常用剂量为每分钟2.5—10μg/kg；初始用量为每分钟2—5μg/kg。长期输注可使β—受体下调而出现失敏现象。

(3)异丙肾上腺素(Isoproterenol)　　为非选择性强效β1、β2受体激动剂。能增强心肌收缩力，增加心输出量，加快心率，加速传导，并使小动脉扩张，外周阻力降低。在补足血容量的前提下，可提升收缩压，降低舒张压；但若患者血压很低，又未充分补充血容量，该药的扩血管作用可能会导致血压下降。对心肌梗塞所致心源性休克者，因该药有冠脉窃流作用，应慎用或避免使用。

(4)纳络酮(Naloxone)　　休克时血中内源性阿片肽(β—内啡肽)水平增加，会导致血压降低，心输出量下降及心率减慢。阿片受体阻断剂纳络酮可拮抗内源性阿片肽对循环、呼吸的抑制作用，使各型休克的心肌收缩力增强，输出量增加，并可提高平均动脉压，改善微循环。该药血浆半衰期为45分钟。首剂用2mg，继以2mg/小时静脉滴注。

(5)间羟胺(Metaraminol)　　可直接激动α—受体，并间接地通过使交感神经末稍释出去甲肾上腺素而使外周血管收缩、血压上升。对β—受体作用微弱。间羟胺可使心输出量增加，较少引起心律失常，对肾血管的收缩作用较弱，较少引起无尿，但在短期内反复应用会产生快速耐受现象，突然停药可发生低血压反跳。静脉滴注剂量为10—40mg。

(6)去甲肾上腺素(Norepinephrine)　　该药非选择性激活α1、α2—肾上腺素能受体，使除冠状动脉以外的血管收缩，结果导致血压升高，外周阻力增加，微循环恶化，后负荷增加并累及心室排空。因此，心源性休克时大多不选用；而高排低阻的脓毒性休克者如应用多巴胺效果不佳时可应用。该药对β1受体作用较弱，但仍可使心肌收缩力加强，输出量增加。对冠脉的β2—受体也有作用，使冠状动脉扩张。该药一般仅用于其他升压药无效时，初始剂量约为每分钟0.05μg/kg，血浆半衰期2—3分钟，用药后收缩压升至12—13.3kPa(90—100mmHg)最适宜；>13.3kPa(100mmHg)可能致反射性心动过缓和心输出量减少。静脉滴注时需防药液外溢，以免致局部组织坏死。过大剂量会因肾缺血和肝缺血加重，从而引起急性肾功能衰竭和肝坏死。静脉输注剂量一般不宜超过每分钟1.0μg/kg左右。肺动脉高压者慎用该品。

(7)肾上腺素(Epinephrine, Adrenaline)可非选择性激动α—及β—受体。小剂量(每分钟0.005—0.2μg/kg)时，主要兴奋β—受体，使外周血管舒张，心肌收缩力及心率增加，支气管平滑肌舒张，但肾动脉血管收缩。较大剂量时，α—受体兴奋，血管收缩更明显。该品可抑制肥大细胞、血小板及嗜碱性白细胞释出组织胺、5—羟色胺、白三烯等递质。现今多用于过敏性休克及心肺复苏时。半衰期约2分钟。

(8)血管扩张剂　　组织灌注量主要取决于动脉血压及血管(尤其是小动脉及微动脉)口径大小之间的平衡。当灌注压较低时，若外周阻力也降低，组织仍可获得相对足够的灌注量。休克时血管过度收缩所致微循环障碍是造成难治性休克的主要原因。血管扩张剂能舒张微循环血管，降低心脏的前、后负荷，使心脏功能得到改善，心输出量增加。目前认为：血管扩张剂尤其适用于心源性休克患者。对于左室充盈压增高，血压在10.7—13.3kPa(80—100mmHg)且心输出量低的心源性休克患者，应用血管扩张剂可能得益。但在用血管扩张剂治疗期间必须加强血压监测，以防发生血压进一步下降。对于感染性、中毒性及出血性休克者，如经充分扩张容量后仍有低血压及周围血管收缩征象者，也可试予血管扩张剂治疗。目前常用的血管扩张剂有：α—肾上腺素能受体阻滞剂(酚妥拉明、酚苄明)、M—胆碱能受体阻断剂(山莨菪碱、阿托品)、直接血管扩张剂(硝普钠、硝酸甘油)、黄嘌呤类衍生物(己酮可可碱)等。

酚妥拉明(Phentolamine)可通过α—受体阻断及直接舒张血管平滑肌双重作用使血管扩张，后负荷减轻，并有微弱的正性肌力作用，使输出量增加。该品与α—受体结合力弱，作用时间短，为短效α—受体阻断剂，一般在停止静脉滴注后30分钟即可失效(血浆半衰期约为20分钟)，易于调节剂量。持续静脉滴注速率为0.3—0.5mg/分钟(可用5—20mg加入5%葡萄糖液内输注)。

酚苄明(Phenoxybenzamine)与α—受体以共价键，牢固结合且体内消除慢，为长效α—受体阻断剂，一次给药可持续3—4天。

M—胆碱能受体阻断剂可在扩张容量基础上用于感染性及内毒素性休克。该品可改善微循环，稳定细胞膜，抑制脂质氧化和钙离子拮抗，从而具有细胞保护作用。其中大剂量阿托品因有不良反应(视力模糊、心动过速、尿潴留)而被不良作用较轻的山莨菪碱(Anisodamine)静脉滴注所取代。

直接血管扩张剂硝普钠(Sodium nitroprusside)对动脉的扩张作用大于静脉；而硝酸甘油主要扩张静脉，静脉输注时也能舒张动脉阻力血管。该类药物主要用于呈低排高阻特征的心源性休克者 【PAWP＞2kPa(15mmHg)】 。用药前需保证有适当的前负荷，以防血压进一步降低。硝普钠静脉滴注剂量为5—10mg，滴注速率为20—100μg/分钟或更高。一般应从小剂量开始，逐渐酌情增量。因其起效快速，需防血压突然下降，宜在监护室内监测血压和(或)肺动脉楔压，滴注过程中应将输液瓶避光包裹。

(9)其他药物 如无心力衰竭存在，无应用强心苷指征。休克患者即使有应用强心苷指征，也需严密监测其致心律失常作用的出现。

糖皮质激素在休克临床中的应用仍有争议，除非感染中毒性休克已导致肾上腺皮质功能减退，否则应取慎重态度。使用这类激素的原则是：大剂量、短疗程，并需同时应用足量抗生素，以防感染扩散。

(三)介入性治疗或外科治疗

如药物治疗未能改善休克状态，可启用主动脉内球囊反搏术治疗，这在心源性休克时尤属重要选择。

在心肌梗塞致休克者，还可选择急症经皮冠脉腔内成形术或急症冠脉旁路术。

(何青青)

第十八章　心血管急症

第一节　急性心肌梗死

急性心肌梗死(acute myocardial infarction, AMI)属冠心病的严重类型，为在冠状动脉病变的基础上，发生冠状动脉血供急剧减少或中断，使相应的心肌严重而持久地急性缺血导致坏死。临床表现有持久的胸骨后剧烈疼痛、发热、白细胞计数和血清心肌酶增高以及心电图进行性改变；可发生心律失常、休克或心力衰竭。

【病因】

基本病因是冠状动脉粥样硬化，造成管腔严重狭窄和心肌血供不足，而侧支循环未充分建立。

偶尔心肌梗死可由冠状动脉栓塞、冠状动脉炎、冠状动脉先天畸形、主动脉夹层累及冠状动脉。等少见原因引起。

【发病机制】

在冠状动脉粥样硬化基础上，一旦继发血栓形成等情况使血供进一步减少或中断，心肌严重而持久地急性缺血达1h以上即可发生心肌梗死。

心肌梗死往往在饱餐特别是进食多量脂肪后，晨6：00至12：00或用力大便时发生。这与餐后血脂增高，血黏稠度增高，血小板黏附性增强，局部血流缓慢，血小板易于集聚而致血栓形成；上午冠状动脉张力高，机体应激反应性又增强，易使冠状动脉痉挛；用力大便时心脏负荷增加等有关。

心肌梗死后发生的严重心律失常、休克或心力衰竭，均可使冠状动脉灌流量进一步降低，心肌坏死范围扩大。

【病理】

心肌梗死多发生于左心室，右心室梗死和心房梗死少见且多与左心室梗死并存，单独发生者极罕见。急性期心肌呈片状凝固性坏死，心肌间质充血、水肿、伴炎症细胞浸润。病变波及心包可出现反应性心包炎，波及心内膜可引起附壁血栓。1～2周肉芽组织增生；4～6周大多数坏死心肌被清除，代之以纤维结缔组织；2～3个月后坏死部位心肌皱缩、变薄，形成灰白色坚硬化瘢痕。多数心肌梗死累及心室壁全层或大部分，心电图上出现Q波称为有Q波心肌梗死(过去称为透壁性心肌梗死)；部分病例累及心内膜下1/3心肌，呈灶状，有时累及整个心室内膜下层，心电图上不出现Q波称为无Q波心肌梗死。在心腔内压力的作用下，坏死心壁向外膨出，可产生心脏破裂(心室游离壁破裂、心室间隔穿孔或乳头肌断裂)或逐渐形成心室壁瘤。

坏死心肌范围、大小主要取决于冠状动脉闭塞部位、速度和侧支循环的情况以及冠状动脉痉挛的严重程度和持续时间。

冠状动脉有弥漫广泛的粥样硬化病变。心肌梗死部位依所侵犯的冠状动脉而定：①左冠状动脉前降支闭塞，引起左心室前壁、心尖部、下侧壁、前间隔和二尖瓣前乳头肌梗死；②右冠状动脉闭塞，引起左心室膈面(右冠状动脉占优势时)、后间隔和右心室梗死，并可累及窦房结和房室结；③左冠状动脉回旋支闭塞，引起左心室高侧壁、膈面(左冠状动脉占优势时)和左心房梗死，可能累及房室结；④左冠状动脉主干闭塞，引起左心室广泛梗死。

【病理生理】

主要出现左心室舒张和收缩功能障碍的一些血流动力学变化，其严重程度和持续时间取决于梗死的部位、程度和范围。左室收缩末期和舒张末期容量与压力增加，心搏量减少和射血分数降低。当梗死面积达左室面积10%时。即出现左室功能低下，达25%时临床可出现充血性心力衰竭征象，达40%时出现心源性休克。

心律失常在急性心肌梗死中常见，快速性心律失常是由于正常心肌与缺血心肌相邻区之间心电不同引起，缓慢心律失常和房室传导阻滞是由于迷走神经张力增强或缺血和坏死直接影响传导系统。

心室重构出现心壁厚度改变、心脏扩大和心力衰竭(先左心衰竭然后全心衰竭)，可发生心源性休克。

右心室梗死在心肌梗死患者中少见，其主要病理生理改变是右心力衰竭的血流动力学变化，右心房压力增高，高于左心室舒张末期压，心排血量减低，血压下降。

急性心肌梗死引起的心力衰竭称为泵衰竭，按Killip分级法可分为：Ⅰ级尚无明显心力衰竭；Ⅱ级有左心衰竭；Ⅲ级有急性肺水肿；Ⅳ级有心源性休克等不同程度或阶段的血流动力学变化。心源性休克是泵衰竭的严重阶段，但如兼有肺水肿和心源性休克则情况最严重。

【临床表现】

临床表现与梗死的大小、部位、侧支循环情况密切有关

(一)诱发因素

大约有1/2的AMI患者能查明诱发原因，如剧烈运动、创伤、情绪波动、急性失血、出血性或感染性休克、主动脉瓣狭窄、发热、心动过速等引起的心肌耗氧量增加，都可能是心肌坏死的诱因。其他诱因还有呼吸道感染，各种原因引起的低氧血症、肺栓塞、低血糖、服用麦角制剂、应用可卡因和拟交感药、血清病、过敏，以及少见的黄蜂叮咬等。

(二)先兆

约1/3患者突然发病，并无先兆症状。2/3患者在发病前数日有乏力，胸部不适，活动时心悸、气急、烦躁、心绞痛等前驱症状，其中以新发生心绞痛(初发型心绞痛)或原有心绞痛加重(恶化型心绞痛)为最突出。心绞痛发作较以往频繁、性质较剧、持续较久、硝酸甘油疗效差、诱发因素不明显。疼痛时伴有恶心、呕吐、大汗和明显心动过缓，或伴有心功能不全、严重心律失常、血压大幅度波动等，同时心电图示ST段一时性明显抬高(变异性心绞痛)或压低，T波倒置或增高("假性正常化")，应警惕近期内发生心肌梗死的可能。

(三)症状

1.疼痛 是最先出现的症状，多发生于清晨，疼痛部位和性质与心绞痛相同，但多无明显诱因，且常发生于安静时，程度较重，持续时间大于30min，可达数小时或数天，休息和含用硝酸甘油片多不能缓解。患者常烦躁不安、出汗、恐惧或有濒死感。少数患者无疼痛，而以胸闷不适、休克、急性心力衰竭或脑血管意外为表现。部分患者疼痛位于上

腹部，被误认为胃穿孔、急性胰腺炎等急腹症；部分患者疼痛放射至下颌、颈部、背部上方，被误认为骨关节痛。

2. 全身症状 有发热、心动过速、白细胞增高和血沉增快等，由坏死物质吸收所引起。一般在疼痛发生后24～48h出现，程度与梗死范围常呈正相关。体温一般在38℃左右，很少超过39℃，持续约1周，如更高更长应考虑合并感染的可能。

3. 胃肠道症状 疼痛剧烈时常伴有频繁的恶心、呕吐和上腹胀痛，与迷走神经受坏死心肌刺激和心排血量降低，组织灌注不足等有关，肠胀气亦不少见。重症者可发生呃逆。

4. 心律失常 多发生在起病1～2周内，而以24h内最多见，可伴乏力、头晕、昏厥等症状。各种心律失常中以室性心律失常最多，尤其是室性期前收缩，如室性期前收缩频发（每分钟5次以上），成对出现或呈短阵室性心动过速，多源性或落在前一心搏的易损期时（R在T波上），常为心室颤动的先兆。房室传导阻滞和束支传导阻滞也较多见，严重者房室传导阻滞可为完全性。室上性心律失常则较少，多发生在心力衰竭者中。前壁心肌梗死如发生房室传导阻滞表明梗死范围广泛，情况严重。

5. 低血压和休克 疼痛期中血压下降常见，未必是休克。如疼痛缓解而收缩压仍低于80mmHg（10.67kPa），有烦躁不安、面色苍白、皮肤湿冷、脉细而快、大汗淋漓、尿量减少（<20ml/h）、神志恍惚、反应迟钝，甚至昏厥者，则为休克表现，休克多在起病后数小时至1周内发生，见于约20%的患者，主要是心源性，为心肌广泛坏死，心排血量急剧下降所致，神经反射引起的周围血管扩张属次要，有些患者尚有血容量不足的因素参与。

6. 心力衰竭 主要是急性左心衰竭，可在起病最初几天内发生，或在疼痛、休克好转阶段出现，为梗死后心脏舒缩力显著减弱或不协调所致，发生率为32%～48%。出现呼吸困难、咳嗽、发绀、烦躁等症状，严重者可发生肺水肿，随后可发生颈静脉怒张、肝大、下肢水肿等右心衰竭表现。右心室心肌梗死者可一开始即出现右心衰竭表现，伴血压下降。

（四）体征

1. 心脏体征 心脏浊音界可轻度至中度增大；心率多增快，下壁心肌梗死者可减慢；心尖区第一心音减弱；心力衰竭严重者可有舒张早期奔马律；10%～20%患者在起病第2～3天出现心包摩擦音，为反应性纤维性心包炎所致；心尖区可出现粗糙的收缩期杂音或伴收缩中晚期喀喇音，为二尖瓣乳头肌功能失调或断裂所致；可有各种心律失常。

2. 血压 除极早期血压可增高外，几乎所有患者都有血压降低。下壁心肌梗死者由于迷走神经张力增高，心动过缓，血容量不足或合并右心室梗死易发生低血压。大面积心肌梗死可致血压急剧下降，合并心源性休克。起病前有高血压者，血压可降至正常；起病前无高血压者，血压可降至正常以下，且可能不再恢复到起病前的水平。

【实验室和其他检查】

（一）心电图

心电图常有特征性的改变，且随着病程而有相应演变。对心肌梗死的诊断、定位、定范围、估计病情演变和预后都有帮助。

1. 特征性改变 有Q波心肌梗死者，在面向透壁心肌坏死区的导联上出现以下特征性改变（图163）。

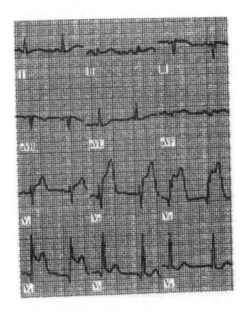

图163　急性前壁心肌梗死

(1)宽而深的Q波(病理性Q波)。

(2)ST段抬高呈弓背向上型。

(3)T波倒置。

在背向心肌梗死区的导联则出现相反的改变，即R波增高、ST段压低和T波直立并增高。这种镜影关系通常认为是对应性改变，有研究表明有部分患者是由于非梗死区心内膜下心肌缺血表现。

在无Q波心肌梗死者中，心内膜下心肌梗死的特点为：无病理性Q波，有普遍性ST段压低≥0.1mV，但aVR导联(有时还有V₁导联)ST段抬高，或有对称性T波倒置。

2.动态性改变　有Q波心肌梗死者的心电图改变如下。

(1)起病数小时内，可尚无异常或出现异常高大两肢不对称的T波，为AMI的超急性期改变，6~8h后即出现典型AMI心电图改变。

(2)数小时后，ST段明显抬高≥0.1mV，弓背向上，与直立的T波连接，形成单相曲线；数小时至2d内出现病理性Q波，同时R波减低，为急性期改变，Q波在3~4d内稳定不变，以后70%~80%永久存在。少数病例由于梗死心肌纤维化收缩，Q波逐渐缩小，在数月或半年内消失。

(3)如不进行治疗干预，ST段抬高持续数日至2周左右，逐渐回到基线水平，T波则变为平坦或倒置，是为亚急性期改变。如ST段持续抬高达2周以上，常提示室壁瘤形成。

(4)数周至数月后，T波呈V形倒置，两肢对称，波谷尖锐，为慢性期改变。T波倒置可永久存在，也可在数月至数年内逐渐恢复。

无Q波心肌梗死中的心内膜下心肌梗死：先是ST段普遍压低≥0.1mV，惟aVR导联(有时还有V₁导联)ST段抬高，继而T波倒置，但始终不出现Q波。ST段和T波的改变持续存在1~2d以上。

3.定位和定范围　有Q波心肌梗死的定位和定范围可根据出现特征性改变的导联数来

判断(表17)。

表17　心肌梗死的心电图定位诊断

导联	前间壁	局限前壁	前侧壁	广泛前壁	下壁①	下间壁	下侧壁	高侧壁②	正后壁③
V_1	+			+		+			
V_2	+			+		+			
V_3	+	+		+		+			
V_4		+		+					
V_5		+	+	+				+	
V_6			+					+	
V_7			+					+	+
V_8									+
αVR									
αVL		±	+	±	−	−	−	−	
αVF					+	+	+	+	
I		±	+	±	−	−	−	−	
II					+	+	+	+	
III					+	+	+	+	

注：①即膈面。右心室心肌梗死不易从心电图得到诊断，但V_{4R}导联的ST段抬高，后作为下壁心肌梗死扩展到右心室的参考指标

②在V_5、V_6、V_7导联高1~2肋处有正面改变

③在V_1、V_2、V_3导联R波高，同理，在前侧壁梗死时，V_1、V_2导联R波也增高

"＋"为正面改变，表示典型Q波、ST段上抬和T波变化

"－"为反面改变，表示QRS主波向上，ST段下降及与"＋"部位的T波方向相反的T波

"±"为可能有正面改变

(二)心向量图

有QRS环的改变，ST向量的出现和T环的变化，目前临床已很少应用。

(三)放射性核素检查

1.心肌灌注显像

(1) ^{99m}Tc－焦磷酸盐热点扫描：利用坏死心肌细胞中的钙离子能结合放射性锝焦磷酸盐，静脉注射^{99m}Tc－焦磷酸盐，梗死区表现为热区，进行"热点"扫描或照相，显示心肌梗死的部位和范围，在心肌梗死发病48h后阳性，并持续1周左右，主要用于急性期。

(2) ^{201}T1心肌灌注冷点扫描：利用坏死心肌血供断绝和瘢痕组织中无血管以致^{201}T1不能进入细胞的特点，静脉注射这种放射性核素，梗死区表现为冷区，进行"冷点"扫描或照相，用于心肌梗死慢性期，对陈旧心肌梗死有诊断价值，有助于梗死部位与范围的判断。

2.放射性核素心室造影　用门电路γ闪烁照相法进行放射性核素心脏血池显像观察心室壁运动和左心室射血分数。有助于判断心室功能、诊断梗死后造成的室壁运动失调和室壁瘤。

(四)超声心动图

有助于了解心室壁的运动和左心室功能，诊断室壁瘤、室间隔穿孔、心室内附壁血栓和乳头肌功能失调等。

(五)实验室检查

1. 白细胞可增至$(10\sim20)\times10^9/L$，中性粒细胞增多，比例多在$75\%\sim90\%$，嗜酸粒细胞减少或消失，起病$24\sim48h$后即可增多，1周左右恢复正常；血沉增快，一般在发病后$3\sim4d$增高，持续$3\sim4$周。白细胞与血沉的改变反映了心肌细胞的坏死和坏死组织的吸收过程。

2. 血清心肌酶检查　心肌坏死后，心肌酶释放入血，常做3种酶测定：①肌酸激酶(CK)在起病$6h$内升高，$24h$达高峰，$3\sim4d$恢复正常；②天门冬氨酸氨基转移酶(AST，曾称GOT)在起病$6\sim12h$后升高，$24\sim48h$达高峰，$3\sim6d$后降至正常；③乳酸脱氢酶(LDH)在起病$8\sim10h$后升高，达高峰时间在$2\sim3d$，持续$1\sim2$周才恢复正常。其中CK的同工酶CK—MB和LDH的同工酶LDH_1诊断的特异性最高。前者在起病后$4h$内增高，$16\sim24h$达高峰，$3\sim4d$恢复正常，其增高的程度能较准确地反映梗死的范围，其高峰出现时间是否提前有助于判断溶栓治疗是否成功。

3. 血和尿肌红蛋白增高　血清肌红蛋白升高在$4h$左右出现，$24h$内恢复正常；尿肌红蛋白在$5\sim40h$开始排泄，持续$83b$，此外，血清肌凝蛋白轻链或重链增高，肌钙蛋白Ⅰ或T的出现和增高也是反映急性心肌梗死的指标。

【诊断和鉴别诊断】

(一)诊断

1. 典型的急性心肌梗死诊断主要根据严重而持续的胸痛、特征性心电图演变和血清心肌酶动态改变，3项中具备2项诊断即可成立。

2. 对突然出现上腹痛、咽痛、颈部、下颌或牙疼伴胸闷或乏力者应观察心电图及血清心肌酶改变。

3. 对老年患者，突然发生严重心律失常、休克、心力衰竭而原因未明，或突然发生较重而持久的胸闷或胸痛；原有高血压未服用降压药，血压突然显著下降；手术后无原因的心率快、血压低、出汗均应考虑本病的可能，应及时查心电图和血清心肌酶。

(二)鉴别诊断

1. 不稳定心绞痛

(1)其疼痛性质、部位与心肌梗死相同，但发作时间一般不大于$0.5h$。

(2)发作时虽有ST—T改变，但为一过性。即使是ST段抬高的变异型心绞痛，发作缓解后ST段即回到等电位。有时T波倒置，如T波倒置大于$24h$，应查血清心肌酶除外无Q波心肌梗死。较严重的心肌缺血，有时亦可出现一过性异常Q波，有时伴有ST—T改变，一般应在$24h$内恢复。

(3)血清心肌酶正常。

(4)无发热、以细胞增多、血沉增快等坏死物质吸收表现。

2. 急性心包炎　尤其是急性非特异性心包炎可有较剧烈而持久的心前区疼痛，但心包炎的疼痛与发热同时出现，呼吸和咳嗽时加重。胸痛于卧位时加重而于坐起或上半身微向前倾时减轻是心包炎的典型表现。早期即有心包摩擦音，后者和疼痛在心包腔出现渗液时均消失。全身症状一般不如心肌梗死严重。心电图除aVR外，其余导联均有ST段弓背向下的抬高，T波倒置，无异常Q波出现，无心肌梗死心电图的演变过程，无血清心肌酶的改变。

3. 急性肺动脉栓塞　可发生胸痛、咯血、呼吸困难和休克。但有右心负荷急剧增加的表现如发绀、肺动脉瓣区第二心音亢进、颈静脉充盈、肝大、下肢水肿等。心电图示电轴右偏，Ⅰ导联S波加深，Ⅲ导联Q波显著，T波倒置，胸导联过渡区左移、右胸导联T波倒置等改变。放射性核素肺灌注扫描可助诊断。

4.**急腹症**　急性胰腺炎、消化性溃疡穿孔、急性胆囊炎、胆石症等，常有典型急腹症的体征。病史、体格检查、心电图检查和血清心肌酶测定可协助鉴别。

5.**主动脉夹层**　胸痛一开始即达高峰，常放射到背、肋、腹、腰和下肢，两上肢的血压和脉搏可有明显差别，可有下肢暂时性瘫痪、偏瘫和主动脉瓣关闭不全的表现等可资鉴别。无AMI心电图的特征性改变及血清心肌酶学改变。二维超声心动图检查、X射线或磁共振显像有助于诊断。

【并发症】

1.**乳头肌功能失调或断裂**　总发生率可高达50%。多发生于发病1周之内，尤以下壁心肌梗死多见。二尖瓣乳头肌因缺血、坏死等使收缩功能发生障碍，造成不同程度的二尖瓣脱垂并关闭不全。心尖区出现收缩中晚期喀喇音和吹风样收缩期杂音，第一心音可不减弱。可引起心力衰竭。轻症者，可以恢复，其杂音可消失。乳头肌整体断裂极少见，多发生在二尖瓣后乳头肌，见于下壁心肌梗死，心力衰竭明显，可迅速发生肺水肿，在数日内死亡。

2.**心脏破裂**　少见，常在起病1周内出现。多为左心室游离壁破裂，造成心包积血引起急性心包填塞而猝死。见于高龄、广泛前壁心肌梗死、高血压者。偶为心室间隔破裂造成穿孔。在胸骨左缘第3~4肋间出现响亮的收缩期杂音，常伴有震颤，可引起心力衰竭和休克而在数日内死亡。心脏破裂也可为亚急性，为血液缓慢渗出所引起，患者能存活数月。

3.**栓塞**　发生率1%~6%，见于起病后1~2周，主要为左心室附壁血栓脱落所致，引起脑、肾、脾或四肢等动脉栓塞。少数由下肢静脉血栓形成部分脱落所致，产生肺动脉栓塞。

4.**心室壁瘤**　或称室壁瘤，主要见于左心室，发生率5%~20%。由于梗死区愈合过程中坏死心肌由结缔组织代替，受心腔内压力的作用，室壁变薄向外膨出而形成室壁瘤。体格检查可见左侧心界扩大，心脏搏动较广泛，可有收缩期杂音。心电图ST段持续抬高。放射性核素心脏血池显像以及左心室造影显示局部心缘突出，搏动减弱或有反常搏动。

5.**心肌梗死后综合征**　发生率约10%。于心肌梗死后数周至数月内出现，可反复发生，表现为心包炎、胸膜炎或肺炎，有发热、胸痛等症状，可闻及胸膜摩擦音和心包摩擦音，可能为机体对坏死物质的过敏反应。

【治疗】

治疗原则是防止梗死扩大，缩小心肌缺血范围，挽救濒死的心肌，及时处理严重心律失常、泵衰竭和各种并发症，防止猝死，保护和维持心肌功能，使患者不但能渡过急性期，且康复后还能保持尽可能多的有功能的心肌。

(一)监护和一般治疗

1.**休息**　卧床休息1周，保持环境安静。减少探视，防止不良刺激，解除焦虑。

2.**吸氧**　最初3d内间断或持续通过鼻管面罩吸氧，氧流量2~4L/min。

3.**监测**　在冠心病监护室进行心电图、血压和呼吸的监测5~7d，必要时进行血流动力学监测。密切观察心律、心率、血压和心功能的变化，及时采取治疗措施。

4.**护理**　第1周患者卧床休息，日常生活由护理人员帮助进行，每日对患者下肢施行按摩及被动活动1～2次。1周后在床上起坐，在有人帮助下床边排便。2周后帮助患者逐步离床站立和在室内缓步走动。除病重者外，卧床时间不宜过长，症状控制、病情稳定者应鼓励早期活动，有利于减少并发症，及早康复。进食不宜过饱，可少量多餐，食物以含必需的热量和营养，易消化、低钠、低脂肪而少产气者为宜，第1日宜只进流质饮食。保持大便通畅，便时避免用力，如便秘可给缓泻剂。

5. 解除疼痛　选用下列药物尽快解除疼痛：①哌替啶（度冷丁）50～100mg肌内注射，适用于心动过缓或下壁心肌梗死者，或吗啡5～10mg皮下注射，必要时1～2h后再注射1次，以后每4～6h可重复应用，注意血压下降、呼吸功能的抑制及呕吐等副作用；②疼痛较轻者，可用可待因或罂粟碱0.03～0.06g肌内注射或口服；③硝酸甘油0.3mg或硝酸异山梨酯5～10mg舌下含用或静脉滴注，要注意心率增快和血压降低；④中药可用苏合香丸、冠心苏合丸、保心丸、麝香保心丸或宽胸丸含用或口服；或复方丹参注射液2.4ml加入50%葡萄糖液40ml中静脉注射，或8～16ml加入500ml5%葡萄糖液或右旋糖酐40中静脉滴注。

（二）限制及缩小梗死面积

1. 药物治疗

（1）硝酸甘油　早期应用可能缩小梗死面积，改善心肌缺血，缓解冠状动脉痉挛，静脉滴注从5～10μg/min开始，每5～10min递增5～10μg/min。低血压、低血容量或心动过速时慎用。

（2）β受体阻滞剂　可降低心肌耗氧、减慢心率、抑制血小板聚集、缩小梗死面积，降低死亡率。宜用于血压高、心率快、ST上升明显。胸痛者，禁用于心力衰竭、低血压及缓慢型心律失常。宜用短效、作用快的药物，如心得安1mg，静脉注射，每5～10min一次，观察临床情况及ST是否下降，总量0.1mg/kg之后口服；或美多心安5mg静脉注射或氨酰心安6.25～25mg，每日2次口服，应用时密切注意其副作用。

（3）钙通道阻滞剂　钙通道阻滞剂不作为急性心肌梗死的常规用药。适应证有：①梗死后心绞痛发作与冠状动脉痉挛有关；②无Q波心肌梗死无用钙通道阻滞剂禁忌证，可在发病后48h开始应用；③经皮穿刺腔内冠状动脉成型术后，预防冠状动脉痉挛。

2. 溶栓治疗　早期使闭塞的冠状动脉再通，心肌得到再灌注，濒临坏死的心肌可能得以存活，或坏死范围缩小，预后改善，是一种积极的治疗措施。早期静脉应用溶栓药物能提高AMI患者的生存率，在患者症状出现后1～2h开始用药，治疗效果最为显著。

（1）溶栓药物　①非特异性溶栓剂，对血栓部位或体循环中纤溶系统均有作用的尿激酶和链激酶；②选择性作用于血栓部位纤维蛋白的药物，有组织型纤维蛋白溶酶原激活剂（t－PA），重组型组织纤维蛋白溶酶原激活剂（rt－PA）；③其他制剂尚有SCUPA（单链尿激酶型纤溶酶原激活剂）、SAK（葡激酶）、APSAC（甲氧苯基化纤溶酶原链激酶激活剂复合物）、rPA、nPA等。

（2）选择对象的条件　①持续性胸痛超过30min，含服硝酸甘油片症状不能缓解；②相邻2个或更多导联ST段抬高＞0.2mV；③发病6h以内者，若刚超过6h，患者仍有严重胸痛，并且ST段抬高导联有R波者，也可以考虑溶栓治疗；④年龄在70岁以下者。

（3）禁忌证　绝对禁忌证：①近期（14d内）有活动性出血（胃肠道溃疡、咯血、痔疮出血等），做过外科手术，活体组织检查，心肺复苏术后（体外心脏挤压、心内注射、气管插管），不能实施压迫的血管穿刺，以及有外伤史者；②不能排除主动脉夹层分离者；③有出血性脑血管意外史，或半年内有缺血性脑血管意外(包括TIA者)史者；④对扩容和升压药无反应的休克；⑤妊娠、感染性心内膜炎、二尖瓣病变合并心房颤动且高度怀疑左心房内有血栓者；⑥出血性疾病或有出血倾向者，严重的肝肾功能障碍及进展性疾病(如恶性肿瘤)。

相对禁忌证：①血小板计数$<10\times10^9/L$；②患者已服用华法林类药，但凝血酶原时间延长不超过正常值$3s$；③体质过度虚弱者；④高血压病患者血压$>180/110mmHg(24/14.6kPa)$；⑤糖尿病合并出血性视网膜病变者。

(4)治疗步骤 ①溶栓前检查血常规、血小板计数、出凝血时间及血型，配血备用；②即刻内服乙酰水杨酸300mg，以后改服每天100mg，长期服用；③进行溶栓治疗。

(5)给药方案 ①尿激酶，30min内静脉滴注100万～150万U，或冠状动脉内注入4万U，继以每分钟0.6万～2.4万U的速度注入，血管再通后用量减半，继续注入30～60min，总量50万U左右。②用链激酶皮试阴性后，以150万U静脉滴注，60min内滴完；冠状动脉内给药先给2万U，继以0.2万～0.4万U注入，共30min，总量25万～40万U。③rt－PA，100mg在90min内静脉给予：先静脉注射15mg，继而30min内静脉滴注50mg，然后60min内再给予35mg。冠状动脉内用药剂量减半。用rt－PA前，先用肝素5000U，静脉注射，用药后续以每小时700～1000U，静脉滴注48h，以后改为皮下注射7500U，每12h1次，连用3～5d，用药期间注意出血倾向。用链激酶时，宜于治疗前半小时用异丙嗪(非那根)25mg，肌内注射，并与少量的地寒米松(2.5～5mg)同时静脉滴注，可防止其引起的寒战、发热等副作用。④甲氧苯基化纤溶酶原链激酶激活剂复合物(APSAC)，1次静脉注射30mg。⑤单链尿激酶型纤溶酶原激动剂(SCUPA)，20mg静脉注射，继而60mg静脉滴注，1h滴完。除应用rt－PA必须应用肝素外，采用其他溶栓药物后也应复查凝血时间，待恢复到正常值的1.5～2倍之同时，用肝素500～1000U/h静脉滴注，以后根据凝血时间调整剂量，使保持在正常值的1.5～2倍之间，5d后停用。

(6)溶栓再通的判断指标 ①直接指征：冠状动脉造影检查观察血管再通情况，根据TIMI分级达到2、3级者表明血管再通；梗死冠状动脉无前向血流为0级，血流仅能通过闭塞处为1级，梗死远端血管床部分显影为2级，显影正常为3级。②间接指征：a.心电图抬高的ST段于2h内回降$>50\%$；b.胸痛于2h内基本消失；c.2h内出现再灌注性心律失常，如加速性室性自主心律；d.血清CK－MB峰值提前出现，在发病14h内。具备上述4项中2项或以上者考虑再通，但b和c两项组合不能被判定为再通。

3.经皮穿刺腔内冠状动脉成形术 在AMI急性期的技术成功率高达95%以上，能提高早期再灌注，减少梗死面积，改善左室功能及降低死亡率。经溶解血栓治疗，冠状动脉再通后又再堵塞，或虽再通但仍有重度狭窄者，如无出血禁忌可紧急施行本法扩张病变血管或随后再安置支架。近年用本法直接再灌注心肌，取得良好的再通效果，已在临床推广应用。

(三)对症治疗

心律失常 既往认为心律失常必须及时消除，以免演变为严重心律失常甚至猝死，目前观点认为，一般心律失常无需处理，应在综合治疗心肌缺血、纠正电解质紊乱和代谢异常的基础上考虑是否应用抗心律失常药。

(1)一旦发现室性期前收缩或室性心动过速，立即用利多卡因50～100mg静脉注射，每5～10min重复1次，至期前收缩消失或总量已达300mg。继以1～3mg/min的速度静脉滴注维持(100mg加入5％葡萄糖液100ml，静脉滴注1～3ml/min)，情况稳定后改用口服美西律150mg，每6h一次维持。如利多卡因无效可选用心律平，首剂35～70mg稀释后静脉注射，10～15min可重复一次，直至控制或总量达350mg时为止。

(2)发生心室颤动时，尽快采用异步直流电除颤；室性心动过速药物疗效不满意时也应及早用同步直流电复律。

(3)对缓慢的心律失常可用阿托品0.3～0.5mg肌内或静脉注射，每10～30min1次，总量不超过2mg，使心率上升至60～70次/min。

(4)二度房室传导阻滞选用阿托品1～2mg加异丙肾上腺素0.5mg，静脉滴注；三度房室传导阻滞选用异丙肾上腺素0.5mg，静脉滴注，同时短期应用地塞米松10mg/d，待传导恢复后减量。必要时安装人工心脏起搏器做临时的经静脉心内膜右心室起搏治疗，待传导阻滞消失后撤除。

(5)室上性快速心律失常用洋地黄制剂、维拉帕米等药物治疗不能控制时，可考虑用同步直流电转复窦性心律或用抗快速心律失常的起搏治疗。

2.控制休克 在血流动力学监测下进行治疗，使升高的肺小动脉楔压下降在15～18mmHg(2～2.4kPa)，心排血量增加，血压保持在90～100/60～70mmHg(12～13.33/8～9.33kPa)。若有血容量不足，补充血容量。若补充血容量后血压仍不升，可选用升压药与血管扩张剂药物治疗。升压药选用多巴胺10～30mg、间羟胺(阿拉明)10～30mg或去甲肾上腺素0.5～1mg加入5％葡萄糖液100ml静脉滴注。血管扩张剂选用硝普钠12.5～50mg、硝酸甘油5～10mg或酚妥拉明10～50mg加入5％葡萄糖液500ml中静脉滴注。治疗休克的其他措施包括纠正酸中毒、避免脑缺血、保护肾功能，必要时应用糖皮质激素和洋地黄制剂等。

药物治疗无效者，可进行主动脉内球囊反搏术进行辅助循环，然后做选择性冠状动脉造影，随即施行主动脉－冠状动脉旁路移植手术。

3.治疗心力衰竭 主要是治疗急性左心衰竭，首先选用血管扩张剂减轻左心室的负荷，如硝普钠12.5～50mg或酚妥拉明10～50mg加入5％葡萄糖液500ml中静脉滴注。可以同时应用吗啡(或哌替啶)和利尿剂。由于最早期出现的心力衰竭主要是坏死心肌间质充血、水肿引起顺应性下降所致，而左心室舒张末期容量尚不增大，因此在梗死发生后24h内宜尽量避免使用洋地黄制剂。有右心室梗死的患者应慎用利尿剂，因为左心室前负荷不足，易诱发休克。

(四)并发症的处理

并发栓塞时，用溶解血栓和(或)抗凝疗法。心室壁瘤如影响心功能或引起严重心律失常，宜手术切除或同时行主动脉－冠状动脉旁路移植手术。心脏破裂和乳头肌功能严重失调都可考虑手术治疗，但手术死亡率高。心肌梗死后综合征可用糖皮质激素或阿司匹林、吲哚美辛等治疗。

(五)其他类型心肌梗死的处理

1.右心室心肌梗死 治疗措施与左心室梗死略有不同。右心室心肌梗死引起右心力衰竭伴低血压，而无左心衰竭的表现时，宜补充血容量。在24h内可静脉滴注输液3～6L，直到低血压得到纠治或肺小动脉楔压达15～18mmHg(2～2.4kPa)。如此时低血压未能纠正可用正性肌力药。不宜用利尿剂。伴有房室传导阻滞者可予以临时起搏。

2.无Q波心肌梗死　无Q波心肌梗死其住院期病死率较低，但再梗死率、心绞痛再发生率和远期病死率则较高。治疗措施与有Q波心肌梗死基本相同。

（六）其他治疗

1.极化液疗法　氯化钾1.5g、普通胰岛素8U加入10％葡萄糖液500ml中，静脉滴注，1～2次/d，7～14d为1个疗程。可促进心肌摄取和代谢葡萄糖，使钾离子进入细胞内，恢复细胞膜的极化状态，以利于心脏的正常收缩，减少心律失常，并促使心电图上抬高的ST段回到等电位线。近年还有建议在上述溶液中再加入硫酸镁5g。

2.血管紧张素转换酶抑制剂　近年来认为血管紧张素转换酶抑制剂不仅可用做心肌梗死的一级预防，也可用做治疗。其可改善缺血区心肌灌注，缩小心肌梗死范围，减轻心脏前、后负荷和减少血小板聚集，并有助于改善恢复期心肌的重构，降低心力衰竭的发生率，从而降低死亡率。一般在急性心肌梗死后24～72h开始用药，剂量宜小。有血压降低者不用血管紧张素转换酶抑制剂。

【预后】

预后与梗死范围的大小、侧支循环产生的情况以及治疗是否及时有关。急性期住院病死率过去一般为30％左右，采用监护治疗后降至15％左右，采用溶栓疗法后再进一步下降至8％左右。主要直接死亡原因有严重心律失常、休克、心力衰竭或心脏破裂。病死率与年龄显著相关，年龄在60岁以上者病死率较60岁以下者高一倍。无Q波心肌梗死即时预后虽佳，但长期预后则较差，可由于冠状动脉完全阻塞或再度阻塞以致再梗死或猝死。

【预防】

主要是预防动脉粥样硬化和冠心病。冠心病患者长期口服小剂量的阿司匹林50～300mg/d或双嘧达莫50mg，3次/d，或噻氯匹定250mg，1次/d对抗血小板的聚集和黏附，可能有预防心肌梗死或再梗死的作用。普及有关心肌梗死的知识，可使患者和家属及早意识到本病，从而避免延误救治。

第二节　急性心力衰竭

急性心力衰竭系指急性的心脏病变引起心肌收缩力明显降低，或心室负荷加重而导致急性心排血量显著、急剧地降低，体循环或肺循环压力突然增高，导致组织器官灌注不足和急性肺淤血的临床表现。临床上以急性左心衰竭最为常见，表现为急性肺水肿，重者伴心源性休克，是严重的急危重症，是本节主要讨论内容。

【病因】

1.急性弥漫性心肌损害　急性广泛性心肌梗死、急性心肌炎、心肌病等，由于大量心肌丧失收缩功能，使心肌收缩力在短时间内明显降低，左心室排血量急剧下降。

2.急性压力负荷过重　急性机械性阻塞如严重二尖瓣狭窄、二尖瓣口黏液瘤可致左心室舒张期充盈减少，左心室排血量降低，肺静脉及肺毛细血管压力增高。主动脉瓣狭窄、急进型高血压、肥厚梗阻性心肌病等，由于左心室压力负荷过重，排血受阻而致急性左心衰竭。

3.急性容量负荷过重　如急性心肌梗死或感染性心内膜炎引起的乳头肌功能不全、

腱索断裂、瓣膜穿孔等可致急性瓣膜反流。室间隔穿孔，主动脉窦瘤破入心腔或静脉输液过快和(或)过量时均可致急性左心室容量负荷过重。

4.急性心室舒张受限　如急性心包渗液或积血引起的急性心包填塞。

【发病机制】

主要的病理生理基础为心肌收缩力突然严重减弱，或由于左心室排血受阻，急剧的左到右分流等均可致使左心室在短时间内排血量急剧下降。左心室排血量降低致左室舒张末压增高，肺静脉回流不畅，引起肺静脉压急剧升高，肺毛细血管压随之升高，使血管内液体渗入到肺间质、肺泡、肺细支气管内而发生肺水肿。正常人肺毛细血管压为6～10mmHg(0.8～1.33kPa)，一般不超过12mmHg(1.6kPa)，血浆胶体渗透压为25～30mmHg(3.33～4kPa)，这2个压差很大，故有利于肺毛细血管对水分的重吸收，肺毛细血管内的液体不能进入肺泡和肺间质，一旦肺毛细血管压突然升高＞25mmHg(3.33kPa)时，即超过了血浆渗透压时，则其内液体便可渗入肺组织间隙，进而渗入肺泡引起水肿。

肺水肿发生时，肺泡内液体与气体形成泡沫，表面张力增大，阻碍通气与肺毛细血管自肺泡内摄取氧，则发生缺氧，导致动脉血氧饱和度降低，组织乳酸产生过多导致代谢性酸中毒。

肺水肿从病理生理角度可分为细胞水肿、间质水肿、肺泡水肿、休克和终末期。

【临床表现】

发病急骤，突然出现严重呼吸困难，端坐呼吸，呼吸频率可达30～40次/min，频繁咳嗽，咳粉红色泡沫样痰，患者常极度烦躁不安，大汗淋漓，面色苍白或青灰，口唇发绀，四肢厥冷，严重者可因脑缺氧而致昏迷。肺水肿早期可因交感神经激活，血压可一度升高，但随着病情进展，血管反应减弱，血压下降，最终致心源性休克。脉细速，可有交替脉，心界增大，心率加快，心尖部第一心音减弱，可闻舒张早期奔马律，肺动脉瓣第二心音亢进。两肺布满湿性啰音与干性啰音，啰音随体位改变而变化，坐位时以中下肺野为重，仰卧位时以背部为重。较轻者可表现为劳力性呼吸困难或夜间阵发性呼吸困难，患者胸闷、气促、心悸、乏力，常于夜间熟睡后憋醒、咳嗽、喘息，称心源性哮喘，约半小时自行缓解。

【实验室检查】

1.动脉血气分析　氧分压(PaO_2)降低，二氧化碳分压($PaCO_2$)降低，血氧饱和度降低，可合并代谢性酸中毒。

2.胸部X射线检查　可见肺纹理增多、增粗或模糊，肺间质水肿所致的Kerley B线或Kerley A线；肺泡性肺水肿时，两肺门可有云雾状蝴蝶样阴影，或肺野有粗大结节型或粟粒结节型改变。

3.血流动力学监测　肺小动脉楔压(PCWP)增高（正常6～12mmHg(0.8～1.6kPa)），心搏指数(CI)下降（正常2.5～4.2L/(min·m²)），当PCWP＞18mmHg(2.4kPa)，CI正常，提示肺淤血；PCWP＞25mmHg(3.33kPa)，CI在2.2～2.5L/(min·m²)，提示肺水肿；PCWP＞18mmHg(2.4kPa)，CI＜2.0L/(min·m²)，提示心源性休克。

4.心电图　常有窦性心动过速和各种心律失常，心肌损害和左心房负荷过重等。

5.超声心动图　左心房、左心室扩大，心室壁运动幅度显著减弱，左心室射血分数降低等。

【诊断与鉴别诊断】

根据典型的症状与体征诊断不困难，必要时可做血流动力学监测，显示肺小动脉楔压（PCWP）升高。鉴别诊断应考虑以下疾病。

1. 支气管哮喘 有哮喘发作病史或慢性呼吸道疾病史，多见于青少年。与过敏因素有关。咳出的痰液为白色黏液，两肺以哮鸣音为主，似无心脏病的症状与体征。X射线检查心影正常，肺野清晰或有肺气肿征。左心衰竭多见于老年人有高血压或慢性心瓣膜病史，发作时必须坐起，咳粉红色泡沫痰，肺部有干湿性啰音，以湿性啰音为主，有心脏病的症状与体征。X射线检查心脏常增大，肺淤血。

2. 急性呼吸窘迫综合征 有多种引起发病的致病因子，如创伤、休克、败血症、中毒、坏死性胰腺炎等。临床虽有呼吸困难，呼吸增速，口唇发绀，但肺部体征多不显著。血气氧分压降低，吸入高浓度氧亦不易纠正。与急性左心衰竭重要的不同点为PCWP＜16mmHg（2.13kPa）。

3. 其他原因引起的休克 当左心衰竭合并心源性休克时，应与其他原因引起的休克相鉴别。心源性休克多与肺淤血、肺水肿并存是主要特征，如无肺循环和体循环淤血征，则心源性休克的可能性很小。

【治疗】

（一）纠正缺氧

可采用不同方式给予纯氧吸入。

1. 鼻导管给氧 吸40%氧浓度，流量6～8L/min，在给氧吸入的同时，给予有机硅消泡剂吸入或使氧气通过50%酒精吸入，使气道内泡沫破裂，增加气体交换面积，改善通气功能。

2. 面罩给氧 吸50%～95%氧浓度，流量5～6L/min，为防止氧中毒可每隔12h中断吸氧数分钟。

3. 机械辅助呼吸 呼吸机正压给氧，一方面增加气体交换，另一方面增加肺泡内压减少肺毛细血管渗出，改善通气功能，达到提高血氧分压的目的。

（二）患者体位

采取坐位或半卧位，两腿下垂，减少回心血量，减轻心脏前负荷。

（三）镇静

吗啡3～5mg在3～5min内经静脉滴入，或5～10mg皮下或肌内注射。它除了镇静，减少躁动所带来的额外心脏负担外，尚可通过抑制中枢性交感神经而扩张外周血管，降低心脏负荷。必要时可隔15min后再给药，可给2～3次。老年、低血压、休克、昏迷、心动过缓、原有呼吸道疾病或呼吸功能有抑制者应慎用。

（四）利尿剂

通过大量迅速利尿，减少血容量，降低心脏前负荷，缓解肺水肿。速尿20～40mg，静脉注射，5min起效，起效前有明显血管扩张作用，最大作用在给药后半小时。可持续2～6h。或丁尿胺1～2mg静脉注射，每日1次。10min起效，半小时达高峰，持续2h。其利尿作用较速尿强20～25倍。必要时4～6h后可重复给药1次。

（五）血管扩张剂

1. 硝普钠 直接扩张小动脉和静脉血管平滑肌，为一种血管扩张剂。适用于高血压合并左心衰竭，二尖瓣或主动脉瓣闭锁不全，急性心肌梗死合并心力衰竭或慢性心力衰竭急性加重的患者。开始剂量20μg/min，每5min增加5～10μg/min，直至前后负荷减轻，症状改善或收缩压<100mmHg(13.33kPa)，最高剂量可达250～300μg/min，长期使用应注意硫氰酸盐中毒。其血浓度不应>6mg/100ml。

2.硝酸甘油　低浓度时主要扩张静脉，当较高剂量时则可扩张小动脉，临床作用以前者为主。5～10mg加入5％葡萄糖液250～500ml中，开始以10μg/min静脉滴注，每5～10min递增5～10μg/min，最高剂量为200μg/min。副作用为低血压和反射性心动过速。长期使用可出现耐药现象，故有人主张间歇用药。

3.酚妥拉明　直接松弛血管平滑肌，包括动脉和静脉，适于急性左心衰竭伴外周阻力增高者。10～50mg加于5％葡萄糖液500ml中，开始以0.1mg/min静脉滴注，每10～15min增加0.1mg/min，直至有效，最高剂量为1～2mg/min。副作用有低血压、心动过速、皮肤潮红和消化道症状。

4.血管紧张素转换酶抑制剂　主要作用为抑制血管紧张素Ⅱ和醛固酮的生成，引起血管扩张，减轻心脏前后负荷。从小剂量开始。卡托普利口服后半小时起效，1h到高峰，持续6～8h，最初12.5mg，每日3次。最高剂量50mg，每日3次。依那普利，起效较慢，持续12～24h。最初剂量2.5mg，维持量为10～15mg，每日1～2次。赖诺普利起效为1h，6h达高峰，持续24h。最初剂量5mg/d，平均维持量20～40mg/d。

(六)增强心肌收缩力药物

1.强心苷类　毛花苷丙0.2～0.4mg加入5％葡萄糖液20ml内缓慢静脉注射，必要时2～4h后再给予0.2～0.4mg。或选用毒毛旋花子苷K 0.125～0.25mg加入5％葡萄糖液20ml内缓慢静脉注射，必要时4～6h后可再给予0.125mg。它不适于风湿性心脏病单纯二尖瓣狭窄窦性心律者。急性心肌梗死患者在发病的24h内不宜应用洋地黄类药物。

2.儿茶酚胺类　常用者为多巴胺与多巴酚丁胺2种，均能兴奋心脏受体增加心肌收缩力。多巴胺低浓度2μg/(kg·min)时主要为激动多巴胺受体作用，扩张肾脏及肠系膜血管，增加肾脏血流量；3～10μg/(kg·min)时主要为激动β₁受体作用；>10μg/(kg·min)时则主要为激动α受体作用，收缩外周血管，增加外周血管阻力和左室充盈压，使心率增快。临床可以两药合用。用于急性左心衰竭时，多巴胺剂量为3～10μg/(kg·min)，多巴酚丁胺剂量为5～10μg/(kg·min)，静脉滴注。

(七)氨茶碱

用于缓解支气管痉挛，扩张外周血管，增加心肌收缩力和利尿。常用剂量为0.25～0.5g加入5％葡萄糖液中缓慢静脉注射，必要时4～6h可重复应用。

(八)肾上腺皮质激素

可以解除支气管痉挛、降低毛细血管通透性、减少渗出、促进利尿、缓解肺水肿。地塞米松5～10mg，静脉注射或加入葡萄糖液静脉滴注。

(九)四肢轮流结扎止血带降低前负荷

此方法可减少静脉回心血量，在情况紧迫，其他治疗措施尚未奏效时，也能对缓解病情有一定的作用。

(十)消除引起心力衰竭的诱因

如心律失常、肺部感染、贫血、甲状腺功能亢进、高血压、情绪激动、过度摄取钠盐等。应尽快找出，并做相应处理。

（十一）基本病因的诊断和治疗

在治疗急性左心衰竭的同时，应积极确定基础心脏病，并做病因治疗，如控制高血压，缩小心肌梗死面积等。

第三节　高血压急症

高血压是以体循环动脉压增高为主要表现的临床综合征，是最常见的心血管疾病。可分为原发性及继发性两大类。对于病因不明的高血压患者，称为原发性高血压，占90%，部分患者有家族史，属基因遗传性疾病。继发性高血压是一组病因明确的疾病所致的高血压，占10%。发病率北方高于南方，城市高于农村，年龄增大血压增高趋势亦大，男性高于女性，但绝经期后的女性高于男性。

【病因】

1. 遗传因素　父母双方都有高血压，其子女患高血压达45%；父母一方有高血压，其子女患高血压达28%；父母均无高血压，其子女患高血压仅3%。有人认为是多基因遗传，也有人认为是单基因遗传。

2. 环境因素　①体重超重；②膳食中高盐；③中度以上饮酒；④长期处于紧张状态，思想高度集中，噪音特强的刺激工作环境。

【发病机制】

原发性高血压的发病机制尚不能完全阐明，目前认为是由多种因素的影响，使血压的调节功能失调而致。

正常人的平均动脉压(MAP)为：MAP＝心排血量(CO)×总外周阻力(TPR)。从此公式中可见，正常血压的调节主要取决于心排血量和外周阻力。凡能直接或间接影响心排血量或增加外周阻力的因素，都能导致动脉血压的升高。因此心排出量、心肌收缩力、血容量、血管弹性即主动脉的顺应性、各种刺激引起反射性外周血管扩张、收缩直接影响到外周阻力，均可影响血压。

下列因素在血压升高中起主要作用。

1. 钠　研究表明高钠摄入可使血压升高，平均收缩压与尿钠呈直线正相关。钠可使血容量上升，血管平滑肌肿胀致血管变细，外周阻力增加。

2. 肾素-血管紧张素-醛固酮系统(RAAS)　RAAS是重要加压机制之一，肾素主要由肾小球旁细胞分泌，血循环中的肾素将肝产生的血管紧张素原水解为血管紧张素Ⅰ，又在肺循环中由血管紧张素转化酶(ACE)的作用下转化为血管紧张素Ⅱ。血管紧张素Ⅱ可致血压升高，机制：①直接使小动脉平滑肌收缩，外周阻力增加；②使交感神经发放冲动增加，小动脉收缩，外周阻力增加；③刺激肾上腺皮质球状带，使醛固酮分泌增多，从而使肾小管远端集合管对钠重吸收增加，导致体内水、钠潴留，使血容量增加。近年的研究显示在中枢神经系统、心脏和大动脉壁均有肾素和血管紧张素Ⅱ，对血压的调节起重要作用。

3. 精神神经学说　动物实验证明，条件反射法可形成狗的神经精神源性高血压。人在长期精神紧张、压力、焦虑或长期环境噪音、视觉刺激下也可引起高血压，这可能与大脑皮层的兴奋、抑制平衡失调，以致交感神经活动增强，儿茶酚胺类介质的释放使小动脉收缩并继发引起血管平滑肌增殖肥大有关。而交感神经的兴奋还可促使肾素释放增多，这些均促使高血压的形成并使高血压状态维持。交感神经活动增强是高血压发病机制中的重要环节。

4.血管内皮功能异常　血管内皮通过代谢、生成、激活和释放各种血管活性物质而在血液循环、心血管功能的调节中起着极为重要的作用，内皮细胞生成血管舒张及收缩物质，前者包括前列环素(PGI_2)、内皮源性舒张因子(EDRF, nitric oxide, NO)等；后者包括内皮素(ET－1)、血管收缩因子(EDCF)、血管紧张素 II 等。高血压时，NO生成减少，而ET－1增加，血管平滑肌细胞对舒张因子的反应减弱而对收缩因子反应增强。

5.胰岛素抵抗　据观察，大多数高血压患者空腹胰岛素水平增高，而糖耐量有不同程度降低，提示有胰岛素抵抗(insulin resistance)现象。实验动物自发性高血压大鼠中也有类似现象。胰岛素抵抗在高血压发病机制中的具体意义尚不清楚，但胰岛素的以下作用可能与血压升高有关：①使肾小管对钠的重吸收增加；②增强交感神经活动；③使细胞内钠、钙浓度增加；④刺激血管壁增生肥厚。

6.其他　流行病学调查提示，以下因素也可能与高血压的发生有关：肥胖、吸烟、过量饮酒、低钙、低镁及低钾。

【病理解剖】

高血压病的主要病理改变是动脉的病变和左心室的肥厚。随病程的进展，心、脑、肾等重要脏器均可累及，其结构和功能因此发生不同程度的改变。

1.心脏　高血压病引起的心脏改变主要包括左心室肥厚和冠状动脉粥样硬化。血压升高和其他代谢内分泌因素引起心肌细胞体积增大和间质增生，使左心室体积和重量增加，从而导致左心室肥厚。冠状动脉粥样硬化病变的特点为动脉壁上出现纤维素性和纤维脂肪性斑块，并有血栓附着。随斑块的扩大和管腔狭窄加重，可产生心肌缺血；斑块的破裂、出血以及继发性血栓形成等可堵塞管腔造成心肌梗死。

2.脑　脑小动脉尤其颅底动脉环是高血压动脉粥样硬化的好发部位，可造成脑缺血和脑血管意外，颈动脉的粥样硬化亦可导致同样的后果，近半数高血压病患者脑内小动脉有许多微小动脉瘤，这是导致脑出血的重要原因。

3.肾　肾细小动脉粥样硬化。肾小球入球细动脉脂肪玻璃样变性和纤维化，造成肾单位萎缩、减少，严重者引起肾功能衰竭。

【临床表现】

原发性高血压早期多无症状，仅在体检时发现，有时可有头晕、头痛、眼花、耳鸣、失眠、乏力、四肢发胀麻木感、记忆力减退或鼻出血。有部分患者也可出现心悸、心跳快而不规则，呼吸急促伴耳鸣等，多数呈轻度持续性。当血压过高而长期未能控制时，可造成心、脑、肾及血管等靶器官的损害，如心、肾功能衰竭，脑血管意外等。体检时可听到主动脉瓣第二音亢进，年龄大者可呈金属音，也可听到第四心音。主动脉瓣区可闻及舒张期高调杂音。

高血压急症有不同的临床表现。

1.恶性高血压　其发病机制尚不清楚，可能与不及时治疗或治疗不当有关。病理上以肾小动脉纤维样坏死为突出特征。临床特点：①发病较急骤，多见于中、青年；②血压显著升高，舒张压持续≥130mmHg(17.33kPa)；③头痛、视力模糊.、眼底出血、渗出和视乳头水肿；④肾脏损害突出，表现为持续蛋白尿、血尿及管型尿，并可伴肾功能不全；⑤进展迅速，如不给予及时治疗，预后不佳，可死于肾功能衰竭、脑卒中或心力衰竭。急进型高血压与恶性高血压词义是同样的。因为急进型高血压和恶性高血压是高血压发病过程的不同阶段，急进型高血压是恶性高血压前驱，故又统称为急进型恶性高血压。

2. 高血压危象　由于情绪激动、精神过度紧张、劳累过度、气候突然变化及内分泌改变等诱因，在原有高血压的基础上，患者周围小动脉突然发生强烈痉挛，使周围阻力骤然增加，血压急剧升高，病情突然加剧或恶化而危及生命，称之为高血压危象。发生机制是由于交感神经兴奋，分泌儿茶酚胺过多。临床上表现为剧烈的头痛、烦躁、眩晕、恶心、呕吐、心悸、气急、多汗及视力模糊等征象。血压≥260/120mmHg(34.67/16kPa)，以收缩压显著升高为主。发作一般历时短暂，控制血压后病情可迅速好转，但易复发。高血压危象患者多死于肾功能衰竭。

3. 高血压脑病　是指在高血压病程中发生急性脑血液循环障碍，引起脑水肿和颅内压增高而产生的临床征象。发生机制主要是脑血管失去了自身的调节作用，脑灌流量过多，液体经血脑屏障漏出到血管周围脑组织，造成脑水肿引起脑内压力升高所致。临床表现有严重的头痛、呕吐和神志改变，烦躁、意识模糊，甚至抽搐、昏迷等。血压≥260/120mmHg(34.67/16kPa)。眼底可见视网膜小动脉重度痉挛与视乳头水肿。

【诊断】

根据1999年世界卫生组织和国际高血压组织和国际高血压学会(WHO/ISH)联合提出的高血压诊断标准规定，18岁以上成年人高血压定义为：在未服抗高血压药物情况下收缩压≥140mmHg(18.67kPa)和(或)舒张压≥90mmHg(12kPa)。患者既往有高血压病史，目前正服用抗高血压药物即使血压已低于140/90mmHg(18.67/12kPa)，仍应诊断为高血压。高血压应依据血压水平分类(表18)。如患者的收缩压和舒张压属于不同的级别，应按两者中较高的级别分类。

表18　血压水平的定义和分类(WHO/ISH)

类别	收缩压（mmHg(kPa)）	舒张压（minHg(kPa)）
理想血压	<120(16)	<80(10.67)
正常血压	<130(17.33)	<85(11.33)
正常高值	130~139(17.33~38.53)	85~89(11.31~11.87)
1级高血压（"轻度"）	140~159(18.67~21.2)	90~99(12~13.2)
亚组：临界高血压	140~149(18.67~19.87)	90~94(12~12.53)
2级高血压（"中度"）	160~179(21.33~23.87)	100~109(13.33~14.53)
3级高血压（"重度"）	≥180(24)	≥110(14.67)
单纯收缩期高血压	≥140(18.67)	<90(12)
亚组：临界收缩期高血压	140~149(18.67~19.87)	<90(12)

注：当收缩压和舒张压分属于不同分级时，以较高的级别作为标准

1. 恶性高血压　舒张压≥130mmHg(17.33kPa)，不同程度的心、肾功能障碍以及眼底视网膜出血、渗出、视神经乳头水肿是诊断恶性高血压的主要依据。

2. 高血压危象　血压≥260/120mmHg(34.67/16kPa)，以收缩压显著升高为主。伴有交感神经兴奋表现是诊断的主要依据。

3.高血压脑病　本病在明显高血压的基础上发生，有脑水肿和颅内压增高的临床表现，是诊断高血压脑病的主要依据。

【鉴别诊断】

1.肾实质疾病　这些疾病早期均有明显的肾脏病变的临床表现，在病程的中后期出现高血压，至终末期肾病阶段高血压几乎都和肾功能不全相伴发，因此，根据病史、尿常规和尿沉渣细胞计数不难与原发性高血压的肾脏损害相鉴别。

2.肾动脉狭窄　可为单侧或双侧性。凡进展迅速的高血压或高血压突然加重，呈恶性高血压表现，药物治疗无效，均应怀疑本症。本症多有舒张压中、重度升高，体检时可在上腹部或背部肋脊角处闻及血管杂音。大剂量断层静脉肾盂造影、放射性核素肾图有助于诊断，肾动脉造影可明确诊断。

3.嗜铬细胞瘤　凡血压波动明显，阵发性血压增高伴心动过速、头痛、出汗、苍白，对一般降压药物无效均应疑及本病。在血压增高期测定血或尿中儿茶酚胺及其代谢产物香草基杏仁酸(VMA)，如有显著增高，提示嗜铬细胞瘤。超声、放射性核素及电子计算机X射线体层显像(CT)、磁共振显像可显示肿瘤的部位。

4.原发性醛固酮增多症　本症系肾上腺皮质增生或肿瘤分泌过多醛固酮所致。临床上以长期高血压伴顽固的低血钾为特征，可有肌无力、周期性麻痹、烦渴、多尿等。血压多为轻、中度增高。实验室检查有低血钾、高血钠、代谢性碱中毒、血浆肾素活性降低、尿醛固酮排泄增多等。螺内酯(安体舒通)试验阳性具有诊断价值。超声、放射性核素、CT可作定位诊断。

5.库欣综合征　系肾上腺皮质肿瘤或增生分泌糖皮质激素过多所致。除高血压外，有向心性肥胖、满月脸、水牛背、皮肤紫纹、毛发增多、血糖增高等特征，诊断一般并不困难。24h尿中17－羟及17－酮类固醇增多、地塞米松抑制试验及肾上腺皮质激素兴奋试验阳性有助于诊断，颅内蝶鞍X射线检查、肾上腺CT扫描及放射性碘化胆固醇肾上腺扫描可用于病变定位。

6.主动脉缩窄　多数为先天性血管畸形，少数为多发性大动脉炎所引起。特点为上肢血压增高而下肢血压不高或降低，呈上肢血压高于下肢的反常现象。在肩胛间区、胸骨旁、腋部可有侧支循环动脉的搏动和杂音或腹部听诊有血管杂音。胸部X射线摄影可显示肋骨受侧支动脉侵蚀引起的切迹。主动脉造影可确定诊断。

【治疗】

(一)治疗原则

既要降压，又要预防并发症，要合理选药和联合用药，取得最大降压效果。因此选用药物时应达到：①降低血压，使血压降至正常范围；②防止或减少心脑血管及肾脏并发症，降低病死率和病残率。

(二)一般治疗

①合理膳食：限制钠盐摄入，减少膳食脂肪，限制饮酒；②减轻和控制体重；③增加体力活动；④劳逸结合，减轻精神压力，保持心理平衡，戒烟等。

(三)药物选用

1.利尿剂　主要使细胞外液容量减低、心排血量降低，并通过利钠作用使血压下降。主要适用于轻、中度高血压，尤其适宜于老年人收缩期高血压及合并心力衰竭的治疗。临床上应用最普遍的是噻嗪类，长期应用可引起低血钾及血糖、血尿酸、血胆固醇增高。新近推出的制剂吲哒帕胺，同时具有利尿及钙通道阻滞剂作用，能有效降压而较少引起低血钾。

2. β受体阻滞剂　β受体阻滞剂可能是通过β受体的阻滞，可减慢心率、使心排血量降低，外周血管阻力下降，同时可以抑制肾素释放，从而使血压下降。适用于轻、中度高血压，尤其是心率较快的中青年患者或合并有心绞痛、心肌梗死后的高血压患者。常用的是普萘洛尔、美托洛尔等。β受体阻滞剂不宜用于糖尿病、支气管哮喘、心力衰竭、外周动脉疾病、病态窦房结综合征及房室传导阻滞等疾病。

3. 钙通道阻滞剂　主要通过Ca^{2+}内流和细胞内移动的阻滞而影响心肌及小动脉平滑肌细胞收缩，使心肌收缩性降低，外周阻力血管扩张，阻力降低，血压下降。钙通道阻滞剂适用于各年龄、各类型的高血压患者，可用于中、重度高血压的治疗。常用钙通道阻滞剂有尼莫地平、硝苯吡啶、维拉帕米等。硝苯吡啶对心率偏慢者适宜，维拉帕米对心率偏快者合适。常见的副作用有头痛、面红、下肢浮肿、心动过速等。

4. 血管紧张素转换酶抑制剂(ACEI)　降压作用主要是通过抑制转换酶而使血管紧张素Ⅱ生成减少，醛固酮分泌减低，减少钠和液体潴留，加强缓激肽的血管扩张作用，降低外周血管阻力，降低血压。ACEI适用于所有类型的高血压，尤其伴左心室肥厚、心力衰竭、心肌梗死后、糖尿病肾病者。常用的有卡托普利、依那普利、福辛普利等。副作用有干咳、白细胞减少、皮疹、过敏等。

5. 血管紧张素Ⅱ受体阻滞剂　通过对血管紧张素Ⅱ受体的阻滞，有效地阻断血管紧张素引起的血管收缩、水钠潴留及细胞增生等不利作用。适应证与ACEI相同，但不引起咳嗽。

6. α₁受体阻滞剂　通过阻滞肾上腺素能介质与$α_1$受体结合，使外周血管扩张、阻力下降而降压。本制剂适用于中重度高血压，但可能引起体位性低血压，不适用于老年高血压者。

7. 血管扩张剂　因为该类药物副作用较多，故在临床上已很少应用，主要有：①中枢作用药，可乐定、甲基多巴；②外周肾上腺能神经元阻滞剂，利血平、胍乙啶；③直接血管扩张剂，肼苯达嗪、敏乐啶等。

(四)用药注意事项

1. 阶梯式的用药方法　首选上述药物中一种适合的降压药，从小剂量开始，逐渐加大剂量，治疗2～3周后，如血压未得到满意控制，可增加剂量或换用其他类药，必要时可用2种或2种以上药物联合治疗。联合用药可减少每种用药剂量，减少副作用而降压作用增强。

2. 长期用药　经过治疗血压得到满意控制后，应逐步减少用药剂量，但一般仍需长期用药。切忌突然停药，以免出现血压迅速升高和交感神经活性增高的表现，如心悸、烦躁、多汗、头痛、心绞痛等停药综合征症状。

3. 治疗失败　用药治疗后血压不下降，治疗不满意，首先要考虑选药是否正确，应根据患者的年龄、体质、个体情况及血压的类型等选药，同时还应注意用药的剂量、疗程是否够，患者是否按时用药。此外，还要考虑患者是否为继发性高血压。

(五)高血压急症的治疗

1. 降压原则　积极降压，防止严重并发症。

2. 注意事项　①尽快降低血压，但不要骤降。过慢影响疗效，过快可导致冠状动脉或脑动脉供血不足；②最初24～48h内降压时一般不宜使血压降至正常水平，安全的血压水平是160～180mmHg/100～110mmHg(21.33～24/13.33～14.67kPa)，或者平均动脉压降低不超过原水平的25%，经过1～2周时间将血压降到正常范围；③慎用减少肾血流量的降压药物；④对高血压脑病者慎用血管扩张剂，以免增加脑血流量而加重脑水肿；⑤禁用能透过血脑屏障的药物以免干扰对患者神志状态的判断，尤其高血压脑病者；⑥静脉给药最为适宜，作用迅速，并可随时改变药物所需的剂量，但对于没有急性靶器官损害的高血压急症，如恶性高血压无合并症，允许在24h内使血压下降者可用口服药。

3. 药物选用

(1)硝普钠　直接扩张动脉和静脉，可以降低心室的前、后负荷，迅速降压。硝普钠降压作用快，起效时间0.5～2min，停止滴注后作用在3～5min内即消失，开始以10～25μg/min静脉滴注，可每隔5～15min增加5μg/min，可达50～400μg/min，副作用为低血压。大剂量或长时间应用可引起硫氰酸中毒，表现为恶心、呕吐、头痛、抽搐甚至昏迷。

(2)硝酸甘油　扩张静脉和冠状动脉，较大剂量时也使动脉扩张。静脉滴注可使血压较快下降，开始以5～10μg/min静脉滴注，然后每5～10min增加5～10μg/min，停药后数分钟内作用即消失。不良反应有心动过速、面红、头痛及呕吐等。

(3)尼卡地平　为二氢吡啶类钙通道阻滞剂，静脉滴注，开始以25μg/min静脉滴注，逐渐增加剂量，可用至300μg/min。副作用有心动过速、面部充血潮红、恶心等。

(4)乌拉地尔　为α₁受体阻滞剂，剂量为10～50mg静脉注射，如血压无明显降低，可重复注射，然后50～100mg加入100ml液体中静脉滴注维持，速度为0.4～2mg/min。

(5)硝苯吡啶　为二氢吡啶类钙通道阻滞剂，起效时间5～15min，持续作用3～5h。10mg舌下含化，30min后可重复用。副作用有低血压、心动过速、恶心、头痛、头晕。

(6)卡托普利　为ACE抑制剂。起效时间15～30min，持续作用6～10h。25～50mg口服或含化，30min后可重复。副作用有低血压、粒细胞减少、发热、皮疹等。

高血压急症除迅速用降压药外，如有剧烈头痛、呕吐、抽搐、烦躁等症状，可适当用脱水剂，如20%甘露醇250ml快速静脉滴注或速尿20～40mg稀释后静脉注射降颅内压，用安定、苯巴比妥钠等药物镇静。

第四节　严重心律失常

心律失常是指心脏激动的频率、节律、起源部位、传导速度与激动次序的异常。是急诊中最常见的病症之一。能否迅速进行正确的诊断和治疗，直接关系到患者的安危。

心脏传导系统由负责正常激动形成与传导的特殊心肌组成。它包括窦房结，结间束，房室结，希氏束，左、右束支以及浦肯野纤维网等几个部分。正常情况下窦房结是心脏节律最快、最高的起搏点，激动从窦房结发出，沿3条结间束传到房室结，然后再把激动传到希氏束。希氏束再分为左、右束支，最后呈树枝状延伸，构成浦肯野纤维网，当激动传到浦肯野纤维网后则完成一次激动传递。

【病因】

1. 器质性心脏病　如缺血性心脏病、心脏瓣膜病、先天性心脏病、心肌炎、心肌病、心包炎等由于引起心肌细胞的电生理异常，从而产生相关心律失常。其中缺血性心脏病、各种疾病诱发心力衰竭等较易引发严重的心律失常。

2. 非心源性疾病　如慢性阻塞性肺病、急性胰腺炎，急性脑血管病、妊娠高血压综合征等均可引发心律失常。

3. 代谢性疾病及电解质紊乱和酸碱平衡失调　如甲状腺功能亢进，嗜铬细胞瘤，各种原因引起的低钾血症或高钾血症等。其发生机制与心肌细胞的膜电位异常致自律性、兴奋性、传导性异常有关。

4. 物理和化学因素的作用与中毒　中暑、电击伤等物理因素、某些工业性毒物、农药、动物毒素和有毒植物等。

5. 医源性因素　如阿霉素、洋地黄、奎尼丁及胺碘酮等抗心律失常药。

【发病机制】

心律失常按其发生情况可分为心脏激动起源异常、传导异常和两者均异常。

(一)心脏激动起源异常

1. 窦性激动异常　是由于窦房结的激动频率过快、过慢、不规则而形成的。

2. 异位激动异常　正常时具有自律性的其他心肌细胞或由于病变具有了异常自律性的工作心肌细胞，自律性超过窦房结时，可发出异位激动，控制心脏的活动。

3. 触发性激动异常　触发激动是由一次正常的动作电位所触发的后除极。当后除极所引起的膜电位震荡到达阈电位时，即可触发一次新的动作电位，产生心律失常。

(二)心脏激动传导异常

1. 传导阻滞　当激动抵达部位心肌细胞仍处于绝对不应期或有效不应期，此时不能兴奋或不能发生可扩播性兴奋，即发生完全性传导阻滞；当激动抵达部位心肌细胞仍处于相对不应期，此时传导速度变慢，即发生传导延缓和不完全性传导阻滞。

2. 折返现象　激动沿一条途径下传，但从另一条途径又折返回原处恰到其反应期，使该处再一次进行激动传递，形成环形传递，可表现为各种早搏、阵发性心动过速、扑动、颤动。

3. 传导紊乱　除正常途径传导外，在心房和心室间即房室结区有一部分异常激动过快地传到心室，使部分心室肌提前激动，出现传导紊乱，易引起阵发性室上性心动过速、心房颤动等。

对心脏功能影响大，常可危及生命的有阵发性室上性心动过速、心房扑动与心房颤动、阵发性室性心动过速及心室扑动与心室颤动。

一、阵发性室上性心动过速

阵发性室上性心动过速(PSVT)，简称室上速。其特点是突然发作和突然终止，持续时间长短不一。房室结双径路为基础的房室结折返性心动过速和房室旁路参与的房室折返性心动过速占全部阵发性室上性心动过速的95％左右。其余的5％为房性心动过速或阵发性窦性心动过速。

【病因】

多见于无器质性心脏病的年轻人，亦可并发于各种心脏病如缺血性心脏病、心脏瓣膜病、甲状腺功能亢进性心脏病、预激综合征等以及低钾血症、洋地黄中毒等。诱因包括饮咖啡、浓茶、饮酒、吸烟和过度体力或精神劳累。

【临床表现】

(一)症状

1. 主要为阵发心悸，突发突止，心动过速持续时间长时可有头晕、胸闷、气短等症状。也可完全无症状。常有反复发作的病史。发作频度和持续时间因人而异。

2. 若有器质性心脏病者，可发生心力衰竭、休克甚至死亡。合并严重二尖瓣狭窄可引起急性肺水肿，有冠心病的患者可引起心绞痛甚至心肌梗死。

3. 部分患者室上性心动过速发作时可出现多尿，这与心房肽分泌过多有关。

(二)体征

1. 心率快150～220次/min，心律整齐，第一心音强且固定不变。脉搏细速。

2. 心率过快心室舒张不充分，由于心排出量减少可以使血压下降，心脏原有杂音可因心动过速而减弱或消失。

【诊断】

主要根据心电图表现特征进行诊断(图164)。诊断要点如下。

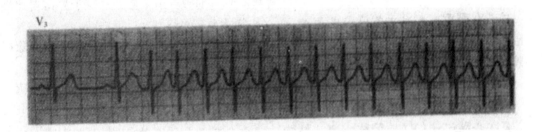

图164　阵发性室上性心动过速

1. 连续3个或3个以上的房性或交界性过早搏动。频率在150～220次/min，心律绝对整齐，心动周期相差<0.001s。

2. QRS波群形态与时限均正常(伴有束支阻滞或室内差异传导时，可呈宽QRS波)。

3. P波与QRS波的关系：多数看不见或难以识别P波，少数可见逆行或前传P波，P波可在QRS波之前，也可在QRS波之后。

4. T波可直立或低平，甚至倒置，心率越快，发作时间越长，缺血越明显，T波改变也越明显。

5. 突然发作，突然终止。常可用刺激迷走神经的方法使之终止。

【治疗】

(一)刺激迷走神经

如压迫眼球，颈动脉窦按摩(切不可两侧同时按摩，以免引起脑缺血)，深吸气后屏气(Valsalva动作)，咳嗽及诱发呕吐反射等使之突然终止。

(二)腺苷

首选药物为腺苷6～12mg快速静脉注射，起效迅速，副作用为胸部压迫感、呼吸困难、面部潮红、窦性心动过缓、房室传导阻滞等。

（三）抗心律失常药物

1. 钙通道阻滞剂　如维拉帕米首次5mg静脉注射，无效时间隔10min再注射5mg。如患者合并心力衰竭、低血压或为宽QRS波心动过速，尚未明确诊断时，不应选用维拉帕米，宜选用腺苷。

2. 洋地黄类制剂　如毛花苷丙，0.4mg稀释后静脉缓慢注射，适宜于有器质性心脏病，有心力衰竭，近2周内未用过洋地黄类药物者。因洋地黄类药物可使预激综合征旁道有效不应期缩短而加快传导，特别是预激合并室上速沿旁道下传者不宜使用。

3. β受体阻滞剂　如普萘洛尔0.25～0.5mg静脉注射能有效终止心动过速，但应避免用于心力衰竭、支气管哮喘患者。

4. 其他　还可选用胺碘酮、普鲁卡因酰胺、普罗帕酮等药物。

（四）升压药

通过升高血压反射性地兴奋迷走神经，引起心率减慢，延长心肌不应期，减慢房室传导，使心动过速终止。可选用间羟胺10～20mg或甲氧胺10～20mg，稀释后缓慢静脉注射，一旦心动过速停止，即应停止用药。有器质性心脏病或高血压者不宜使用。

（五）电复律

对于有严重血流动力学障碍的患者，或抗心律失常药物不能终止室上速时，可采用直流电复律。不适宜电复律的患者也可考虑经静脉心室临时起搏术或经食管心房调搏超速抑制的方法终止室上速。

二、室性心动过速

室性心动过速（VT），简称室速。是指连续3个或3个以上的室性过早搏动，频率＞100次/min所构成的心律失常。在同次发作中QRS波群形态单一时，称为单形性室性心动过速；在同次发作中QRS波群有2种或更多的不同形态，称为多形性室性心动过速。根据每次发作持续的时间又可分为持续性和非持续性。持续性室性心动过速至少持续30s，或虽未达30s，患者已发生意识丧失，需紧急直流电转复。非持续性室性心动过速每次发作持续时间＜30s。QT间期延长伴发的多形性室性心动过速称为尖端扭转型室性心动过速，患者可有晕厥，甚至猝死。

【病因】

常见于各种器质性心脏病，最常见于冠心病，尤其是急性心肌梗死、心肌病、高血压病性心脏病、风湿性心脏病、心肌炎等。心脏手术、心导管检查、麻醉及各种原因所造成的电解质紊乱如低钾血症、低镁血症、洋地黄及抗心律失常药物中毒等均可诱发室速。

非持续性室速多见于无心脏病或迷走神经受刺激、极度兴奋、受惊者。

【临床表现】

（一）症状

取决于心室率快慢、持续时间长短和有无器质性心脏疾患等。非持续性室速患者通常无明显症状。持续性室速患者常伴明显血流动力学障碍与心肌缺血，可出现心悸、无力、头晕、恶心，严重者可出现低血压、休克、少尿、心绞痛、心力衰竭、呼吸困难、晕厥甚至意识障碍等。

(二)体征

1. 收缩期血压随每次心搏而变化。心率变化大，100～300次/min，一般为150～200次/min，节律齐或轻微不齐。QRS波群宽时可听到第1、第2心音分裂增宽，有时出现奔马律。

2. 室速发生房室分离时，颈静脉搏动出现间歇性炮波，第1心音强弱不一，偶可闻大炮音。

【诊断】

(一)室速的心电图特点(图165)

1. 连续3个或3个以上的室性期前收缩连续出现。

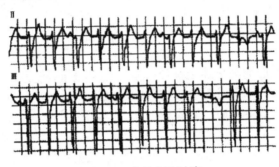

图165　室性心动过速

2. QRS波宽大、畸形，QRS时间＞0.12s，其前无相关的P波，ST－T波方向与QRS波群主波方向相反。可见心室夺获和室性融合波。前者与窦性QRS波群形态相同，后者形态介于窦性QRS与室性QRS波群之间。

3. 心动周期可略不规则，频率在150～200次/min。刺激迷走神经的方法对之无效。通常发作突然开始。

4. 伴有室内差异性传导的室上速或预激综合征伴室上速，可能酷似室速。两者临床意义及治疗完全不同，应注意鉴别。

(二)尖端扭转型室速的心电图特点

1. 发作时室性QRS波群振幅和方向每隔3～10个心搏转至相反方向，似乎在环绕等电位线扭转(图166)。

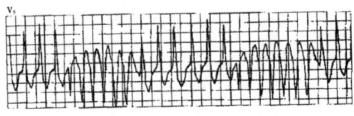

图166　尖端扭转型室性心动过速

2. QRS频率160～280次/min。

3. 易在长－短周期序列以后发作。

4. QT间期常延长，并伴U波高大。

5.可突然发作突然终止或转为心室颤动,发作间期可为正常窦性心律或缓慢性心律失常。

【治疗】

室速的治疗原则是:对非持续性的室速,无症状,无晕厥史,无器质性心脏病者不需治疗;对持续性室速发作,无论有无器质性心脏病应迅速终止发作,积极治疗原发病;对非持续性室速,有器质性心脏病患者亦应积极治疗。

(一)驱除病因和诱因

如对急性心肌梗死、电解质紊乱和药物中毒等必须进行及时和有效的治疗。

(二)直流电复律

对已发生低血压、休克、心绞痛、充血性心力衰竭或脑血流灌注不足的患者,应首选电复律治疗。对血流动力学尚稳定但药物治疗无效的室速,也可试用直流电同步电复律转复。洋地黄中毒引起的室速,不宜用电复律,应给予药物治疗。

(三)药物治疗

对室速无严重血流动力学障碍者应首选药物治疗。

1.利多卡因50~100mg稀释后静脉注射,间隔10~15min可重复使用。总量不超过300mg。

2.25%硫酸镁10mg稀释后静脉注射,间隔15min后可重复使用。

3.普鲁卡因酰胺、溴苄胺和胺碘酮对终止室速也有效。

(四)介入治疗和手术治疗

对反复发作而药物治疗无效的室速患者,如病情稳定,可经静脉插入电极导管至右室,应用超速起搏终止心动过速。其次,可选用经导管射频消融术或手术治疗等。

(五)尖端扭转型室速的治疗

1.寻找和纠正引起QT间期延长的原因。

2.药物治疗:25%硫酸镁稀释后缓慢静脉注射,对各种尖端扭转型室速均有一定疗效,应首选。对基本心律心动过缓者应选用异丙肾上腺素或阿托品。对先天性长QT间期综合征应选用大剂量β受体阻滞剂或苯妥英钠。忌用引起QT间期延长的药物。

3.对药物治疗无效者应及时施行心房、心室起搏治疗或颈胸交感神经切断术。

三、心房扑动与心房颤动

心房扑动与心房颤动,简称房扑与房颤。房颤是临床上最常见的心律失常之一,和房扑可互相转化。两者均可使心房快速激动而丧失有效的机械收缩,且丧失房室收缩顺序,从而使回心血量下降,心排出量下降。

【病因】

房扑与房颤多发生于器质性心脏病患者。可为阵发性,持续数小时至数日,也可为持续性。阵发性房扑与房颤可见于健康的正常人。持续性房扑与房颤见于风湿性心脏病、高血压心脏病、冠心病、心肌病、缩窄性心包炎、肺心病、甲状腺功能亢进、急性酒精中毒、房间隔缺损和心脏手术。

【临床表现】

1.症状　症状轻重取决于心室率的快慢及基础心脏病的情况,心率不快时可以症状较轻或无症状。心率较快时，可有心悸、胸闷、气短及焦虑，阵发性发作或初发时更明显。由于心房有效收缩消失，心排出量下降，在心室率过快时，易于发生心绞痛、急性心力衰竭、休克、心室颤动、昏厥。当心室率极快时甚至可发生猝死。房颤时心房无机械收缩，血流淤滞，在心房内易于形成血栓，血栓脱落引起动脉系统栓塞，脑栓塞可导致患者死亡。

2.体征　房扑时最常见是快而规则的心室率，在150次/min左右，提示为2：1房扑，如为3：1或4：1房扑，心室率可慢而规则。如房室传导比例不恒定，则可出现心律不规整。可见快速的颈静脉扑动。按摩颈动脉窦时，心室率可突然明显减慢或不规则。运动时可减轻房室阻滞使心室率明显增加。心房颤动时，第一心音强弱不等，心率和心律绝对不规则，脉搏短绌，是由于少部分心搏过分提前，以致回心血量及心搏量极少或甚至无血流排出，所以可听到心音却触不到脉搏。

【心电图表现】

1.房扑　典型表现为各导联P波消失，代之以形态、大小、节律规则的快速连续性锯齿样扑动波（F波），之间常无等电位线。频率250～350次/min。少数F波形态、大小、间距略有差异者称为不纯性心房扑动。QRS波群呈室上性，也可因室内差传或存在预激旁道而呈宽大畸形，房室传异常见为2：1，也可呈1：1，3：1或4：1传导，当传导比例不恒定时R－R间距可规则或不规则（图167）。

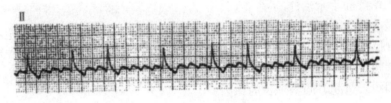

图167　心房扑动

2.房颤　典型改变为各导联P波消失，代之以形态、振幅、间距完全不一致的房颤波（f波），f波可相当显著（称粗颤），也可非常纤细（称细颤），频率达350～600次/min，R－R间距绝对不整齐，心室律绝对不齐，多在120～180次/min。QRS呈室上性，也可因伴室内差异传导或伴有预激而呈宽大畸形（图168）。

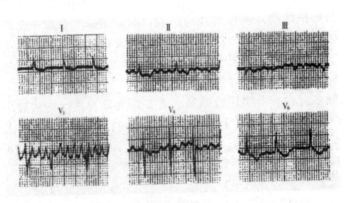

图168　心房颤动

【治疗】

（一）房扑的治疗

治疗的目的为恢复窦性心律，如此目的不能达到，应减慢心室率。

1. 病因治疗　治疗基础疾病如甲状腺功能亢进或肺栓塞，心房扑动常可自行消失，恢复窦性心律。

2. 转复心律　同步直流电电击转复为首选治疗，尤其当心房扑动发生于器质性心脏病（AMI等）和（或）心房扑动导致心肌缺血、心力衰竭或低血压时。直流电击转复的成功率几乎100%，并且所需能量很小（10～25瓦秒）。其他常用方法有经食管心房调搏术、经导管射频消融术和药物复律等。药物转复心房扑动选用奎尼丁或胺碘酮。如选用奎尼丁，一定要先用洋地黄、钙通道阻滞剂或β受体阻断剂等控制心室率，否则奎尼丁会减慢心房扑动的心房率，但加快房室传导，结果使心室率进一步增快。

3. 控制心室率　一般患者首选维拉帕米，伴有心力衰竭患者应首选洋地黄。如无禁忌证亦可选用β受体阻断剂，必要时可联合用药。

（二）房颤的治疗

主要目的是病因治疗；控制心室率；转复房颤，恢复窦性心律；预防栓塞并发症。

1. 病因治疗　房颤应针对原发病进行治疗如用药物或手术治疗甲状腺功能亢进，二尖瓣分离术或二尖瓣置换术治疗风湿性心脏病等。

2. 控制心室率　休息时的心率应控制在60～80次/min，日常活动时<100次/min。可用洋地黄类药物。洋地黄类药物通过兴奋迷走神经，加重房室结隐匿传导，使心室率减慢。用洋地黄后，心室率仍很快时，此时可换用或联合使用β受体阻断剂或钙通道阻滞剂。但应注意这2种药的负性肌力作用。预激综合征并发房颤时，不宜用洋地黄。

3. 转复房颤，恢复窦性心律　常用复律方法与房扑相似。如房颤发作时心室率极快，伴有严重心力衰竭，心绞痛恶化加重或低血压，应立即直流电同步除颤。如临床症状不严重，可采用药物复律。目前常用药物胺碘酮致心律失常发生率最低。奎尼丁因可诱发致命室性心律失常，增加死亡率，现已很少应用。药物复律无效时，可改用电复律。

4. 预防栓塞并发症　对于慢性房颤合并二尖瓣狭窄、明显的充血性心力衰竭和有栓塞发作史的患者应使用华法林抗凝治疗，预防栓塞并发症。使用时应监测凝血酶原时间，使其保持在对照值的1.5倍左右。对于不适宜应用华法林治疗及无以上危险因素的患者可用阿司匹林等抗血小板药物。

四、心室扑动与心室颤动

心室扑动（VF）和心室颤动（VF）是最严重的心律失常，简称室扑（VF）和室颤（VF）。前者心室有快而微弱的收缩，后者心室各部分肌纤维发生快而不协调的乱颤，对血流动力学的影响等同于心室停搏。常为心脏病及其他病的临终表现，也是猝死常见表现之一。

【病因】

室扑和室颤常见于急性心肌梗死等严重的器质性心脏病患者。也可见于严重的药物中毒（包括抗心律失常药物）、电解质紊乱、心脏手术、麻醉、触电、雷击等。心搏骤停、心脏性猝死及各种疾病临终前亦可出现室扑和心室颤动。

【临床表现】

心室扑动或心室颤动一旦发生，患者迅速出现阿斯综合征，依次出现以下症状和体征：①心音消失；②脉搏扪不到，血压测不出；③意识突然丧失或伴抽搐；④呼吸断续，呈叹息样，随后停止；⑤瞳孔散大。

【心电图特点】

正常P、QRS、T波消失，呈短阵的扑动波和不规则的纤维颤动波。室扑时频率多在200～300次/min。心室颤动时频率150～300次/min。其波由粗大逐渐变为细小的纤维颤动波。兴奋性进一步减低变为慢而宽的蠕动波，最后心脏生物电学活动完全停止(图169，图170)。

【治疗】

1. 心肺脑复苏　心室扑动或心室颤动一旦发生，必须按心肺脑复苏原则立即进行抢救。具体抢救步骤为：A(airway)保持呼吸道通畅，清除呼吸道异物；B(breathing)建立有效呼吸；C(circulation)建立有效循环；D(drug)药物治疗，可选用肾上腺素、利多卡因、溴苄胺等；E(electrocardiogram)实施心电监护；F(fibrillation)非同步电除颤复律术；G(gauge)评估病情；H(hypothermia)低温疗法；I(intensive care)重症监护。

2. 复苏后处理　巩固和稳定复苏后心律、避免复发。积极防治发生心室扑动、心室颤动的原发疾患，维持有效的循环和呼吸功能、水和电解质和酸碱平衡，防治脑水肿和急性肾功能衰竭与继发感染。

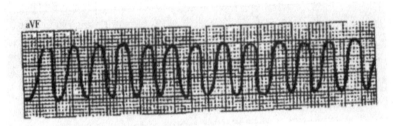

图169　心室扑动

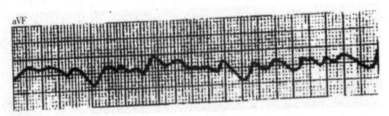

图170　心室颤动

五、房室传导阻滞

房室传导阻滞(AVB)又称房室阻滞，是指房室交界区脱离了生理不应期后，心房冲动传导延迟或不能传导至心室。AVB可为暂时性或持久性。根据心电图上的表现分三度：①一度房室阻滞，指P-R间期延长，但所有心房冲动均可下传心室；②二度房室阻滞，指心房冲动有部分不能传入心室，又分为Ⅰ型(莫氏Ⅰ型)与Ⅱ型(莫氏Ⅱ型)；③三度房室阻滞，指房室间传导完全中断，所有心房冲动均不能下传心室。房室传导阻滞主要发生在2个部位：一是希氏束分叉以上的房室结及希氏束；二是希氏束以下的束支，常为双侧束支或3支阻滞。

【病因】

房室阻滞常见于病理情况，如急性心肌梗死、心肌炎、心肌病、急性风湿热、先天性心脏病、药物中毒、电解质紊乱、结缔组织病和原发性传导束退化症等。偶尔，一度和二度Ⅰ型房室阻滞见于正常人或运动员，与迷走神经张力增高有关。

【临床表现】

一度房室阻滞常无症状。二度Ⅰ型和Ⅱ型房室阻滞常有心悸、乏力等症状。三度房室阻滞的症状取决于发病原因和心室率快慢，常有心悸、心力衰竭、心绞痛、眩晕或晕厥，甚至发生阿—斯综合征和猝死。一度房室阻滞听诊时，因PR间期延长，第一心音强度减弱。二度Ⅰ型房室阻滞的第一心音强度逐渐减弱并有心搏脱漏。二度Ⅱ型房室阻滞亦有间歇性心搏脱漏，但第一心音强度恒定。三度房室阻滞第一心音强弱不一，心房、心室同时收缩时可闻及响亮清晰的大炮音，颈静脉出现巨大的a波。

【心电图特征】

1. 一度房室传导阻滞　每个窦性P波后均随之相关的QRS—T波群；P—R间期＞0.20s，或超过该年龄、心率之P—R间期的最高限度(图171)。

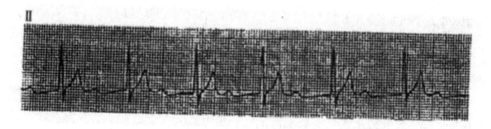

图171. 度房室传导阻滞

2. 二度Ⅰ型房室传导阻滞　窦性P波，P—P间期规则；P—R间期逐渐延长，直到P波不能下传，QRS波脱漏；脱漏后的P—R间期最短，脱漏前R—R间期逐渐缩短，且小于脱漏后的R—R间期(图172)。

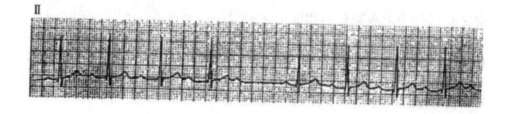

图172　二度Ⅰ型房室传导阻滞

3. 二度Ⅱ型房室传导阻滞　窦性P波，P—P间期规则；P—H间期固定，突然发生一个P波不能下传；QRS波脱漏，可连续2个或2个以上的P波被阻滞(图173)。

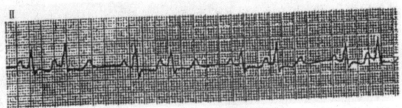

图173　二度11型房室传导阻滞

4.三度房室传导阻滞　P波与QRS波无关，P—P间期<R—R间期，心室率慢，节律点在希氏束分叉以上为40～60次/min，在希氏束以下为30～40次/min，心室律一般规则也可不规则(图174)。

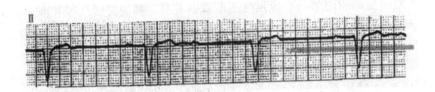

图174　三度房室传导阻滞

【治疗】

1.病因治疗　主要针对可逆性病因和诱因。如急性感染性疾病控制感染，洋地黄中毒的治疗和电解质紊乱的纠正等。

2.对症治疗　一度房室阻滞与二度Ⅰ型房室阻滞心室率不慢者，无需接受治疗。二度Ⅱ型与三度房室阻滞如心室率显著缓慢，伴有血流动力学障碍，甚至阿—斯综合征发作者，应及时进行临时性或永久性心脏起搏治疗。也可酌情给予适当药物应急治疗。①阿托品可对抗迷走神经兴奋，提高房室阻滞的心率，适用于房室结部位的传导阻滞，但有可能使束支水平的传导阻滞加重，常用量1～2mg，静脉注射或肌内注射。②异丙肾上腺素可改善传导，提高逸搏节律点的自律性，适用于任何部位的房室传导阻滞，但应用于急性心肌梗死时应十分慎重，因可能导致严重室性心律失常。常用1～2μg/min静脉滴注，根据心率调整滴速。③肾上腺皮质激素可消炎、抗过敏、抗内毒素、抑制免疫反应、减轻机体对各种损伤的病理反应。有利于房室传导改善，适用于炎症或水肿等引起的急性获得性完全性心脏传导阻滞。

（何青青）

第十九章　实验室管理和质量控制

实验室管理旨在对实验室的技术人员、仪器设备、财力、信息等资源，通过计划、组织、控制和指导等手段，进行有效的整合，以最经济和对就检者伤害最小的方式，提供准确、及时、有效的检验信息，以满足临床医师对患者在疾病预防、诊断、治疗方面的需求。质量控制是为了达到质量要求所采取的作业技术和活动，包含有：设施和环境，检验方法、仪器及外部供应品，操作手册，方法性能规格的建立和确认，仪器和检测系统的维护和功能检查，仪器和试剂的校准和校准验证，室内质量控制（IQC)，室间质量评价(EQA)，纠正措施，质控记录等方面的要素。

第一节　实验室管理

一、实验室人员管理

1. 实验室必须配备足够的工作人员。
2. 业务技术人员必须具有从事本专业的业务技术水平和资质。
3. 根据工作需要进行人员定岗和专业分工。
4. 定期进行思想道德教育和专业技术培训。

制定实验室规章制度，并进行定期和不定期的检查、评比，并有记录保存。规章制度一般包括：行为道德守则、岗位职责、工作制度、试剂和仪器设备管理制度、值班制度、安全管理制度、查对制度、消毒隔离制度、差错事故和投诉处理制度、检验报告单签发制度、奖惩制度等。

二、实验室环境和设备管理

1. 实验室的环境设施应有利于检验活动的正常运行。要对干扰检验结果的因素如温度、湿度、震动、供电、阳光、电磁辐射、生物消毒等予以足够的重视。
2. 为防止交叉污染，应将不相容活动的相邻区域进行隔离。
3. 实验室布局必须合理，有利于工作人员操作，防止环境污染，杜绝安全隐患。
4. 建立仪器设备的购买、使用、维护和校准的程序文件，对贵重仪器设备要建立仪器设备档案。档案的内容包括：
   (1)仪器设备的型号、性能；
   (2)仪器设备购置的认证和批准报告；
   (3)仪器设备安装、验收报告；
   (4)仪器设备校准、使用记录；
   (5)仪器设备维护保养及故障记录。
5. 建立仪器设备使用和操作的标准操作程序。

6. 关键仪器设备的上岗培训记录。

7. 仪器设备要有运行状态标识。

三、实验室文件管理

1. 制定文件资料的保存和管理制度，并指定专人负责保管。

2. 科室人事档案、健康档案、仪器设备档案、质量手册、上级的文件通知和报告、检验项目的原始数据等必须在控。

3. 文件资料应易于存取、安全保密。

4. 文件资料定期整理，过期失效的资料和现行有效的资料要有明显区别并分开存放。

5. 有关原始数据至少要保存2年。

四、实验室信息管理

1. 建立健全实验室计算机信息系统，进行信息、人事组织、资源、培训和质量方面的管理，并具有联机检索和远程通讯的功能。

2. 采用通用性高的软件系统，且操作简捷，便于培训，易于维护。

3. 具有较好的安全保密性。

五、实验室财务管理

1. 制定实验室业务预算，并保证实验室的一切活动在预算范围内运行。

2. 合理使用资金，在购置仪器设备和试剂时，要反复论证，多方比较，力争少花钱多办事。

3. 加强成本核算，搞好实验室的经济活动。

第二节 实验室的质量控制

一、分析前

1. 实验室设置：实验室必须拥有与工作开展相适应的面积，工作区域配置足够的能源、照明、通风良好。实验室的布局按各专业的特点合理配置，以利于工作的开展，确保检验结果的准确性和有效性。实验室的设置要注意符合健康和安全方面的要求。

2. 人员：实验室应该配备与工作开展的范围相适应的人员数。专业技术人员应具有本专业的相关知识和资质。建立人事技术档案。确定与工作相适应的组织结构。所有技术人员应定期参加本专业的继续教育、质控培训和有关学术活动。

3. 仪器设备

(1) 建立仪器设备档案，内容包括大型仪器设备的购置论证书、仪器说明书、使用说明书（操作手册），工作条件、工作状态、安装调试、使用维护等文件和记录。

(2) 按照厂商提供的仪器使用说明书（操作手册）的要求，建立仪器的标准操作程序

（简称SOP)并严格实施。每个SOP对应一个或一组活动。

(3)计量器具的检定，须经法定计量检定部门检定合格，并出具合格证书、标贴检定合格标记方可使用。

(4)仪器的校准：实验室的相关仪器要定期按要求进行校准。正常情况下每半年或一年校准一次(或按厂商规定周期）。仪器在使用前、维修后、结果发生偏移以及更改测定系统时必须进行校准。仪器校准必须选用与仪器配套的校准品。每次校准都应有记录。

(5)仪器的比对试验：对具有两台或两台以上的同类仪器，要经常进行比对试验，以保证检验结果的一致性。

4. 检验方法的确定：检验方法的确定以满足客户需要并适用为首要原则，一般优先使用国际、区域或国家发布的，或由知名的技术组织或有关科学书籍和期刊公布的，或由仪器设备制造商指定的方法。实验室自己制定或采用的方法必须经过验证和认可。

5. 试剂的选择、使用和保存：试剂必须选用经国家有关部门鉴定合格并批准生产的产品。实验室应尽可能选用与检验仪器相配套的试剂，如使用其他商品试剂时应做相应的对照实验并有可行性报告和记录。试剂应严格按照使用说明书的要求进行操作和保存，并有使用过程的记录和说明。

6. 标本：实验室应制定标本采集的标准操作程序，对患者的准备和标本的采集、处理、运输及保存要有明确的规定和要求，以避免或消除在标本采集各环节中影响检验结果的不良因素。采集的标本应具有唯一标识，并应在规定的时间内及时检测。程序中要含有对不符合要求的标本的处理和对工作人员人身安全防护的有关规定。

二、分析中

1. 建立项目标准操作程序（SOP)：所有检验项目都应建立相应的标准操作程序，并以文字的形式存在。标准操作程序一般包括如下内容：
(1)目的；
(2)程序更改要求；
(3)检验项目所适用的仪器；
(4)方法原理；
(5)标本要求；
(6)试剂及使用要求；
(7)校准和校准验证的方法；
(8)室内质控要求；
(9)操作步骤；
(10)参考范围；
(11)方法的有限性、干扰因素及排除；
(12)检验结果报告要求；
(13)仪器故障等不能工作时采取的补救措施。
SOP文件要方便工作人员查阅，并确保在工作中严格实施。
2. 建立室内质控标准操作程序，按专业特点选择正确的室内质控方法。
3. 正确选择室内质控品并正确使用和妥善保存。

4. 制定室内质控图表，正确填写室内质控数据。

5. 做好质控统计工作，有失控分析记录和纠正措施。

三、分析后

1. 检验结果报告：检验结果采用统一的报告形式，报告单上应包含必要的信息。结果报告必须字迹清楚，严禁涂改。报告应由主管或主管委托人审核、签字或盖章后方可发出。实验室的各项原始数据和测定结果原则上要保存两年，以备查询。如遇危及患者生命的"紧急值"时，在确认后应立即报告有关经治医生。

2. 投诉的处理：对来自医护人员或患者的投诉，尤其是关系到检验结果质量的，要认真对待，调查处理，必要时需重新检验。做好解释和协调工作，并做好相应的记录。

3. 室内质控统计回顾：实验室在每个月的月末对当月的质控数据进行汇总和统计处理，对出现的偏差进行评价分析。如发现有显著性差异，立即采取纠正措施，如更换质控血清、校准检测系统、修改质控图或重新设计质控方案等。

4. 参加室间质量评价活动：在切实做好室内质控的基础上积极参加室间质量评价活动，增加检验结果的准确性和可比性。提高实验室的工作质量。

第三节　室内质量控制(IQC)简介

实验室建立室内质量控制系统，进行室内质量控制，用于检测试验方法和检测系统的稳定性，以确保检验结果的精密度在允许的范围内。除各专业的特定要求外，运作过程和要求大致相同。本节以临床化学检验的室内质控为例简介室内质控的一般要求和过程。

一、质控品的选择、使用和保存

用于临床检验的质控品按其物理性状一般分为冻干质控品和液体质控品，从有无测定值可分为非定值质控品和定值质控品。一般室内质控只需要使用非定值质控品。为了在发生问题时便于查找原因，可准备少量定值质控品。质控品可以购买商品试剂盒，也可以自制，实验室根据自己的情况选定，但所选择的质控品应尽可能符合如下条件：

1. 健康的人血清基质，添加剂和调制物的数量要少。

2. 瓶间差异小。

3. 稳定性好。

4. 有效期长，到达实验室后的有效期至少一年以上。

5. 备足一定的数量，以保持室内质控的连续性，有利于分析比较和查找原因。

质控品要与患者标本在同样测定条件下进行测定，要严格按说明书的要求进行操作。冻干质控品的复溶要注意溶剂的质量。溶量器具要进行校准，使用前要注意清洁。复溶时应轻轻摇匀，切忌剧烈震摇。冻干质控品必须彻底融化混匀并达到室温时才能使用。开启使用的冻干质控品最好一次用完，避免反复冻溶。

质控品应严格按照使用说明书的要求进行保存，一般情况下冻干质控品在-20°C保存，液体质控品在$2\sim8^{\circ}\text{C}$保存。

二、设定靶值

实验室应对新批号的质控品的各个测定项目自行确定靶值。靶值必须在实验室内使用自己现行的测定系统进行确定。定值质控品的标定值只能作为确定靶值的参考。

1. 暂定靶值的设定：为了确定靶值，新批号的质控品应当与当前的质控品一起进行测定，根据20次或更多独立批次获得的测定结果，计算出平均值，作为暂定靶值。以此暂定靶值作为下一个月室内质控图的靶值进行室内质控。一个月结束后，将该月的在控结果与前20个质控测定结果汇集在一起，计算累积的平均数，作为下一个月的质控图靶值。重复上述操作，连续3～5个月。

2. 常用靶值的设立：以最初20个数据和3～5个月在控数据汇集的所有数据的累积平均数作为质控品有效期内的常用靶值，并以此作为以后室内质控图的平均数，对个别在有效期内浓度水平不断变化的项目，则需不断调整靶值。

三、设定控制限

对新批号的质控品应确定控制限。控制限通常是以标准差的倍数表示。临床化学检验项目（定量测定）控制限要根据所采用的控制规则来确定。暂定标准差和常用标准差的设定方法同暂定靶值和常用靶值的设定。

四、OCV和RCV的设定

OCV(optimal conditions variance)表TK实验室在最佳条件下测定项目所能达到的最好精密度水平。RCV(routine conditions variance)表示实验室在常规条件下测定项目所能达到的精密度水平。两者是反映实验室工作水平的基础指标，也是开展室内质控工作的基础。

OCV的测定：选择稳定性好、瓶间差异小的同一批号质控品，在实验室的最佳条件下（即环境设施、仪器设备、试剂等处于最佳状态，操作人员是训练有素的技术人员），对该批号质控品反复测定至少20份，然后经统计学处理，计算出所测各个项目结果的均值 $\bar{x}$ false、标准差s和变异系数CV。此CV即为OCV。

RCV的测定：在实验室的常规条件下，用选定的质控品每天随患者标本测定一瓶，至少20天后再进行统计学处理，计算出所测各个项目结果的均值 $\bar{x}$ false、标本差s和变异系数CV，此CV即为RCV。

OCV或RCV的计算公式：

$$\bar{x} = \frac{\sum X}{n}$$

其中 x 为OCV或RCV测定中所得的20份（或以上）结果或RCV测定中所得20天（或以上）结果的均值。

∑表不总和；

n表示结果的份数或天数。

$$s = \sqrt{\frac{\sum(X - \bar{x})}{n-1}}$$

其中各符号所代表的含义与x计算公式相同。n-1为自由度。

s的计算也可以使用下面的公式：

$$S=\sqrt{\dfrac{\sum X^2 - \dfrac{(\sum X)^2}{n}}{n-1}}$$

其中$\sum X^2$为各测定结果的平方值之总和；

$(\sum X)^2$为各测定结果的和的平方。

$$CV=\dfrac{s}{\overline{x}}\times 100\%$$

同一批号质控品所测定的均值x应十分一致。OCV和RCV不能过大，OCV过大，往往提示检测方法存在问题。如果是公认的检测方法，则要考虑检测时是否处于最佳条件。RCV过大，则说明实验室常规工作控制过松，精密度不够，或检验方法存在问题。OCV或RCV不得人为地主观确定。

卫生部临床检验中心推荐的临床生化RCV见表19。

表19　卫生部临床检验中心推荐的临床生化RCV

项目	推荐RCV（%）
钾	3.5
钠	2.0
氯	2.5
钙	4.0
磷	7.0
葡萄糖	5.0
尿素	6.0
尿酸	7.5
肌酐	8.0
总蛋白	4.0
清蛋白	5.0

五、常用质控规则

质控方法是由质控规则、质控物的数量及测定质控物的频度决定的，而质控规则的选择是要据各个测定项目临床上的允许误差范围来确定的。常用的质控规则有平均数标准差）：

1. 1_{2s}：一个质控结果超过此为警告规则。

2. 1_{3s}：一个质控结果超过3s，提示失控，存在随机误差。

3. R_{4s}：同批两个结果之差值超4s，即一个质控结果超过$\overline{x}+2s$，另一个结果超过$\overline{x}-2s$，提示存在随机误差。

4. 2_{2s}：两个连续质控结果同时超过$\overline{x}+2s$或$\overline{x}-2s$提示存在系统误差。

5. 4_{1s}：一个质控品连续的4次测定结果都超过$\overline{x}+1s$或$\overline{x}-1s$，两个质控品连续两次测定者超过$\overline{x}+1s$或$\overline{x}-1s$，提示存在系统误差。

6. 7T：7个连续的质控结果呈现出向上或向下的趋势，提示存在系统误差。

7. $10\overline{x}$：10个连续的质控结果在平均数的一侧，提示存在系统误差。

实验室可根据各自的情况选择质控规则，并结合临床的标本量来决定所用质控品的个数及测定频度。每天每批测定应使用两个及两个以上的不同浓度水平的质控品。测定时，质控品的放置位置可有随机和固定两种方式。除开机做一次外，至少随标本再做一次，质控符合要求后，才可出报告。

六、绘制质控图及记录质控结果

根据质控品的靶值和控制限绘Levey-Jennings控制图（单一浓度水平），或将不同浓度水平的结果绘制在同一图上的Youden图。将每一批次的原始质控结果及时记录在质控图表上，保留打印的原始质控记录。

一般质控图是测定时间（次数）和测定值之间的关系纵坐标为测定值. 并标有 $\overline{x}$（黑线）$\overline{x}+2s$（红线）$\overline{x}-2s$（红线）、$\overline{x}+35$（蓝线）、$\overline{x}-3s$（蓝线）等标志线。$\overline{x}+2s$ 和 $\overline{x}-2s$ 为警告限，$\overline{x}+3s$ 和 $\overline{x}-3s$ 为失控限。横坐标为日期或份数质控图上还标有如试验项目、测定单位、血清来源及批号、起止日期、主要仪器及使用波长和OCV或RCV测定中所得的s、CV等倍息。质控图建立后, 将每天（每次）质控品的测定值点绘在图上（图175）。

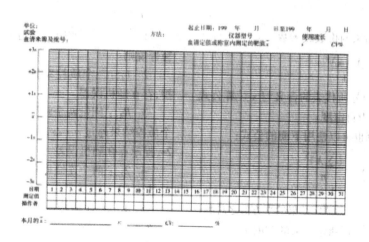

图175 常规室内质量控制图

注：①图中 $\overline{x}$ 是血清定值或称室内测得的靶值，请用红线在图上画出 $\overline{x}\pm2s$ 线，用蓝线画出 $\overline{x}\pm3s$ 线。

②在图左侧标尺上注明靶值 $\overline{x}\pm2s$ 及 $\overline{x}\pm3s$ 的数值。

③图中日期是实际操作日期，未做测定的星期日和节假日等请留出空格，并划去日期号。

七、失控处理及原因分析

迅速回顾整个操作过程，分析查找最有可能发生误差的因素，如未发现明显差错，则应按下列步骤去寻找原因：

（1）立即重新测定同一质控品. 如则结果在控. 则可能是人为误差或偶然误差。

（2）新开一瓶质控品，如结果在控，则可能是前一瓶质控血清过期、变质或污染。

（3）更换一批质控品，如结果在控，说明前一批质控血清可能因有效期或储存而出现问题。

（4）进行仪器维护或更换试剂，以查明是否是仪器或试剂造成的结果偏差。

（5）重新校准。

（6）请专家帮助，或与试剂、仪器厂家联系。

2. 填写失控报告. 报告专业主管。

根据分析所得的失控职因，判断结果是真失控还是假失控，结合一定的补救措掩，以决定当批结果是否发出或重新测定。

第四节　室间质量评价(EQA)简介

室间质量评价（EQA）是在室内质量控制的基础上进行的。其目的主要是控制各实验室工作的不准确度，以提高检验结果的准确性和可比性（一致性）。

一、室间质量评价活动的基本形式

由专门机构定期向有关实验室分发标本，各单位经测定后将结果数据返回，经过整理和统计，再以数据和报告的形式及时反馈给各实验室，以便各实验室了解自己的工作质量，及时加以改进。

二、室间质量评价活动的一般过程和要求

1. 必须以切实做好本室的室内质控为基础。

2. 组织者通过培训等方式，使各参加实验室充分了解室间质量评价活动的要求和具体做法。

3. 组织者分发质量可靠的室间质量评价调查标本，并附上怎样使用调查标本、如何填写报告、结果报告返回的规定期限等要求。

4. 实验室接到调查标本后，在规定时间内按测试常规标本的方式进行测试，并将检测数据及时回报给组织者。回报前，实验室之间不允许相互交流检测结果，也不允许由其他实验室代测。

5. 组织者对结果进行统计处理后将调查评价报告及时返回给参加者，并帮助寻找发生明显偏倚的失控原因，纠正偏倚。

6. 组织者做好每次调查后的总结，对普遍存在的问题和倾向予以指出，给予指导性帮助。

三、室间质量评价的评分方法

变异指数得分（WS）计算法：这种评分方法由英国全国性质量评价活动所倡导并被世界卫生组织（WHO)推荐。此法的计算公式为：

$$V=[(X-\overline{X})/\overline{X}]\times100$$
$$VI=(V/CCV)\times100$$

其中V为变异百分数，X为参加实验室的测定值，$\overline{X}$为参加实验室的结果均值，VI为变异指数，CCV为选定的变异系数。

此种方法对参加实验室的检测方法、仪器和技术水平等有较高的要求，并且要求参加实验室有足够的数量，否则均值往往与真值发生较大偏差，不能具备良好的代表性。

1985年在烟台举行的全国临床检验质量控制工作会议上确定将上述均值改为确定靶值。经过一定时间的比对，当检验质量明显提高，各实验室检验结果离散程度明显减小，均值与靶值趋于一致时，再直接用均值作为靶值，进行评分。原公式改为：

$$V=[(X-D)/D]\times100$$
$$VI=(V/CCV)\times100$$

其中D为靶值，其他符号含义与原公式相同。

VIS为变异指数得分值，一律取整数。当调查样品是单个标本，则VIS=VI；若调查样品是多个标本，则各个样品中同一项目的VI的平均值，即为该参加实验室该项目的得分值VIS。该实验室所有参加项目得分的平均值即为该实验室参加这次调查的总成绩VIS。当VIS≤400时，VIS=VI；当VIS>400时，VIS=400。烟台会议还确定评分等级：VIS小于或等于80为优秀（A）级；VIS 80～150为及格（B）级；VIS为151以上为不及格(C)级。

我国采用的临床生化CCF值见表20。

表20　我国采用的临床生化CCV值

项目	CCV（%）	项目	CCV（%）
钠	1.6	尿酸	7.7
钾	2.9	肌酐	8.9
氯	2.2	总蛋白	3.9
钙	4.0	清蛋白	7.5
磷	7.8	胆固醇	7.6
葡萄糖	7.7		
尿素	5.7		

2. 能力验证（简称PT方案）：从1999年起卫生部临床检验中心对室间质评增加了采用类似美国临床检验能力验证计划（proficiency testing，能力验证）的评价模式，按照PT方案，每年至少进行2次室间质评，每次测定至少5个批号的质控血清。各实验室的测定结果如落在PT方案的可接受范围（表21）内称为可接受结果，否则称为不可接受结果。对每一次EQA调查，针对某一项目的得分计算公式为：

（该项目的可接受结果数/该项目总的测定样本数）×100

对评价的所有项目，其得分计算公式为：

（全部项目可接受结果总数/全部项目总的测定样本数）×100

对活动中某一分析项目的可接受结果未能达到80%，则在本次活动中该分析项目成绩称为不满意的EQA成绩。当该次室间质评所有评价项目的可接受结果未达到80%，则该次实验室的总成绩称为不满意的EQA成绩。对本次未参加或在规定时间未能回报结果的实验室，将定为不满意的EQA成绩，该次活动的得分为0。对同一分析项目或所有评价项目，连续2次活动或3次活动中有2次活动未能达到满意的成绩，则称为不成功的EQA。

表21 美国CLIA88能力比对检验的分析质量要求（部分项目）

检验项目	可接受范围
钾	靶值±0.5mmol/L
钠	靶值±4mmol/L
氯	靶值±5%
钙(总)	靶值±0.250mmol/L
磷	靶值±0.097mmol/L或10.7%(取范围大者)
葡萄糖	靶值±0.33mmol/L(6mg/dl)或±10%(取大者)
尿素氮	靶值±0.71mmol/L尿素（2mg/dl尿素）或±9%(范围取大者)
尿酸	靶值±17%
肌酐	靶值±26.52(μmol/L(0.3mg/dl)或±15%(取范围大者)
总蛋白	靶值±10%
清蛋白	靶值±10%
胆红素	靶值±6.84mmol/L(0.4mg/dl)或±20%(取大者)
胆固醇	靶值±10%
甘油三酯	靶值±25%
高密度脂蛋白胆固醇	靶值±30%
谷丙转氨酶	靶值±20%
谷草转氨酶	靶值±20%
碱性磷酸酶	靶值±30%
淀粉酶	靶值±30%
肌酸激酶	靶值±30%
乳酸脱氢酶	靶值±20%
L-γ-谷氨酰基移换酶	靶值±2s

对于不满意的EQA成绩，实验室必须加以分析或进行适当的培训，采取纠正措施，并有相应的文件记录。记录必须保存2年以上。

（海晓欧）

第二十章 常见临床标本的微生物学检验

送检标本是否合格是制约临床实验室检验报告质量的首要因素。如果不能在合适的时间、合适的部位、用合适的方法采集适当的标本，并采用正确的方法保存、送检，准确、有价值的检验报告就无从谈起。这需要医生、护士、患者(及其家属)、检验工作者相互配合、共同努力。临床微生物学检验尤其如此。

脑脊液（cerebrospinal fluid）
【参考范围】
正常人脑脊液中没有细菌、病毒等。
【临床意义】

1.在病理情况下，血脑屏障受到破坏，病原微生物及其产物进入脑脊液，引起中枢神经系统损害。此时在脑脊液中可检出病原微生物。脑膜炎分为急性和慢性，急性脑膜炎通常由化脓性细菌引起，慢性脑膜炎的病原体包括结核分枝杆菌、梅毒螺旋体、布鲁菌、钩端螺旋体等，症状至少持续4周。

2.细菌性脑膜炎可由多种细菌引起，其中以脑膜炎奈瑟菌引起的流行性脑脊髓膜炎最多见，有的呈爆发型，病情严重，病死率高，多发年龄在5～29岁，主要临床表现为高热、头痛、呕吐、皮肤瘀点及颈项强直等脑膜刺激征，脑脊液呈化脓性改变。本病属乙类传染病，接诊医师及微生物室人员应及时填写传染病卡并按规定及时上报。肺炎链球菌引起的化脓性脑脊髓膜炎主要见于老年人和婴幼儿，也可见于其他年龄段，常继发于肺炎链球菌性肺炎兼有败血症的病程中，也可继发于中耳炎、乳突炎、鼻窦炎，还可继发于颅脑外伤、颅骨骨折或脑外科手术后。多次发作的复发性脑膜炎的病原菌常为肺炎链球菌。临床表现多是在原发疾病的基础上有高热、头痛、呕吐、嗜睡、昏迷，以及颈项强直、凯尔尼格征阳性等脑膜炎症状。葡萄球菌和链球菌性脑膜炎多为继发性，前者多继发于败血症、局部病变和损伤等，临床上少见；后者多继发于耳鼻喉感染，尤以乳突炎和中耳炎多见。在3个月～5岁儿童的细菌性脑膜炎中，最常见的致病菌是流感嗜血杆菌，占50%以上，病死率约为50%。并常有上呼吸道感染的症状，可在数小时内突然的、或数天后逐渐地发展为脑膜炎，其症状与其他细菌性脑膜炎相似。李斯特菌病的病原体是产单核细胞李斯特菌，约3/4的患者临床表现为化脓性脑膜炎的症状，不同的是脑脊液中多以单核细胞为主。

3.脑部外伤、神经外科手术和脊髓麻醉等引起的脑膜炎，病原菌通常为大肠埃希菌、变形杆菌、克雷伯菌、枸橼酸杆菌、不动杆菌和肠球菌。脑脊髓分流术所致脑膜炎约有75%为表皮葡萄球菌感染。腰椎穿刺、小脑延髓池穿刺等情况下发生的脑膜炎(接种性脑膜炎)，常为铜绿假单胞菌经医疗器械进入髓腔所致。

4.厌氧菌一般不引起脑膜炎，通常不要求做脑脊液的厌氧菌培养。但是，对脑脓肿、硬膜下积液及硬膜外脓肿应做厌氧菌培养。多达85%的脑脓肿可发现厌氧菌，常见病原菌有类杆菌属、梭状杆菌属、放线菌属、韦荣球菌属和消化链球菌属的细菌，有时可查及厌氧菌和需氧菌(主要是金黄色葡萄球菌和链球菌)的混合感染。

5. 下列情况的脑脊液标本需做分枝杆菌检测：来自获得性免疫缺陷综合(AIDS艾滋病)患者；脑脊液淋巴细胞增多；脑脊液葡萄糖值或蛋白质的值异常。

6. 隐球菌性脑膜炎的病原体是新型隐球菌，患者死亡率较高，即使在正规抗真菌治疗(推荐使用两性霉素B配合氟胞嘧啶)中病死率仍高达25%～30%，存活者的复发率为10%～25%，且有近一半患者留有后遗症。多见于艾滋病以及免疫功能低下、患有自身免疫性疾病等的患者。

7. 病毒性脑膜炎是指由急性病毒性感染累及到脑脊髓膜的一种临床综合征，主要临床表现为发热、头痛和脑膜刺激征，脑脊液检查为无菌性炎症改变。可由多种病毒引起，主要有肠道病毒中的柯萨奇病毒、埃可病毒和肠道病毒70.71血清型，虫媒病毒中的日本脑炎病毒和森林脑炎病毒，疱疹病毒中的单纯疱疹病毒、水痘-带状疱疹病毒、巨细胞病毒和EB病毒，呼吸道病毒中的2型和3型副流感病毒、流感病毒、腺病毒、腮腺炎病毒、风疹病毒和麻疹病毒，以及淋巴细胞脉络丛脑膜炎病毒、人类免疫缺陷病毒等。本病多数为良性、自限性过程，临床过程通常较短且患者预后好，但少数抗体缺乏患儿的肠道病毒脑膜炎易进展为脑实质受累的脑膜炎，病死率可高达10%～74%。限于目前实验室检测技术，引起病毒性脑膜炎的许多病毒还难以从临床标本中检测出。

【护理人员应注意的问题】

1. 脑脊液通常收集到3支试管内，第3管作培养，以减少皮肤污染的机会。

2. 脑脊液采集后，置于无菌试管中，15分钟内送实验室，绝不可冷藏。

3. 每种检验需要最小量：细菌培养≥1ml，真菌培养≥2ml，抗酸杆菌培养≥2ml。

【常见病原体】

1. 革兰阳性菌：肺炎链球菌、B群链球菌、A群链球菌、消化链球菌、结核分枝杆菌、产单核李斯特菌、炭疽芽孢杆菌、葡萄球菌。

2. 革兰阴性菌：脑膜炎奈瑟菌、大肠埃希菌、铜绿假单胞菌、卡他布兰汉菌、类杆菌、不动杆菌、肺炎克雷伯杆菌、流感嗜血杆菌。

3. 病毒：乙型脑炎病毒、柯萨奇病毒A、柯萨奇病毒B、脊髓灰质炎病毒、新肠道病毒68-71型、狂犬病毒。

4. 真菌及其他：新生隐球菌、白假丝酵母菌、钩端螺旋体。

血液及骨髓(blood and bone marrow1)

【参考范围】

正常人血液及骨髓中没有细菌、病毒等。

【临床意义】

1. 正常人体的血液和骨髓内是无菌的。当人体局部感染向全身播散和出现全身感染时，血液中可出现细菌，依程度不同分为菌血症、败血症或毒血症、脓毒血症。当细菌侵入骨髓可引起严重的骨髓炎。

2. 由疖、痈、脓肿、烧伤创面及呼吸道感染等原发病灶继发的菌血症，病原菌多为耐甲氧西林金黄色葡萄球菌（MRSA）和凝固酶阴性葡萄球菌，此类菌血症常可引起迁延性损害，并发心内膜炎等。

3. 由泌尿生殖道、消化道和腹腔感染等原发病灶继发的菌血症，病原菌多为肠球菌，此菌可对多种抗生素耐药，病情较重，且易并发心内膜炎等。

4. 机体免疫功能低下的病人常可出现革兰阴性杆菌引发的菌血症。

5. 使用抑制细菌细胞壁合成的抗生素药物后，常可发生L型细菌引发的菌血症，常见L型菌有葡萄球菌、链球菌、大肠埃希菌、铜绿假单胞菌、沙门菌、克雷白杆菌、结核分枝杆菌和布氏杆菌等。

6. 肝硬化、糖尿病、尿毒症、恶性肿瘤和新生儿易发生厌氧菌败血症，病原菌多为脆弱拟杆菌、厌氧球菌等。

7. 机体抵抗力低下的菌群失调患者可发生真菌性败血症，病原菌有念珠菌、曲霉菌和毛霉菌，此症常可播散累及肝、肺和心内膜等。

8. ICU应用免疫抑制药物、气管切开、各种导管插管、透析疗法、器官移植等诊治措施的重症患者及具有严重基础性疾病的老年患者可发生医院感染菌血症，此类病人感染常非常严重，又因医院感染多为耐药菌，情况复杂疗效差。

9. 采血指征：对入院的危重患者未进行系统性抗生素治疗时，应及时进行血液培养，患者出现以下临床表现时可作为采集血培养的重要指征：

(1)发热($\geqslant$38℃)或低体温(<36℃)。以间歇弛张热多见，革兰阴性杆菌，如大肠埃希菌引起的感染可见双峰热。

(2)寒战。

(3)白细胞增多(>10×10^9/L)，特别是伴有"核左移"。

(4)粒细胞减少(成熟的多形核白细胞<1×10^9/L)。

(5)血小板减少。

(6)皮肤、黏膜出血：常见于溶血性链球菌感染的菌血症，伤寒病人第4～10天可出现玫瑰疹，斑疹伤寒第4～6天可出现暗红色斑丘血疹。

(7)昏迷：严重毒血症可致昏迷或休克。

(8)多器官衰竭。

(9)血压降低。

(10)呼吸加快。

(11)肝脾肿大：常见于革兰阴性杆菌败血症的原发病灶在肝胆系统的患者。

(12)关节疼痛。

(13)老年菌血症患者可能不发热或不低体温，如伴有身体不适、肌痛或卒中，可能是感染性心内膜炎的重要指征。

10. 局部感染：

(1)如脑膜炎、心内膜炎、肺炎、肾盂肾炎、腹腔内脓肿及烧伤等。

(2)血液病：如白血病、再生障碍性贫血、粒细胞缺乏症等，以及恶性肿瘤，尤其是淋巴瘤及多发性骨髓瘤。

(3)长期输液和介入性治疗患者。

(4)血液透析患者。

(5)重症监护室(ICU)的患者。

(6)获得性免疫缺陷综合征(艾滋病)患者。

【护理人员应注意的问题】

1. 防止皮肤寄生菌或环境微生物引起的污染是血培养的关键问题。即使在理想的消毒条件下,仍有3%~5%血培养中混有污染菌,它们来源于皮肤(表皮葡萄球菌、痤疮丙酸杆菌、梭杆菌属、类白喉杆菌)或环境(革兰阳性芽孢杆菌、不动杆菌属)。这些微生物有时能致病。对于两次不同部位血培养生长同一种微生物,微生物快速生长(<48h)等情况下可考虑是感染。文献报道的病例回顾性调查分析显示:1995-1999年血中分离的70例凝固酶阴性葡萄球菌,入院48h内检出者39.3%(24例)为污染菌,48h后检出的9例100%为污染菌。结果提示血培养中凝固酶阴性葡萄球菌污染率较高。因此,采血前严格执行消毒程序非常重要,应对临床护士做专门的、严格的培训。

2. 留取血培养标本时,为防止皮肤寄生菌污染,可使用消毒剂(碘酊或碘伏)对皮肤进行严格仔细的消毒处理,最大限度地降低皮肤污染。皮肤消毒严格按以下三步法进行:①70%乙醇擦拭静脉穿刺部位待30s以上。②用一根碘酊或碘伏棉签消毒皮肤,1%~2%碘酊作用30s或10%碘伏作用60s,从穿刺点向外以1.5~2cm直径画圈进行消毒。③70%乙醇脱碘(碘仿"iodophon"不用酒精脱)。严格执行三步消毒后,可行静脉穿刺采血。注意:对碘过敏的患者只能用70%乙醇消毒,消毒60s,待穿刺部位乙醇挥发干燥后穿刺采血。最后,将注射器针头在乙醇灯火焰上烧灼后再注入培养瓶中或更换注射器针头后再注入培养瓶中。

3. 采血数量和时间 大多数学者主张,24小时内血培养3次以上,阳性结果并没有明显增加。在已确诊的败血症病例中,从3次血培养中发现微生物的累积率为99%或更高。在体温升高时进行血培养是理想的,因为这个时间血循环中微生物的浓度最高,由于体温升高通常不能预知,一般推荐常规血培养至少应间隔1小时,从不同静脉穿刺位置获得血标本。正常情况下的防御机制从血循环中清除细菌大约需要30min的,因此,至少间隔1h的连续静脉穿刺所获得的阳性血培养结果证明是真正的败血症,而不是菌血症。

4. 采血时间关系到血培养的成功与否。对间歇性寒战,应该估计寒战或体温高峰时间,在其到来之前采血,因为细菌进入血流与寒战发作通常间隔1h,由于细菌很快会从血流中清除,发热时血液中可能已没有细菌。但实际上,血培养通常在寒战或发热后进行,这也是某些临床实验室血培养阳性率低的原因之一。当预测寒战或高热时间存在困难时,应在寒战或发热时尽快抽血培养。另外,采集血培养都应该在使用抗生素之前进行,用过抗生素治疗可能导致血培养结果阴性,微生物延迟生长更为常见。目前很多种血培养瓶中加入了树脂或活性炭等以吸附血液中的抗生素,也仅是部分解决了这一问题。对已应用抗生素且病情不允许停药的患者也应在下一次用药之前采血。

5. 采血量每个培养瓶抽取的血量是10~20mL,送检时要注意保温(25~37T),切忌冷冻保存。

【常见病原体】

1. 革兰阳性菌:金黄色葡萄球菌、凝固酶阴性葡萄球菌、肺炎链球菌、B群链球菌、A群链球菌、肠球菌、结核分枝杆菌、产单核李斯特菌、阴道加德纳菌。

2. 革兰阴性菌:脑膜炎奈瑟菌、淋病奈瑟菌、卡他布兰汉菌、大肠埃希菌、铜绿假单胞菌、克雷伯杆菌、肠杆菌、变形杆菌、沙雷菌、沙门菌、不动杆菌、嗜肺军团菌、嗜血杆菌。

3.厌氧菌：类杆菌、产气荚膜梭菌。

4.病毒：乙型脑炎病毒、柯萨奇病毒A、柯萨奇病毒B、脊髓灰质炎病毒、新肠道病毒68-71型、狂犬病毒。

5.真菌及其他：念珠菌、曲霉菌、隐球菌、球孢子菌。

尿液(urine)

【参考范围】

正常人尿液无菌。

【临床意义】

1.泌尿道感染包括尿道炎、膀胱炎、肾盂肾炎和无症状的菌尿症等。泌尿系统感染的发病率高，彻底治愈率低。上尿路感染主要是肾盂肾炎，下尿路感染主要为尿道炎和膀胱炎，上、下尿路感染往往并存，发生在任何部位的感染灶如不能早期发现和及时治疗，病变迟早都会侵犯整个系统，一部分病例反复发作能引起肾脏进行性损害，甚至发生尿毒症或肾性高血压，因此对泌尿系统感染必须予以足够的重视。

2.单有细菌侵入泌尿系统不一定引起感染，常同时伴有其他危险因素，如先天性泌尿系畸形、尿路梗阻、代谢性疾病、尿路的器械检查、输尿管逆流、尿路结石等。

3.泌尿道感染常见病原菌：60%～80%为革兰阴性杆菌，其中以大肠埃希菌最为常见，占70%以上，其次为变形杆菌、铜绿假单胞菌、克雷伯菌、肠杆菌、沙雷菌、产气肠杆菌、沙门菌等。20%为革兰阳性菌，其中以肠球菌多见，其次为葡萄球菌、链球菌、结核分枝杆菌，少数为厌氧菌等。支原体、衣原体、真菌感染呈上升趋势。

4.钩端螺旋体引起的钩端螺旋体病能造成多器官广泛损伤，其主要累及肾小管，严重者可有急性肾小管坏死。在发病后第2周起至恢复后一段时间内，尿中钩体检出阳性率较高。引起非淋菌性尿道炎(NGU)的主要病原体是解脲脲原体(Uu)、人型支原体(Mh)和生殖道支原体(Mg)。引起尿路感染的病毒常为单纯疱疹病毒和巨细胞病毒。溶血性尿毒症综合征(HUS)的病原体可为多种病毒，最常见的是肠道病毒属中的柯萨奇病毒和埃可病毒，其他病毒有流感病毒、鼻病毒、腮腺炎病毒、EB病毒等。

5.正常人尿液是无菌的。但尿道口正常情况下存在多种细菌，主要是凝固酶阴性葡萄球菌，其次是肠球菌、类白喉棒状杆菌、枯草芽孢杆菌、微球菌、大肠埃希菌、变形杆菌、卡他布兰汉菌等，采用非侵入手段采集尿标本时易被污染。同时，这些细菌又是尿路感染中常见的病原菌。因此，一方面，尿液标本的采集必须严格无菌操作；另一方面，定量培养、菌落计数是必要的，以便将共生菌与潜在的病原菌区分开。

(1)每毫升尿液细菌数少于10^4时可能没有尿路感染，但如果尿液是通过膀胱穿刺直接来源于膀胱，每毫升细菌数少于10^4时也有临床意义；

(2)若每毫升尿液中细菌数目为10^4～10^5且患者没有症状，则应重复检测1次，如果2次定量培养结果相同，则有临床意义；

(3)若每毫升尿液中细菌数目为10^4～10^5，患者有尿路感染症状，尿液中只存在1种或2种细菌，则有临床意义；

(4)若每毫升尿液细菌数多于10^5，且只存在1种或2种细菌，则有临床意义，包括无症状的女性患者。

(5)有3种以上细菌生长时应考虑污染，重新留取标本。

【护理人员应注意的问题】

临床标本采集、处理的注意事项

1.下列情况可影响定量培养的结果，需要临床医生、护理人员综合考虑：

(1)在应用了对病原菌低敏感性的抗菌药物、高尿酸浓度、高渗透压、尿液pH失常 (pH在5.0以下或8.5以上)等情况时，虽有感染存在，但尿液能抑制细菌繁殖，使细菌数减少。

(2)患者因大量饮水、大量输液或应用利尿剂，而使尿液被过度稀释；尿频时，膀胱内细菌停留时间短则细菌数少。

2.任何方法采集尿液都应严格遵守在用药前进行，因为治疗中所用药物或其分解产物，绝大多数是通过尿液排泄，容易造成假阴性结果。

3.一定要严格无菌操作，必要时导尿或膀胱穿刺留尿标本，也可在无菌操作下取尿道脓液或分泌物标本。

4.通常收集晨起第一次尿液的清洁中段尿立即送检，不能立即送检的应冷藏保存，否则尿中病原菌可在室温中增殖而影响细菌计数的正确性。但用于病毒分离培养的尿标本不能经低温保存，必须新鲜接种培养。

5.尿液标本中不得加防腐剂及消毒剂，否则会影响检出的阳性率。

【常见病原体】

1.革兰阳性菌：金黄色葡萄球菌、腐生葡萄球菌、表皮葡萄球菌、肠球菌、链球菌属细菌、棒状杆菌属细菌、分枝杆菌属细菌。

2.革兰阴性菌：淋病奈瑟菌、大肠埃希菌、肺炎克雷伯菌、变形杆菌、沙雷菌、沙门菌、假单胞菌属细菌。

3.真菌：念珠菌。

上呼吸道标本(upper respiratory tract specimens)

【参考范围】

正常人的上呼吸道中有许多共生菌存在。

【临床意义】

1.上呼吸道通常指的是口咽部和鼻咽部，由于中耳通过咽鼓管连接后咽部，因此也将其归为上呼吸道的一部分。正常人的上呼吸道有许多常居菌寄生，主要有a溶血性链球菌、奈瑟菌属、表皮葡萄球菌、金黄色葡萄球菌、嗜血杆菌、类白喉棒状杆菌以及大量的厌氧菌。在正常情况下，这些细菌是不致病的。但在机体全身或局部抵抗力减低或其他外因影响下，它们可以致病，并可以侵入下呼吸道引起感染。因此，在上呼吸道标本的微生物学检验中，几乎每一份鼻、咽、喉拭子都是有菌的，分离出来的病原微生物是否与疾病有关，需要临床医生和微生物学检验人员共同根据病原微生物的特点及其检出数量、患者的临床症状等各方面综合分析，作出正确判断。

2.急性咽炎是上呼吸道最常见的感染。主要有三种病原：A群链球菌、病毒及白喉杆菌。除培养外，目前有许多用于快速检测A群链球菌的成品试剂，如酶免疫分析法(EIA)、发光免疫法、分子生物学方法等。猩红热一般继发于A群链球菌引起的上呼吸道感染，患者治疗前咽拭培养的阳性率可高达97.9%。白喉杆菌大多在儿童中引发感染，表现为蓝白色或灰色的膜覆盖咽后部，伴有下部及周围组织水肿，从而区别于急性链球菌性咽炎(火红的咽喉)。最常见的是病毒感染，常由腺病毒、EB病毒、柯萨奇A病毒引起。应用免疫荧光技术及酶联免疫吸附测定(EUSA)方法检测患者鼻咽分泌物细胞内的病毒抗原，可获得早期快速诊断。还可取患者急性期和恢复期的双份血清标本进行补体结合抗体或中和抗体检测，抗体滴度有4倍以上升高时，提示为近期感染，有助于诊断。

3.急性细菌性鼻炎、鼻前庭炎、鼻腔疖肿、鼻中隔脓肿、鼻窦炎等的主要病原菌是金黄色葡萄球菌、溶血性链球菌、肺炎链球菌和流感嗜血杆菌，铜绿假单胞菌、脑膜炎奈瑟菌也可致鼻窦炎。慢性鼻窦炎多数为厌氧菌和需氧菌混合感染所致。

4.咽拭子标本有助于确定会厌炎的病原体，多是由流感嗜血杆菌b型引起，也可由金黄色葡萄球菌或肺炎链球菌引起。病程进展快的蜂窝组织炎有可能引起气道阻塞。

5.寄生于口咽部的草绿色链球菌是亚急性细菌性心内膜炎最常见的病原菌。医院感染引起的支气管炎或肺炎，常为寄殖于咽部的肺炎克雷伯菌、产气肠杆菌等肠杆菌科细菌所致。流行性脑脊髓膜炎带菌者的鼻咽拭子中可分离出脑膜炎奈瑟菌，主要用于带菌者调查。

6.百日咳是一种急性呼吸道感染性疾病，由百日咳鲍特菌引起，在无免疫力的婴幼儿病情尤为严重。发病初期，患者鼻咽拭子培养的细菌检出率最高。

7.急性坏死性溃疡性咽峡炎、扁桃体炎的病原体是奋森螺旋体和梭杆菌，这两种病原体寄生于正常人口腔齿龈部，属条件致病菌，当机体抵抗力下降，如局部组织损伤，维生素A、维生素C等缺乏或严重感染时，大量繁殖，协同致病。因此通常出现在口腔卫生不好的成年人及患有严重基础疾病的患者。此病多伴有败血症，因此应同时考虑做血培养。

【护理人员应注意的问题】

临床标本采集、处理的注意事项

1.痰液标本的采集应尽可能在应用抗生素前留取标本。

2.标本采集是否合格直接影响到检验结果的正确性。以清晨为好(多数患者清晨痰量较多，且含菌量也多)，先用盐水或凉开水漱口3次(包括咽部)，气管深部咳痰，为防止气管壁分泌物污染，弃第一口痰，留取第二口痰。如果痰液标本不易留取，可使用气管或支气管直接吸出法采集标本。采集的标本应立即送检，不能及时送检时应冷藏起来。

3.厌氧菌培养的标本应取气管吸出物，不可用痰液做厌氧菌培养。

4.采集咽喉标本的正确方法：明亮的光线从检查者的肩膀上方照射进张开的口腔，让患者深呼吸，然后发"啊"音，用压舌板轻轻压舌，用拭子来回刮擦咽后部(注意不要接触到口腔和舌黏膜)。收集标本后，拭子放入无菌管中立即送检，尽量缩短标本采集与处理之间的时间，防止标本干燥。如不能在4h内处理标本，应将拭子放至运送培养基中送检。

【常见病原体】

1.革兰阳性菌：金黄色葡萄球菌、凝固酶阴性葡萄球菌、A群链球菌、肺炎链球菌、分枝杆菌属细菌、白喉棒状杆菌、炭疽芽孢杆菌。

2.革兰阴性菌：脑膜炎奈瑟菌、肺炎克雷伯杆菌、大肠埃希菌、类杆菌、流感嗜血杆菌、不动杆菌、肠杆菌、军团菌、百日咳鲍特菌、铜绿假单胞菌、肺炎衣原体。

3. 真菌：念珠菌、放线菌、梭形杆菌、奋森螺旋体。

下呼吸道标本(lower respiratory tract specimens)

【参考范围】

正常人的下呼吸道基本保持无菌状态。

【临床意义】

1. 下呼吸道标本主要用于确定肺炎病因。肺炎有70%～80%是由细菌所引起。其中，社区获得性肺炎最常由肺炎链球菌引起，四季皆可发生，诱因有受凉、淋雨、疲劳、醉酒等。痰直接涂片可见革兰阳性双球菌，在白细胞内意义更大。有条件的实验室可测定肺炎链球菌的荚膜多糖抗原。患者咳出粉红色或铁锈色黏痰，是肺炎链球菌感染的临床特征之一，这种标本肺炎链球菌的检出率较高。葡萄球菌性肺炎多为金黄色葡萄球菌引起，大多继发于病毒性肺部感染后或由血行播散所致，婴幼儿多见。流感嗜血杆菌引起的肺炎占12%～15%，多发生在4个月至4岁的婴幼儿，免疫功能受损的大龄儿童和成年人同样易感。

2. 在我国，医院获得性肺炎(简称医院内肺炎)在院内感染中发病率居第一位，死亡率也居首位。医院内革兰阴性杆菌或葡萄球菌的口咽部寄殖似乎是发生医院内肺炎的前提，口咽部细菌的吸人在肺炎的发病机制中占最重要的地位。此外，患者仰卧位、胃食管反流、鼻胃管留置、气管插管或气管切开均可增加口咽部病原菌的寄殖和肺炎的发生。医院内肺炎多发生于老年、体弱、原有慢性基础疾病、长期使用糖皮质激素或其他免疫抑制剂^疗、胸腹部手术后、应用呼吸治疗仪器等的患者，临床表现常不典型，不易及时诊断，加上患者免疫防御功能低下，近年来致病性微生物的增加及其耐药性的改变，给医院内肺炎的防治带来许多困难。医院内肺炎的常见病原菌中一半以上是革兰阴性杆菌，主要有铜绿假单胞菌、大肠埃希菌、肺炎克雷伯菌、沙雷菌属和肠杆菌属、不动杆菌属、流感嗜血杆菌等。革兰阳性菌则主要是金黄色葡萄球菌、表皮葡萄球菌等。据国外文献报道，厌氧菌感染约占医院内肺炎的30%，尤其是在老年、患有食管反流、留置鼻胃管和易致误吸的患者中发生率高。

3. 从痰液中检出嗜肺军团菌、结核分枝杆菌、放线菌及奴卡菌具有重要临床意义，是确定诊断和治疗的依据。

4. 肺部真菌病可由多种真菌引起，最为常见的是白色假丝酵母菌和曲霉菌，曲霉菌中主要为烟曲霉菌，少数为黄曲霉菌、土曲霉菌及黑曲霉菌等，其次是新型隐球菌和毛霉菌，而芽生菌、孢子丝菌、组织胞浆菌及球孢子菌较少见。

5. 支原体肺炎又称原发性非典型性肺炎，是由肺炎支原体引起，发病率以青少年最多，占各种肺炎的10%～20%，或占非细菌性肺炎的1/3以上，有80%的慢性支气管炎患者合并肺炎支原体感染。从患者痰液中分离出肺炎支原体可明确诊断，但由于培养条件苛刻，所需时间较长，临床实验室常采用血清学检查等方法，有助于早期诊断。衣原体也是呼吸道的重要致病菌。沙眼衣原体可引起婴幼儿的呼吸道疾病，肺炎衣原体可在所有年龄段致病，但多是幼儿和老年人易感。鹦鹉热衣原体常存在于鸟粪中，在某些有观赏鸟类习惯的地区，约10%以上的肺炎是由鹦鹉热衣原体引起。

6. 急性呼吸道感染可由多种病毒引起，其中绝大部分累及上呼吸道，但下呼吸道也可受累，特别在年轻人群中。在非细菌性肺炎中，病毒感染占25%～50%。最常见的为流行性感冒病毒，其他为副流感病毒、鼻病毒、冠状病毒、腺病毒、单纯疱疹病毒和某些肠道病毒，如柯萨奇病毒、埃可病毒等，在婴幼儿肺炎和细支气管炎中常见呼吸道合胞病毒。

【护理人员应注意的问题】

临床标本采集、处理的注意事项

1. 病人预先用水漱口，立即留取标本，污染口咽部细菌的数量可减少，防止唾液污染下呼吸道分泌物标本是困难的，痰少的病人可通过正压呼吸器装置用喷雾盐水诱导。通过正压呼吸器可以有效地获得下呼吸道更有代表性的标本。

2. 以下情况需经气管吸出痰液：

(1)病人虚弱而不能自行咳出痰液标本。

(2)常规痰液标本不能发现临床细菌性肺炎的致病菌。

(3)可疑一种厌氧菌的肺部感染。

【常见病原体】

1. 革兰阳性菌：肺炎链球菌、A群链球菌、金黄色葡萄球菌、厌氧球菌、结核分枝杆菌、白喉棒状杆菌、放线菌、奴卡菌、炭疽芽孢杆菌。

2. 革兰阴性菌：卡他莫拉菌、脑膜炎奈瑟菌、流感嗜血杆菌、肺炎克雷伯杆菌、其他肠杆菌科细菌、假单胞菌属细菌、百日咳鲍特菌、军团菌属细菌、多杀巴斯德菌。

3. 真菌：念珠菌、丝状真菌。

生殖道标本(genital tract specimens)

【参考范围】

正常人的内生殖道无菌，外生殖道及尿道口有正常菌群存在。

【临床意义】

1. 生殖道标本通常用来确定一些临床并发症如女性的外阴道炎、细菌性阴道炎、生殖器溃疡、尿道炎、子宫颈炎、子宫内膜炎、输卵管炎、卵巢囊肿和男性的尿道炎、附睾炎、前列腺炎、生殖器溃疡等的病因。正常人的内生殖道是无菌的，但男女外生殖器和尿道口等部位均有正常菌群存在，生殖道标本易被生殖道或皮肤表面的正常菌群污染，因此要注意鉴别正常微生物与潜在的病原体。有些病原体，如淋病奈瑟菌、沙眼衣原体、杜氏嗜血杆菌等是常见致病菌，而其他细菌如肠杆菌、金黄色葡萄球菌、B群链球菌则只有在具有某些临床表现时才能视为致病菌。从产科阴道和会阴部标本分离出B群链球菌有重要意义，因为它可引起严重的脓毒血症和(或)新生儿脑膜炎。

2. 生殖系统感染可由多种病原微生物引起。在生殖道感染中性传播疾病(STD)是一大类与性有关的传染性疾病，常见的有淋病、非淋菌性尿道炎(NGU)、梅毒、尖锐湿疣、念珠菌性阴道炎、细菌性阴道炎、生殖器疱疹、软性下疳等。大多通过性接触传播，也有少数通过其他途径传播。

3. 慢性前列腺炎常见为葡萄球菌、链球菌、大肠埃希菌或肠球菌、不动杆菌、变形杆菌等细菌的混合感染。老年男性因尿道器械检查而继发的附睾炎多由革兰阴性杆菌引起。细菌性阴道病是生育期妇女常见的感染性疾病。外阴阴道念珠菌病由假丝酵母菌(又称念珠菌)引起，其中白色假丝酵母菌约占80%。放线菌属能引起使用宫内避孕器的女性患者患盆腔炎。

【护理人员应注意的问题】

临床标本采集、处理的注意事项

1. 生殖器官是开放性器官,标本采集中要严格遵循无菌操作。采集阴道及宫颈口标本时应在窥阴器下操作,尽可能不触及阴道壁黏膜。

2. 淋病奈瑟菌抵抗力弱,并能自溶,所以最好床边接种后立即培养。

3. 衣原体为细胞内寄生,标本中必须含有上皮细胞。所以,采集标本时应在宫颈的移行上皮处或距尿道口3~5cm的内尿道停留几十秒钟,转动并擦取内壁上皮细胞。尿道分泌物和尿液不适于分离衣原体。

4. 支原体对热和干燥敏感,取材后宜立即接种,或置于保养液中4℃保存。

【常见病原体】

1. 革兰阳性菌:葡萄球菌属细菌、链球菌属细菌、肠球菌属细菌、消化链球菌、结核分枝杆菌。

2. 革兰阴性菌:淋病奈瑟菌、肠杆菌科细菌、拟杆菌属细菌、铜绿假单胞菌、阴道加德纳菌、杜克雷嗜血杆菌。

3. 真菌:念珠菌。

粪便(stool)

【参考范围】

肠道内有大量细菌寄居,主要是厌氧菌和革兰阴性菌,为肠道正常菌群。

【临床意义】

1. 正常成人每克粪便中的菌量达10^{11}-10^{12},其中99%为厌氧菌,主要是类杆菌、真杆菌、双歧杆菌、优杆菌和消化链球菌。这些正常菌群的种类受食物等因素影响,母乳喂养的婴儿肠道内以革兰阳性菌为主(主要是双歧杆菌、乳酸杆菌),其他人均以革兰阴性菌占优势。肠道病原菌与正常菌群同时存在。

2. 引起肠道疾病的微生物多种多样,临床常见的有志贺菌、沙门菌、致腹泻的大肠埃希菌、耶尔森菌、霍乱弧菌、副溶血弧菌、气单胞菌、类志贺邻单胞菌、弯曲菌、金黄色葡萄球菌、蜡样芽孢杆菌、肉毒芽孢梭菌、产气荚膜芽孢梭菌、酵母菌、曲霉菌、隐孢子虫、阿米巴、贾第鞭毛虫病、轮状病毒等。婴儿肠炎亦可由肺炎克雷伯菌、奇异变形杆菌引起。

3. 引起肠道疾病的微生物种类很多,不少要求较特殊的培养。临床微生物实验室不可能提供适合所有病原菌生长的培养条件,通常是将腹泻标本接种一个分离沙门菌、志贺菌的强选择培养基(如SS琼脂)和一个弱选择的肠道鉴别培养基,有些实验室还加一个用于检测肠道中优势生长的微生物,如酵母菌、金黄色葡萄球菌、铜绿假单胞菌的非选择性培养基(通常用5%羊血琼脂)。因此,很多时候培养结果为阴性,得到的报告为"无志贺、沙门菌生长"。若怀疑肠道疾病是由其他病原菌引起,则需要临床医生依据患者临床症状、病史、近期旅游史,粪便性状,以及当地常见腹泻致病菌等提出特殊检查的申请并在化验申请单上注明。

4. 特定病原的典型临床症状:脓便,见于阿米巴、志贺菌、肠侵袭性大肠埃希菌(EIEC);血便,见于沙门菌、弯曲菌、志贺菌、EIEC、产志贺毒素大肠埃希菌(ETEC);

"米汤样"便，提示霍乱弧菌；亚急性或慢性腹泻、腹胀，提示贾第鞭毛虫病；阑尾炎症状，提示耶尔森菌；短潜伏期地剧烈呕吐，提示葡萄球菌性食物中毒；冬秋季婴幼儿腹泻，考虑为轮状病毒或其他病毒感染。

5. 细菌性痢疾由志贺菌属的细菌引起，潜伏期为24～48h，典型的为脓血、黏液样便，从自愈到严重脱水症状各不一样。沙门菌是由食物引起胃肠炎最常见的原因，在我国发病率很高。沙门菌感染可造成小肠结肠炎、肠伤寒、菌血症、局灶性感染或尿道、肠道长期带菌。沙门菌引起的肠热症，血培养是确诊依据，骨髓培养阳性率较血培养高，特别是已应用抗生素治疗、血培养阴性者。伤寒及副伤寒患者于发病2～3周时进行粪便细菌学检验，阳性率可达75%，但粪便培养阳性的临床意义应结合临床表现，单纯大便培养阳性可为伤寒带菌状态。肥达反应等血清学试验也是临床诊断伤寒的重要指标。对于沙门菌属和志贺菌属分离株，Ⅰ、Ⅱ代头孢菌素和氨基糖苷类在临床上无效，通常选用氨苄西林、喹诺酮(不适用于儿童)和复方磺胺甲噁唑(复方新诺明)。对沙门菌属的肠道外感染分离株，还可选用氯霉素和某些第三代头孢菌素。用抗生素治疗沙门菌胃肠炎不能缩短病程，反而延长带菌状态。治疗仅适合于新生儿、艾滋病、镰状细胞贫血、淋巴瘤、白血病、全身性沙门菌病患者。

6. 致腹泻大肠埃希菌主要有产肠毒素大肠埃希菌（ETEC）、肠致病性大肠埃希菌（EPEC）、肠侵袭性大肠埃希菌(EIEC)、肠出血性大肠埃希菌(EHEC)、肠凝聚性大肠埃希菌(EaggEC)等。其中，EHEC最常见的血清型是O157：H7, 所致感染可以表现为无症状感染、轻度腹泻、出血性肠炎(Hc)、溶血性尿毒综合征(HuS)、血栓性血小板减少性紫癜(ITP)以出血性肠炎最多见，典型临床表现为腹部剧烈疼痛，先期水样便，继而有类似下消化道出血的血性粪便，低热或不发热，粪便中无炎性排出物。溶血性尿毒综合征主要包括3个症状：急性肾衰、血小板减少症和微血管异常溶血性贫血。是引起儿童急性肾衰的主要病因。血栓性血小板减少性紫癜典型症状包括：发热、血小板减少症、微血管异常溶血性贫血、肾功能异常和神经系统症状。所有血便患者均应常规作O157：H7的培养，尤其在发病季节有指征的患者其粪便检查应包括O157：H7的培养。

7. 在我国引起胃肠道感染最常见的弧菌是霍乱弧菌和副溶血弧菌。霍乱是人类烈性肠道传染病，急性霍乱主要表现为呕吐、腹泻(米淋样便)、脱水、电解质紊乱，不治易致死亡。非O1群霍乱弧菌很少引起霍乱样症状，只有胃肠道症状。自O139霍乱弧菌在印度发现以后已成为重要流行株，在常规检验中必须同时使用O1和O139血清对疑似霍乱弧菌进行鉴定。副溶血弧菌感染主要表现为腹部不适、恶心、呕吐，不发热，多自愈，抗生素无效。

8. 因肠道菌群失调而发生的腹泻、肠炎等，常为念珠菌、金黄色葡萄球菌、变形杆菌及铜绿假单胞菌等所致。伪膜性肠炎由葡萄球菌、蜡样芽孢杆菌和厌氧菌中的艰难梭状芽孢杆菌引起。抗生素性腹泻多由艰难梭状芽孢杆菌产生的毒素引起，需要通过检测大便中的毒素做出诊断。肠结核由结核分枝杆菌引起，常继发于开放性肺结核。炭疽的病原菌为炭疽芽孢杆菌，从肠炭疽患者腹泻时的水样便中可检出炭疽芽孢杆菌。

9. 病毒性胃肠炎的重要病原菌是轮状病毒和诺沃克病毒。脊髓灰质炎病人发病1w的粪便标本中可分离到脊髓灰质炎病毒。

【护理人员应注意的问题】

临床标本采集、处理的注意事项

1. 大便标本应收集在干净容器中，容器要带有密闭的盖。肛拭子则应插入含有运送培养基的试管中送检。

2. 腹泻患者应尽量在急性期(3d以内)、用药前采集新鲜标本送检。按照操作标准，临床微生物实验室可以拒收住院超过3d的患者的大便标本。

3. 应留取脓血、黏液、糊状、米泔样等性状异常的粪便标本及时送检。

4. 沙门菌引起的肠热症，通常在发病后1～2w内采集血液或骨髓标本，2～3周则留取尿液和粪便标本进行细菌学检验。

5. 怀疑是由气单胞菌属、邻单胞菌属、弧菌属等引起的胃肠炎，标本送检时要作特殊申请或在申请单上特别注明，因为它们的选择分离培养基与常规大便培养的完全不同。

6. 对疑似细菌性食物中毒的患者，除粪便标本外，还应同时采取呕吐物、可疑剩余食物、胃肠冲洗液及血清等标本分离致病菌或检测毒素。某些食物中毒是由细菌毒素所致，单纯粪便培养结果为阴性并不能排除食物中毒。

【常见病原体】

1. 革兰阳性菌：金黄色葡萄球菌、结核分枝杆菌、蜡样芽孢杆菌、艰难芽孢梭菌。

2. 革兰阴性菌：伤寒及其他沙门菌种、志贺菌属细菌、致病大肠埃希菌、弧菌属细菌、气单胞菌属细菌、类志贺邻单胞菌、小肠结肠炎耶尔森菌、弯曲菌属细菌。

3. 真菌：念珠菌。

脓液及创面分泌物(pus and wound secretion)

【参考范围】

脓液及创面分泌物中不存在正常菌群，但所有创伤表面均可有细菌污染但不一定发生感染，细菌学检查对局部细菌的控制有意义，同时对导致伤口感染、脓肿形成的病原学诊断有重要意义。

【临床意义】

1. 确定某些皮肤常居菌是否是创伤感染的病原菌时，要注意该菌是否在数量上占优势。目前临床上区分是创伤感染还是污染，主要看细菌向活组织深部侵入的程度及每克组织含细菌量是否达到一定阈值。一般认为每克组织内细菌数量在10^5～10^6以上时即可造成伤口感染。

2. 软组织急性化脓性炎症，如毛囊炎、疖、痈最常见的病原菌是金黄色葡萄球菌；急性蜂窝组织炎的致病菌大多是溶血性链球菌或金黄色葡萄球菌、厌氧菌；丹毒是皮肤及网状淋巴管的急性炎症，由β溶血性链球菌从皮肤黏膜的细小伤口入侵所致。

3. 化脓性疾病，如甲沟炎等亦多由金黄色葡萄球菌引起；细菌性角膜炎的致病菌包括肺炎链球菌、流感嗜血杆菌、葡萄球菌，偶有脑膜炎奈瑟菌、淋病奈瑟菌；鼻窦炎的常见致病菌是肺炎链球菌、葡萄球菌、卡他莫拉菌、流感嗜血杆菌、肠杆菌科细菌和真菌，由牙病引起的多为厌氧菌；心包炎的常见细菌有葡萄球菌、链球菌、肺炎链球菌等；化脓性骨髓炎、化脓性关节炎的主要致病菌是金黄色葡萄球菌，其次为溶血性链球菌、肺炎链球菌、大肠埃希菌、伤寒沙门菌等；其他化脓性疾病还有化脓性扁桃体炎、急性化脓性中耳炎、急性化脓性乳突炎、气性坏疽、胆囊炎以及结核性腹膜炎等。

4. 脓肿，如扁桃体脓肿、咽部脓肿，常见致病菌为金黄色葡萄球菌、β溶血性链球菌以及a溶血性链球菌；肾皮质化脓性感染、肾皮质脓肿的常见病原菌是金黄色葡萄球菌；脑脓肿以耳源性脑脓肿最多见，多因慢性化脓性中耳炎或乳突炎并发胆脂瘤引起，鼻源性脑脓肿继发于鼻旁窦的化脓性炎症，较少见，隐源性脑脓肿是原发感染灶不明确的脑脓肿，多是血源性脑脓肿的隐匿型；肺脓肿是由多种细菌引起的肺部化脓性炎症、坏死，形成脓肿；其他部位的脓肿有肝脓肿、脓胸、腹腔脓肿、肾周脓肿以及直肠肛周脓肿等。

5. 创伤感染，常见的有术后切口感染和导管感染等，近年来导管引起的感染和败血症的发病率明显上升，主要病原菌是金黄色葡萄球菌和革兰阴性杆菌，凝固酶阴性葡萄球菌如表皮葡萄球菌等也较常见。

6. 烧伤创面在早期是无菌的，12h后会出现大量细菌。引起烧伤创面感染的细菌种类很多，以铜绿假单胞菌和金黄色葡萄球菌占首位，其次是变形杆菌、溶血性链球菌、大肠埃希菌、粪产碱杆菌、普罗威登斯菌和鲍曼不动杆菌等。

7. 耳部位的标本主要有拭子(诊断耳炎)和外耳、中耳液体(诊断中耳炎)。这两个部位潜在感染的细菌有所不同。铜绿假单胞菌常引起外耳炎，也可有其他细菌，但不会有厌氧菌。来自呼吸道的菌群，包括肺炎链球菌、流感嗜血杆菌、卡他莫拉菌、金黄色葡萄球菌和一些革兰阴性杆菌都可能引起中耳炎，厌氧菌也可引起中耳炎。

【护理人员应注意的问题】

临床标本采集、处理的注意事项

1. 开放性感染和已破溃的化脓灶标本采集前先用无菌生理盐水冲洗表面污染菌，然后用灭菌拭子采取脓液及病灶深部的分泌物。如果为慢性感染，则往往污染严重，很难分离到致病菌，可取感染部位下的组织送检并要求细菌定量。

2. 有几种眼部感染的标本可采集用于微生物学检验，如用拭子或无菌刮勺采取的结膜标本用以诊断结膜炎；结膜刮取物做姬姆萨染色检查上皮细胞中的嗜碱性胞质包涵体可诊断沙眼衣原体感染；用刮勺刮取的角膜标本用以诊断角膜炎；玻璃体液用以诊断眼内炎；化脓性标本用以诊断蜂窝织炎等。

3. 导管治疗引起的感染，应及时采血培养和做导管尖端培养。对瘘道内脓液，用灭菌拭子挤压瘘管，选取脓液中的"硫磺样颗粒"送检，也可将灭菌纱布塞人瘘管，次日取出送检。对蜂窝组织炎、坏疽组织，应先用无菌生理盐水或70%乙醇擦拭清洁感染部位，然后用注射器吸取少量无菌生理盐水后抽取标本。针管抽取的位置应是炎症最严重的区域(一般在中心)。对烧伤部位，采集标本前要清创，若要作定量培养，则要采取3~4mm的活检组织切块。

4. 对切口部位，也要尽量抽取标本或将拭子插人伤口深处采集标本。采自其底部或脓肿壁上的标本检出率最高，从暴露在空气中的感染灶表面采集的标本容易被污染。

5. 对褥疮溃疡部位，原则上不采用拭子标本，应组织活检取材或针管抽取，只有在活检标本难以获得时，才可用拭子在伤口底部采集标本。

6. 闭锁性脓肿对毛囊炎、疖、痈和皮下软组织化脓感染，用2.5%~3%碘酊和75%乙醇消毒周围皮肤，然后穿刺抽取脓液，尽量避免送检拭子标本，只有在切开排脓时可以用拭子采集标本；对乳腺脓肿、肺脓肿、肝脓肿、胆囊炎、脑脓肿、肾周脓肿、阑尾脓肿、心包积液等要通过手术引流采集脓液；对胸腔积液、腹腔积液、关节腔积液、盆腔脓肿、肛周脓肿，采用穿刺术抽取标本加人抗凝剂后送检。

【常见病原体】

1. 革兰阳性菌：葡萄球菌属细菌、链球菌属细菌、消化链球菌、炭疽芽孢杆菌、破伤风梭菌、产气荚膜梭菌、溃疡棒状杆菌、结核分枝杆菌、奴卡菌、放线菌。

2. 革兰阴性菌：肠杆菌科细菌、假单胞菌属细菌、腐败谢瓦菌、梭杆菌属细菌、嗜血杆菌属细菌、产碱杆菌属细菌、无色杆菌属细菌、鼠疫耶氏菌、鼻疽假鼻疽伯克霍尔德菌、弧菌属细菌、气单胞菌属细菌。

3. 真菌：念珠菌、丝状真菌。

组织标本

【参考范围】

组织标本正常情况下为无菌的。

【临床意义】

1. 表浅的皮肤、黏膜感染，有炎症或坏死的组织，如细菌或真菌引起的皮肤烧伤创面感染；厌氧菌引起的牙周炎；真菌引起的各种体癣、头癣等。

2. 深部组织感染由病原微生物引起的深部组织感染，包括心脏瓣膜、支气管、肺、肝、胆、脾、胃、十二指肠、直肠、结肠、肠系膜、肾、淋巴结、扁桃体等器官的病变，一般都比较严重，甚至危及生命，且久治不愈，只有通过内镜和手术获得相应的组织标本，才能帮助诊断和治疗。

3. 亚急性细菌性心内膜炎最常见的病原菌为草绿色链球菌，其次为金黄色葡萄球菌、肠球菌、革兰阴性杆菌、真菌、布氏杆菌等，一般多由口腔、泌尿生殖道或表浅的皮肤感染侵入，导致菌血症，然后引起心内膜炎。幽门螺杆菌是非自身免疫性慢性胃炎的主要致病菌，活检胃组织的培养和药敏试验可以明确诊断和帮助选择合适抗菌药物治疗。肠结核多由人型结核杆菌引起，约占肠结核患者的90%以上，如果饮用未经消毒的带菌乳制品，也可发生由牛型结核杆菌引起的肠结核。

4. 组织定性培养与定量培养组织或活检标本在培养前应研磨成均匀的悬液，注意无菌操作。但用组织标本作真菌培养时，只能用无菌剪刀把组织剪碎，而不能研磨组织碎片，否则可能损坏真菌菌丝。未用完的组织匀浆可在4℃保存几周，以供重复培养或其他培养使用。某些时候需要分析从组织中培养出的细菌是否有临床意义，则需要作定量组织培养。如果每克组织细菌数量≥10^5集落生成单位(cfu)则认为此组织中存在细菌感染。

【护理人员应注意的问题】

临床标本采集、处理的注意事项

1. 采集组织标本做细菌学检查时，应同时采集组织标本做病理学检查。做病原体分离的组织标本，不可用甲醛固定。

2. 表浅的感染组织和各种窦道标本可用灭菌棉签擦拭、小刀刮取、穿刺抽吸或手术切除，对窦道和瘘管应深部刮取。

3. 深部组织标本可在手术过程中采取或穿刺活检或抽取分泌物送检，也可使用相应的内镜采集活检标本。标本置无菌容器并加入少量生理盐水以保持湿度，或置肉汤增菌液中送检。如怀疑为军团菌感染，肺组织切片不要滴加生理盐水(能抑制军团菌生长)。如果怀疑为厌氧菌感染，应把组织放入厌氧的传输系统内立即送检。

4. 疑有污染的较大组织块，可用烧红的烙铁烧灼其表面或置沸水中5～10s使表面变白消除污染后，再用无菌器械切开组织，取中央部位组织送检。

5. 尸检标本应于死后迅速采集。室温保存应在4h内取材，4℃保存应在20h内解剖采集，以防肠道菌群等侵入引起污染。

【常见病原体】

1. 革兰阳性菌：葡萄球菌属细菌、链球菌属细菌、消化链球菌、炭疽芽孢杆菌、破伤风梭菌、产气荚膜梭菌、溃疡棒状杆菌、结核分枝杆菌、奴卡菌、放线菌。

2. 革兰阴性菌：肠杆菌科细菌、假单胞菌属细菌、腐败谢瓦菌、梭杆菌属细菌、嗜血杆菌属细菌、产碱杆菌属细菌、无色杆菌属细菌、鼠疫耶氏菌、鼻疽假鼻疽伯克霍尔德菌、弧菌属细菌、气单胞菌属细菌。

3. 真菌：念珠菌、丝状真菌。

厌氧菌培养标本

【参考范围】

绝大多数无芽孢厌氧菌均存在于人和动物体内，特别是口腔、肠道、上呼吸道、泌尿生殖道等处，同需氧菌与兼性厌氧菌共同构成机体的正常菌群。例如肠道菌群细菌中99.9%是厌氧菌，皮肤、口腔、上呼吸道、女性生殖道的正常菌群中也有80%～90%是厌氧菌。

【临床意义】

1. 厌氧菌感染是一种内源性感染，病种遍及临床各科。人体各种器官和组织都可发生厌氧菌感染，大部分是与需氧菌混合感染。常规细菌培养阴性，需考虑厌氧菌感染的可能。即使常规细菌培养阳性，也不能排除厌氧菌混合感染的可能性。

2. 厌氧菌感染的临床指征：

(1)感染组织局部产生大量气体,造成组织肿胀和坏死，皮下有捻发音，是产气荚膜梭菌所引起感染的特征。

(2)感染易发生在黏膜及其周围创面，口腔、肠道、鼻咽腔、阴道等黏膜，均有大量厌氧菌寄生，如果这些部位及其附近有破损，极易发生厌氧菌感染。

(3)深部外伤如枪伤后及人被动物咬伤后的继发感染,均可能是厌氧菌感染。

(4)分泌物有恶臭，或为暗血红色，并在紫外光下发出红色荧光，均可能是厌氧菌感染，分泌物或脓汁中有硫磺颗粒，为放线菌感染。

(5)患者的分泌物涂片经革兰染色，镜检发现有细菌，而常规培养阴性，或在液体及半固体培养基深部长的细菌，均可能为厌氧菌。

(6)长期应用氨基糖苷类抗生素治疗无效的病例，可能是厌氧菌感染。

(7)最近有流产史，以及胃肠手术后发生的感染。

(8)常规血培养阴性的细菌性心内膜炎，并发脓毒症血栓性静脉炎，伴有黄疸的菌血症等，应考虑可能有厌氧菌感染。

3. 易感因素：

(1)全身免疫功能下降者或慢性病患者，如糖尿病人易并发厌氧菌性胆囊炎、下肢溃疡、蜂窝组织炎；晚期肿瘤患者感染发热部分是厌氧菌引起的；接受类固醇激素治疗或使用免疫抑制剂的器官移植及胶原病患者；接受放疗和化疗的患者；慢性肝、肾病晚期，慢性酒精中毒者；严重外伤，包括开放性骨折和大面积创伤；口腔、胃肠和女性生殖道进行大手术而严重损伤机体抵抗力者；老年、婴幼儿和早产儿等免疫功能受损或不足，易并发厌氧菌感染；分娩产程过长，羊膜早破引起羊膜炎和子宫内膜炎者，母子均易发生厌氧菌感染。

(2)局部免疫力下降，并具备厌氧菌感染条件者，如因血管损伤、烧伤、动脉硬化、水肿、肿瘤压迫、包扎过紧和有异物等，造成局部组织缺血、低氧、低氧化还原电势，厌氧菌可进入组织大量生长繁殖，导致感染；大面积外伤有需氧菌混合感染，需氧菌耗尽环境中氧气，有利于厌氧菌的繁殖。拔牙或外科手术破坏机体屏障结构，使厌氧菌进入血液。

4.厌氧菌感染的临床：厌氧菌感染以颅内、胸腔、盆腔为多见，占这些部位感染的70%～93%，1/3～2/3为混合感染。临床上常见的厌氧菌感染有如下疾患。

(1)中枢神经系统感染，如非外伤性脑脓肿、厌氧性脑膜炎。

(2)呼吸系统和胸腔内感染，如吸入性肺炎、坏死性肺炎、肺脓肿、脓胸、上呼吸道感染(扁桃体脓肿、鼻窦炎、慢性中耳炎、乳突炎、咽峡炎)。

(3)腹腔内感染，如腹膜炎、肝脓肿、阑尾炎、膈下脓肿、肾脓肿、胆道系统感染、腹腔手术后感染等。

(4)女性生殖系统和盆腔厌氧菌感染，女性生殖道厌氧菌感染很普遍，可引起外阴、阴道感染、子宫内膜炎和子宫积脓、盆腔脓肿、输卵管—卵巢脓肿、妇科术后感染、血栓性盆腔静脉炎、分娩前的羊膜腔炎、感染性流产和产褥感染等。

(5)口腔厌氧菌感染，如牙髓炎、根尖周炎、牙周炎、牙龈脓肿。

(6)骨和关节感染，如化脓性骨髓炎、化脓性关节炎等。

(7)血液及心血管系统的厌氧菌感染，如厌氧菌性败血症、心内膜炎。

(8)皮肤和软组织的厌氧菌感染，如坏疽、坏死性蜂窝组织炎、慢性窦道性溃疡、口腔面颊部感染、褥疮、烧伤创面感染、肛周脓肿等。

(9)新生儿厌氧菌感染，如脐炎、新生儿肺炎、坏死性小肠结肠炎。

(10)以外毒素致病的厌氧菌感染，如产气荚膜梭菌感染引起的气性坏疽、食物中毒以及急性出血性坏死性肠炎，破伤风，肉毒症，抗生素相关性肠炎等。

5.美国全国临床实验室标准化委员会(NCCLS)厌氧菌药物敏感性试验工作组推荐在以下四种情况下有必要进行厌氧菌的药物敏感性试验：

(1)为了确定新抗生素对厌氧菌的抗菌模式。

(2)在当地医院对厌氧菌的药敏模式进行定期监测。

(3)在各种地理区域对厌氧菌的药敏模式和耐药趋势进行定期监测。

(4)提供特异的药敏试验结果以指导医生对特定患者感染的治疗。厌氧菌药敏试验对特定患者治疗有指导意义的疾病包括：脑部脓肿、脑膜炎、心内膜炎、难治性或周期性菌血症、骨髓炎、化脓性关节炎、人工瓣膜及血管的移植性感染。

【护理人员应注意的问题】

临床标本采集、处理的注意事项

1.在一般情况下，应从无正常菌群寄居的部位采集标本，用无菌操作抽取体液标本，包括血液、关节液、心包积液、腹腔积液、胸腔积液和膀胱穿刺液、深部脓肿渗出物、经气管抽取的肺渗出物或直接从肺抽取渗出物以及其他组织穿刺液等。

2. 采集标本时绝对不能被正常菌群污染。应尽量避免接触空气，多使用针筒抽取，减少标本与空气接触的机会。

3. 做厌氧菌培养最理想是能取得组织标本，因厌氧菌在组织中比在渗出物中更易生长，而且组织标本可真实反映出感染过程中的细菌学变化。

4. 标本采集后要立即送检，送检过程也必须保持在无菌条件下进行，具体方法可以采用用无菌注射器送检（抽取标本后要排尽空气，并将针头插入无菌橡胶塞）、标本充盈法送检（标本装满标本瓶，驱除空气，加盖后立即送检。粪便作难辨梭菌培养可用此方法），或用商品化的无氧小瓶送检。

5. 在正常情况下，厌氧菌可寄居于皮肤和黏膜。此等部位所培养出的厌氧菌不一定是真正的病原菌，故下列标本无送检价值，不宜做厌氧菌培养：鼻咽拭子、齿龈拭子、痰和气管抽取物、胃和肠道内容物、肛拭、接近皮肤和黏膜的分泌物、褥疮溃疡及黏膜层表面、排出的尿或导尿、阴道或子宫拭子、前列腺分泌物。

【常见病原体】

1. 革兰阳性菌：消化链球菌、破伤风梭菌、产气荚膜梭菌。
2. 革兰阴性菌：梭杆菌属细菌。

（海晓欧）